AF475044

TRAITÉ
DE
L'ANESTHÉSIE
GÉNÉRALE ET LOCALE

PAR

Le Professeur Dr F.-L. DUMONT

CHIRURGIEN DE L'HOPITAL DES DIACONESSES DE BERNE

ÉDITION FRANÇAISE

PAR

M. LE Dr F. CATHELIN

CHEF DE CLINIQUE ADJOINT DE LA FACULTÉ DE MÉDECINE DE PARIS
A L'HOPITAL NECKER

Avec 180 figures

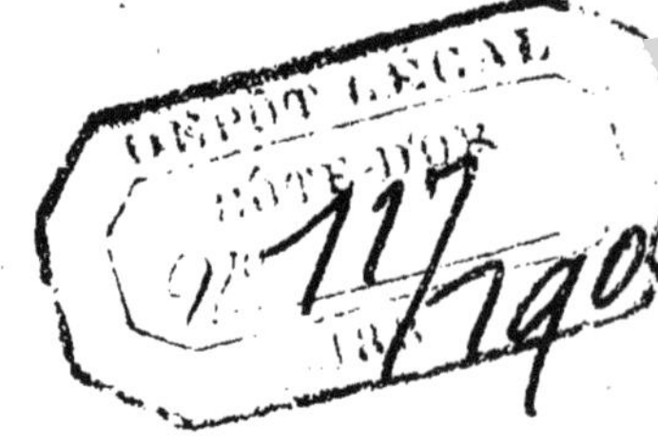

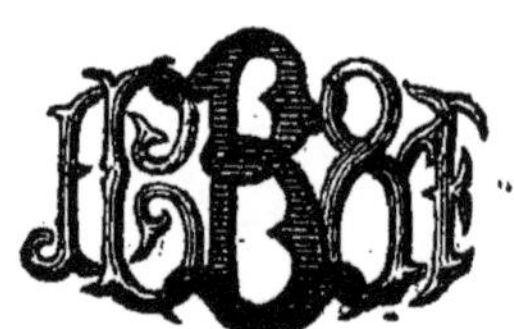

PARIS
LIBRAIRIE J.-B. BAILLIÈRE ET FILS
19, RUE HAUTEFEUILLE, PRÈS DU BOULEVARD SAINT-GERMAIN

1904

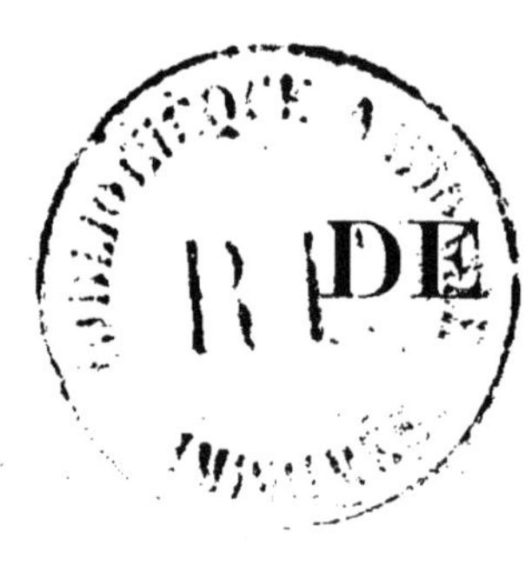

TRAITÉ DE L'ANESTHÉSIE

GÉNÉRALE ET LOCALE

BRAQUEHAYE et de ROUVILLE. — **Consultations chirurgicales**, 1901, 1 vol. in-8 de 350 pages. . . . . 6 fr.

BRAULT (J.). — **Guide pratique de technique opératoire**, 1903, 1 vol. in-18, 300 pages, cartonné. . . . . 3 fr.

BROUARDEL. — **Les asphyxies par les gaz, les vapeurs et les anesthésiques.** 1896, 1 vol. in-8 avec fig. et 8 planches. . . . 9 fr.

CATHELIN (F.). — **Le cloisonnement vésical et la division des urines.** *Applications au diagnostic des lésions rénales*, 1903, 1 vol. in-16 de 96 pages avec 23 fig. cart. (*Actualités médicales*) . . . . . 1 fr. 50

— **Les injections épidurales** par ponction du canal sacré et leurs applications dans les maladies des voies urinaires. 1903, 1 vol. gr. in-8 de 232 pages, avec 32 figures . . . . 8 fr.

CHAMPEAUX. — **Tableaux synoptiques d'exploration chirurgicale des organes.** 1901, 1 vol. gr. in-8 de 176 pages, cart. . . . 5 fr.

CHAUVEL. — **Précis d'opérations de chirurgie.** 3e *édition*, 1891, 1 vol. in-18 de 894 pages, avec 336 figures, cart. . . . . 9 fr.

CHEVALIER (Edg.). — **Chirurgie des voies urinaires.** 1889, 1 vol. in-18 jésus de 360 pages, avec 83 figures, cartonné . . . . 5 fr.

GROSS (F.). ROEHMER, VAUTRIN et ANDRÉ. — **Nouveaux éléments de pathologie chirurgicale.** *Nouvelle édition*. 1900, 4 vol. in-8, ensemble 4474 pages, reliés en maroquin, tête dorée. . . . . . . 60 fr.

GUIBAL (P.). — **Guide du médecin praticien.** Aide-mémoire de médecine, de chirurgie et d'obstétrique. 1903, 1 vol. in-18 de 676 pages avec 349 fig., cartonné. . . . . 7 fr. 50

GUYON (Félix). — **Leçons cliniques sur les maladies des voies urinaires**, professées à l'hôpital Necker. 4e *édition, revue et augmentée*. 1903, 3 vol. gr. in-8 de 1891 pages, avec 146 fig. et 15 planches noires et coloriées. . . . . 37 fr. 50

LAVARÈDE. – **Tableaux synoptiques de médecine opératoire.** 1900, 1 vol. gr. in-8 de 208 pages, avec 150 fig., cart. (*Collection Villeroy*). 6 fr.

LE DENTU et DELBET. — **Traité de chirurgie clinique et opératoire.** *Ouvrage complet* : 10 tomes en 11 vol. in-8, ensemble 9455 pages, avec 1783 figures. . . . . 125 fr.

LEFERT. — **Aide-Mémoire de pathologie externe.** 2e *édition*, 1903, 1 vol. in-18 de 300 pages. cart. . . . . 3 fr.

— **Aide-mémoire de chirurgie des régions.** 2 vol. in-18 de chacun 300 pages, cart., chaque. . . . . 3 fr.

— **Aide-mémoire de petite chirurgie et de thérapeutique chirurgicale.** 1901, 1 vol. in-18, 340 pages, cartonné. . . . . . 3 fr.

— **Aide-mémoire de médecine opératoire.** 2e *édit.*, 1904, 1 vol. in-18, 300 pages, cart. . . . . 3 fr.

— **Aide-mémoire de clinique chirurgicale.** 2e *édit.*, 1901, 1 vol. in-18, 308 pages, cart. . . . . 3 fr.

TRÉLAT (U.). — **Clinique chirurgicale.** 2 vol. gr. in-8 de 800 pages, avec figures. . . . . 30 fr.

ZUCKERKANDL et MOUCHET. — **Atlas-manuel de chirurgie opératoire.** 2e *édition*, 1899, 1 vol. in-16 avec 271 figures et 24 pl. col. relié. 16 fr.

DIJON, IMPRIMERIE DARANTIERE

TRAITÉ

DE

L'ANESTHÉSIE

GÉNÉRALE ET LOCALE

PAR

Le Professeur Dr F.-L. DUMONT

CHIRURGIEN DE L'HOPITAL DES DIACONESSES DE BERNE

ÉDITION FRANÇAISE

PAR

M. LE Dr F. CATHELIN

CHEF DE CLINIQUE ADJOINT DE LA FACULTÉ DE MÉDECINE DE PARIS
A L'HOPITAL NECKER

Avec 180 figures

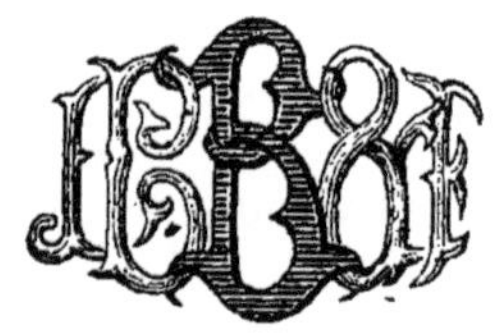

PARIS

LIBRAIRIE J.-B. BAILLIÈRE ET FILS

19, RUE HAUTEFEUILLE, PRÈS DU BOULEVARD SAINT-GERMAIN

1904

PRÉFACE DE L'ÉDITION FRANÇAISE

Nous avons l'honneur de présenter au public médical l'édition française du *Traité de l'Anesthésie* de M. le Pr Dumont.

Nous remercions le savant chirurgien de Berne de l'aimable lettre qu'il nous a envoyée le 12 octobre 1903 en nous donnant l'autorisation de traduire son ouvrage et nous espérons que ce livre rendra quelque service aux étudiants et aux médecins français, car la question de l'anesthésie est essentiellement pratique et de toute actualité.

Nous voulons associer à ce travail le nom de M. le Dr Alquier qui possède à fond la langue allemande et qui nous a été d'un grand secours dans la traduction de ce livre : nous lui savons gré de sa précieuse collaboration (1).

F. C.

PRÉFACE DE L'AUTEUR

Divinum opus, sedare dolorem.
HIPPOCRATE.

Les brillants succès de la chirurgie sont dus principalement, comme on sait, à l'*anesthésie* et à l'*antisepsie*. Mais tandis que l'on comprit bien vite l'importance de cette dernière et que, par la création d'Instituts bactériologiques et de Cours de bactériologie, on ne tarda pas à arriver à l'*asepsie*, l'anesthésie, au contraire, resta très longtemps stationnaire. Le chloroforme semblait, sur notre continent, concentrer sur lui seul toute la question de l'anesthésie ; quelques observateurs seulement faisaient mention d'autres anesthésiques. Lorsque, ses dangers ayant été peu à peu

(1) Les additions françaises dans le texte sont entre crochets : [ ].

reconnus, le nombre de ses adversaires se multiplia, on vit, notamment à la suite de la réintroduction de l'éther, une nouvelle lutte s'engager, qui eut pour résultat de faire naître de tous côtés des travaux nombreux et remarquables. Mais on ne se contenta pas de discuter en vue d'établir la prépondérance de l'un ou de l'autre de ces deux anesthésiques ; on alla même jusqu'à se demander si l'anesthésie générale, à cause de ses dangers, ne devait pas être abandonnée et remplacée par l'anesthésie locale.

Au milieu de toutes ces controverses, il n'était pas toujours facile au praticien débutant de se tracer une ligne de conduite pour chaque cas particulier. Suivant qu'il avait fait ses études dans telle ou telle université, il avait connaissance de telle ou telle méthode, parfois même il n'en connaissait bien exactement aucune, et il se trouvait, dans sa pratique, en face d'une responsabilité, dont il ne pouvait en conscience que difficilement se charger.

Considérant l'importance de la question, il nous a donc paru opportun de présenter dans leur ensemble les diverses méthodes d'anesthésie générale et locale ayant jusqu'ici fait leurs preuves et d'offrir au médecin un guide pouvant venir à son aide dans chaque cas particulier.

Nous nous sommes basé pour cela sur nos observations personnelles, que nous avons pu faire depuis de longues années comme médecin d'hôpital, et sur celles que nous avons eu l'occasion de recueillir dans les pays étrangers. Nous avons mis aussi à profit les nombreux et remarquables travaux, qui, surtout dans ces dernières années, ont été publiés sur ce sujet dans les archives et les journaux de chirurgie. Nous les avons reproduits aussi exactement que possible, tenant essentiellement à mettre sous les yeux du lecteur les méthodes originales dans toute leur intégrité.

Si nous sommes parvenu à convaincre nos collègues de l'importance de l'anesthésie et surtout de la nécessité d'en faire une étude et un emploi rigoureux, nous nous croirons suffisamment récompensé de nos peines.

F. Dumont.

TRAITÉ

DE L'ANESTHÉSIE

GÉNÉRALE ET LOCALE

GÉNÉRALITÉS

Historique. — L'anesthésie est aussi ancienne que la médecine, elle remonte aux premiers débuts de l'art de guérir. Nous savons que les Egyptiens, les Assyriens, les Chinois, se servaient d'agents stupéfiants, pour calmer et supprimer la douleur dans les opérations chirurgicales. Mais ce n'est qu'après la découverte du protoxyde d'azote, de l'éther et du chloroforme, que l'anesthésie et, avec elle, la chirurgie, ont pris un essor qui a dépassé toute espérance. Nous donnerons, à propos des divers anesthésiques, un bref aperçu historique sur chacun d'eux. Le lecteur qui s'intéresse spécialement à ce côté de la question fera bien de consulter les travaux remarquables de Kappeler, de Dastre, etc.

Anesthésie générale, anesthésie locale. — On distingue l'anesthésie *générale* et l'anesthésie *locale*, suivant que l'insensibilité doit s'étendre au corps tout entier ou se limiter à une partie du corps. Tandis que, dans l'anesthésie *locale*, l'insensibilité est déterminée, en général, par des injections locales, par des irritations locales, thermiques ou chimiques, elle est ordinairement provoquée, dans l'anesthésie *générale*, par l'inhalation de substances gazeuses ou de liquides très volatils. Dans certains cas on obtient aussi l'anesthésie par la voie intestinale ; telle est, par exemple, l'éthérisation par le rectum. Dans d'autres cas, on a injecté directement l'anesthésique (chloral) dans les veines ; dans d'autres cas enfin on a déterminé l'anesthésie par la compression des carotides (méthode de Java), par l'électricité ou par l'hypnose.

Action de l'anesthésique. — Comment l'anesthésique, introduit par inhalation dans le torrent circulatoire, agit-il sur l'organisme ? On a émis sur ce sujet diverses théories, que nous ne pouvons toutes passer ici en revue, parce qu'elles sont encore l'objet de nombreuses controverses. Raphaël Dubois (1) attribuait cette action de l'anesthésique à une *déshydratation du protoplasma*, parce que des expériences qu'il avait faites sur des végétaux et des animaux, exposés aux vapeurs d'éther, lui avaient nettement montré l'existence de cette déshydratation. Dastre (2) combat cette manière de voir, en faisant particulièrement observer que cette déshydratation ne se produit nullement avec le protoxyde d'azote. Overton (3) va encore plus loin et pense que Dubois a mal interprété les phénomènes observés dans ses expériences ; d'après lui, la déshydratation constatée chez les végétaux n'a absolument aucun rapport avec la narcose, mais provient simplement d'une altération progressive des végétaux, par suite de laquelle les cellules, ou une partie des cellules, ont perdu leurs propriétés osmotiques normales et sont devenues perméables aux composés dissous dans le suc cellulaire. L'eau exsudée proviendrait du *suc cellulaire*, et nullement du protoplasma, ou du moins elle n'en proviendrait que dans des proportions tout à fait insignifiantes. Si des cellules végétales sont exposées aux vapeurs *saturées* d'éther et de chloroforme, elles absorbent beaucoup plus d'éther et de chloroforme qu'il n'en faudrait pour la narcose. Mais avec des concentrations de moitié plus grandes que celles suffisantes pour la narcose complète, les cellules les plus profondes sont tuées au bout de quelques minutes et perdent leurs propriétés osmotiques normales. Si l'on fait l'expérience de Dubois en la modifiant de telle sorte que les végétaux soient exposés, non aux vapeurs de l'*éther ou du chloroforme purs*, mais aux vapeurs de *solutions aqueuses* de ces deux composés, ces solutions étant dans un état de concentration suffisant pour narcotiser, par exemple, des filaments d'algues qui y seraient plongés (1 1/4 à 1 1/2 p. cent. en poids), il ne se produit alors absolument aucune exsudation aqueuse dans les plantes grasses, ou cette exsudation ne se manifeste qu'au bout d'un temps très long, alors que les plantes ont déjà subi une altération persistante, telle qu'elle se produit finalement aussi à la suite de toute narcose de longue durée.

(1) R. Dubois, *Société de Biologie*, octobre 1885 et 1888.
(2) Dastre, *Les Anesthésiques*, Paris, 1890.
(3) Overton, *Studien uber die Narkose*, Iéna, 1901.

Si ces critiques d'Overton à l'égard des expériences faites par Dubois sur les *végétaux* doivent être considérées comme légitimes, nous ne croyons pas cependant qu'il en soit de même pour les expériences de Dubois sur les animaux. Nous verrons plus tard que, dans les accidents graves de la narcose, un moyen très recommandé et, en général, efficace de les combattre, consiste à introduire, par voie intrapéritonéale ou intraveineuse, du liquide dans l'organisme. Ce fait n'indique-t-il pas que l'organisme ou quelqu'une de ses parties importantes ont été trop déshydratés par une action trop profonde de l'anesthésique ?

Une autre opinion sur l'action des anesthésiques a été émise depuis longtemps déjà (1847) par Flourens et Longet, qui pensaient que le chloroforme et l'éther exerçaient principalement une action *élective* sur le *système nerveux central*. Cette opinion a été considérée comme erronée par Dastre et d'autres observateurs.

D'après Dastre, l'anesthésique exerce plutôt une action générale sur l'ensemble de l'organisme (1) ; toutes les parties en subissent l'influence, mais chacune, suivant son importance, en des temps très variables. L'expérience, sur laquelle Dastre base cette manière de voir, est la suivante : Dans un même espace clos, on expose aux vapeurs d'éther divers organismes, tels que un *oiseau*, une *souris*, une *grenouille* et une *sensitive*. On constate alors que l'oiseau, dont l'organisation est plus délicate et la vitalité plus grande, commence à chanceler et tombe insensibilisé au bout de quatre minutes. La souris ne donne plus au bout de dix minutes aucun signe de sensibilité. La grenouille ne se paralyse encore que plus tard, et ce n'est qu'au bout de 25 minutes que la sensitive devient insensible aux excitations. Il en serait de même dans le corps humain, qui représente un composé de parties d'importance diverse. Chaque partie, suivant son importance, est atteinte par l'anesthésique, et celle atteinte la dernière serait celle qui occupe dans l'économie le dernier rang.

Bien qu'Overton (2) ait raison jusqu'à un certain point d'oppo-

(1) Il n'est que juste de rappeler que cette loi fut établie pour la première fois par Claude Bernard en 1876. Ses expériences furent exposées au Congrès de l'Association française et rappelées dans ses *Leçons sur les Anesthésiques et sur l'Asphyxie*, Paris, 1876, et *Leçons sur les Phénomènes de la vie communs aux animaux et aux végétaux*, Paris, 1879.

(2) Overton, *l. c.*

er à cette expérience cette considération, qu'il n'est pas permis le comparer ensemble des végétaux, des animaux à sang froid et à sang chaud, sans avoir égard à la température, à la fréquence et à l'interruption des mouvements respiratoires et des battements du cœur, à la quantité de sang et à la richesse en graisse, cette expérience a dû cependant trouver place ici, parce qu'elle correspond très bien aux phénomènes, tels que nous les observons dans la narcose chez l'homme.

En effet c'est le *système nerveux*, occupant le premier rang dans la hiérarchie humaine, qui est le premier atteint par l'anesthésique. Et ici encore ce sont les parties les plus nobles, les hémisphères du cerveau, qui les premières reçoivent cette atteinte. L'anesthésique a déjà supprimé le sentiment, alors que les autres parties du système nerveux et les autres parties du corps n'en ont encore nullement éprouvé l'influence. C'est à cette action *progressive* que les anesthésiques, méritant d'être considérés comme de véritables poisons, doivent, d'une manière générale, leur raison d'être. L'anesthésie chirurgicale n'est donc autre chose qu'une *intoxication partielle* ; c'est, en quelque sorte, *la première période d'un empoisonnement général* (1). Il y a une dose de l'anesthésique, qui supprime seulement la conscience et la sensibilité, pendant que les autres fonctions sont encore intactes ; c'est là l'état que le médecin cherche à obtenir. Un peu plus tard, les fonctions des autres organes seraient aussi atteintes à leur tour, et la vie serait alors mise en danger. La dose mortelle de l'anesthésique peut être

(1) Le P Guyon, dans sa leçon d'ouverture de 1903-1904, à l'Hôpital Necker, s'exprimait ainsi sur l'action générale du chloroforme sur l'organisme :

« Les effets que l'on obtient sont à la fois rapides, puissants et très peu prolongés. Leur instabilité que l'on pourrait considérer comme un défaut de la chloroformisation, est une des garanties les meilleures de son innocuité.... Malgré la facilité si grande avec laquelle les centres nerveux subissent l'influence du chloroforme, son action est successive, graduelle, passagère.... Le chloroformisateur doit apprendre à se rendre successivement maître du cerveau et de la moelle.... Je n'ai eu d'autre dessein que de fournir la preuve de l'action mesurée, ordonnée et élective du chloroforme. Cela suffit pour comprendre que la manière dont il exerce son pouvoir donne à la chirurgie les garanties qui lui permettent de l'utiliser. La pratique de la chloroformisation doit avoir pour objectif de ne pas troubler la régulière succession des phénomènes physiologiques qui conduisent par étapes bien déterminées à l'anesthésie. Cette indication la domine. » (N.D.T.).

très éloignée ou très rapprochée de la dose utile, cela dépend de la nature de l'anesthésique et des circonstances dans lesquelles il agit. Tantôt la voie côtoie directement l'abîme, tel est le cas du chloroforme et du bromêthyle ; tantôt elle en est séparée par une large zone, qui permet au chirurgien de se mouvoir plus aisément et d'atteindre sans danger le but désiré, tel est le cas du protoxyde d'azote et de l'éther.

L'anesthésie n'est donc possible qu'autant que la conscience et la sensibilité, c'est-à-dire les fonctions des hémisphères cérébraux peuvent être absolument supprimées, et cela assez longtemps avant que ne le soient les autres fonctions nerveuses. Il ne suffit donc pas que l'action de l'anesthésique ne s'étende pas au delà du système nerveux ; il faut encore que cette action n'influence que *partiellement* le système nerveux et épargne les parties de ce système qui président à la respiration et à la circulation. Une atteinte portée à ces deux fonctions vitales ne tarde pas à entraîner la mort. Heureusement cette action progressive de l'anesthésique est un fait réel, car le *bulbe et la moëlle allongée* sont précisément cette partie du système nerveux qui résiste le plus longtemps à l'anesthésique. Si nous classons les divers organes du système nerveux dans leurs rapports avec l'action de l'anesthésique, en mettant en première ligne ceux qui y sont le plus sensibles et au dernier rang ceux qui y sont le moins, nous obtenons la série suivante :

D'abord les hémisphères cerébraux, siège des processus psychiques les plus élevés ; puis la moelle, conductrice des impressions sensibles et point de départ des impulsions motrices ; et enfin, en dernière ligne, le bulbe, organe central des processus purement vitaux de la respiration et de la circulation ; à cette division, qui ne repose peut-être pas uniquement sur de pures considérations théoriques, correspondent aussi les divers stades que nous pouvons, en général, observer dans la narcose. Si nous admettons, avec Arloing, que tout poison qui supprime les propriétés d'un organe nerveux, commence par exciter cet organe, que, par conséquent, *toute paralysie est précédée d'une période d'excitation*, nous pourrons facilement nous faire une idée exacte des divers stades de l'anesthésie.

L'anesthésique, qui à travers les poumons a pénétré dans le sang, agit tout d'abord sur les *hémisphères cérébraux* ; la suppression de leur activité est précédée d'une période d'excitation.

Cette excitation se manifeste par du délire, des hallucinations ; le malade prononce des phrases confuses, qui deviennent peu à peu un bavardage inintelligible, et qui finissent par céder à un sommeil profond, signe de l'abolition des fonctions cérébrales. A cette première période en succède une seconde, qui indique l'atteinte portée par l'anesthésique sur la *moelle épinière*. Ses nerfs sensibles ne conduisent plus les impressions douloureuses au cerveau déjà envahi par le sommeil ; la sensibilité diminue peu à peu ; d'abord disparaît la sensibilité à la douleur, de sorte que le malade, tout en percevant encore une incision, n'en éprouve aucune douleur. Puis disparaît à son tour le sens du toucher ; la peau du tronc et des membres a perdu toute propriété d'être impressionnée par les corps étrangers ; le pincement, les tiraillements, ne sont plus sentis. Plus tard la peau de la face, et enfin la conjonctive, deviennent insensibles. Les nerfs moteurs de la moelle éprouvent à leur tour l'influence de l'anesthésique, et d'après la loi ci-dessus indiquée, les muscles sont d'abord excités, avant que leur activité s'éteigne. De violentes secousses musculaires se manifestent, les malades se débattent, agitant violemment leurs jambes et leurs bras, en serrant fortement les dents, de sorte qu'on a souvent alors besoin de secours pour les maintenir. A cette période d'excitation succède celle de repos, de relâchement. C'est ici le vrai stade de l'anesthésie ; le médecin se trouve alors en présence d'un corps quasi inanimé, ne sentant rien, ne faisant aucun mouvement, et chez lequel n'existent plus que les fonctions de la vie végétative, entretenues par l'action du bulbe rachidien. C'est alors le moment de pratiquer l'opération, pendant laquelle le médecin ne doit pas se départir de la surveillance la plus attentive, car la plus faible exagération de la dose peut alors mettre le *bulbe* en danger (1). Ici encore l'action de l'anesthésique sur le bulbe se traduit par une excitation. Il en résulte que, les effets modérateurs cardiaques dominant la scène, le cœur cesse de se contracter, tandis que la respiration fait de vains efforts d'accélération. La *syncope du cœur* avec maintien passager des mouvements respiratoires, constitue

(1) F. Cathelin, *Détermination des divers équivalents de la cocaïne injectée directement sur le bulbe du chien. Technique de la ponction sous-cérébelleuse* (*Archives de médecine expérimentale et d'anatomie pathologique* 1902, mars 1re série, t. XIV, p. 257.).

donc le premier danger de l'anesthésie, danger auquel bien des malades ont succombé. A l'excitation du bulbe succède sa paralysie. La respiration est à son tour menacée. Le bulbe paralysé cesse de régulariser l'action du cœur, qui, abandonné à lui-même, se met à battre tumultueusement ; le thorax reste immobile, l'air ne se renouvelle plus dans les poumons. C'est en vain que le cœur projette dans les vaisseaux des torrents de sang ; ce sang n'étant plus revivifié par l'oxygène, a perdu ses propriétés ; le malade succombe alors à l'*asphyxie*. Ces deux dangers, la syncope cardiaque et l'asphyxie, sont les plus fréquents et les plus redoutables. C'est à eux qu'il faut attribuer le plus grand nombre des cas de mort, qui ont beaucoup refroidi le grand enthousiasme que la découverte de l'anesthésie avait d'abord fait naître.

Suivant que tel ou tel anesthésique a été employé, les diverses périodes ci-dessus décrites s'écoulent avec une rapidité plus ou moins grande. Avec les anesthésiques à action rapide, avec le protoxyde d'azote, par exemple, la période d'excitation du cerveau, de la moelle et du bulbe, est instantanément franchie : ici la paralysie semble immédiatement s'établir. Avec le chloroforme nous trouvons déjà des symptômes très nets d'excitation ; avec l'éther, dont l'action est plus lente, ces symptômes sont encore plus nettement accentués.

De même que les divers anesthésiques présentent des propriétés physiologiques très différentes, de même les individus, suivant l'état dans lequel ils se trouvent, réagissent d'une manière différente à l'égard d'un anesthésique déterminé. Nous reviendrons sur cette question à propos de chaque anesthésique en particulier. Nous n'examinerons ici que les points, pouvant être également rapportés à l'emploi de tous les anesthésiques.

[**Théorie nouvelle de l'action des anesthésiques généraux** (Cathelin). — D'après nous, l'action du chloroforme ou de l'éther en particulier sur le système nerveux central, et sur les hémisphères cérébraux résulte du passage de l'anesthésique, véhiculé par le sang qui s'en imprègne au niveau des poumons, dans le liquide céphalo-rachidien dont la circulation est, nous l'avons déjà montré, intimement liée à celle du grand cycle sanguin (1). Il

(1) F. Cathelin, *La Circulation du liquide céphalo-rachidien* (*Presse médicale*, 11 nov. 1903, n° 90).

y a action *directe* de l'anesthésique sur les cellules de la corticalité tout comme il y a action directe et *locale* de la cocaïne sur les nerfs de la queue de cheval après injection sous-arachnoïdienne. On comprend ainsi très bien par la continuation des inhalations et le passage graduel de l'anesthésique dans le torrent de la grande circulation, puis dans le liquide cérébro-spinal l'action *progressive* du chloroforme et de l'éther et aussi son *instabilité* résultant d'une imprégnation plus profonde des noyaux gris du plancher du quatrième ventricule.

Il serait dès lors très intéressant de vérifier en partant de cette idée ce qui se passerait si l'on injectait *directement* du chloroforme dans le liquide céphalo-rachidien, *sans passer par le sang.*

Or, c'est là une expérience que nous avons tentée autrefois en présence du professeur Ch. Richet et dans son laboratoire et que nous avons déjà publiée en note dans notre travail des « *Archives de médecine expérimentale* » de mars 1902 et intitulé : « Détermination des divers équivalents de la cocaïne injectée directement sur le bulbe du chien. Technique de la ponction sous-cérébelleuse. »

Nous nous exprimions ainsi textuellement (1) : « Cette voie rétro-bulbaire peut d'ailleurs être beaucoup plus tolérante qu'on ne croit, comme le prouve l'expérience suivante :

« Le samedi 26 janvier 1901, nous injectons, dans le but de sacrifier un animal en expérience, un centimètre cube de chloroforme pur par ponction sous-cérébelleuse au niveau du bulbe. On obtient une syncope cardiaque immédiate : puis, après une vingtaine de respirations une syncope respiratoire qui dure un quart de minute, après quoi respiration et circulation se rétablissent, sans respiration artificielle. L'*anesthésie générale est complète* et l'animal dort profondément. Anesthésie cornéenne, pas de réflexe palpébral. Le cœur bat irrégulièrement : il donne 23 à la minute ; la respiration donne 75 par minute et est à type abdominal.

« Le réflexe palpébral ne tarde pas à revenir au fur et à mesure de l'élimination du chloroforme. Après 12 minutes, l'animal se réveille, puis commence bientôt à marcher ; mais il est comme un homme ivre, titube et traîne péniblement son train postérieur ; il tombe, se relève et retombe sur le flanc.

(1) Cathelin, p. 264.

« La respiration est brève et fréquente ; l'animal reste mal assuré sur ses pattes, *mais il ne meurt pas*. Contre toute attente il se portait encore très bien 3 jours après l'injection ; nous le sacrifions. »

Nous profitons de l'exposé de cette théorie sur l'action des anesthésiques généraux basé sur la circulation du liquide céphalo-rachidien pour rappeler qu'une des preuves de cette circulation nous est fournie par la *maladie du sommeil* au cours de laquelle Castellani a trouvé le trypanosome *à la fois* dans le sang et dans le liquide céphalo-rachidien alors qu'il n'existait pas dans les autres tissus. La tuméfaction des ganglions est une preuve que le liquide cérébro-spinal retourne au sang de la veine sous-clavière en empruntant le trajet de la circulation lymphatique, comme nous l'avons établi déjà (1).]

Préparation du malade. — La première question qui se présente est celle de la *préparation du malade à la narcose*.

En présence d'un malade à narcotiser, le médecin doit d'abord obtenir son consentement et, s'il s'agit d'un enfant, le consentement de ses parents ou de son tuteur. Quoiqu'il ne puisse être question, bien entendu, d'exposer au malade les dangers de la narcose, on ne peut cependant lui laisser ignorer de quoi il s'agit, sa vie, malgré les précautions les plus minutieuses, pouvant être considérée comme plus ou moins en jeu.

Il est avantageux aussi qu'il soit à jeun, et il est utile, autant que possible, de lui faire prendre, la veille, un léger laxatif. Nous tenons beaucoup à cette vieille prescription, car nous avons pu maintes fois nous convaincre que, dans les *cas d'urgence*, la marche de la narcose était plus troublée et plus orageuse que chez les malades soumis à des précautions préparatoires. Dans ces derniers temps, il est vrai, Gorbounow (2), ayant étudié spécialement cette question de la préparation à la narcose, s'est prononcé dans un sens négatif. Ce malheureux confrère, atteint d'une ostéomyélite des deux fémurs, avait été soumis onze fois à la chloroformisation, et avait été tantôt préparé, tantôt non préparé. Or, il a observé que, dans ces derniers cas, il n'avait point de vomissements et reprenait bientôt l'appétit, tandis que, à la suite

(1) Cathelin, *loc. cit.* et Milian, *Le liquide céphalo-rachidien*, Paris, 1904.

(2) Gorbounow, *Journal de l'anesthésie*, Paris, 1900.

des narcoses avec préparation, les vomissements persistaient même jusqu'au lendemain. Se basant sur ces observations, Gorbounow a fait des recherches comparatives dans le service de Ratinows, à l'Académie militaire de Saint-Pétersbourg, et il est arrivé à ce résultat, que, sur 1223 opérations faites dans le cours des cinq dernières années, la période d'excitation avait été le moins intense dans 95 cas d'urgence, dans lesquels, par conséquent, les malades n'avaient été soumis à aucune préparation. Il rejette donc ces préparations à la narcose comme une complication tout à fait inutile. Ainsi que nous l'avons déjà dit, nous ne partageons nullement cette manière de voir. Il peut bien se faire que de temps à autre il se présente un cas d'urgence, dans lequel la narcose suive une marche plus favorable que chez un malade à jeun ; mais, en général, c'est le contraire qui sera observé. Grâce à l'administration préalable d'un laxatif, les malades, outre l'avantage d'une meilleure narcose, auront, dans la suite, des évacuations plus faciles et un repos plus complet.

Chez tout malade devant être narcotisé on doit, en outre, examiner avec le plus grand soin l'état des *poumons*, du *cœur* et des *reins*. Le résultat de cet examen donnera des indications sur le choix de l'anesthésique à employer. Il y a quelques années l'usage était, sur le continent, de s'adresser constamment au chloroforme ; nous savons aujourd'hui que, dans beaucoup de cas, c'était une grande faute, et que nous devons procéder, dans la narcose, d'après des indications déterminées, au lieu d'imposer le même anesthésique à tous les malades. En général on devra, chez les malades *atteints d'affections cardiaques*, s'abstenir de l'emploi du *chloroforme* et s'adresser de préférence à l'éther, tandis que, dans les *affections des voies respiratoires*, les vapeurs d'éther auraient nécessairement pour effet d'exercer sur les voies respiratoires une irritation fâcheuse. Chez les *néphritiques* nous devrons également agir avec beaucoup de circonspection, car il n'est pas rare de voir, chez eux, une narcose prolongée provoquer de l'*urémie* ; de même, chez les *diabétiques*, nous ne devrons pas oublier que, d'après les recherches de Becker (1), la narcose peut facilement donner lieu au coma. Mais on ne devra pas se contenter de soumettre à un examen attentif les organes ci-dessus mentionnés ; on devra encore s'assurer si le malade ne

(1) Becker, *Deutsche medizinische Wochenschrift*, 1894, 16.

présente pas l'*état thymique ou lymphatique*, sur lequel Paltauf (1), Kundrat (2), et d'autres observateurs ont particulièrement attiré l'attention. Il s'agit ici de cette hyperplasie du thymus et du reste de l'appareil lymphatique, quelquefois même de la rate, que l'on observe parfois chez les jeunes personnes. Cette persistance et cette hyperplasie du thymus ne peuvent pas toujours être reconnues avec certitude. Un signe important de diagnostic, dans ces cas, est un *gonflement notable des follicules de la base de la langue*. De l'hypertrophie de ces follicules nous pouvons, d'après Laqueur (3), conclure à l'existence d'un thymus à volume exagéré. S'il existe un état de ce genre, la narcose est toujours plus ou moins dangereuse, et nous verrons plus tard que beaucoup de cas de mort par le chloroforme doivent lui être attribués.

On doit aussi examiner si les *conduits du nez* sont libres, s'ils ne sont pas rétrécis par le fait d'altérations inflammatoires ou de croûtes. Certains malades ont les ailes du nez si minces et si mobiles, qu'elles obstruent, à chaque inspiration, les ouvertures nasales. Un tel état exige naturellement de la part du narcotiseur une attention continuelle. Ce rabattement des ailes du nez peut parfois être le plus facilement empêché par l'emploi d'un petit instrument fixé à ces ailes et les maintenant écartées.

Les *processus septiques*, quelle qu'en soit la nature, constituent encore des conditions défavorables à la narcose. D'après Mikulicz (4), un tiers des cas de mort de sa statistique concerne des malades atteints de processus septiques. Cela se comprend aisément si l'on réfléchit à l'atteinte grave que les toxines, les bactéries circulant dans le sang et celles déposées dans les organes internes, doivent porter aux organes importants de la vie, notamment au cœur et aux reins. Le cerveau doit aussi subir cette atteinte, ainsi que le démontre l'engourdissement du sensorium, observé dans des cas nombreux d'affections septiques. Dans les cas de ce genre on fera bien de laisser de côté l'anes-

(1) Paltauf, *Uber Beziehungen der Thymus zum plötzlichen Tod* (*Wiener klin. Wochenschrift*, 1889, 1890.

(2) Kundrat, *Zur Kenntnis des chloroformtodes* (*Wiener Klinische Wochenschrift*, 1895).

(3) *Deutsche medizinische Wochenschrift*, 1902.

(4) Mikulicz, *Uber die Narkose* (*Deutsche Klinik*, 1901).

thésie générale et d'avoir recours de préférence à l'anesthésie locale.

Quand le narcotiseur aura, dans l'examen de son malade, passé en revue tous les points ci-dessus signalés, il devra encore s'assurer si le malade n'a point de *dents artificielles* ; et il devra, bien entendu, les faire enlever. Il veillera aussi à ce qu'aucun vêtement trop serré ne gêne la respiration. En même temps il portera son attention sur l'état d'excitation du malade ; cette excitation ne doit pas être trop intense ; les personnes pusillanimes sont parfois tellement émues par la vue des instruments et des préparatifs de l'opérateur, que la marche de la narcose en est souvent très aggravée. Chez ces personnes, la présence d'un entourage nombreux et bruyant constitue aussi un obstacle direct à l'établissement du sommeil. Nous ne considérons pas comme avantageuse la méthode qui consiste à faire *compter* le malade, dans le but de l'endormir plus facilement, ni celle qui consiste à le *faire compter à rebours* (Hofmann). Ces pratiques ont plutôt pour conséquence d'éloigner le sommeil. Nous n'avons pas davantage été satisfait jusqu'ici de la méthode de Drossner et Laborde (1), qui recommandent, dans le but de favoriser la production de la narcose, l'usage des boîtes à musique et des phonographes. Bien que nous ne soyons pas indifférent aux charmes d'un beau morceau de musique, nous croyons cependant que quelques paroles d'encouragement, doucement adressées par le narcotiseur à son malade, favoriseront beaucoup mieux la production du sommeil que les pratiques ci-dessus mentionnées. Ce sont là des mesures dignes d'être prises en considération, et nous conseillerons encore d'endormir le malade dans une chambre tranquille, attenante à la chambre de l'opération, de sorte que le transport du malade narcotisé puisse s'effectuer facilement. Nous considérons, au contraire, comme irrationnel de le promener d'un étage à un autre, parce que les vomissements qui peuvent alors se produire ne pourraient qu'exercer une influence nuisible sur la narcose.

Position du malade. — La *position couchée* du malade doit encore être considérée comme jouant un rôle important. Dans les *opérations sur les dents*, dans certaines opérations de *rhinologie* et de *laryngologie*, on est souvent dans la nécessité

(1) *Revue de chirurgie*, 901, vol. XXIV.

de narcotiser les malades dans une position assise, c'est-à-dire dans une position tout à fait défavorable à la narcose. Le narcotiseur devra, dans ces cas, être particulièrement sur ses gardes, et, dès l'apparition du moindre symptôme menaçant, il devra immédiatement mettre le patient dans une position horizontale. La position normale du malade à narcotiser est, en effet, la *position horizontale sur le dos*. Nous lui faisons mettre volontiers un petit coussin sous la tête ; chez les personnes âgées, ayant la colonne vertébrale raide, cyphotique, chez celles qui respirent mal, ainsi qu'il arrive souvent chez les emphysémateux et les cardiaques, il est rationnel de leur soutenir la nuque, avant le commencement de la narcose, à l'aide d'un coussin assez volumineux ; les goîtreux devront aussi être placés dans la position qui favorise le mieux leur respiration. Quand la narcose s'est produite, on pourra remplacer le coussin volumineux par un coussin plus petit. Quelques chirurgiens ont conseillé de faire mettre, dans les opérations ordinaires, la tête plus bas que le tronc. Kocher (1) veut que, dans toute opération avec narcose générale, particulièrement avec narcose chloroformique et chez les personnes à pression sanguine déprimée, le malade soit placé dans une position légèrement inclinée, le bassin et les jambes relevés. Bien que cette recommandation paraisse rationnelle dans les cas de narcose chloroformique et chez les personnes à faible pression sanguine, nous ne l'admettons pas cependant avec son caractère de généralité. Dans la narcose par l'éther, par exemple, dans laquelle existe toujours une certaine hypérémie du cerveau, une position inclinée de la tête ne constitue nullement une condition favorable. Dans la narcose par le chloroforme, elle nous paraît superflue et nous admettons, avec Witzel (2), qu'elle présente, en outre, l'inconvénient de nous priver, dans un cas d'affaiblissement brusque du cœur, d'un des moyens les plus simples et les meilleurs de dérivation.

Température de la chambre. — Un autre point qui mérite encore d'attirer particulièrement l'attention, dans la pratique de la narcose, c'est la *température* de la chambre, dans laquelle le

(1) Kocher, *Chirurgische Operationslehre*, 4e édit., 1902.
(2) Witzel, *Deutsche medizinische Wochenschrift*, 1894.

sujet est narcotisé et de celle dans laquelle il est transporté après la narcotisation. L'expérience démontre que les sujets narcotisés supportent très mal le froid, parce que les anesthésiques, et le chloroforme encore plus que l'éther, ont pour effet de faire baisser la température du corps. Mainte pneumonie, due en réalité à un défaut de précaution contre le refroidissement, a été mise bien à tort sur le compte de l'action de tel ou tel anesthésique. On ne doit donc pas permettre que les malades, ainsi que cela se pratique encore dans certains hôpitaux, attendent souvent une heure entière, avant d'être opérés, dans des antichambres insuffisamment chauffées ; on ne doit pas non plus, après l'opération, les faire transporter à travers des corridors froids.

Il va de soi que l'on ne devra employer, pour la narcose, que des *produits* aussi purs que possible. Une pratique qui doit être rejetée est celle qui consiste à utiliser, par raison d'économie, les vieux restes d'un anesthésique. Nous indiquerons plus tard les signes permettant de reconnaître qu'un anesthésique est parfaitement pur.

Accidents de la narcose. — La *marche de la narcose* varie beaucoup suivant l'anesthésique employé, et les divers symptômes qui accompagnent l'emploi de chacun d'eux seront examinés dans la partie spéciale de ce livre. Nous nous contenterons ici de passer en revue les divers phénomènes qui se présentent dans toute narcose et qui peuvent devenir un sujet de crainte.

Accidents du côté de la respiration. — Nous signalerons en première ligne les troubles qui se manifestent du côté de la *respiration*. Il n'est pas rare de voir se produire, au début de la narcose, pendant la période d'excitation, un arrêt des mouvements respiratoires, consécutif à un *spasme de la glotte*. Ce symptôme n'est pas, en général, très dangereux, car il suffit, pour le faire cesser, d'éloigner momentanément l'anesthésique. Le spasme glottique prend ordinairement naissance par suite d'une action trop rapide, trop brusque, de vapeurs concentrées du narcotique. Rosenberg et d'autres chirurgiens ont conseillé d'en prévenir la production au moyen d'un badigeonnage fait sur la muqueuse nasale avec une solution de cocaïne à 10 p. cent. Il arrive souvent aussi que, par suite de la paralysie des muscles de la langue et du pharynx, la langue se porte en arrière et est, en quelque sorte, avalée. Il peut arriver aussi que, par suite de cette paralysie, l'épiglotte devienne flasque et tombe alors, à chaque inspiration, sur l'orifice du larynx.

Le meilleur moyen de combattre ces accidents est d'avoir recours à la manœuvre d'Esmarch-Heiberg. Elle consiste à placer, étant debout derrière le malade, les deux mains à plat sur le cou, de telle sorte que les index, reposant derrière les branches montantes du maxillaire inférieur, soulèvent en avant ce maxillaire, jusqu'à ce que la rangée inférieure des dents fasse saillie en avant de la rangée supérieure (fig. 1). Cette manœuvre

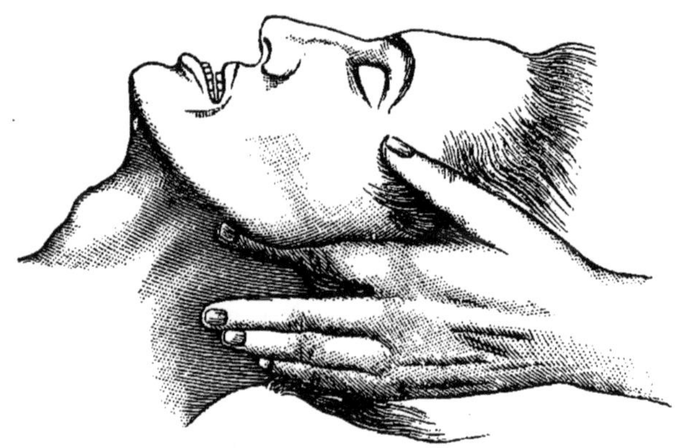

Fig. 1. — Manœuvre d'Esmarch-Heiberg.

a moins pour effet de repousser en avant la langue, ce qui, comme le fait remarquer justement Kocher, est souvent inefficace, que de relever la langue en haut, de tendre de la sorte les ligaments glosso-épiglottiques ainsi que l'épiglotte et de rendre libre, par conséquent, l'entrée du larynx.

Une seconde manœuvre, également très recommandable, est celle de Kappeler (1). Voici en quoi elle consiste : debout devant le malade, on applique les deux pouces tout près du nez sur la paroi antérieure de la mâchoire supérieure et, avec les index recourbés en crocs, on tire en avant la mâchoire inférieure saisie derrière l'angle du maxillaire (fig. 2).

Il est encore un autre danger de la narcose ; ce sont les *vomissements*. Il peut arriver très aisément que des débris d'aliments pénètrent dans le larynx et provoquent des accès de suffocation. On les préviendra le mieux en soumettant le malade à une pré-

(1) Kappeler, *Anästhetika*, page 126.

paration rationnelle, ainsi que nous l'avons indiqué plus haut.

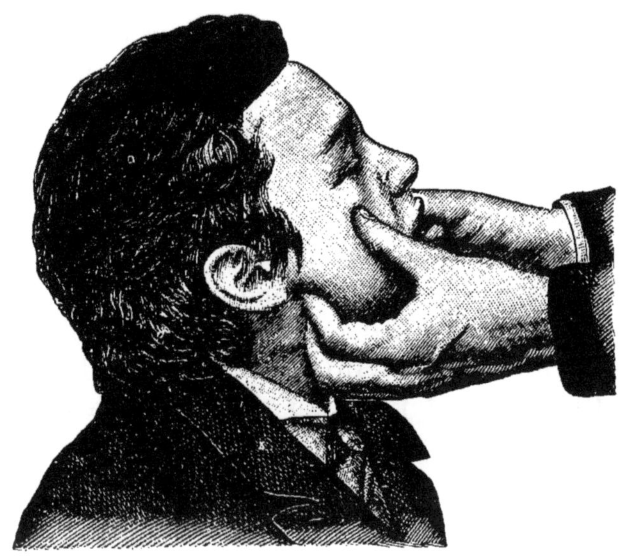

Fig. 2. — Manœuvre de Kappeler.

Si, malgré cela, les vomissements surviennent, on aura soin de

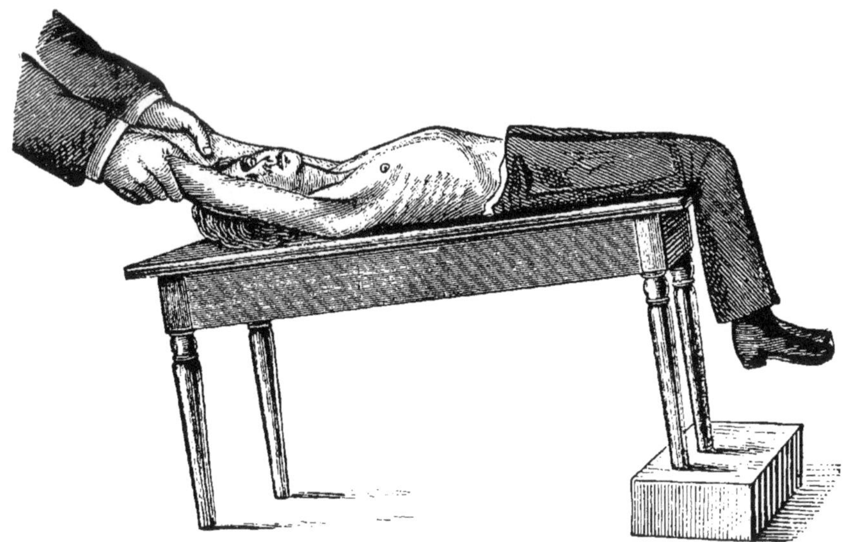

Fig. 3. — Respiration artificielle par la méthode de Sylvester, 1er temps.

tourner sur le côté la tête du malade, de manière à empêcher les matières vomies de venir souiller la plaie. On devra se garder notamment de tenir et de tendre en avant la mâchoire du patient. Cette faute, qui est souvent commise par les commençants, peut mettre la vie en danger, cette manœuvre ayant pour résultat, comme nous l'avons vu ci-dessus, de relever l'épiglotte et d'ouvrir ainsi un passage à la pénétration des matières alimentaires dans le larynx.

Si les mouvements respiratoires s'arrêtent tout à fait, on devra immédiatement avoir recours à la *respiration artificielle.* On peut la pratiquer de diverses façons.

Une des méthodes les plus anciennes et les mieux éprouvées est celle de Sylvester (fig. 3 et 4). Voici en quoi elle consiste : Pendant que la langue est tirée en avant avec une pince, on se place derrière le malade. On lui saisit les deux bras sous le coude, on les tire en haut jusqu'au dessus de la tête, on les

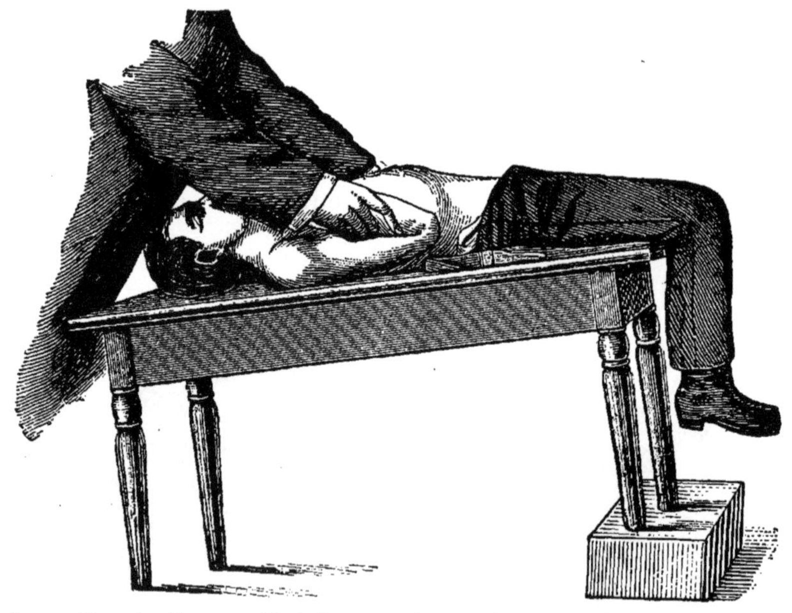

Fig. 4. — Respiration artificielle par la méthode de Sylvester, 2e temps.

maintient ainsi étendus pendant 2 secondes (inspiration) ; on les ramène ensuite en bas, et doucement, mais avec fermeté, on serre les coudes, pendant 2 secondes, contre les côtés de la poitrine, en ayant soin de ramener le gauche un peu plus en avant vers la ligne médiane contre la région du cœur (expiration). Ces mouvements d'élévation et d'abaissement des bras seront répétés environ quinze fois par minute, doucement et avec mesure, jusqu'à ce que se manifestent des mouvements respiratoires spontanés.

On fera très bien de joindre à ces manœuvres l'*inversion de Nélaton*, qui consiste à mettre le malade dans une position inclinée, les jambes sur un plan plus élevé que celui de la tête.

Une des méthodes les plus efficaces est aussi, d'après Kocher (1), celle de Schüller-Roux. Elle consiste à empoigner avec quatre doigts les arcs costaux inférieurs, dans le voisinage du sternum, à les tirer en haut, puis à les repousser vigoureusement en bas.

Dans la pratique de ces deux méthodes, il est important de ne pas suspendre trop tôt ses tentatives. On connaît des cas dans lesquels on a pu parvenir, *après plusieurs heures de respiration artificielle*, à ramener le malade à la vie.

Une autre méthode très recommandée de respiration artificielle est celle des *tractions rythmiques de la langue*, proposée par Laborde. Cette méthode, qui agit sans doute en excitant le centre respiratoire par irritation du glosso-pharyngien et du laryngé supérieur, a été beaucoup préconisée par Knapp et d'autres médecins (Kocher).

Nous possédons enfin dans le *massage direct du cœur*, méthode de Maas-König, un moyen dont les avantages, d'après Koblanck (2), se confirment toujours de plus en plus. Ce moyen paraît aussi simple que rationnel : la main, appuyée à plat sur la région du cœur, exécute des secousses rythmiques, deux fois plus rapides environ que les battements du pouls. Le résultat s'en fait sentir immédiatement à la radiale, le pouls réapparaît aussitôt. Le sang se remettant à circuler, excite le centre de la respiration, et l'on voit alors se manifester des mouvements respiratoires, d'abord irréguliers et superficiels, puis réguliers et profonds. Abstraction faite de ses prompts effets (Koblanck n'a encore vu aucun insuccès), cette méthode paraît encore d'autant plus avantageuse que le médecin peut, d'une main, tirer en avant l'épiglotte et, de l'autre, pratiquer le massage du cœur.

On a aussi essayé de combattre au moyen de l'*excitation électrique* l'arrêt de la respiration, en appuyant fortement les

(1) Kocher, *Loc. cit.*

(2) Koblanck, *Die Chloroform und Aethernarkose in der Praxis.* Wiesbaden, 1902.

deux électrodes d'un appareil d'induction dans les fosses sus-claviculaires, derrière le bord externe des deux sterno-cléido-mastoïdiens, de sorte que les deux nerfs phréniques et les autres nerfs inspiratoires du plexus brachial soient soumis à l'action du courant. Cette méthode a dans bien des cas rendu de bons services.

Nous signalerons encore comme ayant une grande importance pour la question qui nous occupe, les expériences de Jellinek (1). Cet observateur a montré que,si l'on soumet un lapin chloroformisé à l'action d'un *courant alternatif avec application des pôles au pharynx et au rectum*, non seulement l'animal est réveillé de la narcose la plus profonde, mais il n'éprouve encore de la part de l'électricité aucune sorte d'influence nuisible. Cet emploi du courant alternatif, appliqué avec prudence, pourrait bien aussi être recommandé chez l'homme.

L'*électropuncture du cœur*, préconisée par Steiner, ne présenterait, au contraire, d'après Esmarch (2), rien d'avantageux. Elle ne pourrait guère être plus efficace que la compression directe de la région cardiaque dans la respiration artificielle.

Un autre moyen nous est encore fourni par la *trachéotomie*. Elle ne donne en somme que des résultats peu favorables. Ou bien les méthodes de respiration artificielle ci-dessus mentionnées suffisent pour venir à bout de l'asphyxie, et alors, la trachéotomie est inutile, ou bien on la fait trop tard, et alors elle ne sert plus à rien. Nous avons en cette pratique moins de confiance que n'en ont peut-être nos collègues. Ce que nous avons personnellement observé et ce que nous avons vu chez d'autres est loin de nous inspirer de l'enthousiasme pour la trachéotomie. Il en est certes tout autrement dans les cas où, par inadvertance, on a laissé un corps étranger pénétrer dans le larynx ou la trachée. Ici, bien entendu, la respiration artificielle ne sera d'aucune utilité et la trachéotomie sera l'unique moyen de salut. Les cas de ce genre ne sont pas très rares, et nous en trouvons dans la littérature médicale, un certain nombre, parmi lesquels nous citerons seulement le suivant : le Dr Griffiths, de Newport, avait fait, à l'aide de la narcose par l'éther et le protoxyde d'azote, l'extraction de onze dents. L'opération n'avait

(1) Jellinek, *Wiener klinische Wochenschrift*, 1901.
(2) Esmarch, *Operationslehre*, 1885.

duré que trois minutes ; tout semblait bien aller quand brusquement la respiration s'interrompit. Les tentatives de respiration artificielle, faites immédiatement, restèrent sans résultat. L'autopsie démontra l'existence d'une petite éponge dans la trachée (1). Des exemples analogues, dans lesquels des dents artificielles ou des débris d'aliments sont restés fixés dans le larynx, sont assez nombreux dans la littérature médicale, et ils nous imposent l'obligation de ne pas négliger les précautions que nous avons mentionnées plus haut à propos de la préparation à laquelle on doit soumettre les malades.

Accidents du côté de la circulation. — Plus graves sont les accidents qui peuvent survenir, pendant la narcose, par suite des *troubles de l'activité cardiaque.*

Pour combattre le simple *évanouissement* le mieux sera de placer le malade la tête inclinée, le bassin et les jambes relevés.

Dans la *syncope du cœur*, au contraire, on devra pratiquer immédiatement la respiration artificielle d'après les méthodes indiquées plus haut, et en même temps on aura recours, s'il le faut, à des moyens plus énergiques, tels que la *transfusion* ou mieux l'*infusion*. La transfusion, déjà recommandée par Claude Bernard, a été depuis lors employée avec des succès divers et vivement préconisée par plusieurs auteurs, par Prus et d'autres. Outre qu'elle n'est pas toujours d'une exécution facile dans les circonstances de ce genre, où une grande hâte s'impose, les propositions faites par Bobrow et Kocher nous semblent mériter davantage d'attirer l'attention. Bobrow a déjà obtenu de bons résultats au moyen d'infusions sous-cutanées relativement petites d'une solution de sel marin. Kocher (2), se basant sur des observations cliniques, plaide en faveur de la *transfusion intraveineuse.* Ses observations sont tellement convaincantes que nous les citerons in extenso :

Chez un garçon de onze ans, qui venait d'être opéré d'une tumeur rétro-maxillaire, le pouls cesse brusquement de battre à la fin de l'opération, la respiration s'arrête, les pupilles ne réagissent plus. Les injections stimulantes, les infusions sous-cutanées restent sans résultat. Voyant que, 20 minutes environ après avoir fait la trachéotomie et pratiqué la respiration artificielle, aucune réaction ne se montrait, sauf de temps à autre

(1) *Progrès dentaire*, août 1901.
(2) Kocher, *l. c.*

une contorsion spasmodique de la face, on ouvre la veine médiane (il ne s'écoule point de sang), et l'on injecte lentement 1 litre de solution chloruro-sodique à 41° C. Aussitôt la respiration spontanée se rétablit, puis les contractions cardiaques et enfin le pouls deviennent de plus en plus sensibles. — Chez un petit garçon : il se produisit, à la suite de l'ablation d'un fibrosarcome de la base du crâne, un arrêt du cœur, qui persista une heure, le pouls restant sensible et très fréquent (150), la connaissance entièrement supprimée ; la chloroformisation avait été faite au moyen d'une canule de trachéotomie. Le massage du cœur et la respiration artificielle ne donnèrent aucun résultat, bien que la faradisation phrénique à courant intense (la plaque sur l'abdomen, la petite électrode sphérique sur le bord antérieur du scalène antérieur) provoquât quelques forts mouvements respiratoires. Dès qu'on arrêtait la faradisation, le pouls devenait aussitôt mauvais. Au bout d'une heure on fit la transfusion de deux litres de solution chloruro-sodique dans la veine médiane (1 litre, en injection sous-cutanée, n'avait pas suffi). Aussitôt reparut la respiration spontanée, et le malade commença à réagir en poussant des cris.

Kocher fait expressément remarquer que, dans cette transfusion intraveineuse, on doit employer une *quantité suffisante de solution chloruro-sodique* (il en a injecté jusqu'à 2 litres), pour satisfaire à l'indication de bien remplir le système vasculaire, de telle sorte que le cerveau puisse recevoir la quantité nécessaire de sang. Tandis que l'infusion sous-cutanée peut rendre des services dans les cas où le pouls est encore relativement bon, elle échouera, au contraire, dans les formes plus graves de la syncope, alors que la pression sanguine est réduite au minimum, et ici la transfusion intraveineuse pourra encore intervenir avantageusement. Cette méthode nous semble, en effet, aussi bien, sinon mieux, indiquée que les autres moyens employés contre la syncope. Elle échoue malheureusement, de même que toutes les autres méthodes, dans les cas où l'arrêt du cœur est dû, non à une paralysie des vaso-moteurs, mais à la mort des ganglions cardiaques.

Parmi les procédés employés pour réveiller la vie dans les cas de narcose il faudrait encore mentionner la *méthode de Prus* (1),

(1) Prus, *Centralblatt für Chirurgie*, 1900.

(de Lemberg), qui prétend exciter artificiellement la circulation sanguine en mettant à nu le cœur et exerçant sur lui au moyen de la main une compression rythmique. Cette méthode, qui s'appuie sur les expériences de Schiff et de Hocke, a été employée chez l'homme par Maag et d'autres ; mais elle n'a *pas jusqu'ici donné un seul succès* durable. Le cœur mis à nu n'a pu manifester que pendant quelques instants de légères contractions fibrillaires. Prus met le cœur à nu au moyen de la résection des 5e et 6e côtes et il ouvre le péricarde après avoir incisé la plèvre. Un procédé qui donne lieu à des lésions chirurgicales moins importantes est celui de Poirier et Mauclaire ; il consiste à se frayer un passage vers le cœur par le *diaphragme*, ce qui évite la formation d'un pneumothorax (Maurice Boureau) (1). Nous conseillons de s'abstenir de ce massage du cœur mis à nu.

Telles sont, en traits généraux, les principales complications pouvant être observées pendant la narcose, quel que soit l'anesthésique employé, et tels sont les principaux moyens de les combattre efficacement (2).

Complications rares. — Parmi les complications *plus rares* consécutives à la narcose il nous faut encore mentionner les *psychoses* qui, sans être fréquentes, surviennent cependant de temps à autre à la suite des *opérations sur la vessie et le rectum* (3). Ces psychoses se manifestent soit immédiatement après l'opération, soit plus tard seulement, alors que la plaie opératoire est déjà guérie. La plupart des médecins aliénistes admettent, dans les cas de ce genre, l'existence d'une certaine prédisposition chez le malade. Le pronostic de ces psychoses, consécutives aux opérations, est favorable, d'après Picqué, et il est rare qu'elles donnent lieu à des troubles psychiques chroniques.

Une autre complication, bien rare aussi, est celle désignée sous le nom de *paralysies de la narcose*. Ce sont le plus souvent des paralysies périphériques, siégeant principalement au niveau du plexus brachial et déterminées, en général, par l'élévation des bras, par le tiraillement de quelques racines du plexus. Il n'existe que quelques observations isolées de paralysies

(1) Boureau, *Revue de Chirurgie*, 1892.

[(2) F. Lejars, *Traité de Chirurgie d'urgence*, 3e édition, 1901, p. 22].

(3) Ullmann, *Fortschritte der Chirurgie in den letzten Jahren*, Wien und Leipzig, 1902.

de péroniers. Ces parésies et paralysies disparaissent, en général, au bout de quelques jours (1).

Choix de l'anesthésique. — Nous ferons d'abord observer qu'il est bien rare de trouver un malade qui n'ait pu être narcotisé par un narcotiseur expérimenté. Le choix de l'anesthésique dépend de l'état du patient, de la maladie qui nécessite sa narcotisation ; ce choix ne peut donc pas être fixé à priori. Il n'existe non plus aucun anesthésique auquel on puisse attribuer la suprématie sur les autres ; chacun d'eux, employé à propos, présente ses indications déterminées.

Instruments. — Avant toute narcose, le médecin doit avoir

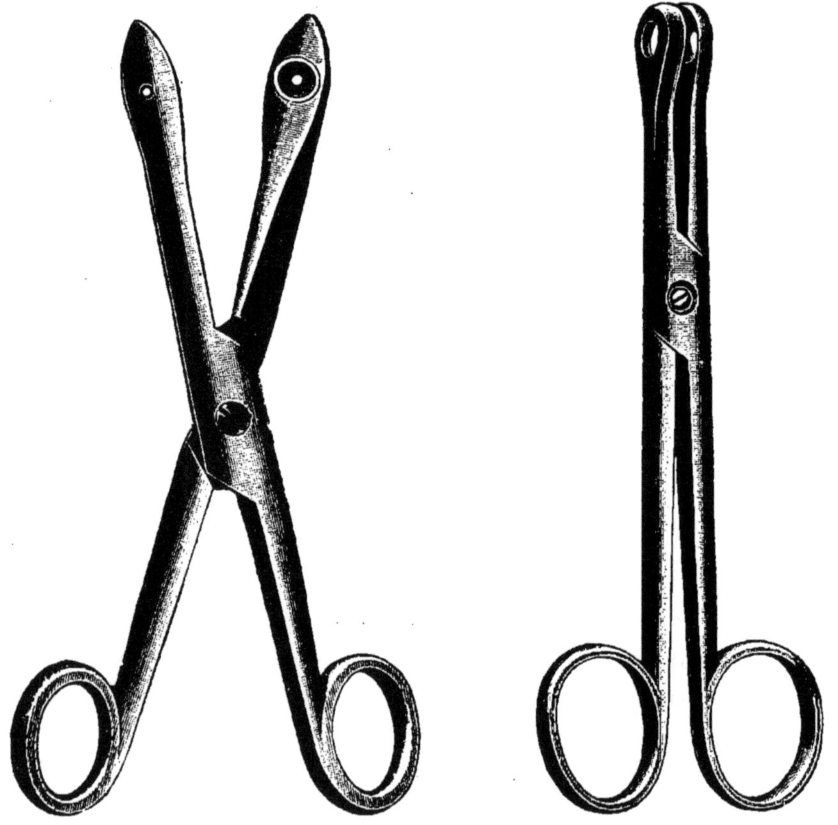

Fig. 5 et 6. — Pince d'Esmarch.

préparé ses *instruments* : l'anesthésique et le masque approprié,

(1) Ullmann, *l. c.*
Nous avons vu dans le service de notre maitre, M. le professeur Guyon, à l'hôpital Necker, après une néphrectomie lombaire, une paralysie de la main qui résista plus de deux mois (N. D. T.).

une cuvette avec la compresse nécessaire, une *pince pour la langue* et un *dilatateur buccal.*

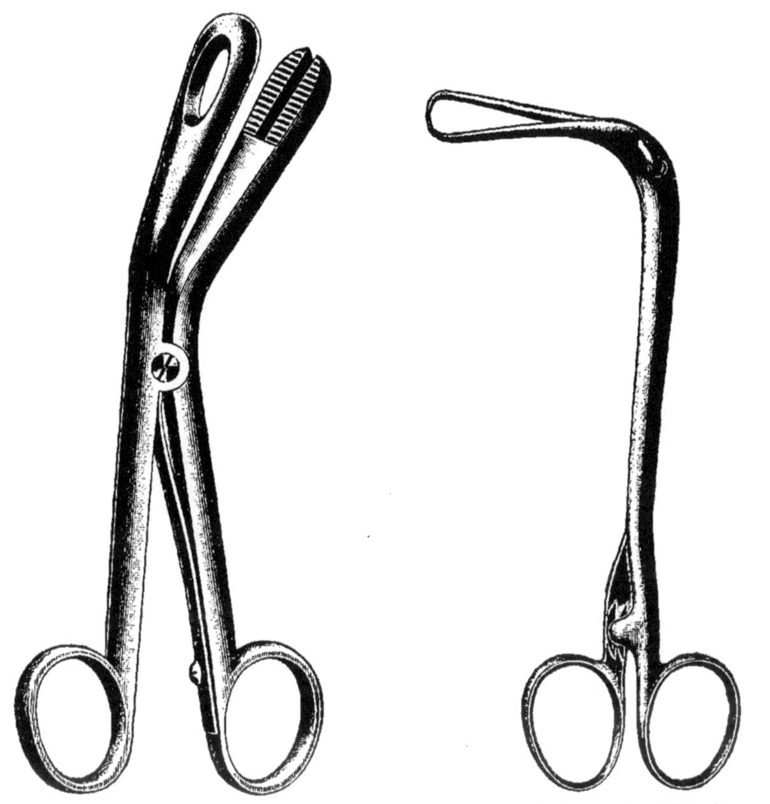

Fig. 7. — Pince de Cusco. Fig. 8. — Pince de Mikulicz.

Il sera question des masques à propos de chaque anesthésique en particulier.

Nous nous contenterons de dire ici quelques mots de la *pince linguale* et du *dilatateur buccal*, instruments qui, dans toute narcose, doivent être constamment à portée de la main de l'opérateur.

Une pince linguale très employée dans nos pays est celle d'Esmarch (fig. 5 et 6).

Elle est, comme celle de Cusco (fig. 7), à mords mousses. Ces pinces ont, d'après Mikulicz (1), l'inconvénient d'écraser trop facilement les tissus et d'occasionner une suffusion sanguine et un gonflement, qui plus tard incommodent parfois le malade

(1) Mikulicz, *Ueber die Narkose, Deutsche Klinik*, 1901.

plus que ne font les suites mêmes de l'opération. Mikulicz emploie donc une pince construite d'après le principe du tire-balle américain, sauf qu'elle est courbée à angle droit, afin que le narcotiseur puisse commodément fixer la langue (fig. 8).

Parmi les *dilatateurs de la bouche* il en est un très fréquemment employé, c'est celui de Heister (formes droite et courbe, fig. 9 et 10).

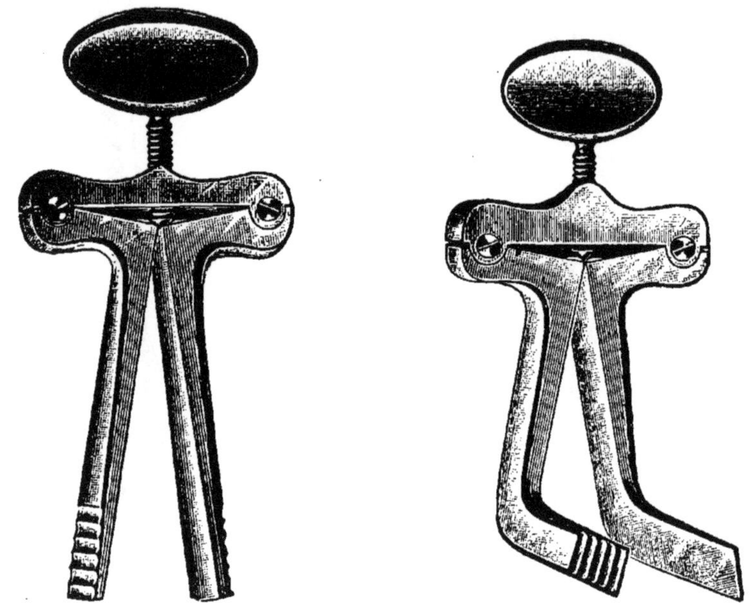

Fig. 9 et 10. — Dilatateur de Heister.

L'inconvénient que présente cet instrument, c'est que son

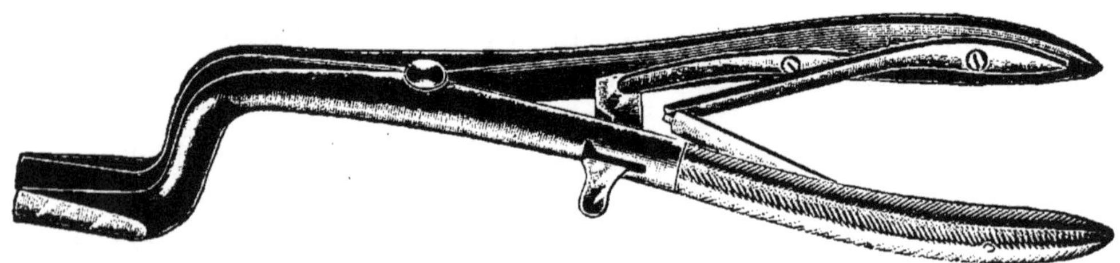

Fig. 11. — Dilatateur de Roser-König.

usage nécessite toujours l'emploi des deux mains. A ce point de vue celui de Roser-König est préférable (fig. 11).

Dudley Buxton a recommandé un dilatateur perfectionné,

que l'on peut facilement faire manœuvrer d'une seule main et introduire très rapidement dans la bouche (fig. 12).

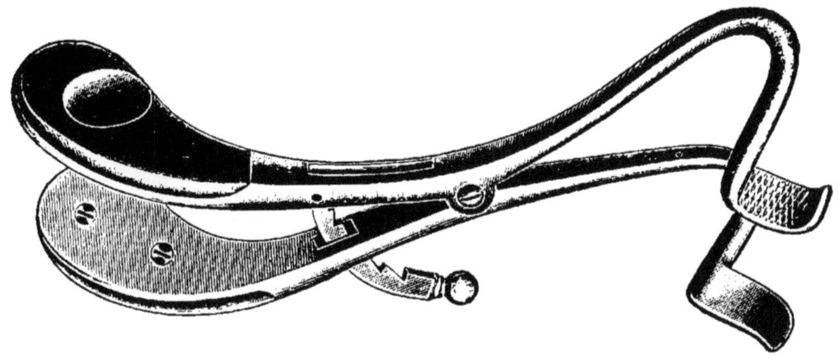

Fig. 12. — Dilatateur de Dudley-Buxton.

On peut aussi considérer comme très avantageux les *dilatateurs automatiques*, celui, entre autres, proposé par Bark

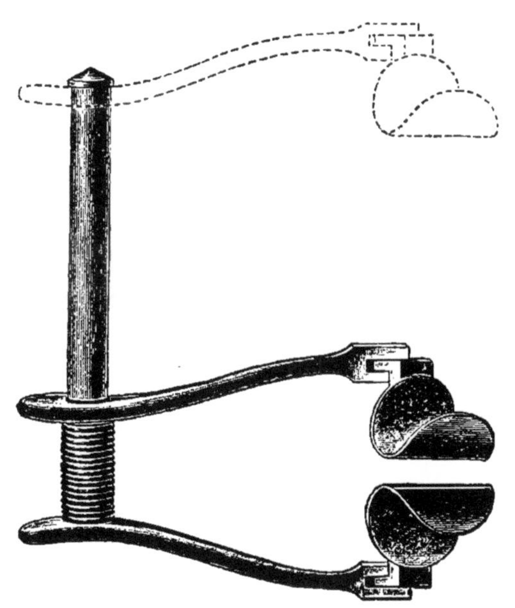

Fig. 13. — Dilatateur de Bark.

(fig. 13) et dont l'emploi peut facilement être compris d'après la fig. 18.

[Nous représentons (fig. 14 à 17) les pinces linguales le plus souvent usitées en France. Ce sont : les pinces de Lucas-Championnière (fig. 14), celle de Collin (fig. 15), de Laborde (fig. 16) et l'ouvre-bouche de Doyen (fig. 17). Elles présentent sur la plupart des pinces allemandes l'avantage de n'être pas des instruments écrasants; ce sont surtout des instruments tracteurs].

Vient maintenant la *question du narcotiseur* ! Qu'il s'adonne

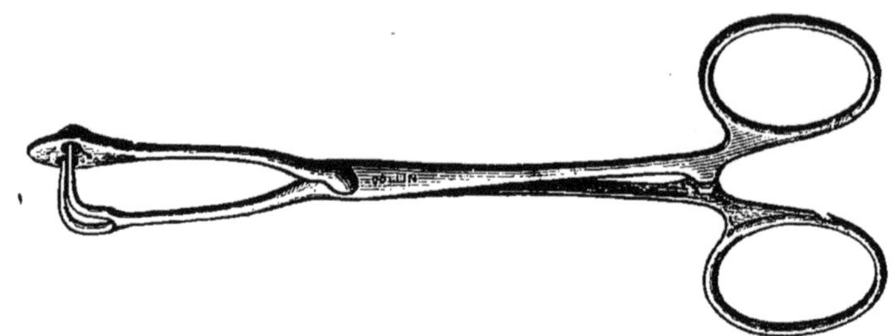

Fig. 14. — Pince de Lucas-Championnière.

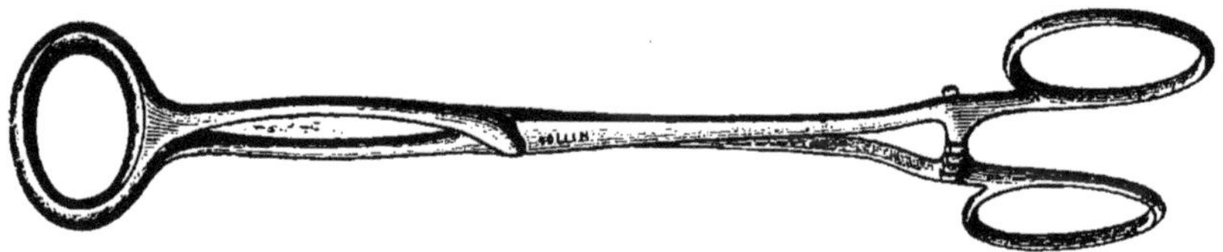

Fig. 15. — Pince de Collin.

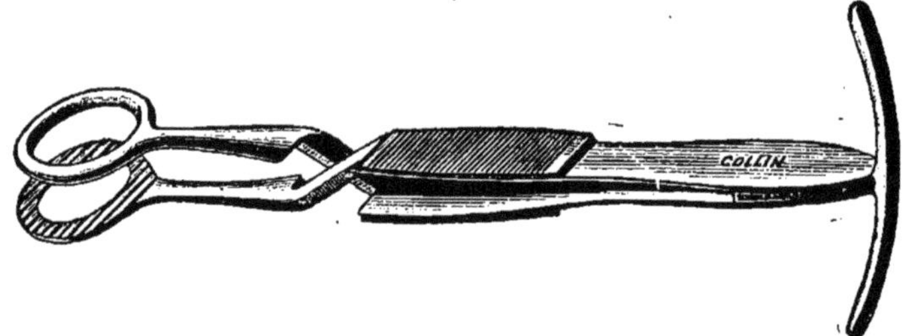

Fig. 16. — Pince de Laborde.

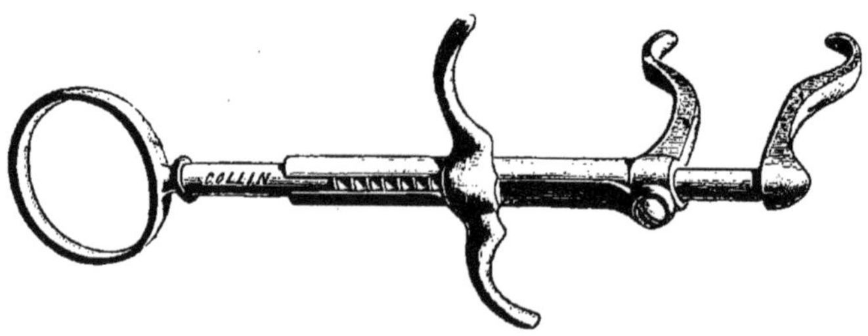

Fig. 17. — Ouvre-bouche de Doyen.

entièrement à sa tâche, cela va de soi. Rien n'est plus ridicule que l'opinion, d'après laquelle il ne jouerait dans l'opération qu'un rôle subordonné. Son rôle est,au contraire, aussi important que celui de l'opérateur, la vie du malade qui lui est confié

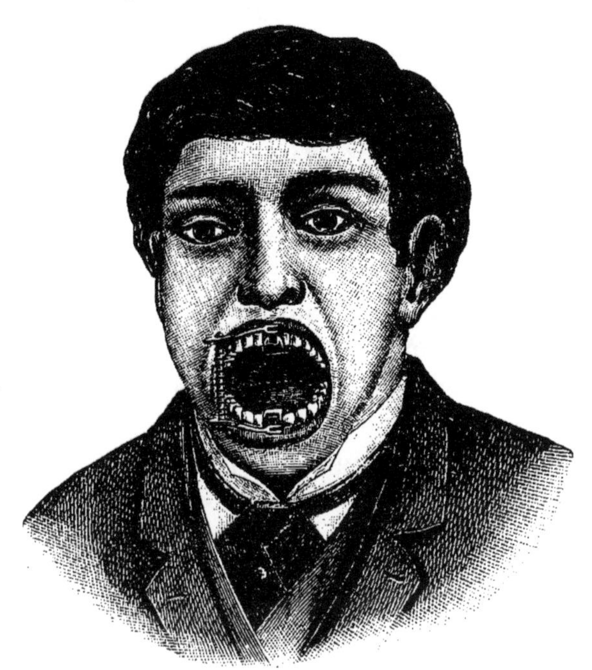

Fig. 18. — Dilatateur de Bark appliqué.

dépendant de lui aussi bien que de ce dernier. C'est donc, à notre avis, un très grand défaut de la plupart des programmes d'études médicales sur notre continent, qu'ils n'aient point, contrairement à ceux d'Angleterre ou d'Amérique, prévu un enseignement particulier de la narcose, enseignement qui a bien cependant autant d'importance que celui de l'étude des bandages, par exemple, presque partout obligatoire. Il ne faut pas oublier, en effet, qu'une narcose bien faite, avec calme et sécurité, est une œuvre technique qui doit être exactement apprise. Que de fois n'avons-nous pas vu de jeunes docteurs, fraîchement sortis de l'université, ayant eu en chirurgie les meilleures notes, se trouver dans un assez grand embarras quand ils devaient, comme aides-médecins, diriger une narcose !

Art d'anesthésier. — C'est donc avec raison que Bornträger (1), dans son travail couronné par la société Hufeland, de-

(1) Bornträger, *Uber die strafrechtliche Verantwortlichkeit des Arztes dung des Chloroforms und anderer Inhalationsanästhetika*, Berlin, 1829.

mande que les étudiants en médecine soient instruits plus exactement qu'ils ne l'ont été jusqu'ici dans l'*art d'anesthésier*, et que dans leur examen d'Etat, ils aient à pratiquer eux-mêmes une narcose. Et c'est avec la même netteté que s'exprime Schleich (1), dont personne certainement, ne niera la compétence, sur ce sujet : « Chaque année, dit-il, des centaines de médecins reçoivent, avec leur diplôme, le droit de pratiquer la médecine dans tout l'empire allemand, et certainement bien peu parmi eux ont acquis, à l'université, des connaissances suffisantes sur la chloroformisation, bien peu ont eu l'occasion, avant d'être reçus médecins, de manier les instruments servant à la narcose. Il faudra donc qu'ils fassent leur apprentissage sur la personne même et aux dépens des pauvres malades qui se fieront à eux. Les dangers de la narcose sont, en effet, considérablement accrus par le défaut d'instruction de ceux qui la pratiquent; et dans nos grandes cliniques même elle est confiée à des personnes qui sont là pour l'apprendre à des novices que nul ne dirige, ne redresse, et qui sont assez jeunes pour accepter,sans se fâcher, les mouvements d'impatience de l'opérateur. De là vient que les opérateurs, en général, considèrent la narcose chloroformique comme dangereuse, surtout parce qu'il n'y a que peu de personnes capables de bien chloroformiser, « à peine une sur cent », disent-ils. Et ces messieurs, qui trouvent en cela une sorte d'excuse pour les dangers de la narcose, ne remarquent pas qu'ils ne font ainsi que la charger davantage. Il est incontestable en effet que si très peu de personnes sont capables de pratiquer magistralement la chloroformisation, c'est que quelques étudiants seulement, bien que s'étant exercés à des centaines de narcoses, et doués d'ailleurs de jugement et de l'esprit d'observation, n'ont pu acquérir que peu à peu par leurs efforts personnels quelques règles empiriques de cet art. Il leur aurait suffi cependant, pour acquérir une instruction suffisante, d'un nombre bien plus restreint d'opérations, si l'étude rationnelle de la chloroformisation n'était pas aussi négligée qu'elle l'a été jusqu'ici. Il suffirait que les médecins en chef, les professeurs de clinique, les aides-médecins, se décidassent à faire des cours complets sur la narcose, pour que le gouvernement, convaincu de la nécessité de cette étude, confiât à des médecins spéciaux le mandat d'enseigner en détail les

(1) Schleich, *Schmerzlose Operationen*, Berlin, 1898.

principes de leur art ; la pratique de la narcose ne tarderait pas alors à se débarrasser des chaînes de l'empirisme et d'une indolente tradition. Qu'on institue des cours sur la chloroformisation, qu'on exige des élèves des certificats sérieux, qu'on en tienne sévèrement compte dans les examens, et l'on aura plus fait pour la question de la chloroformisation qu'on ne ferait pendant cinquante ans en publiant, chaque année, deux ou trois statistiques et reposant doucement sa pensée sur la valeur plus ou moins problématique des chiffres alignés. Nous croyons fermement que plus on pénétrera au fond de l'étude de la narcose, plus apparaîtra nettement la grande responsabilité que l'on assume en se chargeant d'une chloroformisation ; car ici, comme il arrive si souvent, sous le trop d'assurance se cache l'incurie et le défaut de savoir. »

Tout le monde approuvera aussi les remarquables déductions de Witzel (1) quand il dit : « Un médecin se trouvant dans l'obligation de se soumettre à la narcose, mettra certainement tous ses soins à choisir le collègue auquel devra être confiée l'anesthésie. Il n'ira certainement pas choisir celui qui n'a jamais vu que de loin les manœuvres de la chloroformisation, et qui par hasard a eu l'occasion d'assister à quelques leçons cliniques, sur la narcose. La *préparation, l'exécution d'une narcose est une œuvre technique, dont est seul capable un médecin très expérimenté*. Sa main présente un poison qui peut, dans certains cas, avoir une action mortelle. Il n'est possible de le doser exactement que si l'on a au préalable soigneusement examiné l'état des forces du malade, si les dangers de l'opération sont bien connus du narcotiseur. On ne devra jamais en administrer qu'autant qu'il en faudra pour obtenir le calme et pour rendre la douleur insensible. On ne devra jamais en forcer la dose, et on devra en suspendre tout à fait l'administration, dès que le pouls, objet d'un examen incessant, l'expression du visage ou la respiration, présenteront des signes peu rassurants. La tâche du narcotiseur est si gravè, qu'elle n'admet pas la moindre distraction. Nos confrères anglais, appréciant à sa juste valeur le mérite d'une narcose bien conduite, ont coutume, dans leurs comptes-rendus, d'une agréable concision, de mentionner le nom du narcotiseur qui, dans les opérations, est chargé de l'anesthésie. »

(1) Witzel, *Deutsche medizinische Wochenschrift*, 1894.

En France, on admet aussi ces mêmes opinions; voici comment s'expriment, à ce sujet, Auvard et Gaubet (1) :

« A l'étranger, notamment en Angleterre, l'anesthésie, soit à l'hôpital, soit dans la clientèle privée, est confiée à des spécialistes, et non abandonnée au premier médecin ou interne venu ; nous sommes persuadés que cette spécialisation est indispensable, et pour le chirurgien, s'il veut avoir, lorsqu'il opère, un sommeil bien complet et régulier, nécessaire à certaines opérations délicates, et pour le patient, s'il désire éviter les accidents parfois mortels de l'anesthésie. Il est à souhaiter, qu'en France, soit à l'hôpital, soit dans la clientèle privée, on arrive aussi à avoir des médecins spéciaux pour la chloroformisation ; cette réforme, de même que beaucoup d'autres, que la routine empêche seule d'accepter, constituera un réel progrès. »

En Angleterre, comme nous venons de le voir, cette nécessité de l'enseignement de la narcose est depuis longtemps reconnue. Cet enseignement s'est montré tellement avantageux, qu'actuellement, à Londres, d'après la gracieuse communication qu'a bien voulu me faire le docteur Dudley Buxton, l'étude de l'anesthésie est devenue une partie obligatoire du programme des études médicales et a donné les résultats les plus satisfaisants. Nous avons pu, nous-même, l'été dernier, pendant un séjour que nous avons fait à Londres, nous convaincre de l'utilité de cet enseignement et du soin avec lequel la pratique de la narcose est étudiée et surveillée dans ce pays.

Combien de temps encore verrons-nous, dans nos pays, des malades mourir par suite d'une narcose mal faite, jusqu'à ce qu'on se décide enfin à reconnaître à cet enseignement l'importance qu'il mérite (2) ?

Nous arrivons maintenant à l'étude des anesthésiques en particulier, étude dans laquelle nous aurons soin de n'insister autant que possible que sur ce qui est certain et positif au point de vue pratique.

(1) Auvard et Gaubet, *De l'anesthésie chirurgicale et obstétricale*, Paris.

(2) En France, le professeur Guyon a pris l'habitude de faire tous les ans, au moment des changements de service hospitaliers et à l'arrivée des nouveaux élèves dans le service, une leçon clinique sur la façon de donner le chloroforme. Nous aurons occasion de revenir souvent, au cours de ce volume, sur sa leçon de cette année à l'hôpital Necker. F. Guyon, *Le chloroforme et l'appareil urinaire* (*Annales des maladies des organes génito-urinaires*, n° 22, 15 nov. 1903). N.D.T.

1. LA NARCOSE PAR L'ÉTHER

Historique. — C'est le docteur Crawford Long, d'Athènes (Géorgie, Etats-Unis d'Amérique), qui, le premier, en 1842, a employé l'éther pour la narcose (1). Mais il ne fut pas entièrement satisfait, parce qu'il crut que l'insensibilité produite était due en grande partie à l'imagination du patient et que, d'ailleurs, il ne poussa la narcose que jusqu'à la période d'excitation. Les résultats ainsi obtenus étaient donc très peu satisfaisants. Il était sur la voie de la découverte de la narcose par l'éther, mais il n'alla pas plus loin, parce que, éloigné de tout centre scientifique, il ne fut pas encouragé dans son œuvre, et il renonça entièrement à l'emploi de l'éther.

Quatre ans plus tard, Morton et Jackson, de Boston, furent plus heureux. Morton, dentiste américain, avait été mis par Wells au courant des propriétés du protoxyde d'azote et avait assisté à la première démonstration faite par Wells, à Boston, sur le gaz hilarant, démonstration qui se termina, comme on sait, par un échec complet. Ayant, en ce moment, absolument besoin d'une substance capable de calmer la douleur, pour exploiter une invention nouvelle (plaque dentaire, douloureuse à appliquer), il se tourna d'un autre côté et voulut essayer l'*éther*, dont Jackson lui avait fait l'éloge. Aidé de Jackson, il essaya donc l'éther sur divers animaux, puis sur des étudiants, qui fréquentaient sa clinique. Les premiers essais ne furent pas très heureux, à cause, sans doute, de l'impureté de l'éther employé.

Étant entré en relation avec les droguistes Metcalf et Burnett, qui lui procurèrent de l'éther aussi pur que possible, il se détermina à expérimenter l'éther sur lui-même et, après l'avoir

(1) J. Collins Warren, *The influence of Anaesthesia on the surgery of the nineteenth century*, Boston, 1900.

répandu sur un mouchoir, il en aspira les vapeurs. Le résultat fut complet. Morton resta 7 à 8 minutes plongé dans un profond sommeil. Le même jour se présenta chez lui un homme vigoureux, qui souffrait de douleurs dentaires, et qui voulait se faire extraire une dent sans souffrir. Morton lui proposa l'éther, l'homme accepta, et l'expérience réussit parfaitement.

Jackson, auquel Morton avait communiqué ses essais, lui conseilla de faire contrôler cette découverte dans un hôpital, dans l'exécution d'opérations de grande importance. Dans ce but, Morton s'adressa au docteur Warren, chirurgien du Massachusetts General Hospital. Le *7 novembre 1846 fut pratiquée à l'aide de la narcose éthérée la première opération* (ablation d'une tumeur du cou). Le malade, un jeune homme de 20 ans, déclara n'avoir absolument senti aucune douleur. Le même résultat fut obtenu chez plusieurs autres malades, qui furent opérés peu de temps après, notamment d'une amputation de la cuisse et d'une résection partielle du maxillaire supérieur.

La chirurgie venait tout d'un coup d'entrer dans une voie nouvelle : *l'anesthésie chirurgicale était trouvée* (1) ! Les paroles de Velpeau, « la douleur et le couteau du chirurgien sont des idées inséparables, auxquelles le patient aussi bien que le chirurgien doivent s'habituer, et c'est une chimère que de vouloir penser autrement », ces paroles étaient du coup réduites à néant. L'importance de cette découverte pour la chirurgie ne tarda pas à devenir de jour en jour plus manifeste. Dès le 21 décembre de la même année, Liston, à Londres, pratiqua une amputation de la cuisse et enleva un ongle incarné avec un résultat également remarquable. Le 12 janvier 1847, Malgaigne, de l'Académie de médecine de Paris, publia les résultats qu'il avait obtenus dans

(1) *Dates chronologiques* (*d'après Dastre*) :
Morton pratique la première opération avec l'éther, le 30 septembre 1846 ; — Jackson adresse de Boston un pli cacheté à l'Ac. des Sc. de Paris, le 13 nov. 1846. Ce pli est ouvert le 18 janvier 1847 à la requête d'Elie de Beaumont ; — John Warren met le procédé en usage à l'hôpital général du Massachusetts en oct.-nov. 1846 ; — Liston pratique, le premier à Londres, le 19 déc. 1846, une amputation de jambe par ce procédé à l'hôpital d'University College ; — Jobert de Lamballe fait la première anesthésie à Paris, le 25 déc. 1846, guidé par un jeune médecin américain ; — Malgaigne fait la première communication à l'Ac. de méd., le 12 janvier 1847, à propos de plusieurs opérations exécutées par lui à l'hôpital Saint-Louis ; — Velpeau porte la question à l'Acad. des Sc., le 1er février 1847.

quatre opérations faites, à l'hôpital Saint-Louis, à l'aide de la narcose éthérée, et le 23 janvier, un médecin de Boston, Fisher, pratiqua aussi une anesthésie avec un plein succès dans le service de Roux.

En Allemagne, Dieffenbach fut un des premiers qui mirent en usage la narcose par l'éther. Il se servait d'un appareil qui était bien plus simple que ceux employés jusqu'alors en Amérique et en Angleterre. Cet appareil (fig. 19) consistait en un flacon

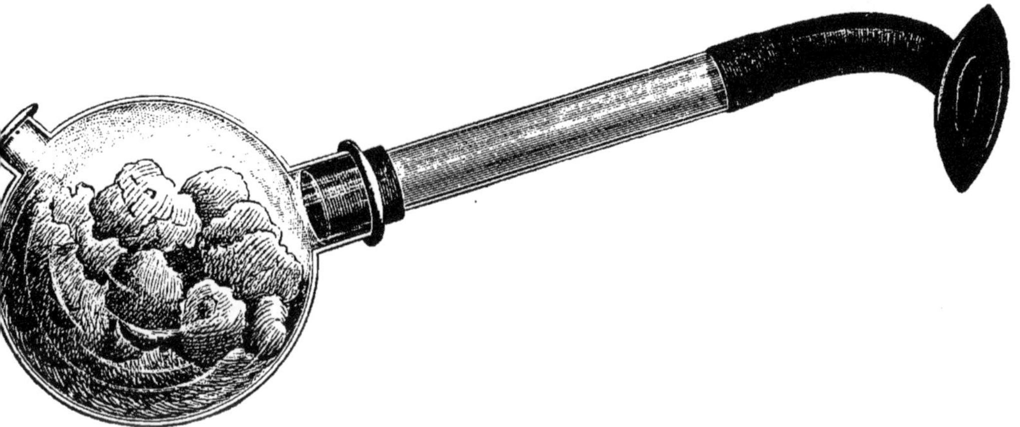

Fig. 19. — Appareil de Dieffenbach.

sphérique de verre blanc, pourvu d'un col très large et d'un col plus étroit. Au col large est adapté un tuyau élastique dont la longueur est de un tiers d'aune environ et la largeur de 1 pouce et demi. Cette adaptation se fait par l'intermédiaire d'un tube de corne, large de 1 pouce, qui pénètre dans le bouchon percé du col large de la boule. A l'autre extrémité du tuyau se trouve une embouchure elliptique, très évasée, en gomme élastique, ou mieux en corne. Le flacon est à moitié rempli de morceaux d'éponge plus ou moins grands et extrêmement poreux. Avant de se servir de l'appareil, on verse l'éther dans le flacon par le col large, et l'on ferme les deux ouvertures au moyen de bouchons, on secoue les éponges, on enlève le bouchon du col large et l'on y introduit le tube. Puis on applique l'embouchure sur la bouche du patient. Le col étroit sert à mettre le flacon en communication avec l'air extérieur, ainsi qu'à y verser, s'il le faut, une nouvelle quantité d'éther (fig. 19). Dieffenbach publia ses premiers résultats dans un ouvrage (1) qui est depuis lors resté

(1) Dieffenbach, *Der Aether gegen den Schmerz*, Berlin, 1847.

classique, et qui caractérise déjà, dès l'année 1847, les remarquables qualités d'observation de l'auteur ; dans cet ouvrage il fixe déjà avec précision les avantages et les inconvénients de l'éther, ses indications et contre-indications, suivant les principes tels que nous les concevons encore aujourd'hui, 55 ans après.

La découverte de la narcose par l'éther eut pour la chirurgie des conséquences entièrement inattendues , le nombre des opérations augmenta extraordinairement. Six mois après l'introduction de l'éther dans la pratique, le nombre des opérations dans les hôpitaux de Londres avait déjà, d'après un article de la *Lancet*, augmenté du double et cette proportion s'était encore accrue davantage dans d'autres pays. Des opérations, auxquelles on n'avait jamais osé songer auparavant, étaient maintenant exécutées sans aucune hésitation (1).

Bien que l'usage de l'éther se fût rapidement répandu, il y avait cependant toujours en Amérique des hôpitaux qui refusaient d'adopter la méthode nouvelle ; à Philadelphie, par exemple, en l'année 1850, et même plus tard, on faisait encore beaucoup de grandes opérations sans l'aide de la narcose. Mais ces cas étaient, en somme, bien rares, et la narcose éthérée pénétrait presque partout dans l'ancien et le nouveau monde, répandant de tous côtés ses bienfaits. C'est seulement deux ans

(1) Il est curieux de rappeler à ce sujet les paroles prononcées par Magendie, en 1847, à l'Académie des sciences de Paris, à l'occasion d'une communication de M. Velpeau sur les effets de l'éther.

« ... C'est la première fois, dit-il textuellement, que j'entends retentir dans cette enceinte le récit des effets merveilleux de l'éther sulfurique, car on en pourrait dire autant des autres éthers, sorte de narration dont la presse s'empare et qu'elle porte au loin, satisfaisant ainsi cet insatiable et avide besoin du public pour le miraculeux et l'impossible. Ce que je vois de plus clair dans ces récits, c'est que, depuis quelques semaines, un certain nombre de chirurgiens se livrent à des expériences sur des hommes et que, dans le but louable sans doute d'opérer sans douleur, ils enivrent leurs patients jusqu'au point de les réduire à l'état de cadavre que l'on coupe, taille impunément et sans aucune souffrance. A peine l'expérience est-elle faite, et souvent avant qu'elle soit terminée, on la livre à la publicité. Je rends justice à l'intention, mais je dis qu'en agissant ainsi, messieurs les chirurgiens font défaut à la raison, à la morale et pourraient arriver à des conséquences dangereuses pour la santé publique ; aussi, je me sens tout disposé à protester contre ces essais imprudents et souvent contre les publications précipitées (*Acad. des Sciences, C. R.* ; t. XXIV, p. 134, 1er février 1847). N. D.T.

après, quand le chloroforme eut fait son apparition, que l'éther passa au second rang. Mais Boston, la ville dans laquelle la narcose par l'éther avait pris naissance, continua à lui rester fidèle et continue encore de nos jours à être par excellence l'école de l'éther. En Europe, ce fut l'*école de Lyon* qui, sous Pétrequin, persista dans sa fidélité à l'éther. De Lyon, la narcose par l'éther pénétra à Genève, où Julliard, après avoir vu se produire divers cas de mort par le chloroforme, l'introduisit en 1877. C'est un mérite pour l'école de Genève d'avoir, dans ces dernières années, généralisé de nouveau l'usage de la narcose par l'éther. C'est là que nous avons appris à la connaître, en 1886, nous nous en sommes servi depuis lors avec les meilleurs succès et l'avons introduite dans la Suisse allemande. L'école de Tübingen (notamment Bruns et Garré) a aussi beaucoup contribué à répandre en Allemagne la narcose par l'éther. Nous pouvons aujourd'hui constater avec satisfaction que l'éther, grâce à sa plus grande innocuité, occupe la première place parmi les anesthésiques généralement employés, et que notre opinion (1), formulée déjà en 1887, a conservé toute sa justesse.

Inconvénients de l'éther. — Si l'on se demande maintenant comment il a pu se faire que l'éther reçu d'abord avec tant d'enthousiasme et employé avec tant de succès, ait été si facilement supplanté par le chloroforme, qui ne lui est supérieur qu'en apparence, on en trouvera la raison principale dans le *mode d'administration d'abord très compliqué* de l'éther et souvent aussi dans les *impuretés fréquentes* de cette substance, impuretés pouvant donner à la narcose, par l'éther un caractère plus ou moins fâcheux. Ce n'est pas ici le lieu d'énumérer ou de décrire tous les appareils qui ont été employés depuis le commencement pour les narcoses éthérées. Nous dirons, à propos des méthodes d'éthérisation, ce qu'il y a de plus important à savoir sur ce sujet.

Quant à la *pureté du produit*, nous avons déjà insisté, dans l'introduction, sur l'importance capitale qu'il y a à n'employer que des préparations bien pures. L'éther servant à la narcose est un liquide clair, incolore, mobile, inflammable, d'une odeur pénétrante spéciale ; il bout à 35° C., se dissout dans 15 parties d'eau, est miscible en toute proportion avec l'alcool, les corps

(1) Dumont, *Korrespondenzblatt für Schweizer Aerzte*, 1887.

gras, les huiles éthérées, le chloroforme et le benzol. Son poids spécifique, à 15°, est de 0,720 à 0,722. Quand ce poids spécifique va au-delà de 0,725, on peut être presque certain de la présence de substances étrangères. Il est donc très important d'être en état de s'assurer de cette présence. Les moyens les plus sensibles et les meilleurs pour y arriver sont les suivants :

1. Si l'on imbibe d'éther du papier à filtrer, on ne doit plus percevoir aucune odeur après l'évaporation du liquide.

2. Après l'évaporation spontanée de 5 cmc. d'éther, il ne doit rester aucun résidu à réaction acide (réaction pour acides sulfurique et acétique).

3. Après une heure de contact avec la potasse caustique, il ne doit pas se produire de coloration jaune (réaction pour résine aldéhydique jaune).

4. Agité avec quelques gouttes d'acide sulfurique étendu et d'acétate de potassium, l'éther ne doit pas se colorer en bleu (réaction pour peroxyde d'hydrogène).

5. 10 cmc. d'éther avec 1 cmc. d'iodure de potassium, fréquemment agités dans un verre plein, bien clos, et exposés à la lumière diffuse, ne doivent, au bout d'une heure, manifester aucune coloration (réaction pour peroxyde d'hydrogène).

6. Essai par la rosaniline. Si, dans un verre à réaction, on ajoute à de l'éther de l'acide sulfofuchsinique, il ne doit se produire aucune coloration rosée (réaction pour aldéhyde).

Un produit qui résiste à ces divers essais pourra sans hésitation être employé pour la narcose.

Jusque dans ces derniers temps la narcose par l'éther était l'objet de préjugés nombreux. Il convient de les apprécier à leur juste valeur. C'était d'abord sur des points accessoires que portaient les griefs qu'on élevait contre lui ; on l'accusait, par exemple, de ne pas produire, en général, une vraie narcose, d'être désagréable à respirer, de donner lieu, bien plus souvent que le chloroforme, à des vomissements. S'il faut admettre qu'il est moins agréable à inhaler que le chloroforme, nous ferons observer cependant que, par une bonne méthode d'administration, on peut amoindrir cet inconvénient au point de le rendre tout à fait insignifiant. Une narcose par l'éther peut, en second lieu, être aussi bien faite que tout autre narcose, et, quand elle ne réussit pas, la faute en est au mode d'administration, et non à l'éther. Enfin, quant à la fréquence prétendue plus grande des vomissements, Comte (1) a déjà démontré qu'il n'y a pas, sous ce rapport, une grande différence entre le chloroforme et l'éther, et que, si cette différence existe, elle serait plutôt en faveur de l'éther. Il a trouvé, en effet, que, sur 553 narcoses par l'éther, les vomissements s'étaient produits 143 fois, c'est-à-dire dans les 26,8 0/0 des cas, tandis que Ridgen (2) a observé que, sur 569 chloroformisations, les vomissements s'étaient manifestés dans les 32,8 0/0 des cas. Cette opinion est confirmée par la communication de Julliard (3), qui, sur 3654 éthérisations a constaté des vomissements 314 fois, c'est-à-dire, dans 8,6 0/0 des cas. Nous avons remarqué, par une expérience déjà longue, que, quand le patient avait été convenablement préparé à la narcose, on observait alors moins souvent des vomissements qu'avec l'emploi du chloroforme, mais que, chez les malades non préparés, les vomissements étaient plus fréquents et presque constants.

Si les inconvénients de l'éther, ci-dessus mentionnés, n'ont pas grande importance et sont même loin d'être certains, le reproche qu'on lui a fait de s'enflammer facilement semble plus grave. Mais ici encore on a beaucoup *exagéré*. Ce *danger d'explosion* n'est à craindre que lorsque la lampe se trouve sur le même plan que l'éther ou sur un plan inférieur. On peut éthériser sans aucun danger, tant que la source lumineuse se trouve *au-dessus* du malade. C'est ce que nous avons pu constater pendant bien des années, toutes les fois que nous avions à intervenir, la nuit, dans des cas d'urgence. C'est à l'éther que nous nous adressions alors habituellement, et jamais le moindre accident n'est venu nous surprendre. Les vapeurs d'éther, étant plus denses que l'air, tendent à descendre et l'on ne court aucun danger, quand la source éclairante se trouve au-dessus du masque. Il n'en est plus de même quand on opère, à l'aide du thermocautère, dans le voisinage immédiat de l'endroit où se fait la narcose éthérée et sur le même plan. L'éther peut alors facilement prendre feu ; mais, dans cet accident fort désagréable, c'est moins l'éther qu'il faut incriminer que l'imprudence du narcotiseur. La précaution à prendre ressort de ce que nous

(1) Comte, *De l'emploi de l'éther sulfurique à la clinique de Genève*, 1882.

(2) Ridgen, *Lancet*, 1874.

(3) Julliard, *L'éther est-il préférable au chloroforme?* Genève, 1894.

avons dit ci-dessus : on s'abstiendra d'opérer avec le thermocautère, sur la région de *la tête*, dans le voisinage immédiat du masque à éther, tandis que, sur la partie postérieure du tronc et aux membres, on pourra le faire sans danger.

Un autre reproche que certains chirurgiens, particulièrement les chirurgiens américains (Emmet, Gerster, Millard, et autres) ont fait à l'éther, c'est qu'*il irrite les reins* (1), ce qui rendrait par conséquent son emploi *contre-indiqué dans les affections rénales*. Dès le début de nos expériences sur la narcose par l'éther, Fueter (2) a déjà fait voir que cette opinion, d'après laquelle l'éther irriterait les reins, est erronée. Chez des malades dont l'urine contenait de l'albumine, il n'a jamais pu observer, à la suite de la narcose par l'éther, ni augmentation de la quantité d'albumine, ni aucun autre symptôme d'aggravation de la lésion rénale, ni pendant la narcose, aucune complication inquiétante. Les mêmes observations ont été faites par Roux (3) qui, sur 115 narcoses par l'éther, n'a constaté que quatre fois de l'albuminurie. Et ces quatre cas concernaient des malades, qui déjà *avant* la narcose avaient de l'albuminurie, laquelle ne fut nullement augmentée par l'éther.

Il est un point que l'on néglige souvent lorsqu'on a à porter un jugement sur ces prétendues lésions rénales consécutives à l'emploi de l'éther, c'est que, quand on fait un examen des urines après une narcose quelconque, on trouve de temps à autre des traces d'albumine et cela quel que soit l'anesthésique employé, le chloroforme aussi bien que l'éther. La production de cet accident semble donc liée à l'action de tous les anesthésiques en général. Mais avec l'éther, l'albuminurie n'est jamais

(1) Voici l'opinion du professeur Guyon, à propos de l'action de l'éther sur les reins :

« Les opérations rénales où l'éther a été employé sont particulièrement nombreuses. Dans une série de 51 cas de néphrite, opérées par Edebohls, ce chirurgien pratiqua 47 fois la décortication double et quatre fois la décortication simple. Il n'a eu à enregistrer que 2 morts et compte 9 guérisons absolues. Cependant l'expérimentation a établi la fâcheuse influence de l'éther sur la sécrétion rénale. L'on a observé sa diminution progressive et même son arrêt total dans la période d'anesthésie complète, tandis que sous le chloroforme, la sécrétion urinaire est toujours copieuse... » *Loc. cit.* (N. D. T.)

(2) Fueter, *Klinische und experimentelle Beobachtungen über die Aethernarkose Dissertation*, Bern, 1888.

(3) Roux, *Korrespondenzblatt für Schweizer Aerzte*, 1888.

que de courte durée, et disparaît dès le second jour, ainsi que l'avait déjà montré Wunderlich (1), à la clinique chirurgicale de Tübingen, par des expériences faites avec de l'urine centrifugée. Les cas d'albuminurie qu'il nous a été donné d'observer ne se sont jamais non plus présentés que sous une forme très rapidement passagère. Nous devons mentionner aussi une observation de Garré (2), d'après laquelle une albuminurie qui existait avant la narcose, disparut après la narcose. Babacci et Bebi (3) ont fait remarquer, en outre, que les lésions rénales qui se produisent à la suite de l'emploi de l'éther doivent être plutôt considérées comme des néphrites hémorrhagiques ; l'inflammation ne se développe que dans les glomérules. Mais la forme de l'inflammation aurait une tendance très marquée à la guérison. Après la narcose chloroformique, au contraire, il se développerait plutôt une inflammation parenchymateuse avec tendance à la chronicité. Eisendraht (4) constate que l'albuminurie se présente plus fréquemment après l'emploi du chloroforme qu'après celui de l'éther, le rapport serait de 32 à 25. L'influence du chloroforme et de l'éther sur la dégénérescence amyloïde des reins est la même pour ces deux anesthésiques ; la cylindrurie se présente aussi avec la même fréquence après l'emploi de l'un ou l'autre de ces composés, mais elle disparaît plus rapidement après l'emploi de l'éther qu'après celui du chloroforme. Ces résultats obtenus par Eisendraht ont été confirmés dans ce qu'ils ont d'essentiel, par Nachod (5) ; il les a recueillis exclusivement sur des enfants. Angelesco (6) a trouvé, sur 128 narcoses par l'éther, 16 fois une albuminurie légère ; la quantité d'albumine a toujours été très faible, et elle a disparu au bout de trois à quatre jours. Dans six cas, dans lesquels l'albuminurie existait déjà avant la narcose, il n'en a pas constaté l'augmentation, de sorte qu'Angelesco n'admet pas non plus qu'on doive attribuer à l'éther une influence nuisible essentielle sur les reins. Leppmann (7) conclut aussi de ses ob-

(1) Wunderlich, *Aethernarkose*, Tübingen, 1893.
(2) Garré, *loc. cit.*
(3) Babacci et Bebi, *Policlinico*, mai 1896.
(4) Eisendraht, *Deutsche Zeitschrift für Chirurgie*, 1895.
(5) Nachod, *Archiv. für Klinische Chirurgie*, 1895.
(6) Angelesco, *Annales de médecine*, 1895.
(7) Leppmann, *Mittelungen aus den Grenzgebieten der Medizin und Chirurgie*, Bd. IV, Heft 1.

servations que l'action de la narcose par l'éther, aussi bien sur la structure anatomique de l'organe que sur la destruction de l'albumine du tissu, est beaucoup moins intense que celle de la narcose par le chloroforme. Dudley Buxton, v. Lerber, et d'autres encore, se prononcent dans le même sens. *Nous voyons, d'après cela, que, au point de vue des effets sur les reins, nous n'avons absolument aucune raison de ne pas employer l'éther.* Chez l'homme sain, l'albuminurie, si elle se manifeste, est toujours légère, ne dure que peu de jours, et une néphrite existant déjà auparavant, la quantité de l'albumine n'est nullement accrue par la narcose éthérée. Tous les effets de l'éther sur la sécrétion urinaire consistent, d'après Comte (1), dans un amoindrissement de la quantité de l'urine, amoindrissement particulièrement manifeste le premier jour, après la narcose, et dans une augmentation du poids spécifique de l'urine. La quantité de l'urée est aussi diminuée, celle de l'acide phosphorique est tantôt augmentée, tantôt réduite.

Plus grave est le reproche qu'on a fait à l'éther d'*exercer des effets irritants sur les voies aériennes.* Il faut convenir que sous ce rapport l'éther agit plus défavorablement que le chloroforme ; mais ici encore il faut tenir grand compte de la manière dont est faite l'éthérisation. On peut, en éthérisant avec précaution, en laissant entrer de l'air, en ne faisant pas inhaler des vapeurs d'éther trop concentrées, prévenir notablement les accidents. Si la respiration devient stertoreuse, si des accès de toux se manifestent, on ne doit pas pousser plus loin l'éthérisation, mais il faut ôter le masque, faire respirer de l'air au malade, et reprendre ensuite avec prudence l'opération. Il y a encore des personnes qui pensent que la respiration stertoreuse appartient en propre à la narcose par l'éther, qu'elle est un phénomène nécessaire de cette narcose ; mais c'est là une grande erreur. On peut et l'on doit éthériser de telle sorte, que l'état de la respiration ne permette pas de reconnaître si c'est une éthérisation ou une chloroformisation que l'on pratique. Il y a des malades qui sont plus sensibles que d'autres à l'action de l'éther ; les emphysémateux, par exemple ne la tolèrent pas bien. Julliard a déjà depuis longtemps attiré l'attention sur cet inconvénient, et il a conseillé de faire précéder la narcose d'une injection de mor-

(1) Comte, *l. c.*

phine, afin de rendre moins considérable la quantité d'éther nécessaire pour obtenir la narcose et de réduire ainsi l'irritation provoquée sur les voies aériennes. Chez les malades qui souffrent de bronchite on fera bien de s'abstenir de l'emploi d'une éthérisation pure, afin d'éviter la production de complications inutiles. Chez ceux dont les voies aériennes sont à l'état normal, on pourra sans hésitation avoir recours à l'éther, mais avec certaines précautions, dont il sera question dans la suite.

On pense généralement que les affections pulmonaires, se produisant à la suite de la narcose par l'éther, sont dues à une irritation directe de la muqueuse. Il faut cependant faire mention d'une autre manière de voir, soutenue notamment par Nauwerck et Grossmann, et d'après laquelle ces maladies pulmonaires doivent être simplement attribuées à l'aspiration de la salive buccale abondamment sécrétée dans la narcose par l'éther. Hölscher (1), dans une série de très intéressantes recherches, a étudié plus profondément cette question et est arrivé à des conclusions, parmi lesquelles nous signalerons les suivantes :

1. En dehors d'une augmentation insignifiante des sécrétions muqueuses, les vapeurs d'éther n'exercent aucune sorte d'action irritante sur les muqueuses trachéale et bronchique.

2. Les râles trachéaux observés dans la narcose par l'éther dépendent toujours d'une aspiration du contenu buccal et peuvent être évités au moyen d'une technique rationnelle.

3. Les maladies des voies aériennes, consécutives à la narcose par l'éther, sont le plus souvent la conséquence de cette aspiration des matières infectieuses contenues dans la bouche.

Nous voyons donc qu'il est possible, en administrant l'éther d'une manière prudente et rationnelle, d'éviter dans une large mesure la production des complications pulmonaires. Nous ferons observer d'ailleurs que ces bronchites, ces pneumonies, consécutives à l'éthérisation, ne présentent, en général, aucun caractère de gravité. Les premières deviennent bien rarement menaçantes, et, quant aux dernières, on peut, par une intervention rapide et énergique (*application de ventouses sèches et scarifiées*, que nous avons employées avec beaucoup de succès sur

(1) Hölscher, *Langenbeck's Archiv*, Bd. LVII, Heft 1.

les conseils du professeur Sahli), obtenir la guérison dans presque tous les cas.

On a encore considéré comme étant une contre-indication à l'emploi de la narcose éthérée l'*âge trop tendre ou trop avancé* du sujet. On a motivé cette appréciation, chez les enfants, sur ce que, chez eux, on observe plus fréquemment que chez les adultes un arrêt subit de la respiration. Mais ce phénomène, qu'Arloing (1) a constaté aussi dans des expériences faites sur de jeunes animaux, sur de jeunes chats, parle plutôt en faveur de l'emploi de l'éther chez les enfants, parce que, chez eux, bien que la respiration s'arrête momentanément, le cœur n'en continue pas moins à battre d'une manière tout à fait normale. On sait qu'il n'en est pas de même avec le chloroforme ; avec lui, l'arrêt de la respiration est le plus souvent définitif, parce qu'il coïncide avec l'arrêt du cœur. Comte (2) a constaté par de nombreuses observations que, quand la respiration s'interrompt pendant la narcose éthérée, il suffit, pour la rétablir rapidement, d'enlever le masque et de répandre un peu d'eau sur le visage. Comte a constaté encore que, sur 232 cas de mort par le chloroforme, on ne comptait pas moins de 21 cas concernant des *enfants* au-dessous de 12 ans, ce qui montre combien est peu justifiée l'opinion de la prétendue innocuité du chloroforme chez les enfants. Depuis 16 ans que nous employons l'éther dans l'anesthésie nous avons eu bien souvent l'occasion de faire des remarques de ce genre. Nous avons sans hésiter soumis à l'anesthésie par l'éther des enfants n'ayant que quelques semaines, et nous n'avons jamais eu sujet de nous en repentir. Nous constatons aussi avec satisfaction qu'ici, à l'hôpital des enfants, Tavel et Stoos se servent de l'éther dans leurs opérations chirurgicales, et qu'ils en sont très satisfaits.

Chez les *vieillards*, on a déconseillé l'emploi de l'éther sous prétexte qu'il donnait lieu fréquemment à des complications pulmonaires et qu'il exposait au danger des apoplexies. Depuis bien des années nous éthérisons des malades très avancés en âge (il en est même parmi eux qui avaient dépassé 80 ans), et nous nous en sommes toujours bien trouvé. Il est vrai que nous ne nous sommes jamais départi des mesures de prudence ci-

(1) Duret, *Indications et contre-indications de l'anesthésie*, Paris, 1880.
(2) Comte, *loc. cit.*

dessus mentionnées, d'après lesquelles on doit s'abstenir de soumettre à l'éthérisation les emphysémateux et les personnes qui ont les poumons faibles. Mais chez les vieillards ayant les poumons sains l'éther n'est pas plus nuisible, en général, que tout autre anesthésique (1).

Quant à la question de l'*apoplexie*, question soulevée notamment par Sänger et de Quervain (2), nous donnons malgré tout la préférence à l'éther, parce qu'il exerce moins que n'importe quel autre anesthésique une influence fâcheuse sur le système vasculaire, et parce que les expériences de Kapsammer (3) nous ont appris qu'il n'est pas prudent d'opérer sans narcose les personnes âgées, la pression sanguine ayant alors de la tendance à s'élever considérablement et à faire naître de vrais dangers d'apoplexie. Dans une résection du coude, par exemple, la pression sanguine s'éleva de 110 à 165 mm. ; dans un cas de suture du nerf cubital, elle s'éleva de 90 à 150 mm. Malgré l'anesthésie locale, ces deux opérations avaient été très douloureuses. On ne pourrait faire valoir le danger de l'apoplexie contre la narcose par l'éther que dans les cas où existeraient des antécédents apoplectiques.

Un autre reproche adressé à l'éther, c'est *qu'il fait baisser considérablement la température du corps*. Ce reproche n'a pas non plus grande valeur ; car s'il est avéré que l'éther donne lieu à un abaissement de la température, il faut reconnaître que cet abaissement est moindre que celui déterminé par le chloroforme. Kappeler (4) a trouvé, en effet, chez des personnes sans fièvre, que l'abaissement de la température, sous l'influence du chloroforme, était, en moyenne, de 0°53, tandis qu'avec l'éther la moyenne de cet abaissement était de 0°52. On devra néanmoins tenir compte de ce fait, et, pendant et après la narcose, on mettra le malade à l'abri de tout refroidissement, en le transportant, par exemple, aussitôt que possible, dans son lit.

Avantages de l'éther. — Tous ces reproches adressés avec plus ou moins de raison à l'éther ne peuvent pas, à notre

(1) Il est juste de faire remarquer que M. Guyon qui a eu l'occasion, au cours de ses lithrotrities, d'opérer des gens très vieux et athéromateux, n'a jamais rien remarqué d'anormal avec l'anesthésie par le chloroforme.

(2) Sanger et de Quervain, *Zentralblatt für Chirurgie*, 1895.

(3) Kapsammer, *Wiener klin. Wochenschrift*, 1889.

(4) Kappeler, *Anästhetika*, pages 36 et 170.

avis, compenser l'avantage qu'il présente d'être *moins dangereux* que les autres anesthésiques, à l'exception du protoxyde d'azote. Il doit principalement cet avantage à ce que, contrairement aux autres anesthésiques, il agit moins sur le *cœur* que sur la *respiration*. Lors donc que dans le cours de la narcose, quelque danger vient menacer les voies respiratoires, la respiration artificielle trouve encore la circulation dans un état d'intégrité suffisant pour que les échanges gazeux puissent encore s'accomplir entre l'acide carbonique accumulé dans le sang et l'oxygène de l'air. Les grands avantages qu'à ce point de vue présente l'éther ont été déjà autrefois mis en lumière par Kappeler (1) qui conclut de ces observations que la mort par syncope, sous l'influence de l'éther, est moins fréquente que celle résultant de l'action du chloroforme, bien que l'état du pouls semble la faire supposer plus probable. Holz (2) a aussi étudié, à la clinique de Tübingen, l'état du pouls dans la narcose par le chloroforme et par l'éther. Comme ses recherches concernent d'autres facteurs du pouls que celles de Kappeler, on ne peut guère les comparer l'une à l'autre. Elles confirment d'ailleurs sa manière de voir, exprimée ci-dessus et corroborent l'appréciation émise par Vierordt, que l'éther altère bien moins la circulation que ne fait le chloroforme. Les résultats obtenus par Holz, au moyen du trachomètre de Kries, dans la détermination des variations de rapidité de la circulation, peuvent être résumés dans les propositions suivantes :

1. Les inhalations d'éther provoquent presque toujours, chez l'homme, une *augmentation* considérable des variations périodiques de la rapidité du sang, dues à l'activité cardiaque, une augmentation, par conséquent, de la *force du pouls*.

2. Le chloroforme, au contraire, provoque, dans le plus grand nombre des cas, dès le début ou seulement à la fin de la narcose, une *diminution* des variations de rapidité du sang, par conséquent de la *force du pouls*.

Dans un travail remarquable sur la pression sanguine, pendant la narcose par l'éther et le chloroforme, Blauel (3) se

(1) Kappeler, *loc. cit.*
(2) Holz, *Beiträge zur klinischen Chirurgie*, 1890.
(3) Blauel, *Beiträge zur klinischen Chirurgie*, 1901.

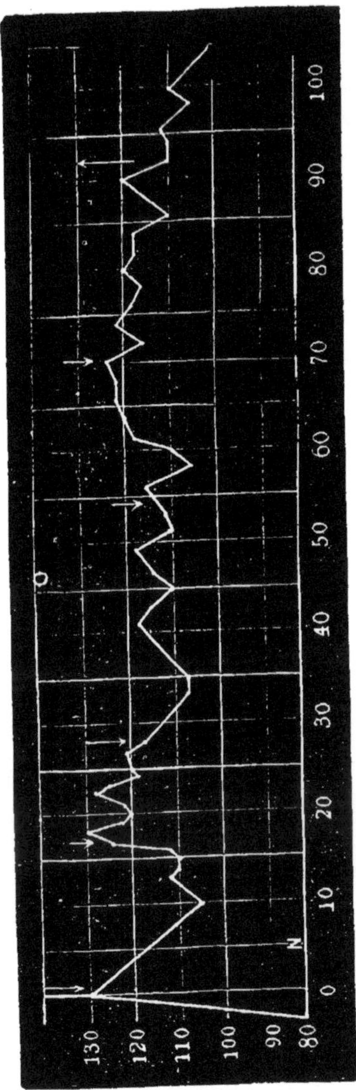

Fig. 20. — Courbe de la pression sanguine, dans la narcose par l'éther. Cholécystostomie. Durée de la narcose : 104 min. Quantité d'éther consommée : 125 cm³. L'horizontale N indique la hauteur normale de la pression sanguine et donne en même temps, en abcisses, la durée en minutes. Les ordonnées marquent en millimètres de mercure la hauteur de la pression sanguine. En O, commencement de la narcose. Les flèches indiquent l'intervention de l'éther.

basant sur des mensurations très exactes faites à l'aide du tonomètre de Gärtner, a établi aussi la grande différence qui existe, au point de vue de la pression sanguine, entre l'éther et le chloroforme. Sur 100 narcoses par l'éther, pratiquées à la clinique de Tübingen, à l'aide du masque de Julliard, dans les opérations chirurgicales les plus variées (résections articulaires, extirpations de tumeurs, scrofules, etc.), il a trouvé :

42 courbes avec élévation notable *au-dessus* de la pression normale,
37 courbes avec pression moyenne *au-dessus* de la pression normale,
9 courbes avec pression normale ou un peu *au-dessous*,
12 courbes avec pression notablement *au-dessous* de la pres. normale.

L'éther donne donc lieu, dans le plus grand nombre des cas (79 0/0), à une élévation de la pression sanguine. Les deux courbes (fig. 20 et 21), empruntées au travail de Blauel, offrent une représentation si nette de l'action de l'éther sur la pression sanguine, que nous les reproduisons ici avec l'autorisation de l'auteur.

Le caractère de la *courbe de la pression sanguine dans la narcose par le chloroforme* consiste, au contraire, dans une tendance marquée à l'abaissement *au-dessous* de la hauteur de la pression normale (dans les 81,1 0/0 des cas) ; les narcoses ont été pratiquées à l'aide de l'appareil de Kappeler. Dans le

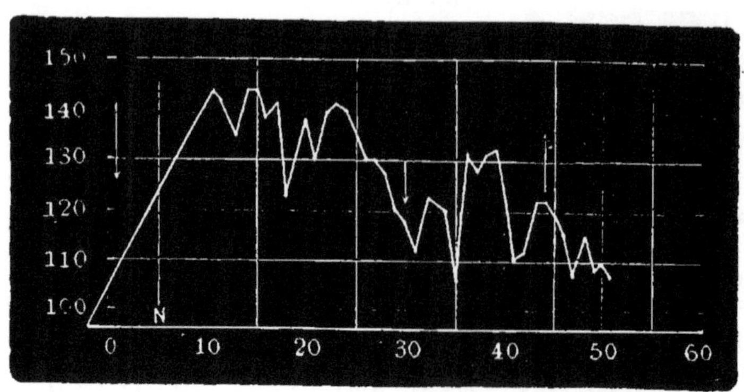

Fig. 21. — Courbe de la pression sanguine dans la narcose par l'éther. Amputation du bras et de la jambe. Durée de la narcose : 51 minutes. Quantité d'éther consommée : 100 cmc. Mêmes indications que celles de la fig. 20.

but de figurer d'une manière plus saisissante les différences entre les courbes de la pression sanguine, dans l'éthérisation et

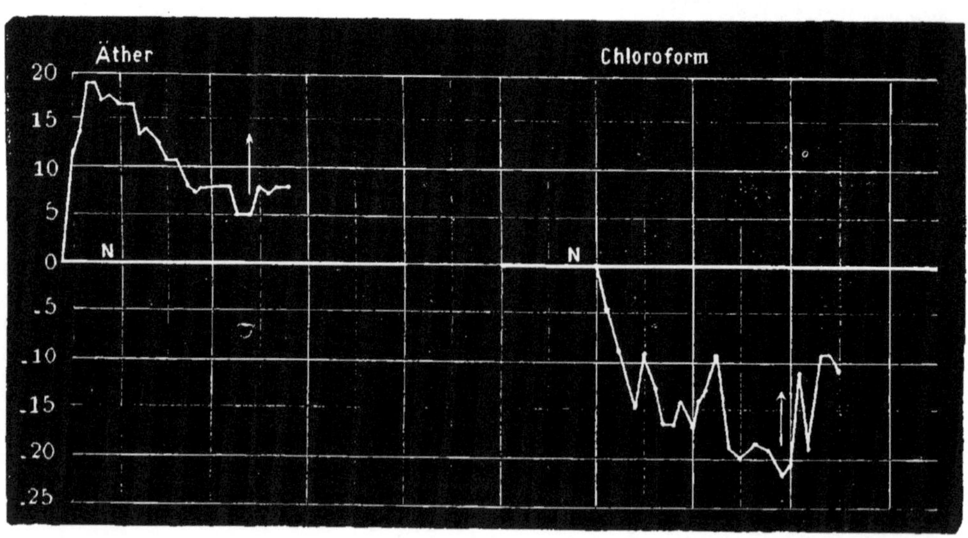

Figure 22. — Courbes moyennes ; à gauche, celle de l'éther, établie d'après un ensemble de 25 courbes différentes ; à droite, celle du chloroforme, établie d'après 18 courbes ; ces diverses courbes ont été prises sur des personnes saines, au-dessus de 20 ans, la durée de la narcose ayant été au moins de 50 minutes. L'horizontale N représente la hauteur normale de la pression sanguine.

la chloroformisation, Blauel a tracé quelques *courbes moyen-*

nes, dont la comparaison rendra sensibles, mieux que toute description, les différences des deux anesthésiques. Voici comment il a procédé : il a d'abord fait un choix de courbes, représentant les oscillations de la pression sanguine, chez des personnes saines des deux sexes, au-dessus de 20 ans, la durée de la narcose ayant été de 50 minutes, 25 courbes d'éthérisation et 18 courbes de chloroformisation suffirent pour cela. Chacune de ces courbes a été ensuite divisée en 25 parties égales, la hauteur de la pression sanguine, à chacun de ces traits de division, ramenée à la hauteur normale, comme zéro, puis prenant la moyenne arithmétique de ces valeurs aux divisions correspondantes on a construit la courbe moyenne.

La fig. 22 montre les deux courbes l'une à côté de l'autre ; à gauche, la courbe de l'éther ; à droite, celle du chloroforme. Les différences sont parfaitement tranchées. D'un côté, une courbe à marche uniformément supérieure à la pression normale ; de l'autre côté, abaissement de la pression sanguine bien au-dessous de la pression normale, avec interruption par des rémissions plus ou moins marquées.

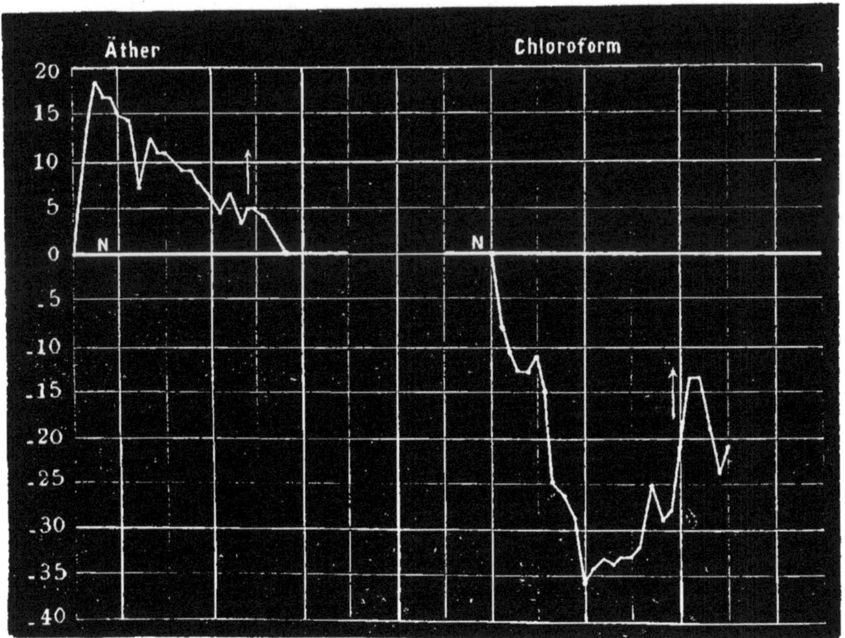

Fig. 23. — Courbes moyennes dans l'amputation de la mamelle, à gauche pour l'éther, à droite pour le chloroforme, résultat de la moyenne de 3 courbes. Mêmes indications que dans la fig. 20.

Il était particulièrement intéressant de comparer l'une à l'autre des courbes obtenues dans les mêmes opérations, avec narcose par éthérisation et narcose par chloroformisation. Dans ce but a paru convenir particulièrement l'*amputation de la mamelle*, opération dans laquelle les circonstances extérieures restaient généralement les mêmes. Il s'agissait de femmes ayant à peu près le même âge et d'une opération typique, dans laquelle ne se produisent d'ordinaire que de faibles variations, d'autant plus que l'opérateur était toujours le même. La figure 23 montre deux courbes moyennes, dans des cas d'amputation de la mamelle, pour trois narcoses par l'éther et trois narcoses par le chloroforme. Les différences apparaissent encore ici très manifestes. La courbe obtenue dans l'anesthésie chloroformique est

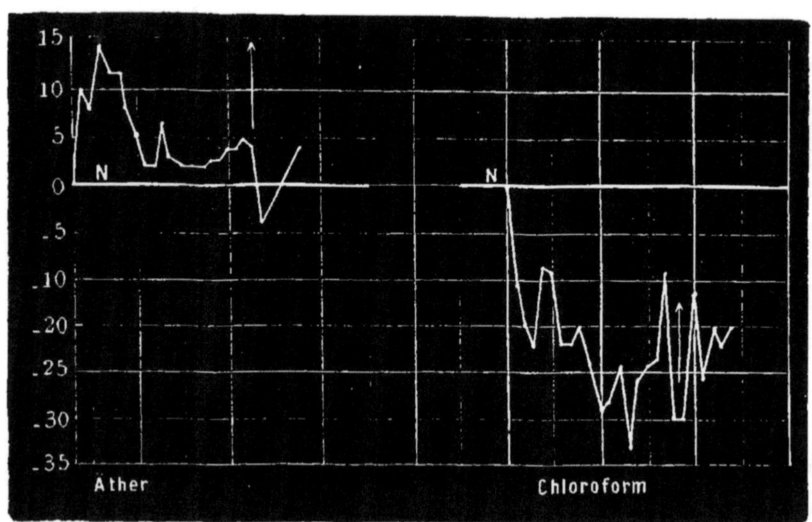

Fig. 24. — Courbes moyennes dans des laparotomies ; à gauche, pour l'éther, résultat de la moyenne de 8 courbes ; à droite, pour le chloroforme, moyenne de 4 courbes. Mêmes indications que pour la fig. 20.

extrêmement basse, mais on ne constate pas aussi nettement de brusques rémissions.

La fig. 24 représente des courbes moyennes obtenues dans des *laparotomies*, huit laparotomies, dans lesquelles l'éther fut employé ; quatre laparotomies, dans lesquelles on fit usage du chloroforme. Les différences sont encore extrêmement nettes ; on trouve ici particulièrement exprimée l'agitation de la narcose chloroformique.

Ces faits étaient d'ailleurs depuis longtemps connus des *physiologistes* ; Vulpian, Schiff et d'autres, donnaient toujours, dans leurs expériences sur les animaux, la préférence à l'éther, et Vulpian n'hésitait pas à déclarer que, quant à ce qui concerne les expériences sur les animaux, la question était depuis longtemps résolue en faveur de l'éther.

Cette plus grande innocuité de l'éther relativement aux autres anesthésiques est encore confirmée par les observations faites sur l'homme, par la *statistique*. Ce n'est pas ici le lieu, bien entendu, de citer toutes les statistiques faites sur ce sujet. Pour juger de la valeur des deux anesthésiques il n'est pas non plus nécessaire de connaître tous les cas, dans lesquels ces anesthésiques ont été administrés sur toute la surface du globe ! Une statistique moins étendue pourra avoir une plus grande valeur, pourvu qu'elle remplisse certaines conditions, pourvu qu'elle donne exactement le nombre des narcoses pratiquées, qu'elle énumère tous les cas de mort, et que le nombre des narcoses soit assez grand pour qu'on puisse éliminer toute possibilité de cause accidentelle. Ces conditions sont parfaitement remplies dans la statistique de Roger Williams (1) au *St-Bartholomew's Hospital de Londres*. Dans ce grand hôpital on administre l'éther et le chloroforme ; toutes les narcoses y sont enregistrées, leur nombre est, par conséquent, très exactement indiqué. Tous les cas de mort sont signalés et contrôlés ; aucun n'est omis. Toutes les narcoses sont surveillées par un personnel médical spécialement dressé dans ce but. Elles sont faites dans les services de divers chirurgiens, il ne s'agit donc pas ici d'observations fournies par un chirurgien isolé. Leur nombre est assez grand pour que toute idée de « hasard » puisse être repoussée, et pour que la valeur des deux anesthésiques puisse être bien établie. Enfin ces observations s'étendent sur un espace de dix ans. En un mot, cette statistique réalise toutes les conditions désirables. En voici les résultats : dans l'intervalle de 1878 à 1887, ont été pratiquées 26949 narcoses, 14581 à l'aide de l'éther, et 12368 à l'aide du chloroforme. Sur les premières ont été signalés *trois* cas de mort ; sur les secondes *dix* cas ; par conséquent, *un* cas de mort sur 4860 narcoses par l'éther, et

(1) Roger Williams, *Lancet*, 8 février 1890.

un cas de mort sur 1236 narcoses par le chloroforme. Sur les trois cas de mort par l'éther deux concernaient des malades extrêmement affaiblis, qui déjà avant la narcose étaient dans un état de débilité très prononcée, tandis qu'il n'en était nullement de même dans les cas de mort par le chloroforme On a publié encore en faveur de l'éther beaucoup d'autres statistiques. Une des plus récentes est celle de Gurlt. Dans les années 1890-1895, sur 201.224 narcoses par le chloroforme il s'est produit 88 cas de mort, et sur 42.141 narcoses par l'éther il s'est produit 7 cas de mort, c'est-à-dire 1 cas de mort sur 2286 narcoses par le chloroforme, et un cas de mort sur 6020 narcoses par l'éther.

Nous signalerons enfin, comme parlant en faveur de l'éther, les recherches de Paul Bert (1), sur ce qu'il appelle la *zone maniable* des anesthésiques (Kionka donne à cette zone le nom de *zone de narcotisation*). Sous ce nom de *zone maniable* Bert désigne cet intervalle compris entre la dose produisant l'anesthésie et la dose mortelle de l'anesthésique. Ses recherches, faites sur divers animaux et avec divers anesthésiques, ont donné comme résultat, que la dose mortelle d'un anesthésique est précisément le double de la dose produisant l'anesthésie. Or, pour le chloroforme, la zone maniable est très étroite, elle est représentée par 12 gr. ; pour l'éther au contraire, elle est beaucoup plus large, elle est représentée par 40 gr. Cette différence entre la dose anesthésiante et la dose mortelle est une des principales causes, d'après P. Bert, qui expliquent la plus grande innocuité de l'éther, relativement aux autres anesthésiques.

La question de la plus grande innocuité relative de l'éther pouvant être considérée comme résolue, il faut se demander maintenant de quelle manière il convient d'administrer cet anesthésique. Ainsi que nous l'avons déjà dit plus haut, il est indubitable que c'est à son mode irrationel d'administration que l'éther a dû, au début, d'être supplanté par le chloroforme. Quoique, depuis bien des années, dans un grand nombre de cliniques et d'hôpitaux du continent, l'usage de l'éther se soit de nouveau répandu, il n'en règne pas moins encore de très grandes divergences dans les méthodes d'administration. On peut dire, en somme, que grâce aux vives controverses entre les

(1) P. Bert, *Sur la zone maniable des anesthésiques. Comptes rendus de l'Acad. des Sciences,* 1881.

partisans de l'éther et ses adversaires, on est arrivé à des méthodes qui rendent la narcose par l'éther beaucoup moins désagréable qu'elle n'était jadis. Le vers de Lamartine s'offre ici à l'esprit :

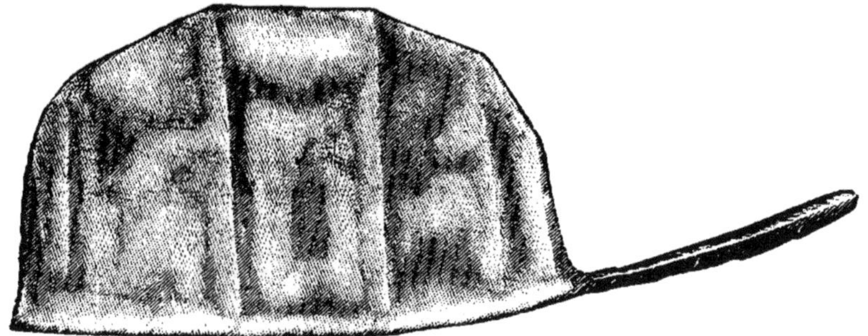

Fig. 25. — Masque de Julliard.

C'est du combat que jaillit la lumière! La *méthode* dite *d'étouffement* n'est plus nulle part en usage ; partout on s'est efforcé d'adoucir et d'annuler les symptômes fâcheux du commencement de la narcose. Nous indiquerons d'abord la méthode pro-

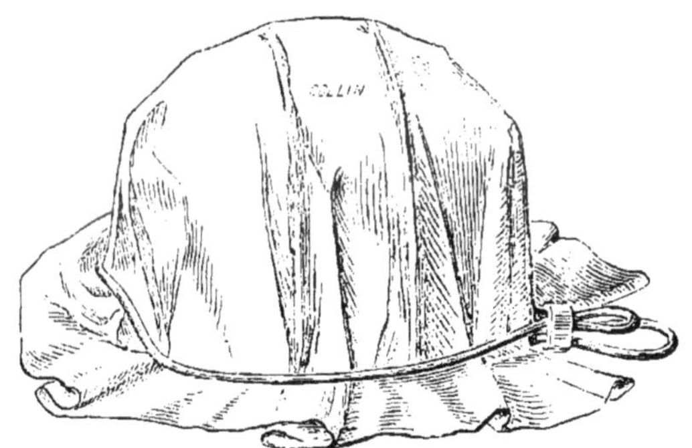

Fig. 26. — Masque de Julliard modifié.

posée par Julliard (1), de Genève. On l'a jugée bien souvent avec injustice, on l'a mise au rang des méthodes d'étouffement, bien qu'en réalité elle soit tout le contraire, si elle est bien exécutée. Julliard ayant le mérite d'avoir tenu seul longtemps le drapeau de l'éther, nous prendrons sa méthode comme type d'une méthode simple, pratique, s'étant affirmée vraiment utile à lui et à tous ceux qui en ont bien compris le maniement.

Julliard a adopté un masque particulier (fig. 25 et 26), consistant

(1) Julliard, *l. c.*

en une monture de fil de fer, recouverte extérieurement d'une toile cirée imperméable. Intérieurement elle contient de la gaze hydrophile, au milieu de laquelle est une rosette de flanelle, que l'on arrose d'éther. Ce masque a 15 cm. de long, 12 cm. de large et 15 cm. de haut ; sa face interne présente une surface de vaporisation de 750 cm. Il ne s'applique pas exactement sur le visage,

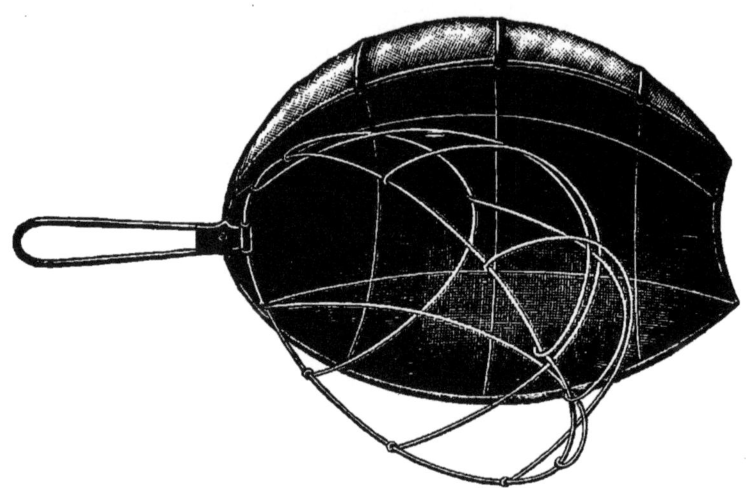

Fig. 27. — Masque modifié par Dumont.

ce qui permet à l'air d'entrer par les côtés. Nous (1) avons, dans l'intérêt de l'asepsie, fait subir à ce masque une légère modification : nous avons fait placer dans la monture un second arc intérieur (fig. 27), qui peut se mouvoir autour d'une charnière, s'ouvrir et se fermer à l'aide d'une poignée. Entre les deux arcs ou pont, à chaque narcose, introduire une gaze hydrophile et une rosette de flanelle fraîches, de manière à avoir toujours à sa disposition un masque bien propre.

Technique. — Nous supposons que le malade à anesthésier a été bien préparé d'après les principes exposés dans les généralités. On lui dit de fermer la bouche et les yeux et de respirer par le nez. Le masque, dans lequel on a versé environ 20 cmc. d'éther, est ensuite approché *peu à peu et très lentement* du visage (fig. 28). On ne doit donc pas l'appliquer directement sur la face, comme on a parfois le grand tort de le faire, ce qui a pour résultat de provoquer chez le malade une vive angoisse et

(1) Dumont, *Illustr. Monatsschrift der ärztl. Polytechnik*, 1887.

un fort accès de toux. Si, au contraire, on n'approche le masque que peu à peu, le patient s'habitue à l'odeur de l'éther, en même

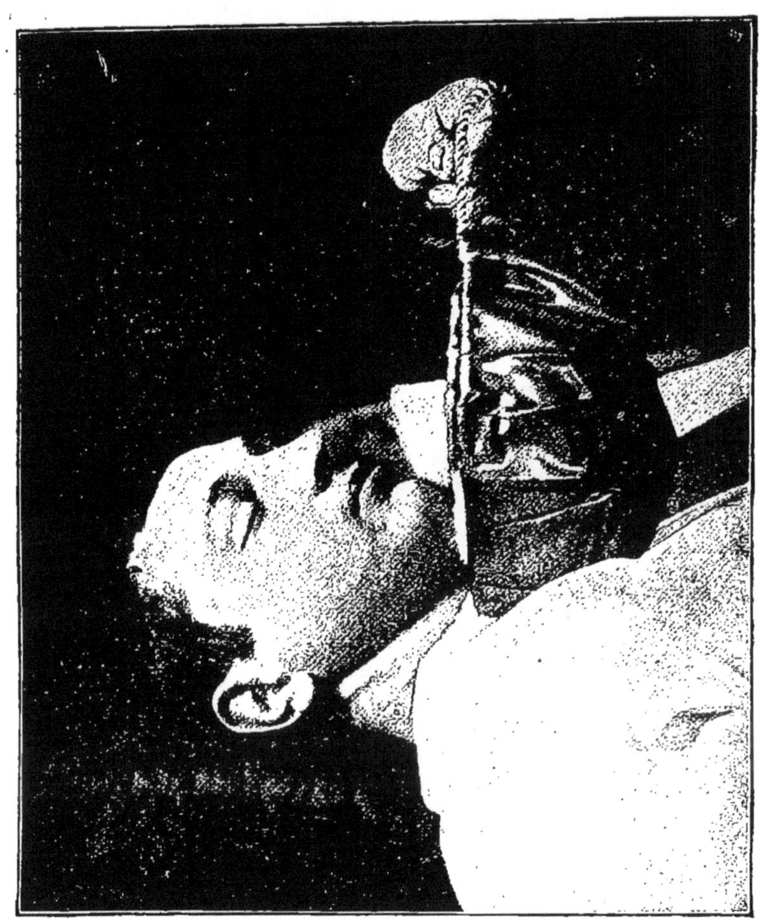

Fig. 28. — Application du masque : 1er temps.

temps que le renouvellement de l'air reste toujours possible. Le masque ayant été appliqué sur le visage (fig. 29), on attend une à deux minutes, après quoi on le soulève, et l'on y verse une seconde dose d'éther, à peu près égale à la première. Le malade, qui maintenant est un peu habitué à l'éther, se ressent à peine de cette seconde addition d'anesthésique. On applique alors autour du masque une compresse (fig. 30). Le sommeil survient fréquemment sous l'influence de cette seconde dose d'éther; sinon on devra la renouveler. Il n'est pas possible de fixer, à ce sujet, de règles absolues, car la facilité avec laquelle les malades s'endorment sous l'influence de l'éther, comme sous celle

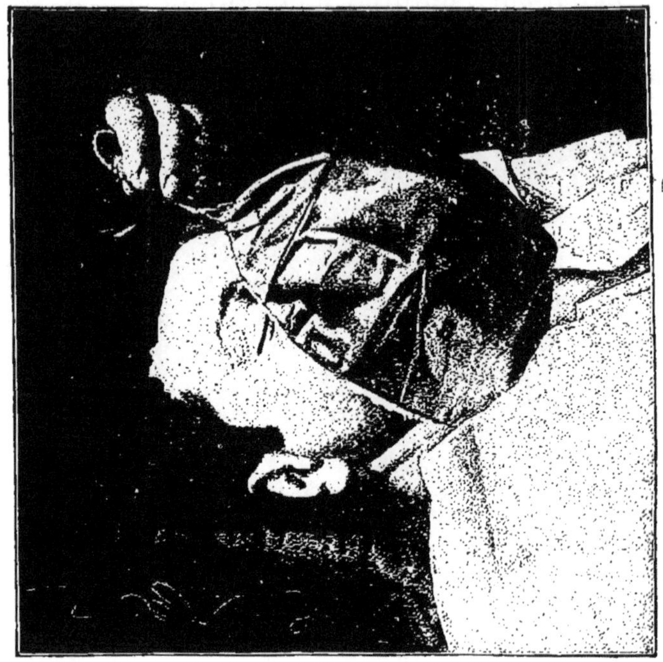

Fig 29. — Application du masque : 2e temps.

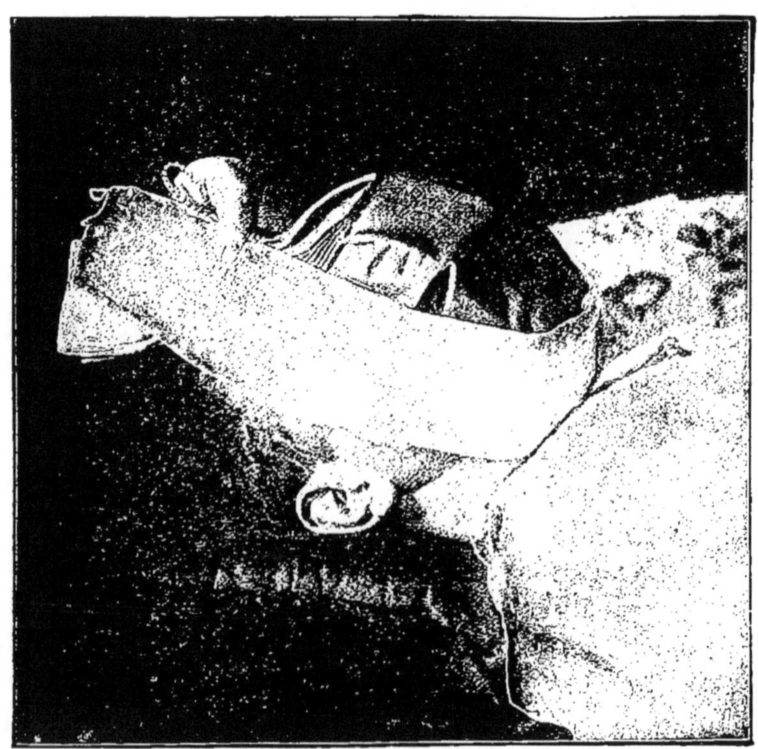

de tout autre anesthésique, dépend de facteurs très variables. Dès que le malade est endormi, on enlève la compresse (fig. 29 et 31). On doit toujours de temps à autre *soulever un peu le masque et examiner la couleur du visage* (fig. 31). Cette description montre bien que la méthode de Julliard ne constitue nullement une méthode d'étouffement, car elle permet mieux que toute autre méthode de renouveler l'air en soulevant un peu le masque.

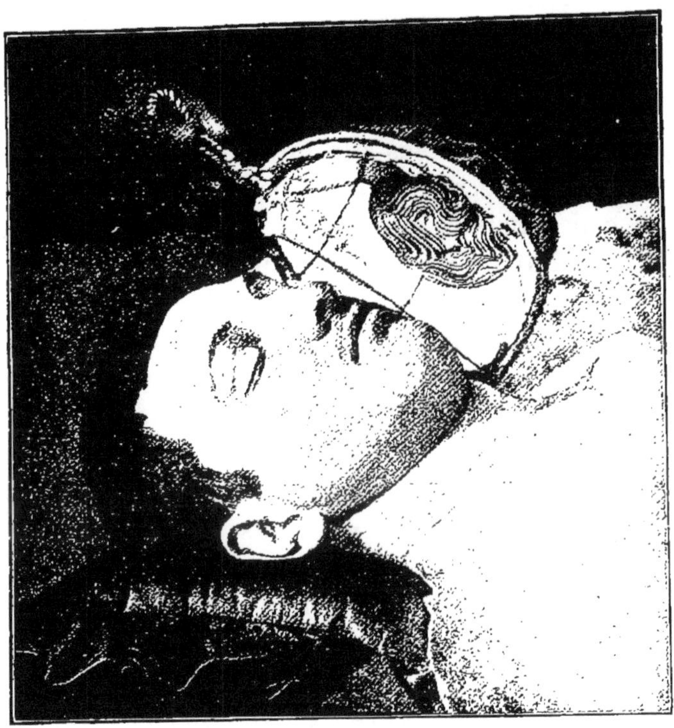

Fig. 31. — Enlèvement de la compresse.

On ne doit jamais verser dans le masque une quantité d'éther telle que le liquide puisse dégoutter sur le visage du patient. Le narcotiseur devra toujours aussi tenir son attention fixée sur l'état de la *respiration*. Tant qu'elle se fait régulièrement, il n'y a rien à craindre pour le malade. Mais dès qu'elle devient irrégulière, ce qui se produit assez souvent dans certaines positions (position de la lithotomie, position de Trendelenburg), dans lesquelles les intestins sont repoussés vers le diaphragme et empêchent le fonctionnement, on doit alors soulever le masque et laisser entrer un peu d'air. On devra en même temps relever en avant la mâchoire inférieure du patient, de telle sorte que la rangée inférieure des dents fasse un peu saillie au-devant de la rangée supérieure. La respiration pourra ainsi être facilitée. On reprendra ensuite la narcose avec lenteur et circonspection.

Faisons remarquer enfin que Julliard et, après lui, Riedel (d'Iéna), font précéder la narcose éthérée d'une *injection de morphine*. Ainsi, à la clinique de Genève, on fait à chaque patient ayant dépassé la seizième année, *20 minutes avant* l'opération, une injection de morphine, de 0 gr. 01 chez les hommes et de 0,005 chez les femmes. Cette dose peut naturellement être élevée chez les personnes habituées à la morphine et chez les alcooliques. On peut aussi recommander particulièrement la solution de Dastre, qui consiste, comme on sait, en un mélange de morphine (0,01) et d'atropine (0,001). Au début, nous nous servions simplement de la solution de morphine ; depuis un certain temps, nous avons adopté la solution de Dastre, et nous n'avons eu qu'à nous en louer. Un agent tel que l'atropine, capable, comme on sait, de s'opposer fortement aux sécrétions, est particulièrement indiqué dans la narcose éthérée, et depuis déjà plusieurs années Julliard s'en sert avec de très bons résultats. Aussi, n'avons-nous jamais pu nous expliquer la vivacité avec laquelle on s'est opposé, en Allemagne, à l'emploi de l'atropine (Braun (1), Becker). Bien que nous sachions parfaitement qu'elle est loin d'être un médicament indifférent, nous ne croyons pas cependant que, à si faible dose et unie à la morphine, elle puisse devenir dangereuse. Nos observations de tous les jours et celles de nos collègues, qui s'en servent aussi, parlent tellement en sa faveur, que nous n'avons absolument aucun motif de renoncer à cette pratique. Nous sommes donc ici entièrement de l'avis de Reinhard (2). Résumant ce que nous venons de dire, nous admettrons donc comme *procédé normal d'éthérisation la méthode de Julliard, avec injection préalable de morphine ou mieux d'un mélange de morphine et d'atropine.* Cette méthode se distingue d'une manière tout à fait essentielle de celle dite d'étouffement, laquelle, ayant comme unique avan-

(1) Braun, *Zentralblatt für Chirurgie*, 1901.
(2) Reinhard, *Zentralblatt für Chirurgie*, 1901.

tage celui d'une rapide production de la narcose présente au plus haut degré tous les inconvénients et tous les dangers de l'éthérisation, donnant lieu le plus souvent à une forte excitation, à la toux, à la cyanose, à la respiration stertoreuse et pouvant même provoquer l'asphyxie.

On dit, comme reproche adressé à la méthode de Julliard, que l'éther rejeté avec l'air de l'expiration, était inhalé en partie dans l'inspiration suivante, que la quantité d'acide carbonique augmentait donc dans le masque tandis que l'oxygène y diminuait, que le sang se surchargeait, par conséquent, d'acide carbonique et s'appauvrissait en oxygène, qu'il devait, en un mot, se produire des menaces d'asphyxie. Mikulicz (1) est même allé jusqu'à l'appeler une *méthode d'asphyxie ou d'étouffement !* Sans compter qu'à côté du masque qui n'est point exactement appliqué sur le visage, il y a toujours accès au renouvellement de l'air, sans compter que, pendant toute la durée de l'éthérisation, on ne voit jamais se produire de la cyanose, parce que *l'on a soin de soulever fréquemment le masque*, nous invoquerons encore les recherches de Dreser (2), qui montrent combien sont injustifiés les reproches adressés à cette méthode. La quantité d'acide carbonique qui s'amasse dans le masque de Julliard varie en effet, de 1, 2 à 1, 7 0/0 ; elle est donc dans une proportion telle, qu'elle est bien loin de pouvoir paralyser la respiration, qu'elle pourrait même plutôt l'exciter ; et quant à la quantité d'oxygène, elle varie entre 16,6 et 18,7 0/0. L'air atmosphérique contenant normalement 20,9 0/0 d'oxygène, on voit que cette diminution de la quantité d'oxygène dans le masque de Julliard ne peut pas être considérée comme ayant une bien grande importance. Si donc Mikulicz apprécie l'action asphyxique du masque de Julliard d'après la forte cyanose observée chez ses malades, nous craignons fort qu'il n'ait jamais éthérisé, d'après les principes de Julliard.

On se fait généralement des idées fausses et vraiment regrettables sur la méthode et le masque de Julliard ; c'est ce qui ressort particulièrement des publications récentes de Koblanck (3) et de Pfannenstiel (4), qui rejettent l'emploi de ce masque, parce

(1) Mikulicz, *loc. cit.*
(2) Dreser, *Beiträge zur klinischen Chirurgie*, 1893.
(3) Koblanck, *loc. cit.*
(4) Pfannenstiel, *Zentralblatt für Gynäkologie*, janvier 1903.

qu'il couvre le visage, ce qui s'oppose à l'observation de signes importants, et parce qu'il tend dès l'abord à donner lieu à une rapide « asphyxie » (*sic !*). Mais pour ceux qui suivront exactement les préceptes donnés par Julliard, c'est justement le contraire qui est vrai.

Il y a seize ans que nous avons adopté la méthode de Julliard, et nous n'avons jamais eu sujet de nous en repentir. Un reproche que l'on pourrait faire à cette méthode, c'est qu'elle ne convient guère pour les opérations sur la face(1). Mais dès l'an-

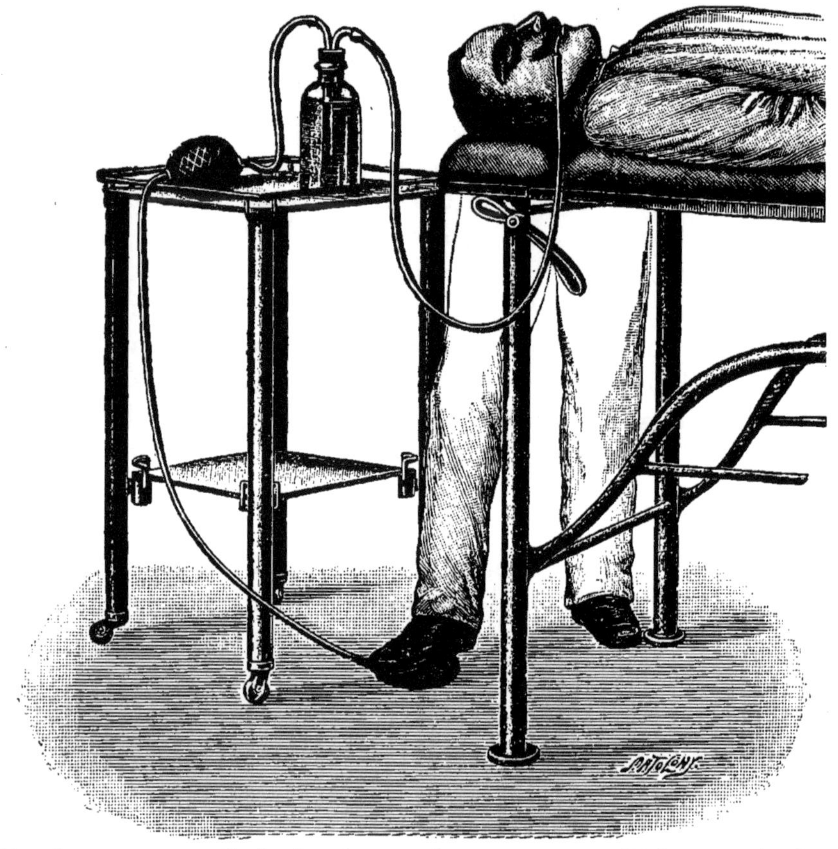

Fig. 32. — Appareil de Arnd pour la narcose par l'éther sur la face.

née 1894, le docteur Arnd (2) a répondu à ce grief en proposant, pour remédier en partie à l'inconvénient signalé, un appareil qui s'est montré extrêmement utile à lui et à d'autres chirurgiens. Cet appareil (fig. 32) consiste en un flacon de verre, que

(1) Voyez *Anesthésie générale dans les opérations sur la face.*
(2) Arnd, *Korrespondenzblatt für Schweizer Aerzte*, 1897.

ferme un bouchon de gomme *percé de deux trous*, et qui contient l'éther. Au moyen d'une soufflerie à pédale (double soufflerie en gomme) on pousse l'air à travers un tube métallique qui plonge de quelques centimètres dans l'éther. L'air, saturé de vapeurs éthérées, s'échappe du flacon à travers un autre tube très court; puis, à travers un tuyau de gomme, qui porte un troisième tube recourbé en forme de houe et se suspendant simplement à l'angle de la bouche du patient, cet air est constamment apporté dans la bouche, sans qu'il soit besoin d'employer aucun masque. On pourrait craindre que les vapeurs éthérées n'arrivent trop concentrées dans les poumons du malade, l'air directement saturé d'éther pénétrant ainsi dans la bouche. Mais en réfléchissant on comprendra que cette crainte n'est nullement fondée. Les dimensions de l'appareil sont telles que, quand on produit un courant d'air intense et constant, il s'en échappe un litre d'air par minute. Cet air, ainsi que l'ont démontré d'innombrables essais, sera toujours, conformément à sa température, saturé de vapeurs d'éther et en renfermera, à 16° C., environ 46 volumes pour cent. Cette concentration serait, pour un *air destiné à la respiration*, beaucoup trop élevée. Dreser a trouvé que, dans le masque de Julliard, il en existe de 1,2 à 4,7 0/0, quantité suffisante pour produire et entretenir la narcose. Il rejette comme dangereux le masque de Wanscher, dans lequel la quantité d'éther s'élève jusqu'à 34 0/0. Kionka (Langenbecks Archiv, L, 2) a trouvé que, chez les lapins, 2,1 à 7,9 pour cent en volume (= 5,6 — 14,5 0/0 de la suturation) étaient bien suffisants. Les 46 0/0 dépasseraient donc beaucoup ces limites.

Mais il faut remarquer que l'air insufflé se mélange avec l'air de la respiration, dont l'accès n'est empêché par aucun masque, et se dilue, par conséquent, dans cet air. Le malade respire environ 20 fois par minute et absorbe environ 20 fois 500^3 d'air. A ces 10.000 cm^3 d'air pur se mélangent 1.000 cm^3 d'air saturé de vapeurs d'éther, contenant 460 cm^3 de ces vapeurs. D'où il résulte que le mélange, finalement inspiré, ne peut contenir tout au plus que 4,6 0/0 volumes de vapeurs d'éther, mélange qui ne peut pas encore être dangereux. En réalité cette concentration n'est jamais atteinte. L'expérience, telle que nous l'avons indiquée, n'est qu'un exemple. Habituellement il n'est pas du tout nécessaire de pousser l'air si rapidement à travers l'éther et de mélanger si rapidement à l'air de la respiration une si grande quantité d'air saturé de vapeurs éthérées. Une quantité 3 à 4 fois *moindre* suffit pour entretenir la narcose une fois commencée. Il serait bien possible aussi de commencer de cette manière la narcose. Mais ce procédé n'est pas à recommander. Le courant de vapeurs éthérées dans la bouche ou dans le nez est directement désagréable, et ce serait demander très inutilement à la patience des malades que de les priver de la voie plus commode et plus rapide de la narcotisation à l'aide du masque, d'autant plus qu'il n'y a aucun motif qui s'y oppose. Tant que le patient ne dort pas, on n'a pas à opérer, l'emploi du masque ne cause aucun dérangement. Il faut donc bien considérer que l'on ne doit mettre l'appareil en fonction que lorsque le patient *est réellement endormi*. S'il est encore à demi éveillé, le courant de vapeurs d'éther est pour lui une cause de trouble. On objectera encore sans doute que le courant de vapeurs d'éther irrite les muqueuses plus que cela ne se produit avec le masque ordinaire. L'expérience nous enseigne qu'il n'en est rien. L'appareil a été, depuis trois ans, employé par Arnd dans un grand nombre de cas, et jamais il n'a pu constater, à la suite de cet emploi, le moindre état d'irritation. Il est aussi en usage à la clinique chirurgicale de M. le professeur Kocher et au Diakonissenhaus Salem (professeur Dumont), et l'on n'a jamais vu aucune complication se produire à la suite de cet usage. Grâce à lui on peut maintenir la narcose aussi longtemps que l'on veut, sans que l'opérateur soit le moins du monde dérangé ou interrompu, ce qui dans les opérations sanglantes sur la région de la face présente un notable avantage. Il faut considérer que, dans les opérations de longue durée, l'éther, par suite de sa vaporisation, se refroidit beaucoup. Au bout d'un certain temps l'air serait, à cause de l'abaissement de la température, chargé d'une quantité d'éther bien moindre qu'au commencement de la narcose, et le patient se réveillerait. Il faut donc conseiller, surtout quand le malade consomme beaucoup d'éther, lequel par suite se vaporise rapidement, de placer le flacon dans une cuvette contenant de l'eau à 35° environ. Quand on souffle d'une manière *constante*, il se perd une assez grande quantité d'éther, de sorte que l'on en consomme plus qu'avec le masque de Julliard-Dumont, parce que le courant, qui circule pendant l'expiration n'est point utilisé. Mais le narcotisateur a les deux mains libres et peut épargner la moitié de l'éther, en comprimant, pendant l'aspiration, le tuyau adducteur. Nous voyons donc que, même à ce point de vue, la narcose par l'éther ne le cède à aucune autre narcose.

La méthode de Julliard a été modifiée en quelques points accessoires. Ainsi Campiche (1), à la clinique de Roux, à Lausanne, ne verse d'abord dans le masque que 3 à 4 cm^3 d'éther, et, une à deux minutes après, 15 à 20 cm^3, dose qu'il renouvelle ensuite. Ce sont là de petits changements, que chaque chirurgien peut, d'après son expérience personnelle, apporter à la méthode, sans en altérer en rien le principe.

Modifications de la méthode de Julliard. — Parmi les modifications plus ou moins heureuses qu'on a apportées à la méthode de Julliard, et les méthodes d'éthérisation qui ont été proposées, nous étudierons celles qui actuellement sont le plus en usage.

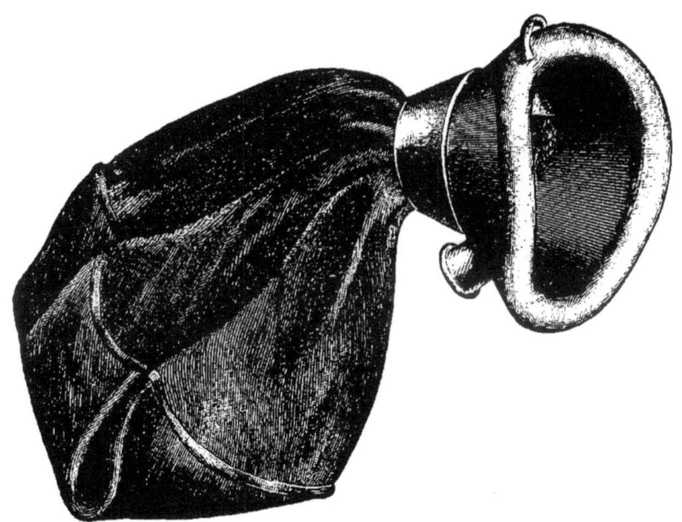

Fig. 33. — Masque de Wanscher.

En *Allemagne* en emploie beaucoup le masque de Wanscher. C'est une modification du masque anglais de Ormsby (fig. 33), et il consiste en une poche de caoutchouc, qui, à son extrémité supérieure, se termine dans un petit masque semblable à celui de Junker (fig. 34). Dans cette poche on verse dès l'abord une

(1) Campiche, *Revue médicale de la Suisse Romande*, 1902.

certaine quantité d'éther, jusqu'à 150 cm³. L'éther se vaporise

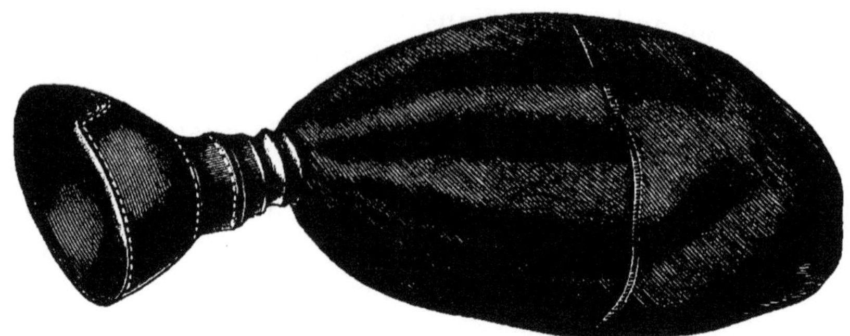

Fig. 34. — Masque de Junker.

peu à peu à sa surface, par suite surtout de l'échauffement produit par la main qui fixe la poche. Si l'on veut accélérer la vaporisation et faire entrer, par conséquent, une plus grande quantité de vapeurs éthérées dans le masque, on lui imprime de temps en temps de légères secousses. On peut placer simplement le masque devant la bouche et le nez, ou bien l'y appliquer

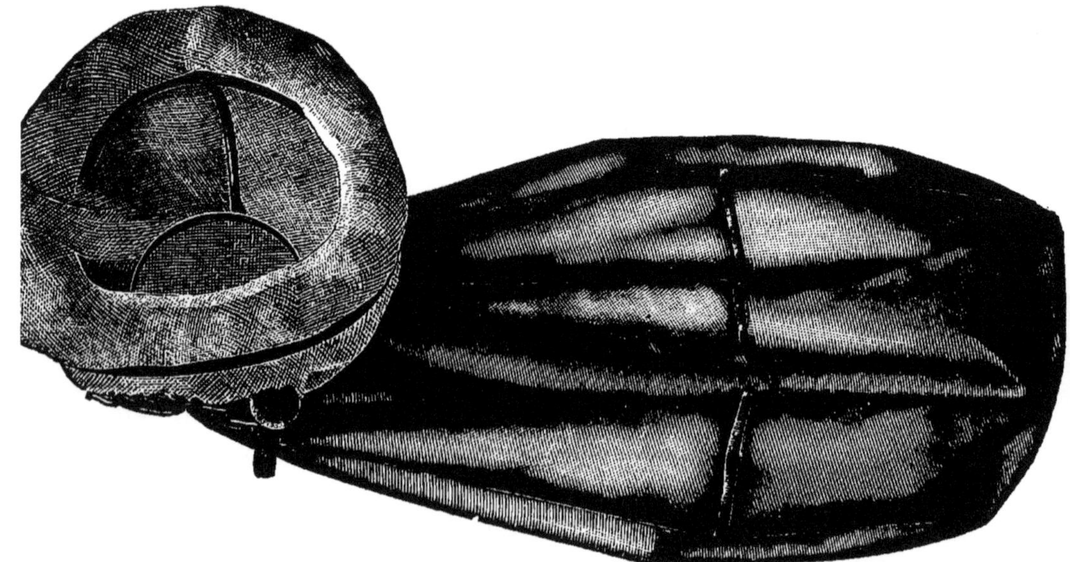

Fig. 35. — Masque de Mikulicz.

plus fortement, suivant que l'on veut faire pénétrer dans les poumons un air plus ou moins saturé de vapeurs d'éther. On peut ainsi doser la quantité d'éther qui doit être inhalée. Miku-

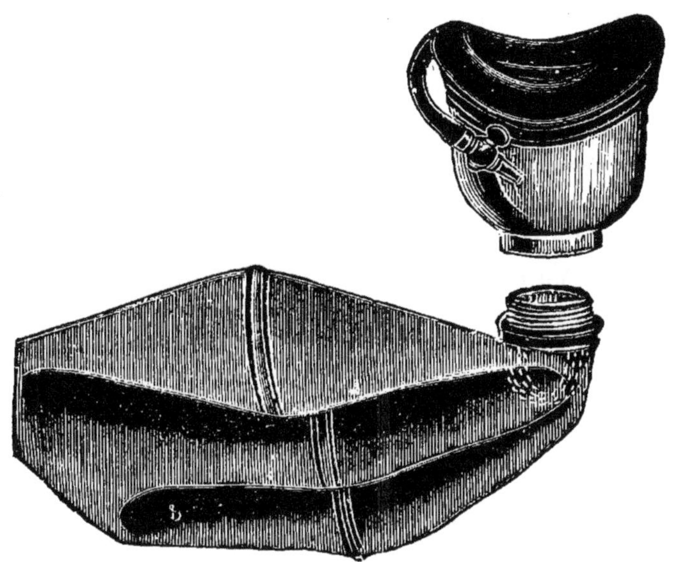

Fig. 36. — Masque de Wanscher Grossmann.

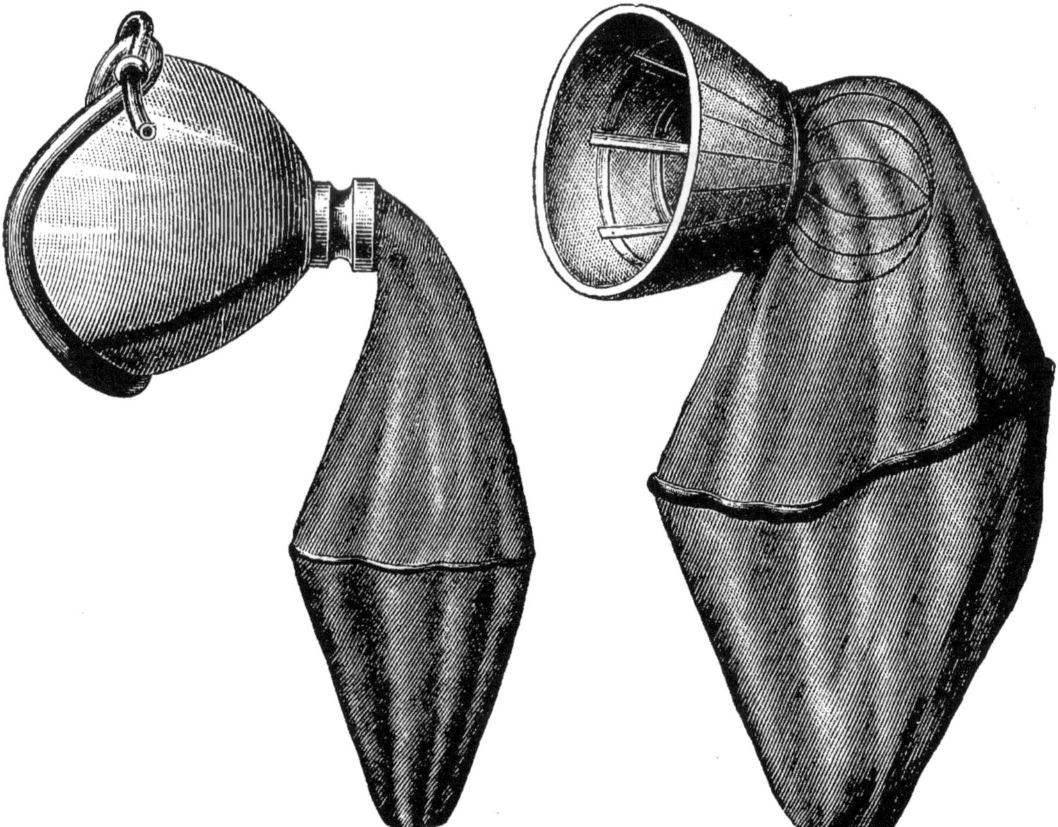

Fig. 37 et 38. — Masque de Wanscher-Grossmann.

licz (1) emploie ce masque depuis des mois et en est, en somme, très satisfait. Ce masque présente l'avantage de permettre un dosage commode et lentement progressif et de laisser libre le reste de la face ; mais l'inconvénient, c'est que la salive qui s'écoule de la bouche du malade arrive dans le masque et le salit. Pour obvier à cet inconvénient, Mikulicz a fait construire une sorte de corbeille garnie de flanelle et s'adaptant au masque de l'appareil de Wanscher ; on renouvelle, après chaque narcose, la garniture de la corbeille (fig. 35).

Une autre modification du masque de Wanscher est celle de Wanscher-Grossmann (fig. 36, 37 et 38). Elle est beaucoup recommandée par Pfannenstiel et Krömer. Ce dernier (2) conseille d'appliquer fortement ce masque dès le début de la narcose et même, si l'embouchure est trop large, d'empêcher l'accès de l'air extérieur en bouchant avec de petits tampons d'ouate les intervalles sur les côtés du nez. Tout à fait comme pour la compresse de Julliard, objet de tant de reproches !

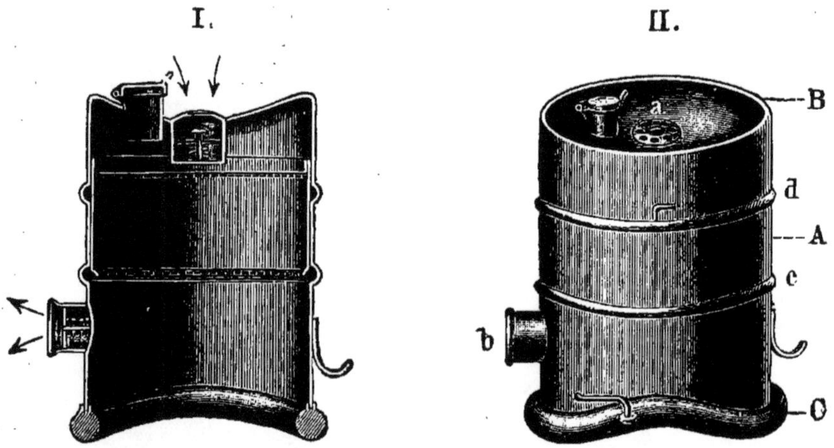

I. II.

B
a
A
c
b
C

Fig. 39 et 40. — Masque de Wagner-Longard.

Si l'on accuse le masque de Julliard de fournir à la respiration du patient un air fortement chargé d'acide carbonique, et très pauvre en oxygène, nous craignons bien que ce masque de Wanscher ne mérite encore à plus forte raison ce même reproche. Dreser rejette comme dangereux ce masque, dans lequel la

(1) Mikulicz, *loc. cit.*
(2) Krömer, *Zentralblatt für Gynäkologie*, 1903, n° 1.

proportion des vapeurs d'éther peut s'élever jusqu'à 34 0/0.

Un masque à éthérisation, très répandu aussi en Allemagne est celui de Wagner-Longard (Aix-la-Chapelle). Il consiste, comme on le voit sur la fig. 39 et 40, en un manteau métallique A, fermé par un couvercle en forme d'entonnoir B et pourvu, à l'autre extrémité, d'un tuyau de gomme, C, destiné à s'adapter sur le visage. Le couvercle à entonnoir présente, dans sa partie la plus profonde, quelques trous qu'une soupape à ressort en spirale *a* ferme intérieurement, de telle sorte que l'air peut pénétrer de dehors en dedans, sans pouvoir s'échapper de l'intérieur (soupape d'inspiration). Plus rapprochée de la face, se trouve une soupape d'expiration *b*. Entre les deux soupapes sont tendus transversalement deux tamis métalliques très fins *c* et *d*, le supérieur pouvant être enlevé, entre lesquels on a mis un peu de gaze. Le couvercle à entonnoir et la soupape d'inspiration servent aussi à l'introduction de l'éther. Si le patient étant couché horizontalement sur le dos, on verse de l'éther sur le couvercle à entonnoir, cet éther, au moment où la soupape *a* s'ouvre à la suite de l'inspiration, coule dans l'intérieur du masque, tombe sur le tamis métallique *d*, sur la gaze et arrive, en grande partie, à cause de sa grande fluidité, sur le tamis inférieur *c*, dont il mouille les fils et remplit les mailles ; l'air atmosphérique doit suivre le même chemin pendant l'inspiration, pour arriver aux organes respiratoires. Par suite de ce passage de l'air à travers les tamis métalliques couverts d'une couche d'éther, la vaporisation de cet éther se fait avec une très grande rapidité : les vapeurs d'éther se dégagent, entraînées par le courant d'air ; elles se dégagent si vite qu'il est nécessaire, au commencement de la narcose, de verser fréquemment de petites quantités de liquide. Les malades inhalant, non des vapeurs pures d'éther, mais un gaz éthéré très finement mélangé par la disposition des tamis avec une grande quantité d'air, il en résulte que la sensation de suffocation fait entièrement défaut, et le libre accès d'un air abondant est, avec la rapide expulsion de l'air expiré, la cause évidente de l'absence ou du peu d'intensité de la période d'excitation. Mais si l'air atmosphérique est extrêmement humide, des obstacles peuvent survenir, qui nuisent à la rapide production de la narcose. Par suite du refroidissement intense de l'air dans l'intérieur du masque, refroidissement dû à la rapide vaporisation de l'éther, il s'y forme de l'eau condensée qui, le refroidissement continuant, se congèle et couvre de nombreux petits cristaux de glace les tamis métalliques et les petits morceaux de gaze. Ces petits cristaux s'attachent parfois aussi à la soupape d'inspiration et s'opposent ainsi à son libre fonctionnement. Pour remédier à cet inconvénient, Longard s'est fait construire par la Thermophorgesellschaft de Berlin un thermophore annulaire, qui s'adapte exactement au couvercle du masque. Immédiatement avant la narcose, on fait chauffer le thermophore, pendant une à deux minutes, dans de l'eau bouillante, puis on l'introduit dans le masque entre le tamis supérieur et le couvercle. Grâce à ce moyen, le courant d'air atmosphériqne se chauffe et ne peut pas fournir d'eau condensée ou n'en peut fournir que des quantités insignifiantes ; il ne peut point se former de cristaux de glace, et la soupape d'inspiration n'est plus le siège d'une congélation. Depuis que Longard emploie ce procédé, il n'a jamais plus eu à lutter, même par les temps les plus humides, contre les perturbations ci-dessus signalées (1). Les avantages essentiels du masque de Longard consistent en ce que, grâce à lui, il ne se produit, au commencement de la narcose, ni cyanose, ni excitation, en ce que le stade de la *tolérance* est atteint en moyenne en 3 à 6 minutes chez les enfants, les femmes et les personnes non adonnées à l'ivrognerie, en 5 à 8 minutes tout au plus chez les *buveurs*. Chez les trois premières catégories de malades il ne se *produit pas, en général, de période d'excitation*, et chez les buveurs, elle atteint rarement l'intensité de l'excitation chloroformique. Ajoutez à cela que la consommation de l'éther est extrêmement faible, de sorte que la période de la *tolérance* est le plus souvent atteinte avec 25 à 40 cm^3 d'éther tout au plus. Il est très rare qu'il se manifeste de la salivation. Jusqu'ici Longard n'a jamais observé d'effets consécutifs fâcheux du côté des organes respiratoires.

Très analogue au masque de Longard est l'*inhalateur d'éther* (*æther-Inhaler*), livré au public depuis l'année 1883 par le docteur Joseph W. Hearn (2), chirurgien au Jefferson med. Hospital de Philadelphie. Il consiste en une enveloppe de fer blanc, dont le bord inférieur est garni de caoutchouc, tant pour éviter

(1) On peut facilement l'adapter à tout masque de Longard.
(2) Hearn, *Illustrierte Monatschrift der ärztlichen Polytechnik*, 1883.

son contact avec le visage que pour empêcher l'accès de l'air. En dedans de cette enveloppe on place un treillis de fil de fer B, transversalement tendu, au niveau de A, sur le bord interne de l'enveloppe. On verse l'éther sur le morceau de lint intercalé entre le treillis métallique B et le couvercle infundibuliforme D de l'appareil (fig. 41).

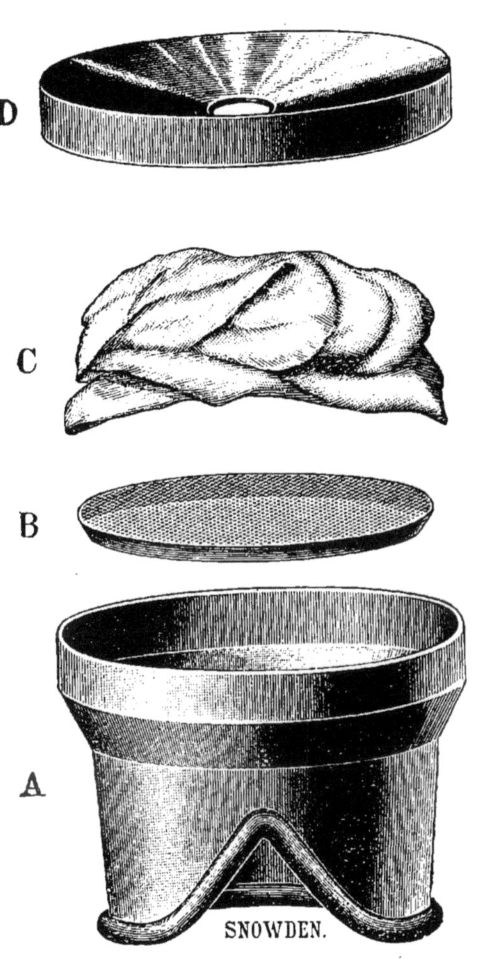

Fig. 41. — Inhalateur d'éther de Hearn.

Un autre masque pour éthérisation est celui du médecin-major Thöle (1). Il consiste, comme celui de Julliard, en un simple panier de fil métallique, auquel est uni par une charnière un cerceau à ressort (fig. 42 et 43). Ce cerceau, faisant ressort des deux côtés et serrant fortement l'enveloppe du panier, est maintenu par un crochet qui se trouve près de la poignée du panier. L'enveloppe consiste en une sextuple couche de gaze, renforcée par une compresse de gaze pliée en 24 doubles, mesurant 12 cm. en carré, mobile ou fixée par quelques points de suture ; par dessus est une étoffe imperméable (taffetas ciré). L'appareil servant à l'introduction de l'éther est formé de deux plaques arrondies, légèrement incurvées suivant la voussure du panier, séparées l'une de l'autre par un intervalle de 3/4 de centimètre environ, et fixées, dans leur milieu, à un petit tube vertical ayant une largeur de près de 2 cm. Ce tube traverse la plaque supé-

(1) Thöle, *Deutsche militärärztliche Zeitschrift*, 1901.

rieure et fait saillie de 1 cm. ; sa partie intermédiaire aux deux

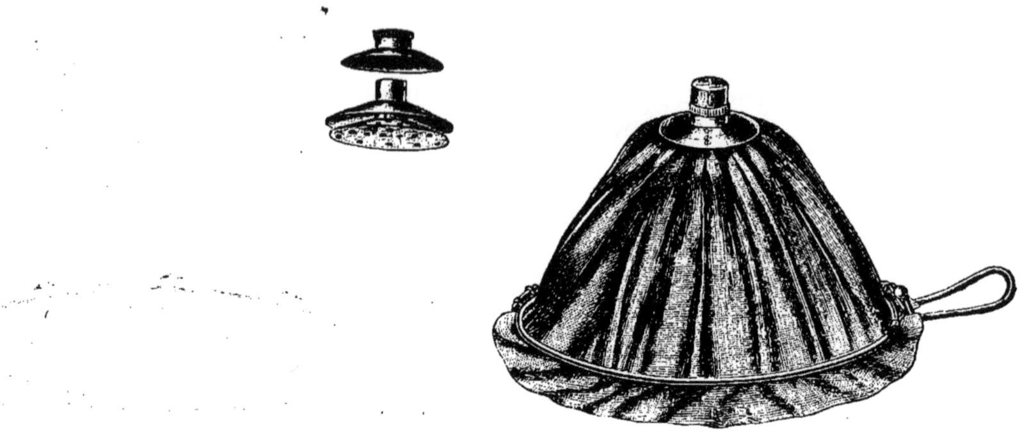

Fig. 42 et 43. — Masque de Thöle.

plaques est percée de trous ; la plaque inférieure est aussi percée de trous jusqu'en son milieu. Quand on verse du liquide dans ce tube, ce liquide coule, à travers les trous de la partie intermédiaire aux deux plaques, sur la plaque inférieure et, à travers les trous de cette plaque ainsi que par dessus ses bords, sur la compresse de gaze sous-jacente. Une troisième plaque, plus petite, a pour but de maintenir l'étoffe imperméable fortement appliquée sur la plaque supérieure. L'étoffe présente une échancrure arrondie, permettant de la placer sur le tube par où l'on verse l'éther. Ce tube est embrassé par un anneau cannelé, que porte la troisième plaque, qui peut ainsi être plus facilement enlevée. Il est fermé d'un bouchon de liège, qu'il suffit d'ôter chaque fois que l'on veut renouveler l'éther, sans qu'il soit besoin de déplacer le masque. Grâce à la voussure des plaques, l'appareil servant à l'introduction de l'éther reste fixe, quelle que soit la position du panier. Si donc l'on veut narcotiser, la tête du patient étant couchée sur le côté droit, on dispose cet appareil sur le côté gauche du panier, l'étoffe imperméable ayant son orifice arrondi, non au milieu, mais sur le côté. Si la tête doit être placée dans une autre position, l'appareil sera appliqué à un autre endroit, de telle sorte que le tube soit toujours à peu près vertical et que le liquide puisse être versé commodément. L'enveloppe peut facilement et rapidement être changée après chaque narcose, surtout si elle est souillée par du mucus, des matières vomies, etc. Sur le panier on dispose la couche sextuple de gaze ; par dessus, la petite compresse épaisse, et, par dessus, l'appareil servant à verser l'éther. On recouvre le tout de l'étoffe imperméable, que l'on serre ensuite avec la troisième petite plaque. Enfin on rabat et on serre l'anneau à ressort sur l'enveloppe, qui dépasse tout autour la gouttière de la largeur d'un doigt environ, et l'on retranche la partie en excès de la gaze et de l'étoffe imperméable. La gouttière de forme ovale embrasse bien le visage, en laissant cependant, au niveau des tempes, entre elle et la tête, un espace suffisant pour permettre qu'une certaine quantité d'air puisse venir se mélanger aux vapeurs éthérées. Une soupape d'expiration n'était pas ici nécessaire et n'aurait fait que compliquer inutilement et rendre plus cher l'appareil. Pour verser l'éther, Thöle, ainsi que Garré, se servent des flacons gradués de Wulff, ayant 200 cm^3 de capacité. Quant à la technique de la narcose, on devra, comme Riedel, verser d'abord environ 3 à 5 cm^3 d'éther dans ce masque, on le tiendra éloigné du visage à une distance de la largeur de la main ; on l'approchera ensuite lentement, et, quand le patient, ainsi qu'on le reconnaîtra à l'expression du visage, sera un peu habitué à l'odeur de l'éther, on complètera l'application. *Dès ce moment on ne soulèvera plus le masque jusqu'à ce que l'opération soit terminée.* La main gauche tient la tête tournée vers le côté et la mâchoire poussée en avant, elle fixe en même temps le masque; la droite est libre pour verser l'éther et essuyer la bouche ainsi que pour examiner de temps en temps l'état du pouls. On ne doit jamais verser que de petites doses de 5 à 8 cm^3, toutes les deux minutes en commençant, jusqu'à ce que l'anesthésie soit complète. C'est ce qui arrive chez les adultes, à la suite d'une injection préalable de morphine, en moyenne au bout de 7 à 8 minutes, après qu'ont été consommés de 50 à 60 cm^3 d'éther. On entretient l'anesthésie avec les mêmes petites doses, que l'on verse chaque fois qu'il en est besoin, quand se manifestent les premiers signes d'un commencement de réaction. Aussitôt après que l'on a versé le liquide on remet le bouchon.

Thöle semble faire consister le principal avantage de sa méthode en ce qu'elle permet de laisser le masque sur le visage du patient pendant toute la durée de l'opération. Nous serions plutôt tentés de voir en cela un désavantage.

Un appareil d'inhalation très employé en France et surtout en

Angleterre est celui connu sous le nom de petit *Clover*. Il consiste : 1° en une caisse métallique A, destinée à recevoir l'éther et dans laquelle on peut verser ce liquide au moyen de l'entonnoir pouvant se fermer, *a* ; la moitié inférieure de cette caisse est entourée d'une chambre à eau pouvant être fermée au moyen de la vis *b* et ayant pour but d'empêcher l'éther de trop se refroidir ; 2° du sac de caoutchouc B ; 3° de l'embouchure C, pouvant, par le moyen du cercle pneumatique *d*, s'adapter exactement sur la bouche et le nez (fig. 44).

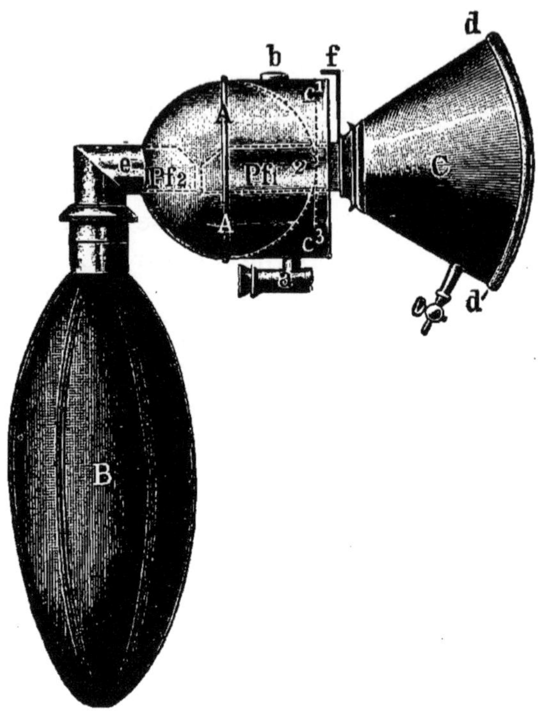

Fig. 44. — Appareil Clover.

La caisse à éther est traversée dans toute sa hauteur par un canal cylindrique, dans lequel elle s'ouvre par quatre orifices. Ce canal sert à faire communiquer la tubulure métallique *e* avec le sac de caoutchouc B et le tube tournant Pf_1, faisant suite à l'embouchure C. Ce tube peut être mis en communication avec un second tube Pf_2, adapté dans le canal même, et les changements de position des tubes l'un par rapport à l'autre font que l'air inspiré contient plus ou moins de vapeurs d'éther : Si le tube Pf_1 est placé de telle sorte que l'indicateur *f* soit sur le O, l'embouchure communique alors uniquement avec le sac, et le malade inspire, à l'exclusion de l'air atmosphérique, l'air qu'il a expiré. Si l'indicateur est placé sur les divisions 1, 2, 3, une partie de l'air expiré, d'autant plus grande que l'indicateur est plus près de la division 4, doit alors traverser la caisse à éther, avant d'arriver dans le sac. Si l'indicateur est sur 4, tout l'air qui entre dans le sac et qui en sort doit alors traverser la caisse à éther.

D'après Clover, outre l'avantage qu'aurait cet appareil de produire une prompte et paisible narcose, il présenterait encore les avantages suivants : 1° il n'a point de soupapes ; 2° il permet d'inhaler des vapeurs progressivement plus concentrées ; 3° il ne doit, pendant l'opération, recevoir aucune addition d'éther ; 4° il n'est pas nécessaire de le chauffer avant d'en faire usage ; 5° il dispense de l'emploi d'éponges ou de tissu de feutre ; 6° la consommation de l'éther est très faible.

D'après Dudley Buxton (1), la narcose, par cette méthode, se produit en 1 minute 1/2 à 2 minutes 1/2, et, dans la plupart des cas, deux onces, c'est-à-dire environ 60 cm³ d'éther ont suffi pour la provoquer. Mais il conseille, dans les opérations de longue durée, d'enlever l'appareil après 6 à 7 mouvements respiratoires, afin que le malade puisse inspirer de l'air pur. L'indication en est fournie par l'apparition de la cyanose.

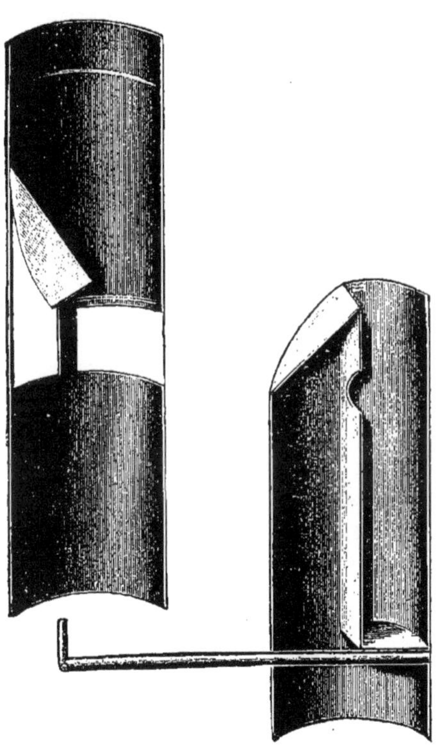

Fig. 45. — Appareil Clover.

Cet appareil de Clover est très incommode dans les cas où l'on doit opérer un malade couché sur le côté. Aussi Sheppard lui a-t-il fait subir une modification, consistant en ce que l'embouchure et la chambre à éther sont courbées à angle droit (fig. 45). Silk a substitué le celluloïde au caoutchouc dans la fabrication de l'embouchure, et Wilson Smith a fait fabriquer en verre le réservoir à éther.

La maison *Barth et Cie* à Londres a apporté au Clover une modification qui semble très importante. Elle consiste en ce qu'il est possible de *retourner* le ballon de caoutchouc. La face interne peut ainsi être bien nettoyée, débarrassée de l'éther qui

(1) Buxton, *Anaesthetics, their use and administration*, London, 1900.

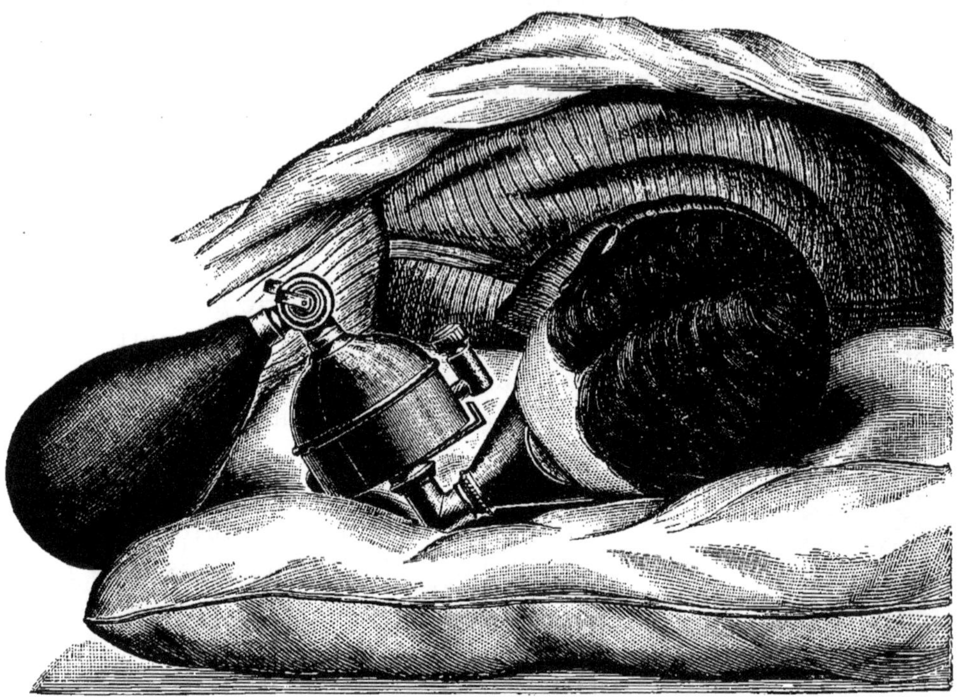

Fig. 46. — Masque Sheppard.

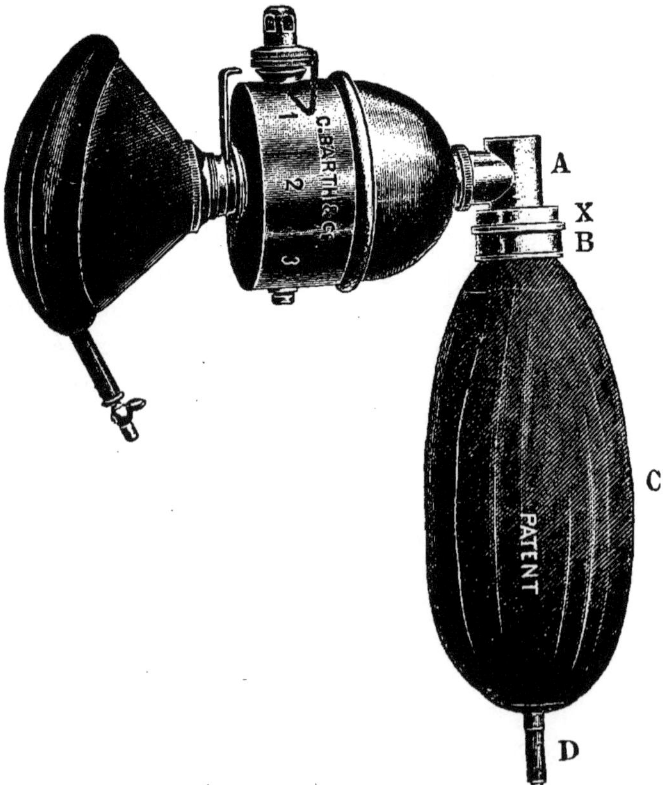

Fig. 47. — Appareil Barth et Cie.

y adhère et perdre toute odeur, ce qui est plus agréable pour le malade. Le ballon dure aussi plus longtemps et conserve son élasticité beaucoup plus longtemps que dans le Clover ordinaire (fig. 48).

Un des appareils anglais les plus simples, est celui de Silk ; il consiste en un cône en celluloïde, dont une extrémité est taillée en forme d'embouchure et l'autre percée de trous ; en dedans se trouve une éponge destinée à recevoir l'éther.

Mode d'administration de l'éther. — Après avoir passé en revue les divers masques à éther, aujourd'hui généralement en usage, il nous reste encore à dire quelques mots des diverses modifications qu'on a apportées au *mode d'administration de l'éther* lui-même.

Becker (1) a essayé d'éviter la production des complications pulmonaires, consécutives à la narcose par l'éther, en mêlant à ce liquide l'*essence de pinus pumilis*, qui se rapproche beaucoup chimiquement de l'essence de térébenthine. Immédiatement avant de commencer la narcose il ajoute à 200 gr. d'éther 20 gouttes (1 gr.) de cette essence, qui s'y dissolvent aussitôt. L'éther acquiert ainsi une odeur agréable de vapeurs de sapin, et beaucoup de malades l'inhaleraient, pour cette raison, beaucoup plus volontiers que l'éther simple. Nous avons autrefois employé cette modification ; mais nous y avons renoncé, parce qu'il nous a semblé que les phénomènes d'irritation des voies aériennes se manifestaient plus fréquemment que par l'emploi de notre méthode ordinaire.

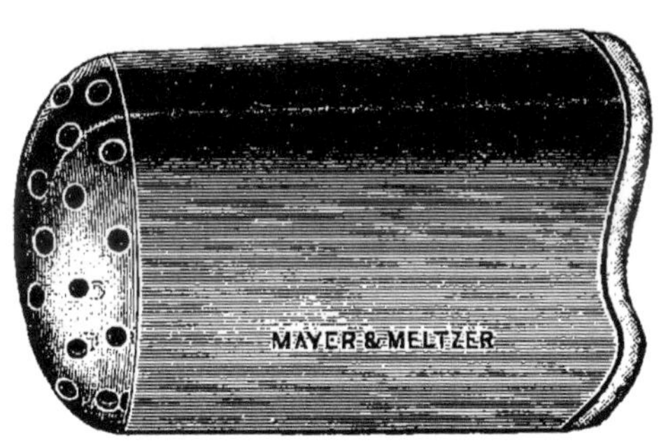

Fig. 48. — Appareil Kronacher.

Pour éviter les bronchites et les pneumonies, Kronacher (2) a employé un procédé auquel il a donné le nom de *éthérisation intermittente* et qui s'exécute comme il suit : Sur un masque des plus usuels (fig. 48) on verse 5 à 10 cm³ d'éther, on fait faire un certain nombre de mouvements respiratoires en renouvelant

(1) Becker, *Zentralblatt für Chirurgie*, 1901.
(2) Kronacher, *Zentralblatt für Chirurgie*, 1901.

l'air fréquemment, on verse de nouveau 10 à 20 cm^3 de liquide, et l'on narcotise jusqu'à ce que l'excitation commence ; quand elle s'est produite, on fait faire encore au malade un certain nombre d'inhalations (5 à 10) ; dans la plupart des cas, cette quantité suffit pour obtenir l'anesthésie. On ôte alors le masque et l'on opère. Si, comme il arrive parfois, la quantité d'éther a été trop faible pour produire une excitation, on doit verser encore une troisième fois, 10 à 20 cm^3 d'éther, puis continuer de la manière ci-dessus indiquée. La durée d'une telle anesthésie s'étend jusqu'à 10 minutes. Si, quand elle a commencé, le malade s'éveillait complètement et éprouvait des sensations douloureuses, on devrait narcotiser encore, comme il a été dit, jusque au delà de la période d'excitation. Comme dans la narcose profonde, la rapidité de l'anesthésie varie ici suivant les malades. Ils n'ont pas perdu entièrement connaissance, donnent même souvent, par de vifs mouvements, des signes de douleur; mais, après le réveil complet, ils n'ont plus, en général, aucune notion de ce qui s'est passé. Kronacher n'a jamais observé d'accidents inquiétants ; et les effets consécutifs tels que douleurs de tête, vomissements, etc., faisaient entièrement défaut, ou n'étaient que très légers. Kronacher a depuis trois ans fréquemment mis en usage ce mode d'éthérisation, qui, dans la plupart des cas, a avantageusement remplacé l'anesthésie locale.

Sudeck (1) recommande aussi un procédé analogue, qu'il désigne par le nom de *opération dans la première ivresse éthérée*. Dans le masque à éthérisation on verse 30 à 50 cm^3 d'éther. Après quelques inspirations et expirations profondes, qu'on fait exécuter au malade, comme exercice, avant la narcose, on lui dit de faire une expiration complète, et on l'exhorte, en lui mettant le masque sur la figure, à inhaler immédiatement l'éther avec des mouvements respiratoires profonds et énergiques, lui faisant comprendre qu'il importe beaucoup qu'il n'hésite pas à respirer profondément, sans se laisser arrêter par l'odeur piquante du liquide. On doit attirer toute son attention vers la narcose et la détourner de l'opération. Il doit donc ignorer que l'opération commence presque en même temps que la narcose, mais il doit croire qu'il ne s'agit tout d'abord que de cette dernière ; il faut donc bien se garder de laisser les instruments

(1) Sudeck, *Excerpta medica*, tome X, p. 385.

devant lui, de lui en faire entendre le cliquetis, etc. Ils doivent tous être prêts, mais voilés, à portée de la main de l'opérateur, qui dès le premier ou second mouvement respiratoire s'empressera de pratiquer rapidement l'opération. L'analgésie complète ne dure que quelques moments et, quand l'excitation commence, elle cesse ; beaucoup de patients ont bien alors la sensation qu'on les coupe, qu'on les gratte, etc., mais sans éprouver de douleur. Cette méthode, tout à fait exempte de danger, a été mise en pratique par Sudeck, non seulement dans de petites opérations, mais encore dans une amputation de la cuisse pour une gangrène du pied.

Ethérisation par le rectum. — Enfin nous avons encore à mentionner l'*éthérisation par le rectum*.

Elle fut déjà essayée, en 1847, par Pirogoff et Roux, et Pirogoff en fut si satisfait, qu'il pensait que cette méthode ne tarderait pas à supplanter la méthode ordinaire des inhalations. Dans ces derniers temps les docteurs Axel Iversen et Wanscher, tous deux de Copenhague, le docteur Mollière, de Lyon, les docteurs Bull et Veir, de New-York, se sont aussi prononcés en faveur de cette méthode. Le docteur Dudley Buxton s'en est assez fréquemment servi, et il a constaté qu'elle pouvait être très avantageusement employée dans les opérations sur la bouche, le nez, en dedans et en dehors du larynx, dans la staphylorhaphie et dans l'opération de l'empyème. Dans l'amputation de la langue, dans la résection du maxillaire, dans les opérations plastiques sur la face, cette méthode offrirait plus de facilité que tout autre procédé.

Ses avantages sont les suivants : elle exige une moindre consommation d'éther, le malade se remet plus facilement, les effets consécutifs sont plus légers, la période d'excitation est amoindrie ou supprimée.

Son inconvénient est que le malade met plus longtemps à être prêt pour l'opération. Dudley Buxton a cherché à remédier à cet inconvénient en administrant d'abord l'éther de la manière ordinaire par la bouche et en entretenant ensuite la narcose par le rectum. En dehors de l'économie de temps cette modification a encore l'avantage de diminuer la quantité d'éther nécessaire ainsi que les dangers des effets consécutifs. Le docteur B. Stedmann, qui a aussi employé cette méthode, en a obtenu de très favorables résultats. Dans quelques cas on a vu se produire, à la suite de l'éthérisation par le rectum, un météorisme grave, de la diarrhée et même du melæna. Incontestablement cette méthode

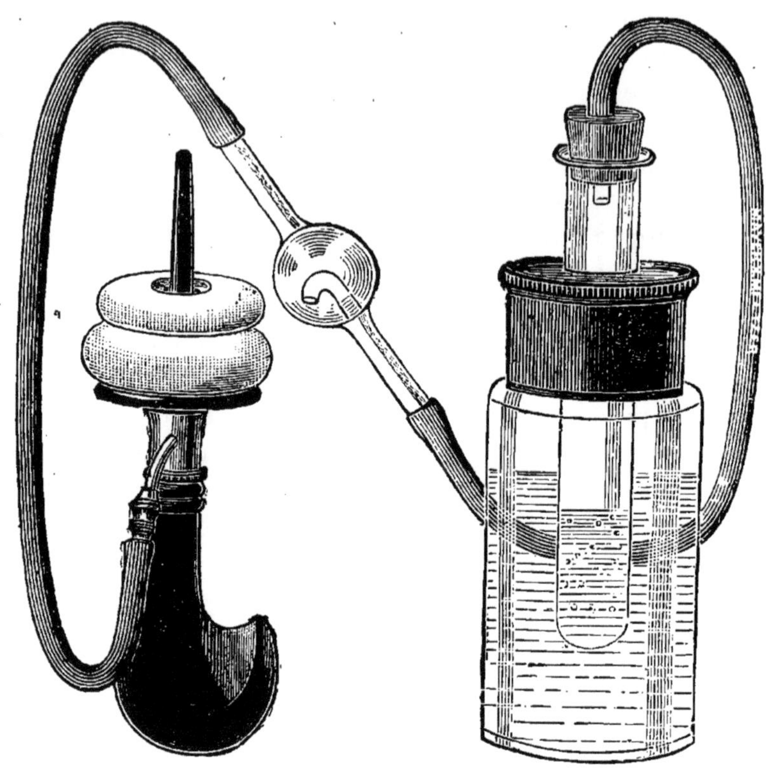

Fig. 49. — Appareil de Dudley Buxton, pour l'éthérisation par le rectum.

exige des soins très minutieux, et le narcotiseur doit bien prendre garde que les vapeurs d'éther n'agissent pas trop rapidement et dans un état de trop grande concentration, car les effets seraient alors très douloureux et pourraient même devenir dangereux. L'appareil dont se sert Dudley Buxton (fig. 49) consiste en un vase, dans lequel on verse environ 90 gr. d'éther et qui plonge dans un second vase contenant de l'eau chauffée à 120° F. (48°, 9 C., 39°,1 R.). Le vase à éther communique au moyen d'un tube de caoutchouc avec un ballon de verre, qui empêche l'éther liquide de pénétrer dans le rectum. L'autre extrémité du ballon de verre est en communication, par l'intermédiaire d'un autre tube de caoutchouc, avec l'instrument anal. On a aussi conseillé de prendre de l'eau à une température supérieure à 120° F., mais les expériences de Dudley Buxton ont prouvé que, si l'eau est plus chaude, la vaporisation de l'éther se fait trop rapidement. En général, les enfants sont, par cette méthode, plus rapidement narcotisés que les adultes ; mais le temps qui s'écoule jusqu'à l'arrivée de la narcose est très variable. Buxton l'a vue se produire en trois minutes ; mais, dans d'autres cas, il a dû attendre 15 à 30 minutes son apparition. D'après le docteur Stimson, des chirurgiens américains ont eu des cas de mort avec cette méthode. Les effets consécutifs consistent en coliques intestinales, ténesme intense, diarrhée à caractère fréquemment dysentérique, évacuations alvines douloureuses, et même collapsus. Pour traiter ces complications le mieux sera de se guider d'après les principes en usage dans les cas de ce genre ; l'opinion devra ici jouer un rôle prépondérant. Au point de vue prophylactique, on ne devra pas employer cette méthode chez les malades dont le tube intestinal a été auparavant affaibli par la diarrhée ou la dysenterie. Dans l'emploi de cette méthode on devra toujours veiller soigneusement à ce que l'éther liquide ne pénètre jamais dans le rectum.

---

2. LA NARCOSE PAR LE CHLOROFORME

Historique. — Le chloroforme, le rival le plus important de l'éther, a été, en l'année 1831, presque simultanément découvert, par Soubeiran en France, et par Liebig, en Allemagne. Mais J.-B. Dumas, le premier, réussit, en 1835, à en faire la synthèse.

Caractères. — C'est un liquide clair, incolore, très mobile, d'une odeur aromatique agréable, d'un goût légèrement sucré et finalement brûlant. Il est très volatil, il bout à 61° C. et se vaporise facilement à la température ordinaire. Il se mélange en toutes proportions avec l'éther et l'alcool, il est aussi miscible en toutes proportions avec les huiles grasses ; mais sa solubilité dans l'eau est très faible. Le poids spécifique du chloroforme chimiquement pur est, à la température de 17° C., de 1,497 (Regnault). S'il contient 0,5 0/0 d'alcool, son poids spécifique s'abaisse à 1,493, à la température de 15° C. ; si la quantité d'alcool mêlée au chloroforme est de 1 0/0, le poids spécifique s'abaisse à 1,485 (Kappeler).

Le chloroforme pur se décompose très facilement, même *sous l'influence de la lumière*, en *acide chlorhydrique, chlore, acide formique libre et gaz phosgène* ; l'addition de 1/2 à 1 0/0 d'alcool absolu le met à l'abri de cette décomposition. C'est pourquoi le chloroforme de la pharmacopée allemande n'est nullement un produit pur ; on y a ajouté, pour rendre sa stabilité plus grande, 1 0/0 d'alcool (1). Il en est de même, d'ailleurs, du chloroforme de la pharmacopée suisse. *Il est donc indispensable*, pour conserver ce médicament, de le tenir enfermé dans *des flacons noirs et entièrement à l'abri de l'air*. L'accès de

(1) Kionka, *Grundriss der Toxikologie*, 1901.

l'eau est aussi empêché par l'addition d'alcool. Mais quelques gouttes d'eau suffisent pour soustraire l'alcool au mélange et rendre ainsi facile la décomposition. Il faut donc veiller à ce que les vases dans lesquels on conserve le chloroforme ou qui sont utilisés pour la narcose, soient absolument secs, car les produits de décomposition, tels que le chlore, le phosgène, etc. exercent une action très irritante sur les muqueuses des organes respiratoires.

On doit toujours, bien entendu, employer une préparation très pure. Nous dirons, à ce propos, que la technique moderne est arrivée à obtenir presque toujours un chloroforme tout à fait irréprochable. Nous trouvons, en effet, dans les divers pays, des marques particulièrement appréciées, parmi lesquelles je me contenterai de signaler celles de Duncan et Flockhart, Dumoutiers, Pictet, Anschütz, Schering, Laroche, etc. On est surpris, à ce point de vue, de voir le chloroforme beaucoup plus favorablement traité que l'éther. C'est ainsi que le chimiste municipal de New-York, ayant, sur l'invitation des médecins, fait l'analyse des chloroformes existant dans le commerce, a trouvé, sur 53 échantillons de chloroforme, 39 bons, 10 assez bons et 4 mauvais, tandis que, sur 53 échantillons d'éther, il en a trouvé seulement 20 bons, 5 assez bons et 26 mauvais (1). La moitié de l'éther fourni au public était donc de mauvaise qualité. Les statistiques sur les cas de mort par le chloroforme présentent aussi le même caractère favorable relativement à la pureté du produit. Ainsi nous trouvons dans la statistique de Kappeler (2), sur 101 cas de mort par le chloroforme, 2 cas seulement dans lesquels le chloroforme était *impur*, contenant une fois un mélange de chloral. Dans les autres cas de mort, ou bien il n'est rien dit de la qualité du produit, ou bien il est spécialement noté qu'il était pur. La statistique, encore plus détaillée, de Comte (3) donne, sur 232 cas de mort par le chloroforme, seulement 2 cas, dans lesquels on avait employé du chloroforme impur. Les autres cas de mort se seraient produits malgré l'emploi régulier et la bonne qualité du médicament. D'après Duret (4), qui a

(1) *New-York Medical Record*, 1889.

(2) Kappeler, *Anaesthetica*.

(3) Comte, *De l'emploi de l'éther sulfurique à la clinique de Genève*, 1882.

(4) Duret, *in* Dastre, *Les anesthésiques*. Paris, 1890.

groupé 132 cas de mort par le chloroforme des années 1865 à 1880, on n'a eu, dans ces cas, rien à reprocher à la pureté du produit. Quant à ceux qui ne tiennent pas grand compte de ces statistiques, nous pouvons leur fournir la démonstration que, dans les cas de mort par le chloroforme, observés dans ces derniers temps, le produit employé était un chloroforme parfaitement pur, ayant un poids spécifique de 1,497 et provenant de la maison très avantageusement connue de Duncan et Flockhart. Nous croyons donc que le médecin a bien pour devoir de chercher à se procurer du chloroforme pur et frais, mais qu'il ne doit pas se faire illusion là-dessus et s'imaginer qu'il peut ainsi éviter les principaux dangers de la chloroformisation. Nous sommes entièrement de l'avis de Dastre, quand il dit: « Il y a cependant une tendance très générale des chirurgiens à accuser l'impureté du chloroforme de tous les méfaits de l'anesthésie. C'est là une opinion commode peut-être, puisqu'elle exonère l'opérateur d'une partie de sa responsabilité, mais, en tout cas, très exagérée et abusive, car le chloroforme le plus pur est encore capable de produire tous les accidents que l'on attribue à ses impuretés. La suspicion du chirurgien relativement aux altérations du chloroforme a une conséquence favorable, c'est de l'amener à n'employer uniquement qu'un produit pur. Mais, au point de vue de la théorie, ce serait un préjugé fâcheux de croire que les accidents sont causés plus souvent par les impuretés que par l'agent lui-même. »

Les quatre sortes de chloroforme principalement employées chez nous sont les suivantes :

1. Le *chloroforme ordinaire ou officinal* ;
2. Le *chloralchloroforme ;*
3. Le *chloroforme Anschütz ;*
4. Le *chloroforme Pictet.*

Le chloroforme ordinaire s'obtient, par le procédé de Soubeyran, en distillant l'alcool avec l'hypochlorite de chaux ; le chloralchloroforme s'obtient par l'action des alcalis caustiques sur le chloral.

Le produit d'Anschütz s'obtient par cristallisation du chloroforme saturé à chaud avec du salicyl. Par le refroidissement de ce mélange il se forme en grande quantité de beaux cristaux de salicyl-chloroforme $(C^6H^4OCO)^4$ $(C^4Cl^3)^2$, qui donnent par l'action de la chaleur du chloroforme chimiquement pur. Le chloroforme Pictet a été cristallisé par un refroidissement au-dessous de 100°, ce qui a pour résultat de débarrasser le chloroforme de certains produits secondaires chlorés.

Pureté du chloroforme. — Il est important pour le médecin de pouvoir toujours s'assurer de la pureté du chloroforme qu'il emploie.

Pour cela le moyen le plus simple et le meilleur, à côté de la détermination du point d'ébullition, est celui connu sous le nom de *essai olfactif* (*Geruchsprobe*) de Hepp. Il consiste à plonger dans le chloroforme qu'il s'agit d'examiner un morceau de papier-filtre de Suède, blanc. Après quoi, on laisse évaporer le chloroforme à l'air et on flaire, dès que le doigt ne perçoit plus une sensation d'humidité en touchant le papier. S'il n'existe plus d'odeur, on en conclut que le chloroforme est pur; mais s'il reste, après l'évaporation, une odeur spéciale, piquante et rance, on en conclut que le produit est devenu acide par suite de sa décomposition ou qu'il contient encore d'autres produits chlorés de substitution de la série éthylique et méthylique (Kappeler).

Quant aux autres essais, voici ceux que prescrit la pharmacopée suisse :

1. Après une agitation prolongée avec 2 parties d'eau, il ne doit se produire aucun changement appréciable du volume du chloroforme, et l'eau ne doit présenter aucune réaction acide (réaction pour alcool et acide libre).

2. Si l'on agite 4 parties de chloroforme avec 3 parties d'acide sulfurique dans un verre large de 3 cm., bouché à l'émeri et préalablement lavé avec de l'acide sulfurique, l'acide sulfurique ne doit pas se colorer même au bout de 24 heures. (Réaction pour mélanges organiques, tels que chlorure d'éthylidène, produits de substitution chloro-amyliques, absence de particules organiques de poussière, pouvant, par la coloration jaune de l'acide, rendre le chloroforme suspect).

3. Chauffé avec une solution potassique, le chloroforme ne doit provoquer aucun brunissement (réaction pour aldéhyde, qui brunit par suite de la formation de résine d'aldéhyde).

4. Le chloroforme devra être exempt de toute odeur suffocante, excitant la toux (réaction pour chlorure de carbonyle, gaz phosgène) et ne devra laisser aucune odeur après son évaporation sur le papier à filtrer.

5. Traité par le nitrate d'argent, il ne devra présenter aucun trouble (réaction pour acide chlorhydrique).

6. Si l'on agite le chloroforme avec une solution d'iodure de cadmium amidonné, cette solution ne doit pas se colorer en bleu, ni le chloroforme en violet (réaction du chlore ; il déplace l'iode qui, en présence de l'amidon, le colore en bleu, en même temps que le chloroforme prend une teinte violette).

7. Le chloroforme doit contenir 1 0/0 d'alcool ; il se colore alors en rouge, quand on l'agite avec un cristal de fuschine.

Le professeur Longard (1), d'après des essais qu'il a faits sur huit des sortes de chloroforme les plus connues d'Allemagne et des pays étrangers, considère comme insuffisants les essais ci-dessus indiqués (prescrits par les pharmacopées allemande et suisse), et il désire que l'essai olfactif soit rendu plus sensible et que l'on adopte *l'essai par l'acide sulfurique et la formaline* (réactif de Marquis, 3 cmc. d'acide sulfurique concentré avec 2 gouttes de formaline donnant une coloration *brune*, quand le chloroforme n'est pas tout à fait pur).

Le chloroforme doit toujours être conservé *dans un endroit*

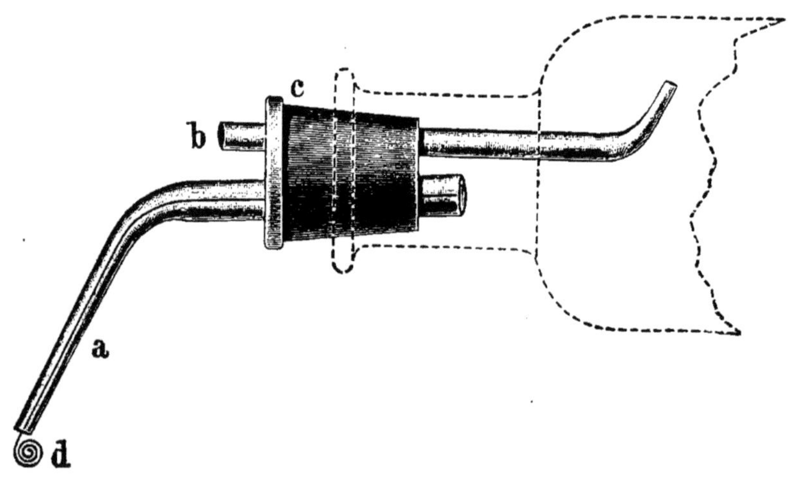

Fig. 50. — Compte-gouttes pour le chloroforme Anschütz.

frais, à l'abri de la lumière. Les vases, fermés avec un bouchon de verre, ne doivent pas en contenir plus de 100 gr. Ce qui reste de chloroforme dans le flacon ne doit pas servir pour une nouvelle narcose.

(1) Longard, *Therapeutische Monatshefte*, mai 1901.

Le chloroforme Anschütz est fourni avec un compte-gouttes, qui permet de se passer d'un flacon spécial. Cet appareil consiste (fig. 50) en un tube capillaire *a*, et en un tube *b*, destiné à l'arrivée de l'air, tous deux fixés dans le bouchon C. A travers le tube *a* passe un fil d'archal *d*. Avant de commencer, on s'assurera que les tubes *a* et *b* sont absolument propres, et, au besoin, on les nettoiera avec de l'alcool absolu et en y faisant passer le fil d'archal. On remettra ce fil dans le tube *a* quand on versera le chloroforme, et on ne l'ôtera que lorsqu'on voudra faire couler le liquide avec plus de rapidité.

[En France, on se sert habituellement du flacon compte-gouttes Adrian (fig. 51).]

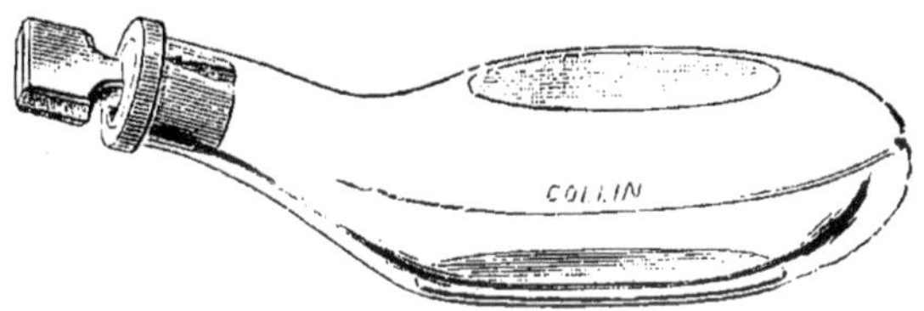

Fig. 51. — Flacon compte-gouttes Adrian.

Phénomènes chloroformiques. — Les phénomènes observés pendant la chloroformisation sont, d'une manière générale, ceux que nous avons décrits dans nos généralités.

Parmi les symptômes les plus importants, nous signalerons d'abord ceux qui se passent du côté de *l'appareil circulatoire*. Le pouls est à peu près régulier, et dès le début de la narcose, par suite de l'excitation du malade, il devient plus petit et plus fréquent. Au commencement de la narcose le nombre des pulsations augmente ordinairement de 10 à 20 par minute. Quand la sensibilité s'éteint, que les pupilles se rétrécissent et que le relâchement musculaire se produit, le pouls, présentant à ce moment les caractères du pouls mou et ralenti, devient, non seulement plus lent qu'avant la narcose et à son début, mais plus lent même que dans les circonstances normales. Chez vingt malades, chez lesquels Kappeler (1) compara le nombre des pulsations pendant la narcose avec le nombre des pulsations qu'il avait constaté quelques heures avant la narcose chlorofor-

(1) Kappeler *in* Kocher, *Encyklopädie des Chirurgie*; *Chloroformnarkose*.

mique, à un moment où le malade était parfaitement paisible et ne savait nullement que l'opération devait être bientôt faite, il trouva des différences de 4 à 30 pulsations.

Des renseignements plus exacts que ceux obtenus au moyen du doigt pourront naturellement être fournis par l'emploi du *sphygmographe* et du *tachomètre*.

Wolff avait déjà, dans les premiers temps de la narcose chloroformique, obtenu quelques courbes sphygmographiques, et il avait constaté que, sous l'influence du chloroforme, les ondes secondaires s'affaiblissaient et s'attardaient. Kappeler, dans ses recherches sur ce sujet, a établi que la courbe du pouls, à la suite de la pleine action du chloroforme, présente les caractères suivants :

1. La ligne d'ascension monte un peu plus obliquement, le sommet de la courbe est tronqué, arrondi, en massue, et la branche descendante représente toujours une ligne notablement plus oblique.

2. La ligne du rebondissement est située plus haut, souvent très près du sommet de la courbe, et elle est ordinairement moins accentuée, de sorte que la grande incisure paraît plus ou moins aplanie.

3. Les élévations d'élasticité sont affaiblies ou font entièrement défaut.

4. On trouve constamment un dicrotisme bien marqué.

Les courbes du pouls, obtenues au moyen du sphygmographe, nous apprennent que l'innervation du système circulatoire baisse pendant la narcose chloroformique; l'activité des vasomoteurs est amoindrie, la pression artérielle est conséquemment diminuée.

Holz (1) a fait, sur le pouls des chloroformisés, des recherches à l'aide du tachomètre, qui permet de mesurer les oscillations périodiques de l'intensité du courant ou de la rapidité du sang dans une section transversale déterminée des vaisseaux, oscillations dépendantes de l'activité cardiaque, et il est arrivé à ce résultat, que le chloroforme, dans le plus grand nombre des cas, dès le début, ou seulement à la fin de la narcose, provoque une *diminution des variations de rapidité du sang et, par conséquent, de la force du pouls.*

(1) Holz, *Beiträge zur klinischen Chirurgie*, Tübingen, 1890.

Se fondant sur des mensurations exactes de la pression sanguine, Blauel (1) a aussi démontré que le chloroforme, comme narcotique, déterminait un abaissement notable de la pression sanguine chez l'homme. Cet effet est même produit par de petites doses. La chute de la pression a lieu dès le début, et elle augmente jusqu'à ce que les quantités de gaz inhalées deviennent tout à fait petites ou entièrement nulles. A cet état de dépression déjà très prononcé de la courbe succèdent encore subitement de nouveaux abaissements inattendus. Ils sont plus ou moins considérables, ils varient entre des différences inoffensives de quelques millimètres et des différences telles, que la pression sanguine s'abaisse alors à un niveau incompatible avec la continuation de la vie. La limite qui sépare cet état de la syncope proprement dite peut alors être facilement franchie. Ces rémissions subites se présentent d'une manière générale ; on ne peut donc pas les considérer comme des particularités individuelles. On doit dire plutôt qu'elles doivent se manifester chez tout individu, même sous l'influence de faibles doses de chloroforme, sans que le moindre signe les ait annoncées. Il est bon de faire remarquer, en outre, qu'un tel abaissement de la pression sanguine peut même survenir, quand la chloroformisation a déjà été pendant quelque temps interrompue.

En même temps que cette dépression de l'innervation du système circulatoire on voit se produire, sous l'influence du chloroforme, un *abaissement de la température*, qui peut aller, d'après Kappeler, de 0°,2 à 1°,1 C., et qui est, par conséquent, en moyenne, de 0°,53 C. Cette chute de la température commence environ 10 minutes avant le commencement des inhalations, et son maximum arrive à un moment où la narcose est déjà depuis longtemps passée.

Relativement à l'influence du chloroforme sur la *respiration* nous dirons que l'on observe habituellement, après une action prolongée de cet agent, une diminution de la fréquence et de l'intensité des mouvements respiratoires. Au commencement de la narcose, il est vrai, on constate assez souvent une augmentation de la fréquence de la respiration, qui peut aussi, après quelques minutes, devenir irrégulière. L'arrêt de la respiration peut survenir à toutes les périodes de la narcose. La langue est

(1) Blauel, *Beiträge zur klinischen Chirurgie*, Tübingen, 1901.

parfois avalée, ce qui donne lieu à tous les symptômes de la laryngosténose. Un rhoncus sonore se produit fréquemment, dépendant de l'anesthésie des voies aériennes et d'un défaut d'expectoration du mucus ; on observe souvent de la toux, notamment au début de la narcose. Elle est due le plus souvent à l'action irritante des vapeurs chloroformiques sur la muqueuse des organes respiratoires, bien que l'écoulement de mucus et de salive puisse aussi en être la cause.

L'*état de la pupille* peut encore nous fournir d'exactes indications pour juger du degré de l'anesthésie. Peu de temps après qu'elle a commencé, on voit la pupille se dilater peu à peu et ne réagir que faiblement encore à l'action de la lumière. Plus tard elle se rétrécit et devient peu à peu *plus étroite* qu'à l'état normal. Dans cette période de rétrécissement elle réagit d'abord encore faiblement à l'action de la lumière, plus tard elle y devient complètement insensible. Si l'attouchement de la cornée n'influence plus la grandeur de la pupille, on peut alors être assuré d'un rapide retour de la connaissance et de la sensibilité à la douleur. A la suite d'un réveil rapide on voit souvent une dilatation subite maxima de la pupille, dilatation qui persiste peu de temps et fait place peu à peu à l'état normal. Le même phénomène se produit de temps à autre aussi pendant la narcose, quand se manifestent des efforts de vomissements ou des vomissements réels. Dans ce dernier cas surtout on doit être prudent et éloigner immédiatement le chloroforme.

Un autre symptôme constant de la narcose chloroformique profonde consiste dans la perte de l'association des mouvements oculaires, dans l'apparition de mouvements dissociés et atypiques, phénomènes qui disparaissent au réveil. L'abolition du réflexe cornéen, qui indique que la sensibilité est éteinte et que toute grande opération peut être commencée, présente surtout une grande importance, parce qu'elle peut être contrôlée par le chloroformisateur sans interruption de la narcose. Nous admettons avec Kappeler (1) que ce réflexe est pratiquement beaucoup plus important que les *réflexes du crémaster et des lèvres*, qui s'éteignent plus tard.

Le *réflexe du crémaster*, qui a été indiqué pour la première

(1) Kappeler, *loc. cit.*

fois, en 1862, par Chassaignac (1), puis soigneusement étudié par Jastrowitz, Hinze, Rosebnach, et surtout par Weir-Mitchell, consiste, comme on sait, en ce que, si l'on touche la peau du triangle de Scarpa (entre le couturier et les adducteurs à la face supérieure et interne de la cuisse), on voit le testicule se relever par suite de la contraction du crémaster.

Sous le nom de *réflexe labio-mentonnier*, Dastre (2) a désigné le phénomène qui consiste en ce que, quand on touche la gencive au-dessus des dents incisives supérieures, la lèvre inférieure se porte brusquement en avant et en haut. Il a, en collaboration avec Loye, constaté d'abord chez le chien l'existence de ce réflexe, qui se produit par voie centripète à travers le rameau supramaxillaire du trijumeau et par voie centrifuge à travers le nerf facial, auquel se joignent quelques fibres de l'hypoglosse pour le muscle génio-hyoïdien. Il l'a aussi appelé « l'ultimum reflex ». Ce reflexe semble, en effet, résister le plus longtemps pendant la narcose. Mais pour le cas en question il suffit parfaitement de s'en tenir au réflexe cornéen, et, quand il s'est éteint, de considérer la narcose comme établie.

Parmi les autres phénomènes qui se manifestent pendant la narcose chloroformique nous avons encore à mentionner l'augmentation de la sécrétion de la salive et du mucus, augmentation qui n'est pas aussi considérable qu'avec l'éther, mais qui cependant est très nette et est la conséquence de l'action irritante des vapeurs chloroformiques sur la muqueuse de la bouche. Elle fait défaut, quand on chloroformise par la trachée. Des *vomissements* peuvent aussi survenir dans toutes les périodes de la narcose ; ils résultent le plus souvent de la déglutition de la salive mêlée au chloroforme, ce qui provoque des nausées et des vomissements.

Dans des cas assez fréquents, la narcose chloroformique s'accompagne aussi d'*ictère*, et l'on a pu alors constater dans l'urine la présence de matières colorantes de la bile.

Quant à l'*influence du chloroforme sur les reins*, nous renvoyons à ce que nous avons déjà dit, dans l'étude de la narcose par l'éther, au sujet de l'action exercée sur les reins par l'éther et le chloroforme. Nous ferons remarquer ici que, d'après Kap-

(1) Terrier et Péraire, *Manuel d'anesthésie chirurgicale*, Paris, 1894.
(2) Dastre, *Les anesthésiques*, page 43.

peler, l'urine, chez les personnes soumises à la narcose par le chloroforme, réduit fréquemment la solution d'oxyde de cuivre. Cette faculté de réduction de l'urine ne serait déterminée ni par le sucre, ni par tout autre carbo-hydrate, ni par le chloroforme non modifié ayant passé dans les urines, mais par un composé analogue à l'acide urochloralique. Nachod l'attribue à une augmentation de l'élimination de créatinine ; le même observateur a trouvé aussi, dans l'urine des chloroformisés, de l'acétone, de l'acide acétique et parfois de l'urobiline. De nombreuses expériences ont, en outre, démontré que, à la suite de la narcose chloroformique ou à la suite de narcoses chloroformiques fréquemment répétées, on trouvait dans l'urine de la sérum-albumine, de la nucléo-albumine, des cylindres hyalins et granulés, des leucocytes, des épithéliums, éléments anormaux, qui disparaissent, en général, au bout de quelques jours, mais qui, en somme, persistent plus longtemps qu'après l'éthérisation, et qui doivent être attribués à une ischémie des reins, à l'abaissement de la pression sanguine et à une action nécrotisante spécifique du chloroforme sur les épithéliums des canalicules urinifères flexueux. Patein et Terrier (1) ont aussi démontré que la quantité d'albumine n'est nullement en rapport avec la durée de la narcose et la perte de sang, c'est-à-dire que cette quantité d'albumine peut être plus faible après une narcose prolongée qu'après une narcose de courte durée. Lutze (2), dans ses observations sur des femmes à la clinique de Hofmeyer, a pu confirmer l'exactitude de ces données.

A propos de l'action du chloroforme sur la *respiration* il faut mentionner l'arrêt des mouvements respiratoires, se produisant à la suite de l'influence exercée par le chloroforme sur le nez et le larynx et le ralentissement de l'activité cardiaque. Ce phénomène doit être considéré comme un phénomène réflexe, dont la voie sensible est notamment dans le trijumeau et dont la voie motrice est, pour la respiration, dans les nerfs qui se rendent aux muscles respiratoires et, pour le cœur, dans le pneumo-gastrique. Une lésion directe du centre respiratoire est également démontrée ; mais on ne saurait dire encore si

(1) Terrier, *Manuel d'anesthésie chirurgicale*, Paris, 1894.
(2) Lutze, *Uber den Einfluss der Chloroformnarkose auf die Nieren* Dissert. Würzburg, 1890.

elle résulte d'une paralysie directe ou bien d'une excitation amenant un rapide épuisement de l'excitabilité (Kappeler).

Les contractions utérines, dans l'accouchement, ne sont pas supprimées.

L'*élimination du chloroforme* hors de l'organisme se fait par les poumons, la peau et les reins et, par ces derniers, principalement sous forme de chlorures (Zeller).

Le passage du chloroforme dans d'autres *produits de sécrétion*, par exemple, dans le lait, est une chose certaine. Zweifel a pu aussi démontrer son passage dans le sang du *fœtus*.

Accidents. — Parmi les *accidents fâcheux* pouvant survenir pendant la narcose chloroformique, nous mentionnerons en première ligne les *vomissements*, qui peuvent se présenter à toutes les périodes de la narcose, mais qui sont cependant plus fréquents au début, alors que la connaissance n'est pas encore entièrement éteinte ou à la fin de la narcose, avant le réveil. C'est à cette circonstance qu'il faut attribuer la rareté de l'asphyxie, chez les chloroformisés, par suite de la pénétration du contenu stomacal dans les voies aériennes. Kappeler, sur 101 cas de mort par le chloroforme, n'a pu en trouver que 2, dans lesquels une mort rapide par asphyxie s'est produite à la suite de la pénétration dans les voies respiratoires des matières vomies.

De même que les autres anesthésiques, le chloroforme donne lieu parfois à une excitation psychique très intense, à une violente agitation musculaire, avec spasmes toniques et cloniques, particulièrement chez les alcooliques et les femmes atteintes d'hystérie.

Plus importants et plus graves sont les accidents qui s'observent du côté de la *respiration*. Il n'est pas rare de voir se produire au commencement de la narcose un arrêt de la respiration en expiration, déterminé par un réflexe des branches du trijumeau. Cette apnée, qui, s'accompagnant ordinairement d'un peu de cyanose de la face, a une durée plus ou moins longue, se répète quelquefois, peut disparaître d'elle-même ou être facilement combattue. Plus dangereux est l'arrêt de la respiration, qui se manifeste pendant la période d'excitation, alors que l'abdomen présente la dureté d'une planche, que le thorax est immobile, la langue poussée vers la paroi postérieure du pharynx et, par suite, l'épiglotte pressée en bas vers les cartilages aryténoïdes, de sorte qu'il en résulte un obstacle complet à l'entrée de l'air.

Que la mort puisse survenir dans ces circonstances, cela est hors de doute, bien qu'on puisse facilement remédier à cet accident. Dans les périodes ultérieures de la narcose, il peut se produire, lors du relâchement complet des muscles, un autre obstacle à la respiration, qui résulte de ce que la langue, poussée en arrière, presse l'épiglotte sur les cartilages aryténoïdes et ferme ainsi le larynx. [Dans le cas d'asphyxie par renversement de la langue en arrière, on a imaginé plusieurs variétés de pinces à traction et d'ouvre-bouche dont nous donnons ici les principaux modèles utilisés en France (v. p. 33)]. Cet obstacle à la respiration, auquel on peut facilement remédier, est caractérisé par les troubles respiratoires et par la cyanose, notamment celle des lèvres. Enfin il faut encore faire mention de cet état auquel on a donné le nom d'*asphyxie chloroformique*, et qui, ne s'accompagnant d'aucun obstacle mécanique à l'entrée de l'air dans les poumons, consiste dans une brusque interruption des mouvements respiratoires avec teinte pâle, bleuâtre ou franchement cyanotique du visage. Le pouls et les battements du cœur sont encore sensibles, mais, l'arrêt de la respiration se prolongeant, ils s'affaiblissent et disparaissent enfin entièrement. Il s'agit évidemment ici d'une *atteinte directe portée au centre respiratoire* (Kappeler).

Mais les plus grands dangers qui menacent le chloroformisé proviennent des troubles de l'*activité cardiaque et de la circulation*. A côté de la faiblesse passagère et de l'irrégularité du pouls on observe assez souvent les phénomènes connus sous le nom de *syncope chloroformique*. Kappeler (1) nous donne de cet accident, redouté à juste titre, la description classique suivante : « Sans aucun signe avant-coureur, ordinairement même sans troubles essentiels de la respiration, la face du chloroformisé prend brusquement, comme par un coup de baguette magique, une couleur cireuse, cadavérique, les traits du visage s'affaissent, la cornée perd son éclat, les pupilles, dilatées au maximum, ne réagissent absolument plus, et la mâchoire inférieure s'abaisse. En même temps le pouls radial disparaît, et les bruits du cœur cessent d'être perceptibles. Les muscles sont relâchés, et les membres, quand on les soulève, retombent inertes. En même temps que le cœur cesse de battre on voit aussi disparaître les mouvements de la respiration ; parfois seulement

(1) Kappeler, *loc. cit.*

quelques mouvements de la respiration irréguliers, superficiels, saccadés, se manifestent encore après la cessation des contractions du cœur. »

A propos de la *mort par le chloroforme* nous avons d'abord à faire mention de ces cas, dans lesquels les patients se sont brusquement éteints dès les premières inhalations. On a attribué ces cas, soit à une idiosyncrasie de certains individus à l'égard du chloroforme, soit à une action réflexe des vapeurs chloroformiques sur les terminaisons du trijumeau dans la muqueuse nasale et sur les ramifications du nerf laryngé supérieur dans le larynx. Ce réflexe amènerait plus rarement la mort. Mais, d'après Kappeler, on n'observe point, chez l'animal sain, de syncope primitive, et, chez l'homme, si le chloroforme est employé avec prudence, on observe assez fréquemment un arrêt momentané de la respiration, mais jamais un ralentissement considérable du pouls ou une interruption passagère des contractions cardiaques ; il admet donc que la production d'une syncope réflexe primitive mortelle peut être due à un second facteur, soit à un agent s'opposant aux réflexes, un choc traumatique, par exemple, soit à une hypéresthésie des centres nerveux, à une affection du cœur et de ses ganglions. Le chloroforme ne jouerait donc ici qu'un rôle secondaire, et nous pourrions assimiler ces cas de mort à ceux que nous voyons parfois se produire sous l'influence de la terreur ou d'un choc. Nous sommes aussi de cet avis, et nous citerons, à l'appui, parmi les cas les plus récents, celui de Pierre Delbet (1). Il s'agissait d'une malade, à laquelle on devait extirper un goître. Elle éprouvait, avant l'opération, une forte angoisse, et au moment où, après avoir versé le chloroforme sur une compresse, on allait la lui approcher du nez, on s'aperçut que la malade était morte. D'autres cas du même genre pourraient aussi être cités.

Il est d'autres cas de mort, dans lesquels le chloroforme ne joue qu'un rôle indirect ; tels sont ceux résultant de la pénétration de corps étrangers, matières vomies, dents artificielles, dans le larynx. De même, dans les périodes ultérieures de la narcose, la langue, tombant en arrière, peut aussi donner lieu à une asphyxie mortelle, si l'on n'a pas pris les précautions nécessaires en pareil cas.

(1) Pierre Delbet, *Revue de Chirurgie*, Paris, XXV, 1902.

Mais c'est à l'intoxication chloroformique que l'on doit attribuer exclusivement ou presque exclusivement ces cas de mort, qui, s'accompagnant d'un arrêt de l'action cardiaque et de la respiration, surviennent brusquement et d'une manière inattendue. Depuis bien des années on discute sur cette question : quelle est de la *respiration ou de la circulation celle qui s'arrête la première*, en d'autres termes, la mort survenant sous l'influence du chloroforme est-elle une mort par syncope ou une mort par asphyxie ? La commission d'Hyderabad, se fondant sur des expériences faites sur des animaux, s'est prononcée en faveur de cette dernière hypothèse. Chez l'homme, au contraire, on a constaté, comme le montre nettement le rapport détaillé de la British Medical Association (1), que le plus grand nombre des cas de mort survenaient au milieu des phénomènes d'une *paralysie cardiaque primitive*. Cette question, ainsi que Kappeler le fait d'ailleurs observer avec raison, a perdu toute importance et tout intérêt, depuis qu'a été physiologiquement démontrée l'action directe des vapeurs chloroformiques sur le centre respiratoire, et qu'a été mise entièrement hors de doute une action directe du chloroforme sur le cœur. Il faut d'ailleurs bien remarquer que, ni chez l'homme, ni chez l'animal, la mort par le chloroforme, ayant son origine dans la respiration, n'est nullement une mort par asphyxie dans le sens où l'entendait Bichat (accumulation de l'acide carbonique dans le sang). L'arrêt de la respiration serait ici un arrêt brusque, non précédé de troubles de la respiration ; il s'agirait d'une *syncope respiratoire*. Plus se sont multipliées les observations sur la mort par le chloroforme, plus il est devenu évident qu'ici l'arrêt simultané des contractions cardiaques et des mouvements respiratoires ou l'arrêt primitif du cœur, tantôt précédé, tantôt suivi de l'arrêt de la respiration, sont beaucoup plus fréquents que l'arrêt primitif des mouvements respiratoires. Et pourquoi n'en serait-il pas ainsi ? demande Kappeler. La paralysie du centre vaso-moteur dans la narcose chloroformique a été clairement démontrée ; le cœur est, par suite, forcé de fonctionner avec une activité extraordinaire et finalement à s'épuiser ; les recherches de Kronecker et Schmey ont prouvé que le chloroforme exerce une action paralysante sur le système de coordination des contractions ventricu-

(1) *Report of the Anaesthetics committee*, London, 1900.

laires, ayant son siège dans le cœur ; François Frank et d'autres observateurs ont établi irréfutablement l'action toxique du chloroforme sur le muscle cardiaque lui-même, et récemment Winogradoff a trouvé, dans les cas de mort aiguë par le chloroforme, une altération des ganglions du cœur. Nous ne devons pas nous étonner qu'un cœur sain succombe à l'action des vapeurs chloroformiques, mais un cœur déjà auparavant malade y succombera encore bien plus sûrement, et, dans ce cas, il suffira d'une faible dose du médicament pour provoquer l'arrêt du cœur. Le dernier coup mortel part-il du cœur lui-même, ou bien faut-il admettre l'intervention d'une irritation du noyau bulbaire du pneumogastrique par le chloroforme qui circule dans le sang ? C'est ce que nous ne pouvons décider (1) (v. p. 14).

Quant à l'*examen cadavérique* à la suite de la mort subite par le chloroforme, il est, en général, négatif et ne nous donne aucun renseignement positif sur le mécanisme de la mort. Le seul fait constamment observé est la *fluidité du sang*, phénomène cadavérique qui est plutôt lié à la mort subite, quelle qu'en soit la cause, qu'à l'action du chloroforme. L'*odeur de chloroforme*, souvent trouvée sur le cadavre, n'est pas elle-même, suivant Kappeler, un signe caractéristique de l'empoisonnement chloroformique ; on l'a trouvée, en effet, dans le cerveau de maints cadavres, sans qu'il eût existé aucun empoisonnement par le chloroforme. On a aussi plusieurs fois constaté la présence de *bulles de gaz* dans le sang, et Lesser, se basant là-dessus, a cherché à expliquer la mort par le chloroforme en disant que l'accumulation de ces bulles dans le cœur avait pour effet de paralyser les valvules. Mais Kappeler a démontré que ces bulles gazeuses du sang étaient formées par de l'*azote*, et ne constituaient nullement un fait particulier à la mort par le chloroforme, mais devaient être considérées comme un phénomène de putréfaction cadavérique. C'est seulement dans le cas où, pendant la vie, on constaterait dans le système vasculaire une plus grande quantité de gaz, ce qui jusqu'ici n'a été observé qu'une seule fois par Pirogoff, que l'explication ci-dessus indiquée pourrait avoir quelque valeur.

(1) A. Mayor (de Genève), *Considérations sur l'anesthésie par l'éther et le chloroforme* (*Presse médicale*, 30 janvier 1904, p. 65, n° 9). Dans cet article, Mayor se déclare partisan convaincu de l'éther (N. D. T.).

Enfin il faut encore mentionner l'*état thymique* ou *lymphatique*, sur lequel Paltauf et Kundrat ont les premiers attiré l'attention, état dans lequel le chloroforme est mal toléré. Ici la mort subite dépend moins d'une intoxication chloroformique spéciale que d'une excitation du cœur et du système nerveux, particulière aux personnes en question. Le diagnostic de cet état sur le vivant est souvent difficile à établir (voyez *les généralités*).

Effets tardifs. — Les dangers du chloroforme ne disparaissent pas avec le réveil du patient. De même que l'on a reproché à l'éther de donner lieu à un grand nombre d'effets consécutifs, auxquels succombent plus tard les malades, nous pouvons aussi, à propos du chloroforme, faire mention d'effets tardifs, qui, sans être plus rares, sont, en tout cas, beaucoup plus dangereux que ceux résultant de l'emploi de l'éther. Abstraction faite des légers accidents consécutifs à la narcose, tels que l'ictère passager ou les complications rénales, dont nous avons déjà fait mention, nous rencontrons notamment une *dégénérescence graisseuse du cœur, du foie et des reins*. Casper, Ungar, Nothnagel, Junker (1), Heinz (2), Bastianelli et d'autres observateurs encore, ont déjà attiré l'attention sur cette altération et démontré qu'il existe une « mort tardive » par le chloroforme, c'est-à-dire que, plusieurs heures, plusieurs jours même après la narcose, les malades peuvent mourir subitement des suites de la chloroformisation. Ne voulant pas donner un compte-rendu détaillé des travaux publiés sur cette question nous dirons seulement que cette dégénérescence graisseuse n'est pas due, comme quelques-uns l'admettent, à une dissolution des globules rouges, déterminée par le chloroforme, mais bien à une action directe du chloroforme sur les tissus eux-mêmes. Elle se produit donc de la même manière que les *dégénérescences graisseuses par intoxication*, et l'action du chloroforme sur les tissus, d'où résulte la dégénérescence graisseuse, pourrait être comparée à l'action de l'*iode* dans l'intoxication déterminée par l'iodoforme (3).

Les *phénomènes cliniques*, parmi lesquels survient la mort

(1) Junker, *Uber fettige Entartung infolge von Chloroforminhalationen*, Bonn, 1883.

(2) W. Heinz, *La mort tardive par le chloroforme*, Leyden, 1896.

(3) Binz, *Archiv für experimentelle Pathologie und Pharmakologie*, tomes VIII et XIII.

tardive par le chloroforme, consistent le plus souvent en vomissements violents et répétés, accélération du pouls, troubles psychiques et collapsus subit. La mort doit donc être mise sur le compte non d'un organe isolé, mais de plusieurs organes importants pour la vie. Elle est donc due à une intoxication générale. Au point de vue anatomo-pathologique, on trouve, sur de tels cadavres, une dégénérescence graisseuse, notamment du cœur et du foie. Les stries transversales des fibres musculaires ne sont souvent conservées que sur un petit nombre de coupes, les noyaux cellulaires ont disparu. Dans le foie, la préparation microscopique montre un détritus graisseux, la disparition des épithéliums. Dans les reins, altérations analogues. Cette dégénérescence graisseuse se présente à la suite d'une narcose chloroformique prolongée et surtout de narcoses répétées à de courts intervalles (1). Nous voudrions particulièrement attirer l'attention sur cette dernière circonstance, parce qu'il arrive assez souvent, notamment dans les services *gynécologiques*, que l'on narcotise d'abord *pour établir le diagnostic*, et *bientôt après pour faire l'opération*. Et c'est là un fait qui mérite d'être pris en considération. Lors donc que nous lisons dans Heinz (2) que, à la clinique gynécologique de Leyden, on chloroformise ainsi régulièrement deux fois, nous comprenons bien qu'il ait pu recueillir de si abondants matériaux pour ses recherches. Fort intéressants et vraiment curieux sont, d'un autre côté, les cas rapportés par v. Nussbaum (3), dans lesquels des malades atteints d'affections

(1) Dans sa leçon « le chloroforme et l'appareil urinaire » (*loc. cit.*) voici comment s'exprime le Pr Guyon à propos de l'action du chloroforme sur les reins : « La pratique de la chirurgie urinaire m'a permis, depuis bien longtemps, de constater que nous sommes autorisés à ne pas considérer des lésions rénales, dont nos malades sont si habituellement atteints, comme une contre-indication à l'emploi du chloroforme. Les résultats obtenus m'ont permis d'écrire dans mes leçons et de bien souvent démontrer que l'on peut faire usage du chloroforme alors que « les altérations rénales sont évidentes et même lorsqu'elles sont avancées ». Cliniquement, on n'observe pas chez les urinaires d'accidents imputables au chloroforme. Les suites des interventions entreprises dans ces conditions peuvent être heureuses, alors que les circonstances obligent à se soumettre à des lenteurs nécessaires ; néanmoins, la clinique et l'expérimentation indiquent nettement qu'en pareil cas, les intérêts du malade sont mieux sauvegardés quand l'acte opératoire n'est pas trop prolongé. » (N. D. T.)

(2) Heinz, *loc. cit.*

(3) Nussbaum, *Uber Chloroform wirkung*, Vortrag, gehalten in München, 1884.

de la moelle épinière ont été, à cause de leurs violentes douleurs, chloroformisés *pendant des années 2 ou 3 fois par jour ;* il a même connu, dit-il, une dame qui, en deux ans, fut chloroformisée près de 3000 fois (!), absorbant chaque fois 40 grammes de chloroforme ; et cependant elle recouvra entièrement la santé ! Qu'après de tels résultats v. Nussbaum ne considère pas le chloroforme comme un poison, mais admette « qu'il y a peu de médicaments aussi inoffensifs », il n'y a pas lieu de nous en étonner ! Mais nous doutons fort que des faits aussi heureux se soient jamais depuis lors reproduits.

Parmi les autres inconvénients du chloroforme il faut signaler celui qu'il a *de se décomposer en présence du gaz d'éclairage, du pétrole et des bougies.* Fischer (1), Zeller (2), Bossart (3), Köttschau (4), firent remarquer, en 1889, que, à la suite d'un séjour prolongé dans un espace ainsi éclairé, dans lequel des chloroformisations avaient été pratiquées, les médecins, les aides, les infirmiers, avaient été pris, presque plus vivement encore que le patient chloroformisé, d'accès de toux, qui devinrent de plus en plus intenses. Ils éprouvèrent, en outre, une sensation d'oppression dans la tête, de la céphalalgie, des vertiges, des nausées et même des vomissements. Köttschau raconte même qu'il fut pris en même temps que de violentes nausées et d'une toux pénible, de défaillances qui se seraient répétées plusieurs fois dans la nuit. Déjà avant les auteurs que je viens de citer, Mayer et Stobwasser, dans le même journal, avaient exprimé l'opinion que la combinaison des gaz de la combustion avec le chloroforme semblait fournir un produit, qui, inhalé, exerçait une action extrêmement fâcheuse sur la muqueuse des organes respiratoires, provoquait une sensation de grattement dans le larynx et le tube aérien, de forts accès de toux, de la céphalalgie, phénomènes qui, se manifestant chez tous les assistants, ne disparaissaient qu'après qu'ils avaient quité la salle. Iterson (5), de Leyden, a vu se produire à plusieurs reprises, pendant la narcose chloroformique, une asphyxie grave et subite dans une salle d'opérations, où, à cause du froid extrême, on avait allumé le gaz four-

(1) Fischer, *Berliner klin. Wochenschrift*, 1889.
(2) Zeller, *ibid.*
(3) Bossart, *ibid.*
(4) Köttschau, *Münchener med. Wochenschrift*, 1889.
(5) Iterson, *Berliner Klin. Wochenschrift*, 1888.

ni par l'appareil à éclairage. Il a même, dit-il, eu à déplorer un cas de mort qu'il n'a pu attribuer qu'aux effets funestes du chloroforme combiné avec les produits de la combustion du gaz d'éclairage. Les effets nuisibles du chloroforme à la lumière du gaz ont encore été l'objet d'un travail très intéressant de Zweifel (1), qui a fait, à ce sujet, cette observation nouvelle et digne de remarque, « que les gaz qui prennent naissance dans cette décomposition sont en état de provoquer, dans les *laparotomies*, de graves et menaçantes affections pulmonaires. » Dans neuf laparotomies, pratiquées en narcose chloroformique et à la lumière du gaz, « deux femmes, ayant subi l'opération césarienne et qui n'avaient séjourné que peu de temps dans la salle d'opérations, restèrent indemnes, les autres, et celles surtout qui avaient été opérées en dernier lieu, furent prises soit de toux, soit de respiration stertoreuse, soit de pneumonies catarrhales graves. » Il recommande donc, quand on opère à la lumière artificielle, à moins que ce ne soit à la lumière électrique, d'avoir recours à la narcose par l'éther, qu'il a, en effet, employée lui-même dans huit laparotomies, dans lesquelles il ne se produisit pas le moindre accès de toux, et qui donnèrent lieu à une guérison parfaite. Schönborn, Hofmeier et Rosenberger, ont publié des cas analogues.

Il était donc d'un grand intérêt pour la pratique médicale d'étudier de plus près ces produits de décomposition, de les analyser et d'établir, autant que possible, des règles permettant d'en éviter les funestes effets. C'est à cette tâche que s'est consacré Rudolph (2), sous la direction du professeur Kunkel. Comment se produit cette altération de l'air ? Il était facile de répondre à cette question : les vapeurs chloroformiques répandues dans la salle d'opérations arrivent avec l'air de l'atmosphère dans la partie brûlante de la flamme, y sont brûlées et décomposées. Les produits de décomposition, prenant ainsi naissance sont, d'après le professeur Benhard :

1. Gaz oxychloride-carbonique (gaz phosgène, $C\,Cl^2\,O$) ;
2. Acide chlorhydrique (H cl.) ;
3. Chlore libre, à coté de quelques autres substances non encore étudiées.

(1) Zweifel, *ibid.*, 1889.
(2) Rudolph, *Die Zersetzung von chloroformdämpfen durch Gaslicht. Inaugural-Dissertation*, Würzburg, 1891.

Stapp et Schmiedeberg ont trouvé aussi, comme produit de décomposition, le gaz phosgène. Rudolph, se basant sur des recherches très exactes, a démontré que le chloroforme, dans le cône incandescent d'une flamme, se décompose en majeure partie en *acide chlorhydrique* et ne donne naissance qu'à une très petite quantité de chlore. Quant à l'oxyde de carbone, au gaz phosgène, à l'acide formique et à l'acide acétique, on ne trouve aucune trace appréciable de ces composés. Or, l'*acide chlorhydrique* suffit pour donner naissance aux phénomènes ci-dessus mentionnés ; c'est ce qui ressort clairement des expériences de Lehmann et Matt (1), d'après lesquelles, quand la quantité d'acide chlorhydrique existant dans une chambre est de 0,01 à 0,05 0/00, on peut encore y travailler, mais on commence à y éprouver certain malaise. Si la quantité d'acide chlorhydrique dépasse 0,05 0/00, le travail y devient généralement impossible. Or Rudolph a calculé que, dans une chambre de 100 m^3, dans laquelle 10 gr. de chloroforme sont décomposés à la lumière du gaz, l'air atmosphérique contient une si forte proportion (0,059 0/00) de vapeurs d'acide chlorhydrique, qu'il est absolument impossible d'y séjourner et d'y travailler pendant longtemps. Or, comme il arrive fréquemment que, dans le cours d'une opération, la quantité de chloroforme consumée est de 30 à 40 gr. et au delà, on comprend que la quantité d'acide chlorhydrique deviendrait alors si considérable, qu'il ne faudrait pas songer à travailler dans une telle chambre, si, ce qui est le cas dans la plupart des salles d'opérations, une grande partie de l'air n'était pas débarrassée de l'acide chlorhydrique soit par la ventilation soit par l'humidité (on sait, en effet, que l'eau dissout 400 à 500 fois son volume d'acide chlorhydrique). Le meilleur moyen d'éviter cette décomposition du chloroforme est naturellement d'avoir recours à l'emploi de la lumière électrique (2). Là où on ne pourra pas en disposer, on suivra le conseil de Zweifel et on remplacera le chloroforme par l'éther.

Fréquence de la mort par le chloroforme. — Nous en avons déjà parlé à propos de la narcose par l'éther. La mort par le

(1) Rudolph, *loc. cit.*

(2) Dans la nouvelle salle d'opérations construite tout récemment à Necker pour le professeur Guyon, on a disposé, pour les cas nocturnes d'urgence, de puissants réflecteurs électriques mobiles, permettant d'éviter ces accidents (N. D. T.).

chloroforme est, toutes les statistiques sont d'accord sur ce sujet, beaucoup plus fréquente que celle par l'éther ; d'après la statistique de Gurlt, pour l'année 1897, on compte 1 cas de mort sur 2075 narcoses chloroformiques. Nous n'avons pas ici à entrer dans les détails de toutes les statistiques publiées ; qu'il nous soit permis seulement de mentionner ici celle concernant la mortalité par narcose, aux Etats-Unis d'Amérique, pour l'année 1900 (1). D'après cette statistique, il s'est produit un cas de mort par l'éther sur 16675 narcoses, et un cas de mort sur 3749 narcoses par le chloroforme. On a souvent objecté à ces résultats de la statistique que, s'ils sont beaucoup plus favorables à l'éther, c'est que beaucoup de cas de mort par l'éther ne se produisent qu'après la narcose et ne sont par conséquent pas consignés dans la statistique. Mais nous ferons observer que, d'après ce que nous avons déjà dit à propos du chloroforme, les *cas de mort tardive* s'observent aussi bien *après l'emploi du chloroforme* qu'après celui de l'éther, et que ces cas ne sont pas non plus consignés dans les statistiques. Dans l'état actuel de nos connaissances nous pouvons formuler cette proposition, que les cas de mort par le chloroforme sont deux à trois fois plus fréquents que les cas de mort par l'éther.

Moyens à employer pour combattre les dangers de la narcose chloroformique. — D'après ce que nous avons dit plus haut, nous nous trouvons ici le plus souvent en présence d'une syncope *du cœur ou de la respiration*. Est-ce le cœur qui s'arrête le premier, ou bien est-ce la respiration ? Peu nous importe, parce que, dans ces deux états, la *respiration artificielle* constitue le moyen sur lequel nous pouvons tout d'abord le plus compter. Grâce à ce moyen, nous rétablissons, dans l'arrêt de la respiration, la ventilation naturelle du sang, et nous rendons possible une meilleure élimination du chloroforme par les poumons. Dans la syncope primitive du cœur, la respiration artificielle est encore le moyen qui pourra le mieux venir en aide au cœur paralysé en lui amenant du sang riche en oxygène. Les meilleures méthodes de respiration artificielle sont celles de Sylvester, Schüller et Roux ; nous renvoyons sur la manière de les pratiquer à ce que nous avons déjà vu dans les généralités. Mais il faut toujours bien s'assurer, avant de les mettre en usage, que l'air

(1) *Facta and figures from the Census of 1900*. Yonkers, New-York.

peut librement entrer dans le larynx et en sortir, c'est-à-dire que nous nous assurerons que la langue n'est pas tombée en arrière et ne presse pas contre l'épiglotte. Pour remédier à cet accident, nous aurons recours à la méthode d'Esmarch-Heiberg ou de Kappeler, qui consiste à soulever un peu la mâchoire (voyez *généralités*). Si ces moyens ne suffisent pas, et s'il s'agit surtout d'exciter l'activité cardiaque éteinte, le procédé de König-Maas, qui consiste à exercer des compressions rapides (120 et davantage par minute) sur la région cardiaque, pourra conduire au but et ramener parfois à la vie le malade qui paraissait mort. On joindra toujours à la respiration artificielle et au massage du cœur l'*inversion* proposée par Nélaton, c'est-à-dire la *position inclinée du malade, les jambes sur un plan plus élevé que la tête*. Si les moyens que je viens d'indiquer ne donnent pas bientôt un résultat, on n'hésitera pas à avoir recours à l'*infusion du chlorure de sodium*, non pas sous la peau, mais directement dans les veines (voyez *Généralités*).

Il ne faut rien attendre, dans les cas de ce genre, de l'emploi des médicaments à inhaler, du nitrite d'amyle, par exemple.

Mode d'administration du chloroforme. — Nous ferons remarquer d'abord que le narcotiseur doit, dans toute chloroformisation, avoir son attention fixée principalement sur la *pupille*, la *respiration* et le *pouls*. A l'égard du pouls les opinions sont toujours très divisées. Tandis que Kappeler et la plupart des autres chirurgiens tiennent encore à ce qu'il soit l'objet d'un examen attentif, nous connaissons un certain nombre d'opérateurs qui considèrent cet examen comme superflu, comme ne donnant aucune indication précise. Ils attribuent une importance beaucoup plus grande aux autres signes, tels que la dilatation subite de la pupille, la brusque pâleur du visage, etc. Nous ne fûmes pas peu étonné, à Londres, en entendant dire à un des maîtres les plus connus dans l'art d'anesthésier que cet examen du pouls, encore généralement usité chez nous, devait être considéré comme un moyen tout à fait secondaire.

Dans les cas de vomissements, on a soin de tourner la tête du malade du côté opposé à celui où se fait l'opération et d'enlever le mucus qui s'amasse dans la bouche et le pharynx. Contre les vomissements opiniâtres consécutifs à la narcose chloroformique et qui, comme on sait, peuvent survenir d'une manière très variable suivant la sensibilité du patient, Schüller (de Berlin) a recommandé l'emploi de l'*orexine*. Il a prescrit aussi bien les bases d'orexine que le tannate d'orexine, à doses répétées (de 0 gr. 3 à 0 gr. 4), dans des cachets, et il a été très satisfait des résultats obtenus. Tandis que, pendant un certain temps, il observait des vomissements presque après chaque narcose, ces vomissements ne se produisirent plus quand il eut fait usage de l'orexine. Nous dirons encore à ce sujet que le Pr N. Weljaminow (1) a employé avec succès les injections sous-cutanées de *spermine* de Poehl. Le Dr Chorwath, qui a comparé ensemble les résultats obtenus, formule, dans sa communication à l'Académie de médecine de Paris, les conclusions suivantes : Les personnes âgées, ainsi que les hystériques et les alcooliques supportent, sous l'influence de la spermine de Poehl, de beaucoup plus grandes quantités de chloroforme ainsi que des narcoses plus prolongées, et ces narcoses ont une marche plus régulière, plus unie, que celle des narcoses ordinaires. Les complications, telles que vomissements, asphyxie, arrêt du cœur, seraient rares.

Différentes manières de chloroformiser. — Abordant l'étude des *méthodes de chloroformisation*, nous constatons d'abord que les temps sont heureusement bien loin, où l'on maniait le chloroforme comme un liquide indifférent, le versant sans souci ni critique sur une compresse et l'approchant du visage du malade ! Actuellement il n'y a que deux méthodes de chloroformisation qui soient admissibles : la *méthode par gouttes* et celle

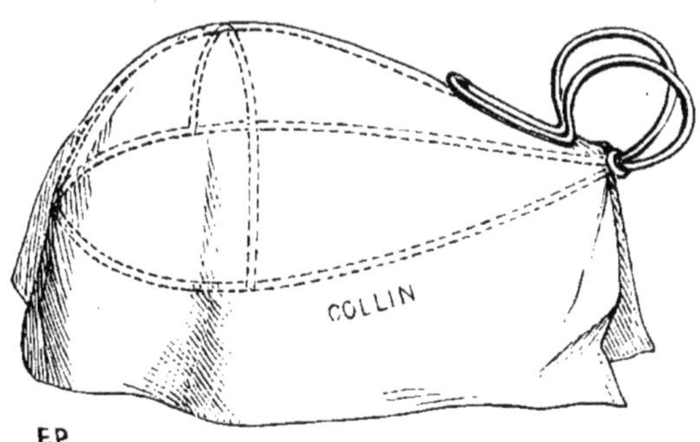

Fig. 32. — Masque du Pr Guyon.

avec des *appareils permettant un dosage exact du médicament*.

La première consiste, comme son nom l'indique, à verser

(1) Weljaminow, *Sitzungsprotokoll der St Petersburger medizinischen Gesellschaft*, 1891.

goutte à goutte le chloroforme sur le masque. Elle a été proposée et systématiquement mise en usage par Léon Labbé, en 1881,

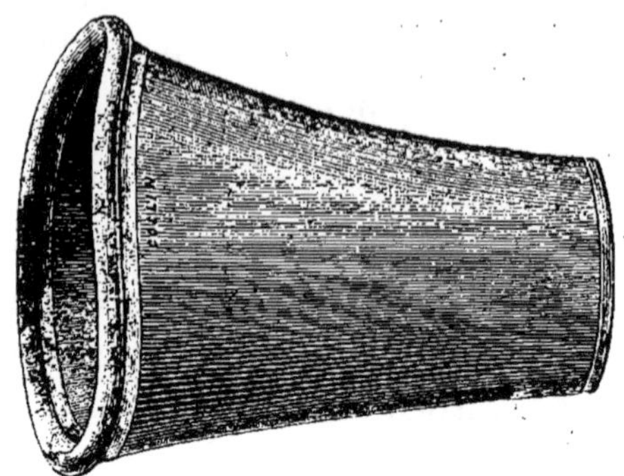

Fig. 53. — Cornet de Raynaud.

et elle a été généralement adoptée comme étant la méthode la plus simple. Grâce à elle, les cas de mort du début de la nar-

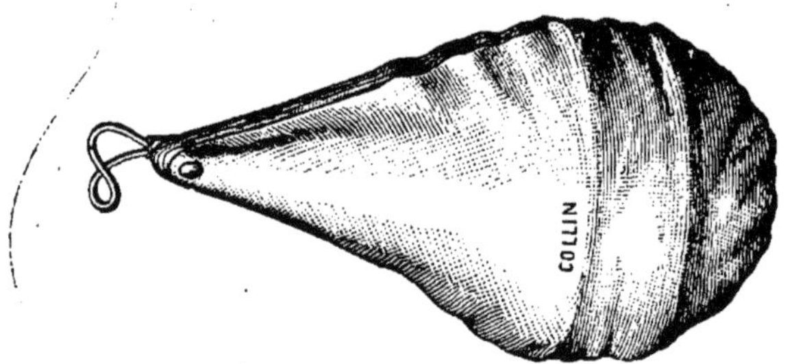

Fig. 54. — Masque de Collin.

cose ont été considérablement réduits. Elle présente encore les avantages suivants : on n'administre pas tout d'un coup une trop grande quantité de chloroforme, la quantité consommée a été presque réduite de moitié, le narcotiseur est obligé d'avoir constamment son attention fixée sur le malade. Il résulte de là que l'approche de symptômes dangereux peut être décelée à temps et que les conséquences peuvent ainsi en être prévenues. La narcose est devenue très uniforme, la période d'excitation et les vomissements sont devenus plus rares. Cette méthode a donné partout des résultats favorables et elle constitue pour le médecin, auquel l'anesthésie n'est pas très familière, la méthode la plus simple et la plus rationnelle. C'est avec raison que Witzel a dit que les statistiques seraient sans doute moins défavorables au chloroforme, si l'on se servait plus généralement de cette méthode, car ces statistiques ont été jusqu'ici plus ou moins assombries par l'état défectueux du produit ou par un mode d'emploi généralement irrationnel et même dangereux. Dans l'emploi de cette méthode on se sert des masques ordinaires, dont les plus connus sont les suivants :

[Les *masques du Pr Guyon, de Raynaud, de Collin* qui sont les plus habituellement employés en France (Fig. 52, 53 et 54).]

Le *masque d'Esmarch* (fig. 55). On le trouve dans le commerce, avec un flacon compte-gouttes (fig. 56), et une pince

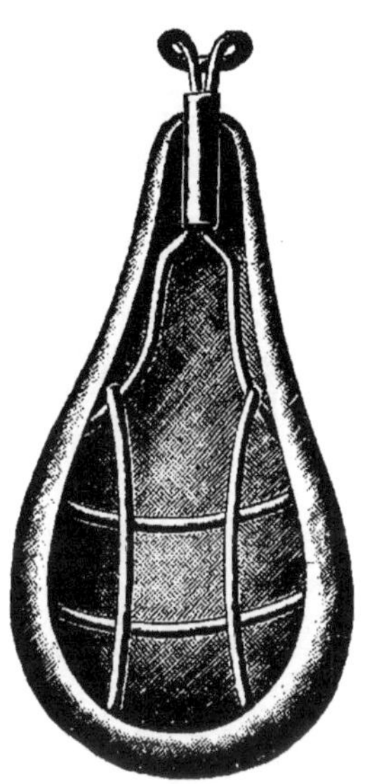

Fig. 55. — Masque d'Esmarch.

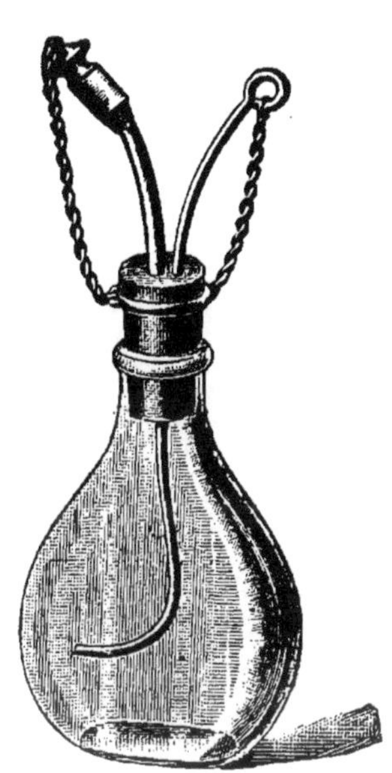

Fig. 56. — Flacon compte-gouttes.

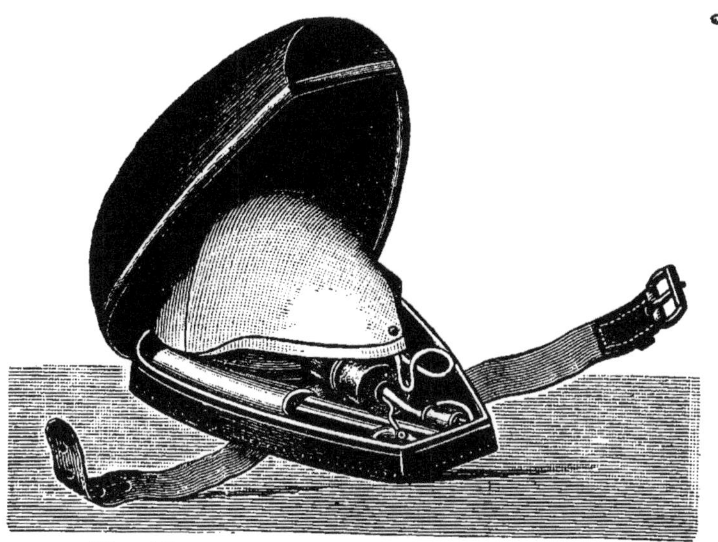

Fig. 57. — Masque d'Esmarch dans son étui.

linguale que nous avons déjà représentée (fig. 5 et 6, p. 29) souvent associée dans un même étui (fig. 57).

Un masque analogue est celui de *Skinner* (fig. 58 et 59).

Kirchhoff a ajouté à son masque une gouttière destinée à em-

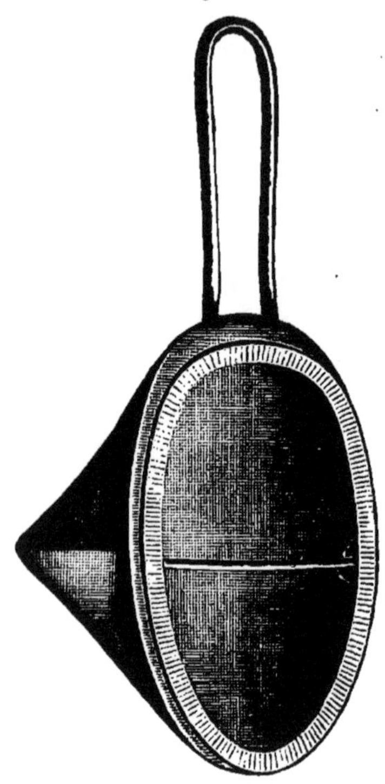

Fig. 58. — Masque de Skinner.

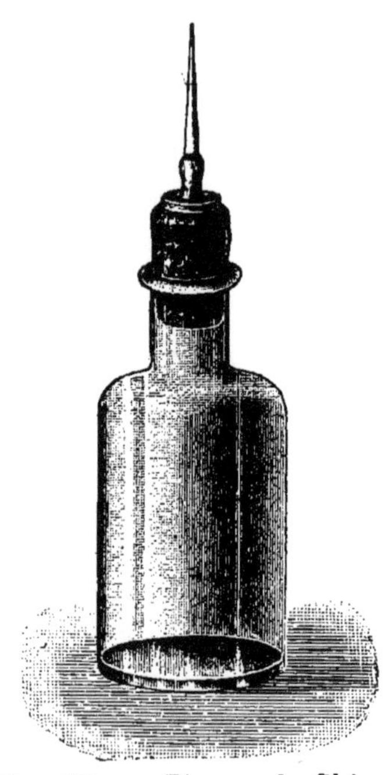

Fig. 59. — Flacon de Skinner

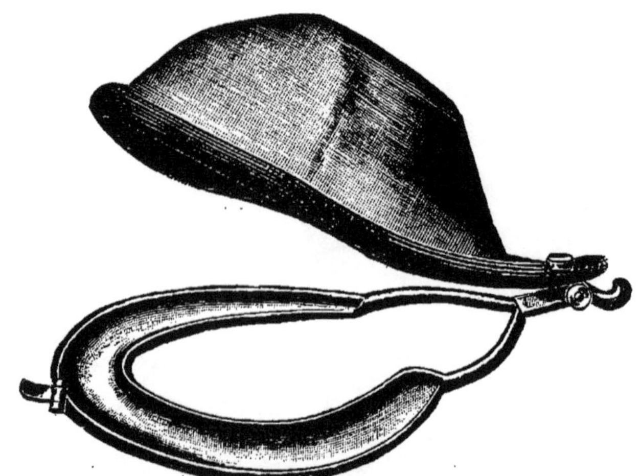

Fig. 60. — Masque de Kirchhoff.

pêcher le chloroforme de dégoutter sur le visage du patient et de produire ainsi des brûlures de la peau (fig. 60).

Masque de Kocher (fig. 61). — Il permet le libre accès de l'air pendant toute la chloroformisation. Il constitue une modification du masque de Girard.

Masque en verre de Vajna, de Budapest (fig. 62 et 63). — Il est très pratique et se distingue par sa simplicité et sa propreté.

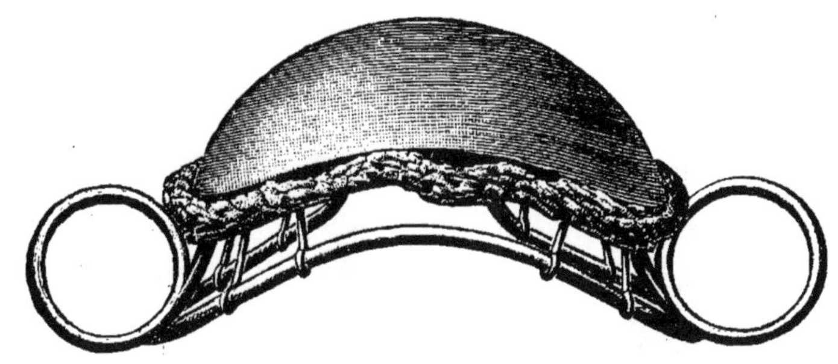

Fig. 61. — Masque de Kocher.

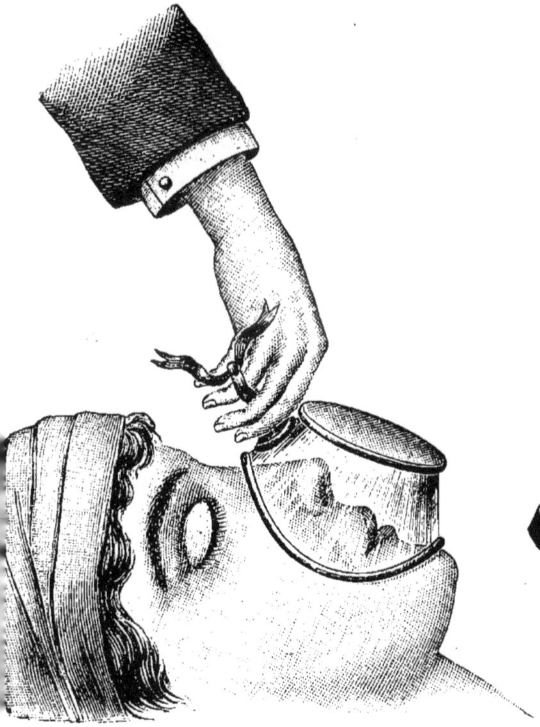

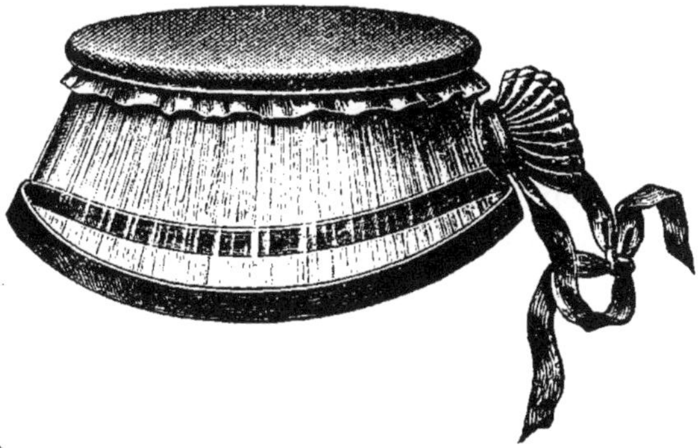

Fig. 62 et 63. — Masque en verre de Vajna.

Stobwaser a proposé pour la chloroformisation un masque avec *bandeau frontal* (fig. 64 et 65), dont l'emploi peut facilement être compris d'après la figure. Ce masque conviendrait particulièrement dans tous les cas où l'assistance médicale serait insuffisante (dans les petits hôpitaux, dans les accouchements, etc.). En fixant ce masque, au moyen d'une vis de pression, à une distance déterminée de la bouche et du nez, on pourrait régulariser beaucoup plus exactement la quantité d'air qui doit se mélanger aux vapeurs chloroformiques.

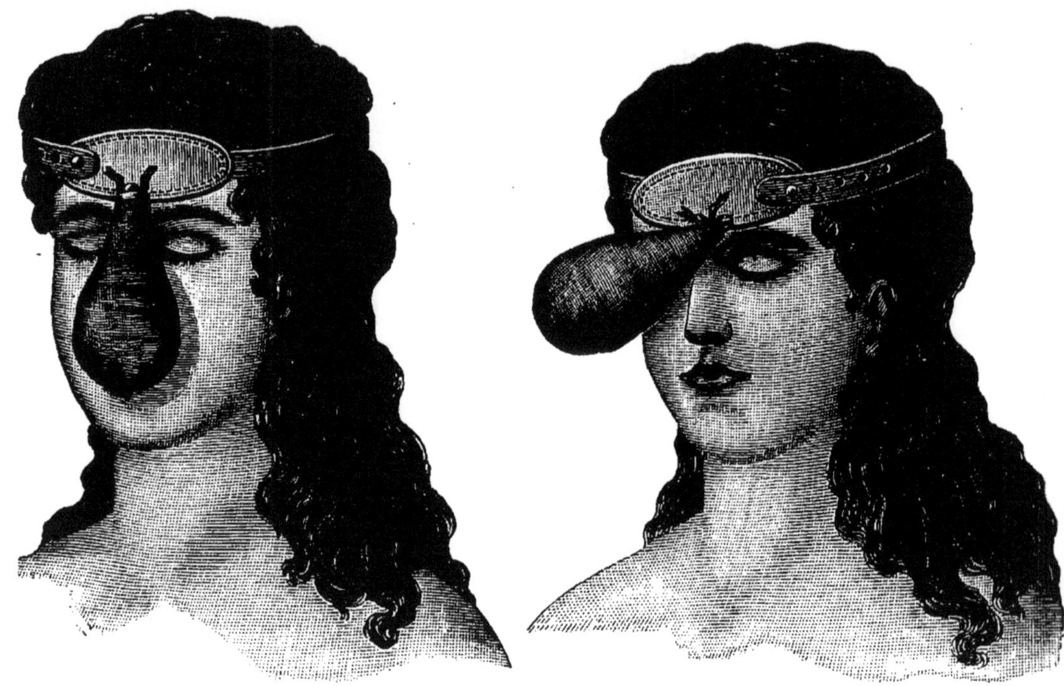

Fig. 64 et 65. — Masque avec bandeau frontal de Stobwaser

Parmi les masques pour chloroformisation pouvant aussi être facilement employés *pour d'autres anesthésies*, nous ferons mention des suivants :

Masque de Cheatle (Londres). — Ce masque peut être fabriqué séance tenante, avec n'importe quelle étoffe, que l'on fixe tout autour d'un anneau formé d'une tige de baleine, qui entre dans une poignée, au moyen de laquelle on la tend plus ou moins. La figure 66 montre de quelle manière on peut rétrécir ou agrandir ce masque. Quand on a fini de s'en servir, on retire la tige de baleine de la poignée, on la roule en cercle et on l'enferme avec la poignée, dans une trousse fort peu encombrante.

Masque de Schimmelbusch. — Il consiste en un cadre, sur lequel on peut tendre un morceau quelconque d'étoffe, ayant les dimensions voulues, de sorte que l'enveloppe peut ainsi, chaque fois, être facilement et rapidement renouvelée. Les figures 67 et

68 montrent clairement les dispositions de ce masque, garni et non garni. Schimmelbusch a fait fabriquer et garantir légale-

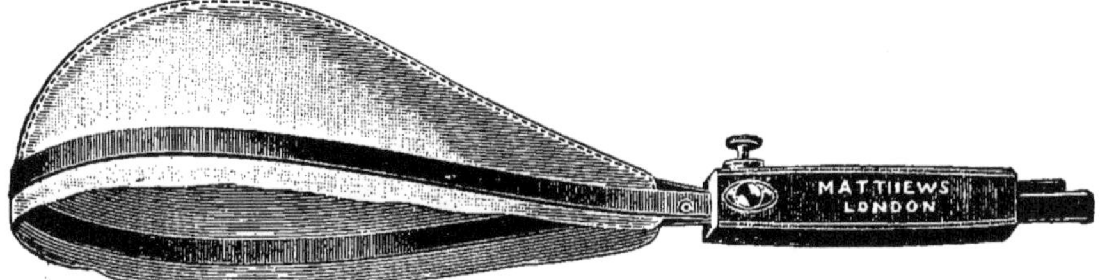

Fig. 66. — Masque de Cheatle.

ment une trousse, qui renferme les instruments nécessaires pour la narcose par le chloroforme ou par l'éther.

Masque de Schœnemann. — C'est une combinaison de divers appareils et il peut être utilisé pour l'emploi de plusieurs anesthésiques. L'appareil complet (fig. 69) est composé d'un masque de verre B, de deux pièces destinées à y être ajustées, D^a et D^b,

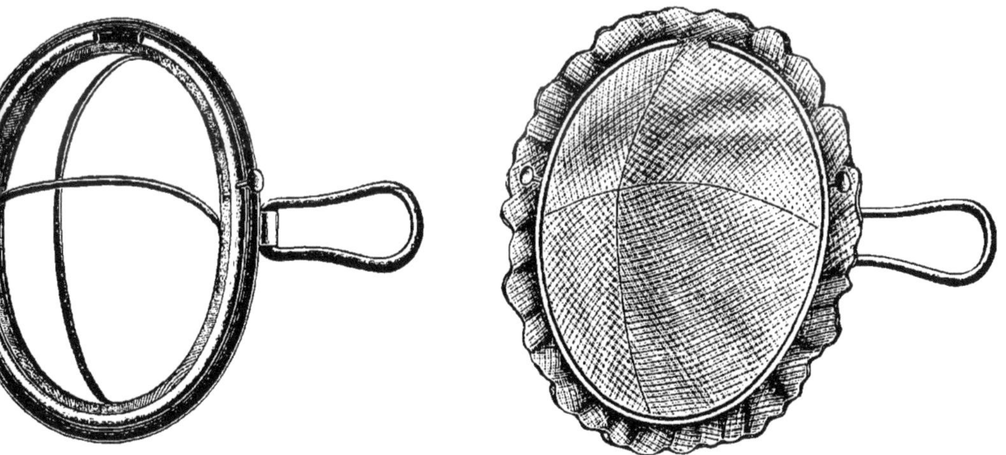

Fig. 67 et 68. — Masque de Schimmelbusch.

d'un récipient pour chloroforme d'après Kappeler, A, avec soufflerie E, et enfin de deux bouchons de caoutchouc C^a et C. Pour la *chloroformisation par gouttes*, on ajuste dans le masque de verre la pièce en forme de bouclier, D^b et l'on ferme le tuyau avec le bouchon C^a (les deux pièces D^a et D^b pénètrent avec leurs pointes dans les orifices de la respiration et sont ainsi fixées). Le chloroforme se verse goutte à goutte dans l'entonnoir, pendant que le masque est placé sur le visage du patient. La pièce en forme de bouclier D^b, qui embrasse l'extrémité de l'entonnoir, reçoit le chloroforme.

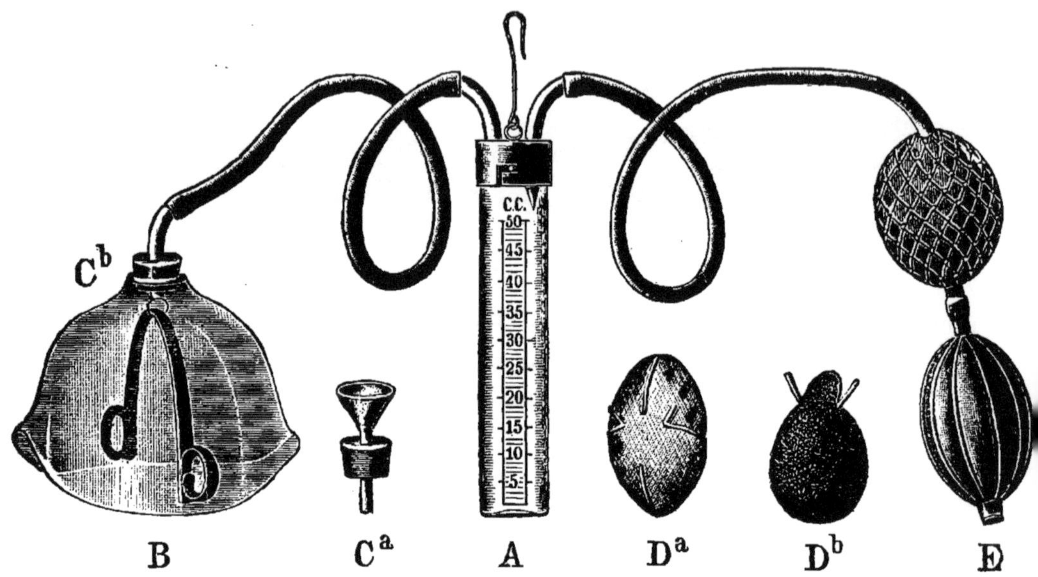

Fig. 69. — Masque de Schönemann.

Pour celui à qui il importe d'obtenir des narcoses vraiment remarquables et autant que possible inoffensives, les *seuls appareils à recommander sont ceux qui permettent d'introduire dans l'organisme, mêlées avec de l'air, des quantités exactement dosées de chloroforme.*

[*Machine à anesthésier du professeur Raphaël-Dubois* (de Lyon). — La méthode des mélanges titrés dus surtout aux admirables travaux de Paul Bert consiste à fixer d'une façon mathématique les relations qui existent entre les proportions d'un mélange à un titre rigoureusement déterminé et les effets physiologiques qui en résultent.

La machine du professeur Dubois a été expérimentée avec succès à Paris et à Lyon (fig. 70).

Elle peut servir non seulement à la fabrication des mélanges titrés d'air et de chloroforme ou d'éther mais à tout autre mélange d'un liquide vaporisable à différentes températures et d'un volume de gaz déterminé.]

Le premier qui mit en usage le principe de ce mélange fut, comme on sait, Snow, qui fit construire un appareil avec lequel on pouvait faire inhaler un mélange à 4 et demi pour cent de

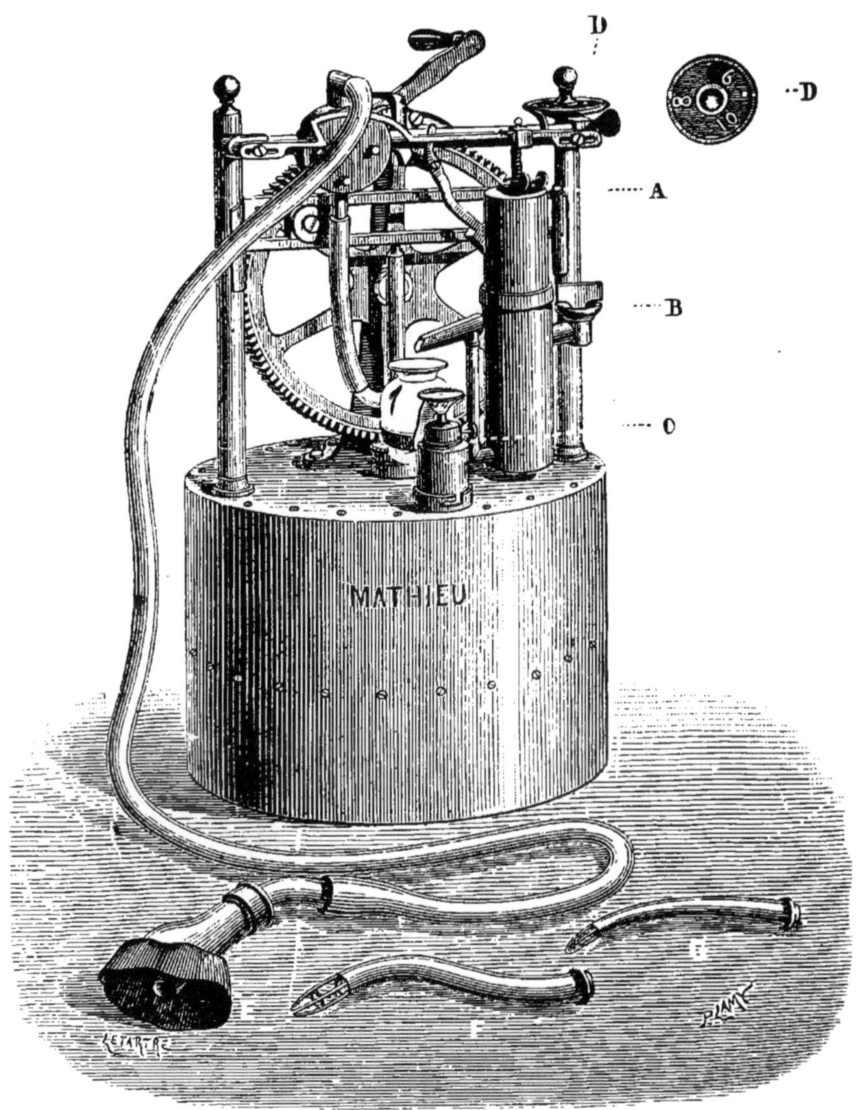

Fig. 70. — Machine à anesthésier du professeur R. Dubois (modèle Mathieu).

chloroforme et d'air. Mais cet appareil ne pouvait guère être adopté dans la pratique, pas plus que ceux de Clover, Sansom et Paul Bert. Les appareils trop compliqués devront toujours, même quand ils sont basés sur des considérations théoriques parfaitement exactes, céder le pas à ceux que le médecin peut plus facilement manier dans la pratique.

Parmi les appareils qui se sont depuis bien des années montrés avantageux, nous ne mentionnerons que les suivants :

1. *Appareils de Junker.* — Fabriqué par Krohne et Sesemann, à Londres, employé par Richardson, en 1867, et pour la première fois, avec le méthylène, dans une ovariotomie, par Spencer

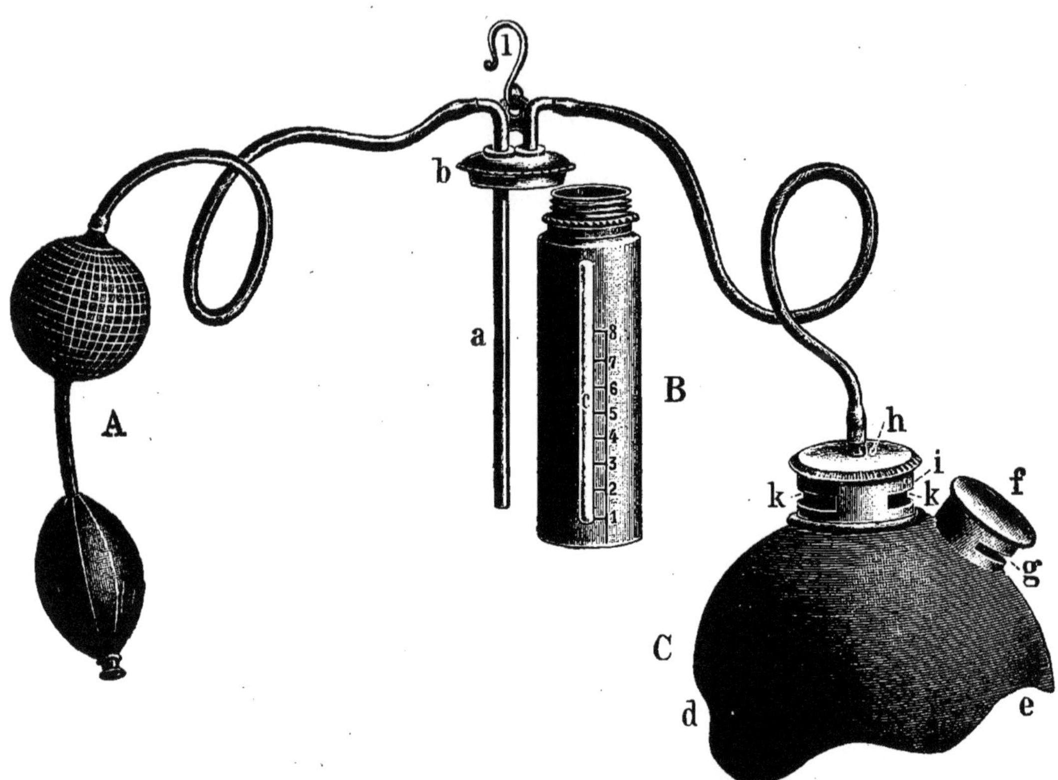

Fig. 71. — Appareil de Junker

Wells. Le résultat fut si satisfaisant, que, depuis cette époque, ni Spencer Wells ni les autres chirurgiens du Samaritan Free Hospital ne se sont servis d'un autre appareil. Comme il fut pour la première fois utilisé avec le méthylène, beaucoup pensèrent que le méthylène seul convenait à son emploi; mais il peut aussi bien servir à l'anesthésie par le chloroforme.

Il se compose (fig. 71) :

1° De la soufflerie du pulvérisateur à éther de Richardson, A ; 2° du flacon à chloroforme B ; 3° de l'embouchure C. Le tube adducteur de la soufflerie est en communication avec un tube d'argent ou de palladium *a*, qui traverse le couvercle à vis *b* du récipient de chloroforme et plonge jusqu'au fond de ce récipient. Le flacon à chloroforme est gradué et est couvert de cuir jusqu'à la bande *c*, qui permet de mesurer la quantité de chloroforme qui a été consommée. L'embouchure *c*, en caoutchouc durci, présente deux entailles, l'une plus profonde pour le nez, l'autre plus superficielle pour le menton. Dans l'appendice *f* se trouve la soupape d'expiration *g*; dans l'appendice *h*, qui fait communiquer l'embouchure avec le flacon à chloroforme, sont disposées deux soupapes *k*, pouvant se fermer au moyen du déplacement de l'anneau *i* et pouvant permettre à l'air atmosphérique d'entrer et de diluer davantage le mélange d'air et de chloroforme. Le flacon à chloroforme peut être suspendu à une boutonnière au moyen du crochet *l* (fig. 71).

Le principal avantage de cet appareil est, d'après Kappeler, de n'exiger qu'une très faible consommation de chloroforme. Ses inconvénients consistent en ce que le chloroformisateur a besoin de ses deux mains pour faire fonctionner l'appareil, qu'il se fatigue à pomper, et que le courant de chloroforme est parfois interrompu par la rupture des tubes de caoutchouc.

2. *Appareil à inhalations régulières de Krohne et Sesemann* (Londres). — Le principal avantage de cet appareil de Junker, modifié, consiste en ce que, par une très ingénieuse division du ballon insufflateur, on peut, chaque fois qu'on le comprime, déterminer exactement la quantité de chloroforme qu'on fournit au malade qui doit être anesthésié. Le ballon insufflateur présente, en effet, à sa surface, des anneaux disposés de telle sorte, que, par la compression de l'anneau supérieur, on fait vaporiser le moins de chloroforme, et, par la compression de l'anneau le plus inférieur, on en fait vaporiser le plus. Comme, d'après Snow (1), il faut 4 à 5 minutes pour obtenir une narcose paisible, 6 à 7 minutes dans des cas exceptionnels (chez les enfants et les adultes débiles 2 à 3 minutes peuvent même suffire), comme, d'un autre côté, d'après le même auteur, la quantité de chloroforme nécessaire pour obtenir la narcose est de 18 minims, c'est-à-dire 1 cm^3,17 = 1755 gr., il s'agissait pour Krohne et Sesemann de faire pénétrer cette quantité dans l'organisme d'une manière lentement progressive, sans troubler la régularité normale de la respiration. Ils admirent donc que, dans

(1) Snow, *Anaesthesia,* edited by Dr W. Richardson, 1858.

la première minute (20 inspirations), il fallait faire 20 compressions au huitième (compressions sur l'anneau supérieur) ; pour la deuxième minute, 20 compressions au quart (deuxième anneau) ; pour la troisième minute, 20 compressions à la demie (troisième anneau) ; pour la quatrième minute, 20 compressions au trois-quart (quatrième anneau). Si ces doses ont été exactement administrées à chaque inspiration, il faut admettre que probablement pendant la quatrième minute la quantité nécessaire de chloroforme a été absorbée. Sinon, on donnerait, pendant la cinquième minute, à chaque inspiration, une pleine compression de la soufflerie, jusqu'à ce que la narcose ait atteint le degré désiré. Dès que l'on est arrivé à ce résultat, des doses relativement petites, administrées à chaque inspiration, suffisent pour entretenir la narcose. On n'introduira d'autre chloroforme dans la circulation qu'autant qu'il en faudra pour remplacer le chloroforme qui s'est éliminé, par exemple, par l'expiration. Il est donc entièrement au pouvoir du narcotiseur de maintenir dans le sang la quantité de chloroforme primitivement nécessaire pour la narcose. Si la connaissance revient, il suffit de quelques pleines compressions du ballon insufflateur, pour rendre la narcose plus profonde (fig. 72).

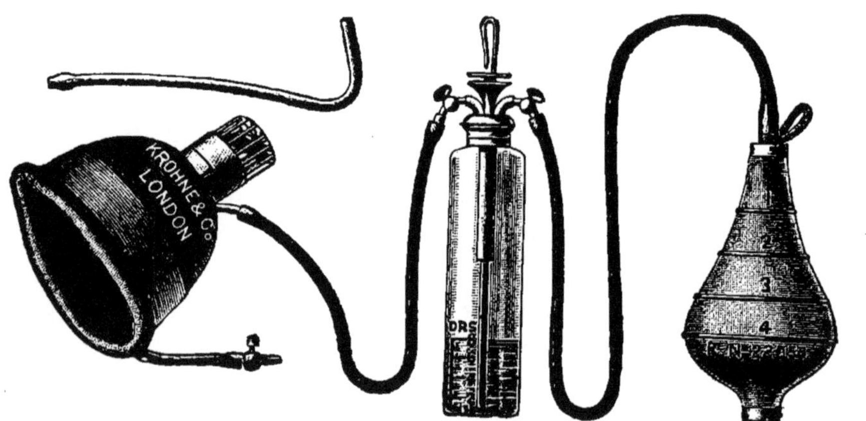

Fig. 72. — Appareil de Krohne et Sesemann.

On devra toujours, au début, n'exercer que de faibles compressions sur la soufflerie, et l'on s'élèvera peu à peu jusqu'à la dose la plus forte que le malade pourra facilement inhaler, sans être pris d'accès de toux, d'arrêt de la respiration et surtout sans effort de résistance. Le narcotiseur devra donc constamment avoir toute son attention fixée sur la respiration, ce qui lui sera beaucoup facilité par une plume indicatrice des mouvements respiratoires. La modification la plus récente de la soufflerie de Krohne et Sesemann est celle de l'appareil que représente la fig. 73.

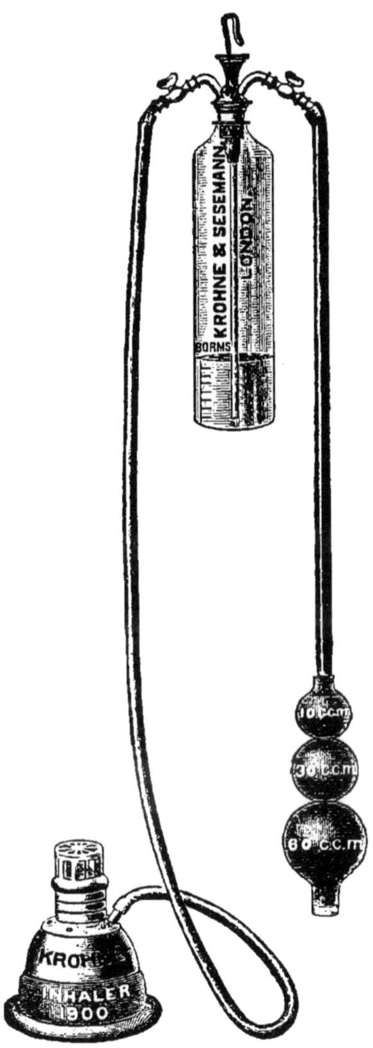

Fig. 73. — Appareil de Krohne et Sesemann avec soufflerie modifiée.

Nous avons essayé cet appareil, parce que les considérations théoriques, sur lesquelles il est basé, nous inspiraient de la confiance. Ce qui nous a frappé, tout d'abord, c'est le calme avec lequel les patients s'endormaient et la faible quantité de chloroforme absorbée. Il nous a paru aussi que cet appareil présentait ces avantages importants, que grâce à lui, la quantité de narcotique administrée pouvait être exactement contrôlée, et qu'il ne se perdait aucune goutte de chloroforme. Nous avons employé cet appareil dans des narcoses de diverses durées (de 25 à 60 minutes) : scrofules, extension sanglante du nerf sciatique, extirpation de tumeurs, etc... Le maximum de la quantité administrée a été de 25 gr. dans une opération d'une durée de 60 minutes ; dans les autres opérations, cette quantité a varié de 7 à 9 gr. (pour 25 à 50 minutes). C'est là une quantité réellement bien petite, et nous croyons que, par une expérience plus prolongée, on pourrait même réduire cette quantité encore davantage. C'est chez un alcoolique de 28 ans, entré à l'hôpital pour une luxation et une fracture de la tête de l'humérus, que nous avons observé la narcose la plus défavorable de toute la série. Le relâchement ne se produisit, dans ce cas, que très tard, et l'excitation persista très longtemps. Il n'y eut point de vomissements. La quantité de chloroforme consommée pour la narcose qui eut une durée de 25 minutes, fut de 15 gr. Nos expériences avec cet appareil ne concordent peut-être pas entièrement avec celles obtenues jusque-là, en ce sens que la narcose complète se produisit un peu tard, et qu'il s'écoula toujours dix minutes et au delà, jusqu'à ce qu'elle fût complète. Il peut se faire que cela soit dû à notre inexpérience ; mais, quoi qu'il en soit, nous n'avons pas vu la narcose se produire au bout de 4 à 5 minutes. C'est d'ailleurs là une circonstance tout à fait accessoire. Ce qui est plus important et nous a frappé particulièrement c'est l'absence à peu près complète de tout effet consécutif fâcheux, tels que nausées, vomissements, etc. Dans les deux tiers de nos cas, ces effets ont été entièrement nuls.

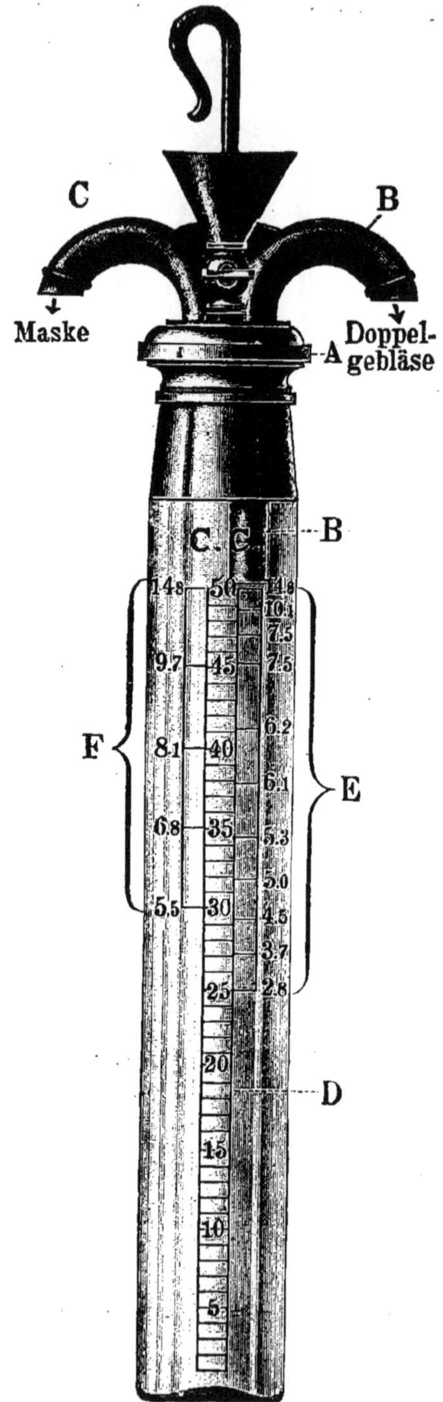

Fig 74. — Appareil de Kappeler.

Résumant les résultats de nos expériences, nous croyons pouvoir émettre l'avis que l'appareil de Krohne et Sesemann est un des meilleurs qui aient été proposés jusqu'ici pour l'administration du chloroforme, et on peut souhaiter que son usage se répande de plus en plus. Comme il n'exige qu'une consommation extrêmement faible de chloroforme, il permet d'éviter, dans un grand nombre de cas, les dangers inhérents à l'emploi de cet anesthésique.

Il existe une autre modification très recommandable de l'appareil de Junker ; c'est :

Appareil de Kappeler. — Il consiste en une double soufflerie de volume déterminé, un masque facial et un récipient à chloroforme. La double soufflerie doit avoir, conformément aux échelles E et F, qui indiquent l'évaporation de chloroforme, une capacité de 110 cm³. Le masque facial a, à son bord inférieur, un anneau pneumatique de caoutchouc, qui rend possible l'adaptation exacte du masque sur le visage du sujet à chloroformiser; il présente, en outre, un orifice qui permet la libre aspiration de l'air extérieur et l'expulsion des gaz de l'expiration. Le récipient à chloroforme porte trois échelles placées l'une à côté de l'autre et qui, pour qu'on puisse mieux les distinguer, sont colorées en rouge, blanc et bleu (fig. 74).

A travers le couvercle A, fermant hermétiquement, passent deux tubes, dont l'un, le tube adducteur, B, est en communication avec la double soufflerie, et l'autre, le tube abducteur, C, communique au moyen d'un tube de caoutchouc avec le masque. Aucun de ces deux tubes ne plonge dans le liquide. Le tube adducteur B est à 1 mm. au-dessus de la surface du chloroforme, alors même que ce liquide est à sa plus grande hauteur, s'élève jusqu'à la division 50 cm³. On peut, grâce à cela, ce que ne permettent pas les autres appareils à inhalations chloroformiques, obtenir des mélanges très dilués de chloroforme, tels qu'il les faut pour une chloroformisation inoffensive.

Le tube abducteur C se termine immédiatement au-dessous du couvercle A. L'appareil permet d'inhaler, en trente coups de pompe à la minute, un mélange exactement déterminé d'air et de chloroforme, mélange sur la concentration duquel renseignent les trois échelles gravées sur le verre, l'échelle D indiquant en centimètres cubes la quantité de chloroforme contenue dans le récipient.

Les échelles E et F indiquent la richesse en chloroforme du mélange de chloroforme et d'air sur 100 l. d'air, en grammes. L'échelle E indique le degré de concentration du mélange de chloroforme et d'air inspiré sur 100 l. d'air, en grammes, lorsque, à partir de 50 cm³, l'évaporation se fait d'une manière constante. Si le récipient est rempli de chloroforme jusqu'à la division 50 cm³, la chloroformisation se faisant d'une manière continue jusqu'à 25 cm³, le malade inspire, quand le liquide est à 50 cm³, un mélange de 14 gr. 8 de chloroforme sur 100 l. d'air. Mais si le niveau du chloroforme, par suite de la continuation de la chloroformisation, n'est qu'à 45 cm³, le malade inspire alors un mélange de 7 gr. 5 de chloroforme sur 100 l. d'air, etc., jusqu'à ce qu'enfin, à 25 cm³, le malade n'inspire plus qu'un mélange de 2 gr. 8 de chloroforme sur 100 l. d'air. Cette division, commençant à 14,8, convient aux personnes adultes du sexe masculin. L'échelle F indique le degré de concentration du mélange d'air et de chloroforme sur 100 l. d'air, en grammes, quand la chloroformisation est commencée à 45, 40, 35 ou 30 cm³.

Chez les femmes et les enfants on emploie un mélange chloroformique plus dilué, et l'on doit, par conséquent, mettre en usage l'échelle F. Chez les femmes, on ne remplirait le récipient que jusqu'à la division 45 cm³ ; chez les enfants que jusqu'aux divisions 40 ou 35 cm³ ; et ce n'est qu'à partir de ces points que l'on procéderait à la vaporisation du chloroforme.

On voit clairement que la richesse chloroformique du mélange, par exemple à 40 cm³, est tout autre, quand on commence à partir de 50 cm³ et que l'on continue à chloroformiser jusqu'à 50 cm³, que lorsqu'on commence à 40 cm³, parce que le froid produit par l'évaporation est plus grand dans le premier cas. Si l'on commence à chloroformiser à partir de 40, 35 ou 30 cm³, et que l'on continue à faire évaporer le chloroforme à partir de ce point, on devra reprendre l'échelle E 3 à 4 minutes après le commencement de la chloroformisation.

Les avantages de l'appareil (fig. 75) sont, d'après Hafter (1) et d'autres observateurs, les suivants :

1° La consommation de chloroforme est extrêmement petite, beaucoup plus faible que par toute autre méthode.

2° Le malade n'est pas désagréablement impressionné par l'inhalation du mélange, dont la concentration modérée ne dépasse jamais un certain degré et qui pénètre dans le masque en un courant doux et constant.

3° Le chloroforme peut — et c'est là le point le plus impor-

(1) Hafter, *Korrespondenzblatt für Schweizer Aerzte*, juillet, 1891.

tant — être exactement dosé ; la dose être appropriée à l'âge et à la constitution, et elle peut, à n'importe quel moment de la narcose, être lue sur le verre gradué.

Cet appareil de Kappeler a été, comme nous l'avons déjà dit, utilisé par Schönemann pour la construction de son « masque universel » (voyez fig. 69) Pour obtenir le mélange d'air et de chloroforme, dans l'appareil de Schönemann, on ferme la cheminée du masque vide avec le bouchon Cb, traversé par un petit tube recourbé. Ce petit tube est en communication, au moyen d'un tuyau de caoutchouc, avec le récipient de Kappeler.

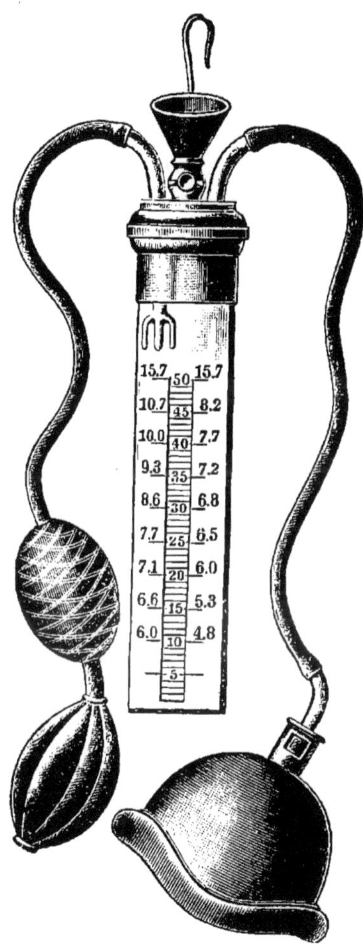

Fig. 75. — Appareil de Kappeler.

Ces divers appareils à anesthésie chloroformique se sont, à cause de leur maniement commode, beaucoup répandus dans les différents pays. Avec eux on peut faire inhaler au malade des quantités de chloroforme exactement dosées. Ils fournissent donc le plus de garanties possible contre les accidents mortels, bien que, comme Kappeler le fait observer avec raison, la possibilité de ces accidents ne soit pas entièrement exclue.

Il nous reste encore à faire mention d'un appareil, qui jusqu'ici n'était guère sorti du laboratoire du physiologiste, mais qui, dans ces derniers temps, a été introduit par Pflüger (1) dans la pratique des hôpitaux ; c'est :

4. *Appareil à respiration de Kronecker.* — Le principe de cet appareil consiste en ce que, sous la pression de l'eau fortement comprimée, on fait pénétrer dans le nez du patient, en un

(1) Pflüger, *Korrespondenzblatt für Schweizer Aerzte*, 1902.

rhythme inspiratoire déterminé et facilement modifiable, un mélange exactement titré d'air poussé par l'eau et d'air poussé par le chloroforme. Le titre du mélange peut en tout temps être modifié, et le mélange être entièrement remplacé, au besoin, par de l'air pur. Ordinairement on détermine la narcose avec un mélange de 20 0/0 d'air chloroformé et de 80 0/0 d'air pur, pour s'élever, dans la suite, à 40 0/0-50 0/0 d'air chloroformé. Si la narcose est en train, on la maintient d'une manière suffisante le plus souvent avec 10 0/0 d'air chloroformé, parfois avec 5 0/0 seulement. La narcose suit une marche extrêmement paisible et n'inspire plus de crainte à l'opérateur, alors même qu'elle doit être profonde, telle qu'elle est nécessaire à l'ophtalmologiste surtout quand la tension des muscles extérieurs pourrait amener la perte du corps vitré.

Cette méthode d'anesthésie présente, d'après Pflüger, les avantages suivants :

1° Le malade inspire un mélange exactement titré d'air pur et d'air chloroformé, et la richesse en chloroforme de l'air inspiré peut être, suivant l'état de la narcose, immédiatement modifiée jusqu'à ce que la quantité de chloroforme devienne nulle, ce qui équivaut à une respiration artificielle.

2° Le malade doit inspirer mécaniquement, parce que l'air lui est insufflé avec une pompe, tandis que, avec la méthode ordinaire d'anesthésie, la volonté du patient éveillé ou à demi narcotisé joue un trop grand rôle.

3° Grâce à la consommation absolue extrêmement faible de chloroforme, et grâce à son emploi rationnel, les narcoses ont, en général, une marche tranquille, sans période d'excitation.

Ce mode d'anesthésie, qui jusqu'ici n'a été employé que chez les lapins, les chiens, les singes et autres animaux de laboratoire, a pour l'ophtalmologiste l'avantage précieux, que son champ opératoire n'est nullement rétréci, et que lui-même n'est pas condamné à inhaler une bonne partie du narcotique, le mélange gazeux étant introduit dans le nez au moyen de deux tuyaux avec embouchures de verre.

Les migraines, qui survenaient autrefois, dans la pratique de Pflüger, à la suite des opérations faites à l'aide de la chloroformisation ordinaire, ne se produisent plus maintenant. Il a essayé cet appareil, à la clinique ophthalmologique de Berne, dans plus de 50 cas, et il en a été extrêmement satisfait.

[**Emploi du chloroforme associé à l'oxygène au moyen de l'appareil de Roth.** — Le Professeur Kirmisson a eu l'occasion d'essayer cette méthode à Paris, dès le 20 décembre 1902. Il a pu ainsi anesthésier 218 malades, *tous enfants*, et dont le plus jeune avait 6 mois.

Il a pu formuler les conclusions suivantes :

1. La chloroformisation demande 5 à 6 minutes de plus pour s'établir qu'avec le procédé de la compresse.

2. Le calme de la période de début contraste avec l'agitation qu'on observe avec les méthodes ordinaires.

3. Le réveil est extraordinairement rapide.

4. La respiration et le pouls restent tranquilles.

5. Les vomissements sont très rares.

6. La quantité de chloroforme employée est minime.

D'après le professeur Kirmisson, cette méthode semble constituer un progrès réel et mérite d'être expérimentée plus largement (1).]

Chloroformisation trachéale. — Enfin nous avons encore à mentionner la chloroformisation avec *voies aériennes ouvertes*, c'est-à-dire l'administration du chloroforme au moyen d'une canule trachéale. Cette canule est en communication avec un tuyau de caoutchouc dont l'extrémité passe dans un entonnoir de métal recouvert de flanelle (fig. 76).

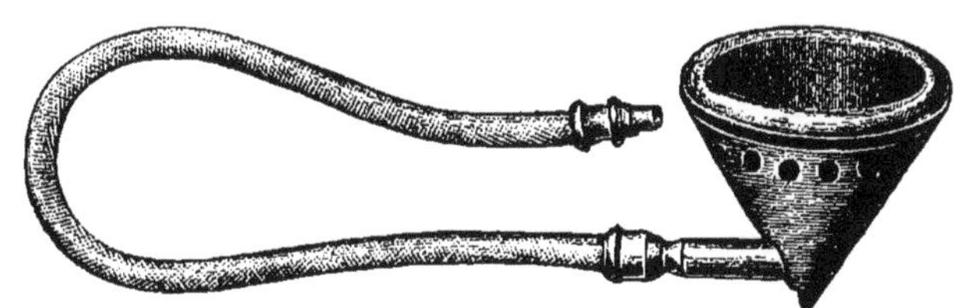

Fig. 76. — Entonnoir de métal pour anesthésie trachéale.

Cette méthode de chloroformisation, qui, depuis surtout que Trendelenburg a fait connaître sa canule, a été fréquemment employée, mérite, à notre avis, plus de considération qu'on ne lui en accorde généralement. Avec le professeur Tavel nous avons assez souvent, dans des ablations de tumeurs de la mâchoire supérieure et de la langue, opérations graves et s'accompagnant d'une forte hémorrhagie, pratiqué *prophylactiquement* la tra-

(1) Kirmisson, *Académie de Médecine*, mars 1904.

chéotomie et chloroformisé au moyen de la canule. Une fois l'opération achevée, *nous fermions immédiatement, sur le conseil de Tavel, la trachée avec un fil de catgut*, et nous réunissions les bords de la plaie avec de la soie, après avoir appliqué un petit tampon de vioforme. Jamais nous n'avons eu à nous repentir de cette pratique, qui est d'un très grand avantage dans l'opération, et nous n'avons jamais vu non plus survenir de pneumonies ou d'autres complications, qui, comme Kocher (1) le fait remarquer avec raison, se produisent très facilement avec la méthode ordinaire de laisser la canule à demeure.

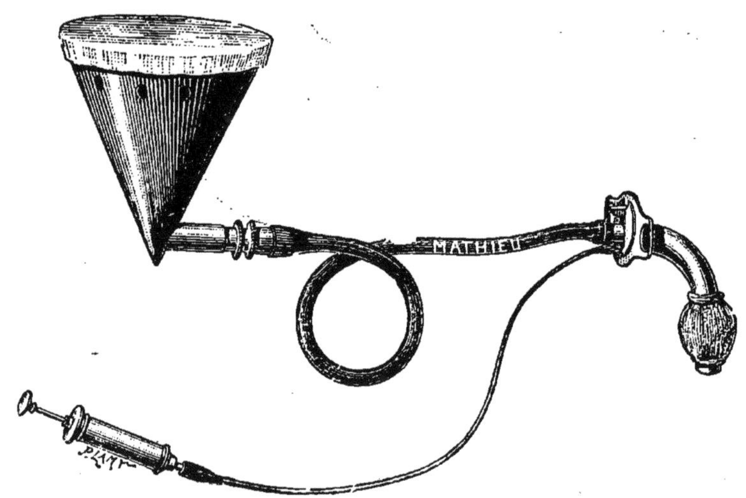

Fig. 77. — Appareil de Trendelenburg, modifié.

[Signalons encore comme variantes de tubes laryngiens : l'*appareil de Trendelenburg* (fig. 77) modifié et le *tube laryngien de Krishaber* (fig. 78)]

[Anesthésie générale dans les opérations sur la face (sans ouverture des voies aériennes). — On conçoit la gêne que peuvent apporter aux manœuvres opératoires dans les interventions sur la face, le masque et la compresse.

On use alors d'artifices différents dont les plus usités sont :

1. L'*anesthésie à l'éponge*, consistant à endormir d'abord le malade d'une façon régulière au masque, puis à *l'entretenir* pendant l'opération en versant des gouttes de chloroforme sur

(1) Kocher, *loc. cit.*

une petite éponge montée au bout d'une pince et qu'un aide tient au-devant de la bouche et du nez du patient.

2. L'*anesthésie avec tubes nasaux de J.-L. Faure* (Paris), l'un des 2 étant relié à la tubulure d'un flacon contenant du chloroforme, l'autre à la tubulure où aboutit une soufflerie de thermocautère.

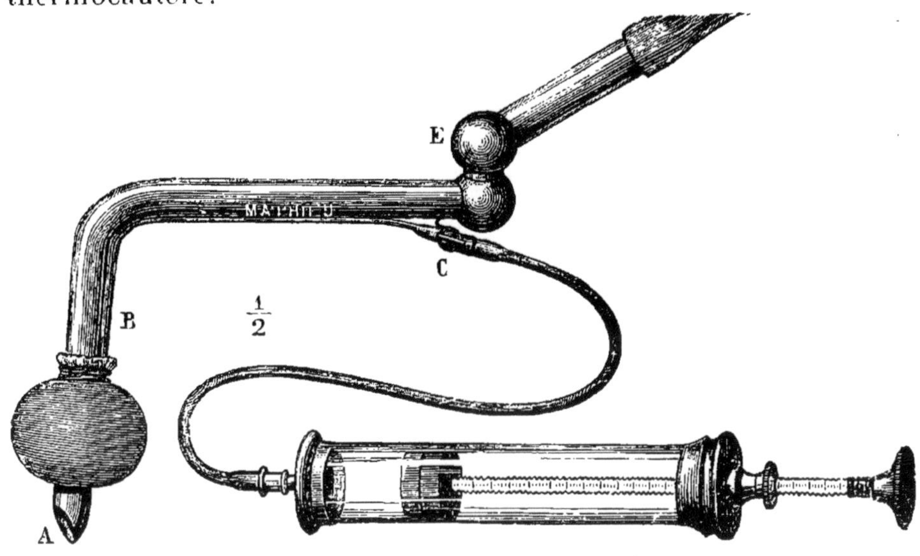

Fig. 78. — Tube laryngien de Krishaber.

3. L'*anesthésie avec tubes naso-pharyngiens de Crile* (hôpital de Cleveland), où les tubes introduits par les narines sont poussés jusqu'à l'épiglotte, puis on ouvre la bouche du malade, on attire la langue en avant et on tamponne le pharynx.

4. L'*anesthésie avec intubation laryngée de Doyen*, dont une canule analogue à celle d'O'Dwyer pénètre dans le larynx, comme les canules pour croup et dont l'autre extrémité porte un entonnoir de Trendelenburg, sur la flanelle duquel on verse le chloroforme.]

3. ÉTHER ET CHLOROFORME

Après avoir étudié séparément les deux principaux anesthésiques, nous voulons maintenant comparer l'un à l'autre les deux rivaux au point de vue de leurs qualités et de leurs défauts. L'opinion, d'après laquelle l'un des deux devrait à lui seul, au détriment de l'autre, occuper toute la place, doit être considérée comme erronée. Ils ont tous deux leurs indications et leurs contre-indications, ils ne s'excluent donc pas l'un l'autre, mais se complètent plutôt.

Nous devons, il est vrai, d'après l'état actuel de nos connaissances, attribuer le principal rôle à l'*éther*, comme le moins dangereux des deux. Il trouve son emploi dans tous les cas où l'existence d'une *affection pulmonaire* ne constitue pas une contre-indication, ou dans les cas encore où l'on n'a pas à agir avec le thermocautère trop près du masque à anesthésie.

Dans ces cas, on pourra avec plus de sécurité donner la préférence au *chloroforme*. Inversement on évitera l'emploi du chloroforme dans les *affections du cœur*. Bien que nous sachions parfaitement que l'on a souvent et sans dommage chloroformisé des malades atteints d'affections valvulaires ou d'autres affections du cœur, le danger des dégénérescences graisseuses cardiaques est cependant si sûrement démontré, comme nous l'avons déjà vu, qu'un médecin consciencieux assumera difficilement la responsabilité d'exposer son malade à un danger, qu'il peut si facilement éviter par l'emploi de l'éther.

Dans l'emploi des deux anesthésiques, les *méthodes d'administration* présentent une grande importance, et il est certainement mainte issue malheureuse qui doit être mise sur le compte de l'emploi défectueux de l'anesthésique plutôt que sur celui de l'anesthésique lui-même. Nous ne pouvons, sur ce sujet, que renvoyer à ce que nous avons déjà dit en temps et lieu.

Emploi de la narcose en obstétrique. — Sans vouloir ici nous étendre sur cette question, à savoir s'il est indiqué de narcotiser dans l'accouchement normal, nous voudrions cependant faire remarquer qu'il existe encore des auteurs, puritains exagérés, qui, s'inclinant humblement devant le principe *Mulier paries in dolore*, se prononcent contre toute intervention d'un anesthésique dans l'accouchement. C'est facile à dire pour des gens qui n'ont jamais eu à supporter de semblables douleurs ! il est inutile de faire observer que cette manière de voir ne peut plus être soutenue.

James Simpson (d'Edimbourg) fut, comme on le sait, le premier qui, le 19 janvier 1847, employa le chloroforme dans les accouchements. Deux ans après, il publia un compte-rendu de 1519 narcoses de ce genre, toutes ayant eu une marche heureuse, et ces faits excitèrent partout, en Angleterre, les plus belles espérances. Aussi, le 7 avril 1853, la reine Victoria se laissa-t-elle chloroformiser pour son huitième accouchement par son médecin James Clark ; la patiente fut tout à fait ravie du résultat et se remit beaucoup plus tôt que de ses accouchements antérieurs.

Il est souvent question depuis lors de la chloroformisation « à la reine » comme d'une méthode spéciale de chloroformisation, d'après laquelle on ne donne de chloroforme qu'autant qu'il en faut pour déterminer l'analgésie, sans arriver à la perte complète de la connaissance. Il faut bien remarquer, d'ailleurs, qu'aucune patiente ne tolère aussi bien la narcose que la femme en travail. Outre qu'elle s'endort très vite, les cas de mort par la narcose chez les parturientes sont à peu près inconnus. On a donné de ce fait des explications diverses. D'après L. Hill, la compression de l'abdomen s'oppose à l'hémorrhagie dans la région splanchnique. Or, la parturiente a une respiration thoracique, son abdomen est fortement comprimé pendant l'accouchement, et le danger, dans la narcose chloroformique, est donc moindre. Mais cette théorie, qui peut avoir une certaine valeur pour la narcose chloroformique, ne peut pas s'appliquer à la narcose par l'éther. Et cependant nous savons, par de nombreuses expériences, que les parturientes s'endorment aussi sous l'influence de l'éther plus rapidement que les autres malades. Il nous paraît donc plus rationnel d'admettre que, si dans l'accouchement, le narcotique est si bien toléré, c'est parce qu'*il a deux portes de sortie : les poumons et le placenta, d'où il résulte que l'action cumulative du poison dans l'organisme est beaucoup moindre.*

Parmi les objections que l'on a élevées contre la narcose dans les accouchements, nous mentionnerons brièvement les suivantes : *la mortalité* chez la mère et chez l'enfant serait *augmentée* par l'emploi du narcotique.Ce reproche n'est nullement fondé, ainsi que le démontrent les statistiques et les observations nombreuses de Simpson, Murphy, Dubois et autres. Il est parfaitement établi que la mortalité croît avec l'intensité des douleurs de l'accouchement (Dudley Buxton) ; la narcose, en diminuant les douleurs, devrait donc plutôt réduire la mortalité.

Les *déchirures du périnée* sont, a-t-on dit, plus fréquentes après la narcose. Déjà, à priori, ce reproche ne peut guère être admis, parce que, grâce à l'action du narcotique, les douleurs de la période d'expulsion ne sont ni aussi rapides ni aussi violentes, et la rigidité du périnée est diminuée. Les faits observés sont d'ailleurs contraires à cette assertion.

On a dit aussi que, par suite de l'affaiblissement des contractions utérines, l'accouchement doit traîner en longueur. D'après les observations de Dönhoff (1), faites dans huit cas, à l'aide du tokodynamomètre de Schatz (introduction dans l'utérus d'un ballon de caoutchouc plein d'eau) l'activité des douleurs semble, en effet, diminuer un peu sous l'influence du chloroforme, et cela en raison directe de la quantité de chloroforme absorbée, ou de la profondeur de la narcose.

Enfin les hémorrhagies, par suite de cet affaiblissement des contractions utérines, sont-elles plus fortes et plus fréquentes ? Cette question n'est pas encore résolue.

D'un autre côté, Kidd (2) a rassemblé 17 cas, dans lesquels l'enfant fut sauvé, alors qu'il aurait sûrement été, sans la narcose, victime de l'embryotomie. Konitz (de Varsovie) a fait aussi plusieurs observations analogues (d'après Pajot). Scanzoni, se basant sur les résultats de ses observations dans huit cas d'éclampsie, déclare que le chloroforme doit être considéré, sinon

(1) Dönhoff, *Archiv für Gynäcologie*, Bd. XLI, Heft 2.
(2) Pétavel, *Le Chloroforme*, Dissertat. inaug., Berne, 1865.

comme infaillible, du moins comme un des meilleurs médicaments à opposer à cette redoutable affection (Pajot).

Le narcotique ne semble exercer aucune influence fâcheuse sur l'enfant. D'après une statistique de Simpson, sur 150 accouchements, 149 enfants vinrent vivants au monde ; un seul était mort, mais il était à l'état de putréfaction ; un autre mourut plusieurs jours après la naissance ; aucun cas d'éclampsie ne fut observé. D'après Cazeaux, le nouveau-né n'offre rien d'anormal, il crie aussi fort que ceux provenant d'une mère *non narcotisée*, et sa vitalité ne paraît aucunement compromise.

On a encore fait remarquer que la narcose, dans les derniers mois de la grossesse, peut facilement provoquer l'avortement. Nous connaissons, d'autre part, divers cas personnels, dans lesquels on a dû, à cause de certaines affections gynécologiques (tumeurs, etc.), laparotomiser des femmes enceintes,et cela sans troubler la grossesse, l'accouchement s'étant fait parfaitement à terme. Nous admettons néanmoins qu'il vaut mieux, dans les derniers mois, ne narcotiser qu'en cas de nécessité absolue. Pétavel cite le cas d'une jeune femme, chez laquelle, à la suite d'une narcose chloroformique pratiquée, dans le cinquième mois, à cause d'une douleur dentaire, un avortement se produisit. Le même observateur a aussi, chez des animaux à l'état de gestation, provoqué l'avortement au moyen d'inhalations chloroformiques.

Auquel des deux anesthésiques convient-il de donner la préférence? Cela dépend beaucoup de diverses circonstances extérieures. Dans les cliniques gynécologiques, dans lesquelles on a à sa disposition un personnel exercé, un mode d'éclairage favorable, l'*éther* sera l'anesthésique à préférer, parce qu'il n'exerce pas autant que le chloroforme des effets paralysants sur la circulation et l'activité des douleurs. Mais dans la pratique ordinaire, considérant surtout que le plus grand nombre des accouchements se fait pendant la nuit et que la lumière électrique est loin d'être toujours à la disposition de l'opérateur, le danger d'incendie que présente l'éther devra faire donner la préférence au chloroforme, que l'on administrera d'après la méthode par gouttes, décrite plus haut.

Responsabilité légale qu'encourt l'opérateur dans la pratique de la narcose par l'éther ou le chloroforme. — Il est évident que, aucun anesthésique ne pouvant être considéré comme absolument inoffensif, on ne peut en imposer le choix au médecin. Il faut cependant remarquer que certaines observations ont donné, d'une manière générale, des résultats si positifs, que l'on est forcé d'en tirer des conclusions qui s'imposent dans la pratique. L'anesthésie peut, sous ce rapport, être comparée à l'antisepsie. Que dirait-on d'un médecin qui, pour une opération dans la cavité buccale, emploierait le *sublimé* au lieu d'un antiseptique moins toxique? Nous constatons avec une satisfaction particulière que Kappeler, si compétent dans la question de la chloroformisation, arrive, dans son travail cité par nous déjà plusieurs fois, à cette conclusion, que, dans *certaines affections du cœur, telles que dégénérescence graisseuse, myocardites, hypertension*, l'éther doit être préféré au chloroforme, tandis que *dans certaines affections pulmonaires, telles que pneumonie aiguë, emphysème et bronchite*, le chloroforme doit être préféré à l'éther. Transportant ces résultats dans le domaine de la responsabilité médicale, nous dirons que, pour admettre la culpabilité du médecin, il faudrait démontrer que la mort a bien été déterminée par le chloroforme ou par l'éther, et que l'emploi de l'anesthésique a été, dans les circonstances données, véritablement irrationnel. D'après ce que nous venons de dire, nous nous croyons autorisé à formuler les propositions suivantes, que nous avons déjà depuis bien des années exprimées ailleurs (1):

1. *Sera déclaré responsable tout médecin qui chloroformise des malades atteints d'une affection cardiaque et qui les perd pendant la narcose.*

2. *Sera déclaré responsable tout médecin qui éthérise des malades atteints d'affections pulmonaires aiguës et qui les perd pendant la narcose.*

Ces propositions correspondent à nos connaissances actuelles sur les deux anesthésiques en question. Il y aura malheureusement encore assez de cas, dans lesquels le médecin, malgré tous ses soins et toute sa prudence, perdra des malades pendant la narcose. Mais il nous semble que, en tenant compte des propositions ci-dessus, on aura réalisé un réel progrès dans la question de l'anesthésie, car on aura au moins éliminé un certain nombre de narcoses, qui continuent encore à être faites et qui chargent lourdement le budget des cas de mort par anesthésie.

(1) Dumont, *Die Verantwortlichkeit des Arztes bei der Aether-und Chloroformnarkose*. Festschrift zu Ehren Prof. Kochers. Wiesbaden, 1891.

4. LA NARCOSE PAR LE PROTOXYDE D'AZOTE

Dans son travail sur la narcose, travail dont nous avons déjà fait mention, Mikulicz (1) dit, à propos de la narcose par le gaz hilarant, « qu'elle est aujourd'hui généralement hors d'usage ». Cette appréciation, à laquelle nous nous serions rallié il y a quelques années, ne nous paraît plus actuellement avoir sa raison d'être. Nous trouvant, l'été dernier, en Angleterre, nous n'avons pas été peu étonné de voir employer, avec les meilleurs succès, dans divers hôpitaux de Londres, cette narcose, soit seule, soit combinée avec celle d'autres anesthésiques. Lorsque ensuite nous eûmes entendu des hommes très compétents, tels que Dudley-Buxton, Hewitt, Carter Braine, et d'autres, vanter unanimement l'innocuité du protoxyde d'azote et que nous eûmes été témoin de la manière simple dont il est actuellement administré, nous dûmes convenir que cette méthode ne méritait nullement l'oubli, dans lequel elle est généralement tombée chez nous.

Historique. — Le *protoxyde d'azote* (gaz hilarant), Az^2O, est un gaz, qui a été découvert par Priestley, en 1776 ; il a une odeur et une saveur légèrement douceâtres ; son poids spécifique est 1,52 ; il entretient la combustion avec presque autant d'intensité que l'oxygène. Refroidi à 0° et soumis à une pression de 30 atmosphères, il se condense en un liquide incolore, très mobile, ayant pour poids spécifique 0,9004, entrant en ébullition à — 88° C. et se congelant à — 115° C. On prépare le gaz hilarant en chauffant avec précaution l'azotate d'ammonium, et lavant le gaz avec une solution de sulfate de fer et une solution de potasse. L'azotate d'ammonium, chauffé à 215° dans une grande cornue, se décompose, d'après la formule $AzO^3AzH^4 = Az^2O + 2H^2O$, en protoxyde d'azote et eau. Un kilogramme du sel four-

(1) Mikulicz, *Deutsche Klinik*, 1901.

nit 278[1] de gaz à 0°. Ce gaz est connu sous les trois états. Faraday le premier l'a obtenu à l'état liquide ; actuellement on le prépare en grande quantité sous cet état au moyen de la compression dans un appareil de Natterer.

Quelques chirurgiens préfèrent préparer chaque fois le gaz au moment de s'en servir. Mais, conservé à l'état liquide, il donne pratiquement d'aussi bons résultats. On peut se procurer aujourd'hui ce liquide renfermé dans des bouteilles d'acier ; la maison Ash and Sons, à Londres, et ses succursales de Paris, Vienne, Berlin, Francfort a.M., etc., fournissent un très bon produit. En Suisse, la maison Reymond frères, à Genève, fournit un gaz très recommandable, dont nous nous sommes servi avec succès.

Le protoxyde d'azote a été pour la première fois mis en usage pour la narcose par le dentiste américain Horace Wells, en 1844 ; mais ce n'est qu'après 1860 que cet usage s'est généralement répandu. Parmi les propagateurs de son emploi, il convient de citer particulièrement Colton et Hasbrouck, à New-York, Lea Rymer, en Angleterre, Hermann et Krieshaber, en Allemagne, et Evans, à Paris. Clover a été le premier qui l'a recommandé comme introduction à la narcose par l'éther.

Propriétés physiologiques. — Elles ont été l'objet d'appréciations très diverses de la part des divers observateurs; il nous paraît donc nécessaire d'étudier ici rapidement quelques points de cette question. Il faut d'abord redresser l'erreur de Hermann et d'autres, qui ont prétendu que le protoxyde d'azote détruisait les globules rouges du sang. Déjà auparavant Turnbull, Dudley Buxton, et autres, avaient démontré que ce gaz ne produisait aucune altération de ce genre. Il se combine avec l'hémoglobine du sang, sans que l'on puisse démontrer, après son inhalation, l'existence de la moindre altération des globules sanguins. Le cœur non plus n'éprouve de sa part aucune influence appréciable ; il bat, pendant la narcose, tranquillement et régulièrement. C'est seulement quand la narcose est profonde que ses battements sont un peu ralentis. Voilà pourquoi, dans la narcose par le protoxyde d'azote, on doit fixer son attention moins sur le cœur que sur la respiration. C'est sur cette dernière, en effet, qu'il exerce ses effets les plus dangereux ; car, inhalé à l'état de pureté, il doit être considéré comme un gaz irrespirable pour l'homme et les animaux à sang chaud. Si, au lieu d'air, on inspire du protoxyde d'azote, on voit, en effet, se manifester les phénomènes de l'asphyxie. Le sujet éprouve des bourdonnements d'oreille, il perd connaissance au bout d'une minute et demie à deux minutes; la cyanose augmente de plus en plus, et la mort peut survenir, au bout de 3 à 4 minutes, au milieu des symptômes de l'asphyxie La rapidité de la mort est variable suivant l'animal. Ainsi les oiseaux meurent en 30 à 40 secondes ; les lapins, au bout d'une minute et demie à 2 minutes ; les hommes, au bout de 2 à 4 minutes ; les hommes résistent à l'asphyxie un peu plus longtemps que les femmes. Aux latitudes élevées, les effets mortels sont un peu moins rapides que sous l'équateur et aux tropiques. Les races de couleur semblent aussi être moins résistantes à l'action de ce gaz que la race caucasique (Neudörfer). Chez l'homme et les animaux, présentant les symptômes de l'asphyxie par le protoxyde d'azote, il suffit, pour leur faire reprendre connaissance et les ramener à la vie, d'éloigner le gaz et de leur faire respirer de l'air atmosphérique pur. Quand le protoxyde d'azote est inhalé, mélangé avec de l'air, il provoque, au début, de l'étourdissement et, chez beaucoup de personnes, des sensations agréables, une impression de gaîté, qui excite à rire, d'où son nom de gaz hilarant. Cet effet ne se produit pas naturellement chez tous les individus.

Le protoxyde d'azote, inhalé à l'état de pureté, amenant la mort, au bout de 4 minutes, au milieu des phénomènes de l'asphyxie, on comprend que son champ d'emploi doive être assez restreint. Il ne comprend, en effet, que des opérations de durée tout à fait courte, pouvant être terminées en une minute. Et même, dans ces opérations, on ne cherche pas à obtenir une narcose complète, allant jusqu'à la disparition de l'excitabilité réflexe. L'art dentaire est le domaine où la narcose pure par le protoxyde d'azote jouit de ses plus grands triomphes. D'après Dudley Buxton, le temps moyen qu'exige la production de la narcose est de 55 secondes, et la durée de cette narcose est de 25 à 35 secondes. On a cherché à étendre davantage le champ des indications de l'anesthésie par le protoxyde d'azote et à appliquer cette anesthésie aux petites opérations chirurgicales section de fistules, rupture d'ankyloses articulaires, ténotomies, etc.), en faisant respirer le gaz à plusieurs reprises. Mais ce procédé n'est pas à recommander, parce qu'il provoque très facilement de la céphalalgie, des nausées et un grand abattement.

Administration du protoxyde d'azote. — On administre le protoxyde d'azote, *soit pur, mélangé avec de l'air*, soit *mêlé avec de l'oxygène* ou de *l'éther*. Ces deux derniers modes d'administration seront étudiés à propos des narcoses par mélange ou combinaison.

Un mode d'administration bien simple du gaz hilarant pur

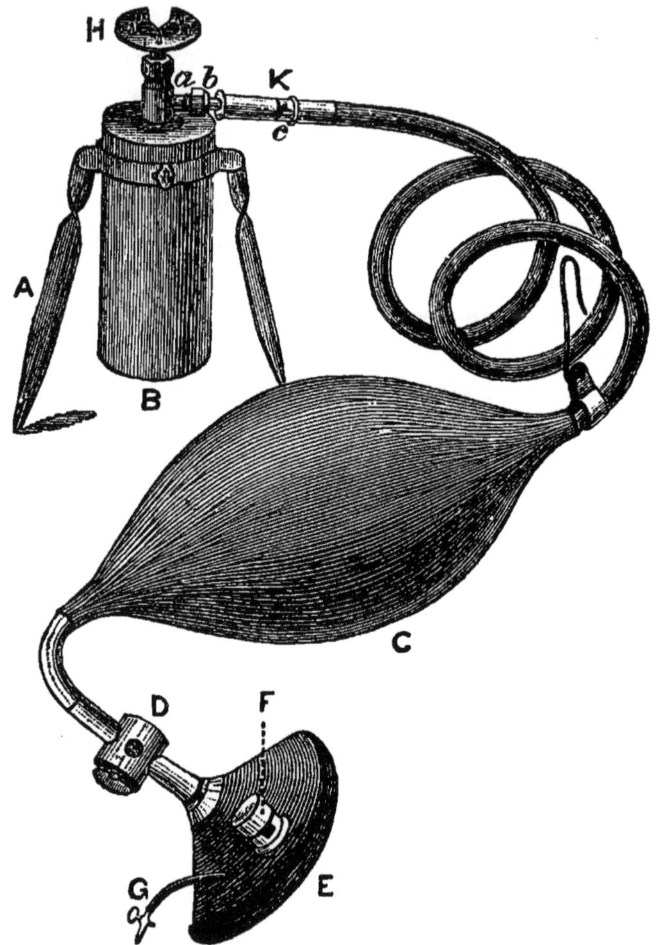

Fig. 79. — Appareil de Dudley Buxton pour le protoxyde d'azote.

est celui de Dudley Buxton (1). Il a construit un appareil qui remplace très avantageusement tous les gazomètres peu maniables généralement employés jusqu'ici. Cet appareil, facilement transportable, consiste (fig. 79) en un trépied A avec un réci-

(1) Dudley Buxton, *Anaesthetics : their used and administration*. London, 1900.

pient d'acier B contenant 200 l. de gaz. A ce récipient est adapté un tube de dégagement *a*, auquel est fixée la sourdine (Silencer) K, c'est-à-dire un petit tube qui étouffe le sifflement et le bruit du gaz. De là un tuyau un peu plus large conduit le gaz dans le ballon C De là un autre tuyau le conduit dans la chambre métallique D, pourvue d'un robinet permettant l'accès, soit de l'air, soit du gaz hilarant. Dans cette chambre, on peut introduire des éponges ou de la ouate, que l'on humecte au besoin avec de l'eau de lavande, de l'eau de Cologne, etc. Cette chambre communique au moyen d'un tube métallique avec l'embouchure E, pourvue d'une soupape d'expiration F. G. sert à gonfler les bords de l'embouchure.

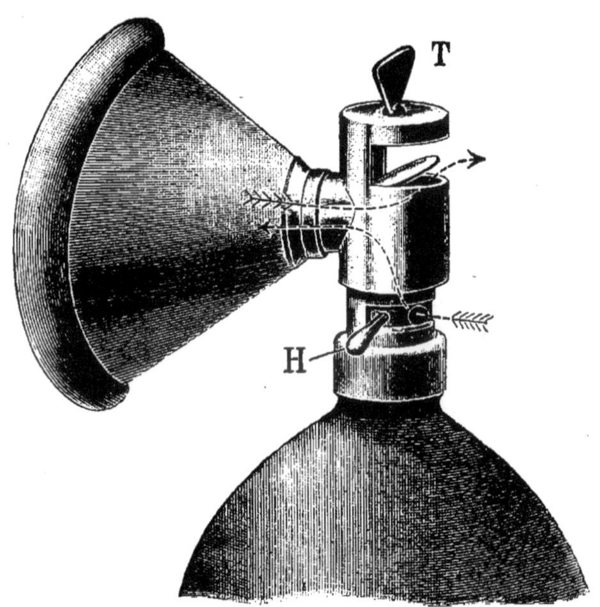

Fig. 80. — Appareil de Hewitt. — T, robinet contrôlant les soupapes. Quand il est terminé comme le représente la figure 80, les soupapes dans le robinet à deux voies entrent en activité, et les produits de l'expiration s'échappent. H, poignée au moyen de laquelle on fait inspirer soit de l'air soit du protoxyte d'azote. Quand H est disposé comme le représente la figure, la soupape de l'air est alors ouverte et c'est de l'air qui est inspiré ; quand la poignée est tournée de telle sorte que la soupape de l'air soit fermée, c'est alors du protoxyde d'azote qui est inhalé.

Un autre appareil, également très pratique pour l'administration du protoxyde d'azote seul ou mélangé avec l'éther, est celui de Hewitt (fig. 80). Il consiste en une embouchure, un robinet à deux voies et un ballon, contenant environ 10 l. de gaz. Quand le robinet T qui contrôle les soupapes, est tourné comme le représente la figure, les soupapes dans le robinet à deux voies entrent alors en activité, et l'air de l'expiration s'échappe. Quand la poignée H se trouve dans la position indiquée par la figure, la soupape de l'air est alors ouverte, et de l'air est alors inspiré. On peut aussi, d'après l'avis du Dr Silk, fabriquer les embouchures en celluloïd.

Mélangé avec de l'air, le protoxyde d'azote peut être administré d'après deux méthodes. Ou bien on fait entrer l'air seulement d'*une manière intermittente*, ou bien on le laisse pénétrer en petite quantité *pendant toute la durée de la narcose.* Carter Braine (1) a été le premier qui a voulu, par cette dernière méthode, contrôler exactement l'entrée de l'air, et il a, dans ce but, construit une embouchure spéciale. Cette embouchure, qui peut s'adapter facilement à l'appareil, ci-dessus décrit, de Dudley Buxton, est pourvue, à sa face antérieure, d'une petite cheminée métallique, percée de six trous. Elle se ferme au moyen d'un couvercle, qui présente une fente (fig. 81). On commence la narcose, le couvercle étant fermé ; c'est seulement quand le patient a fait deux ou trois inspirations qu'on ouvre un ou deux des trous destinés à laisser pénétrer de l'air, et, d'après l'état du sujet, on laisse entrer une quantité d'air plus ou moins considérable.

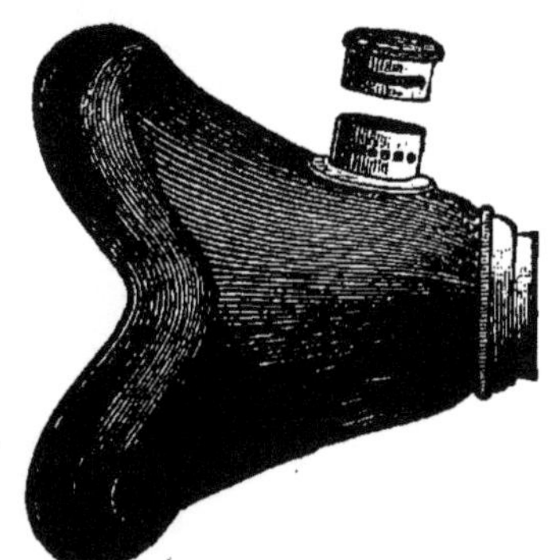

Fig. 81. — Embouchure de Carter Braine.

Pour l'entrée intermittente de l'air, le plus simple est, le malade étant tombé dans un sommeil paisible après quelques mouvements d'inhalation de protoxyde d'azote, de fermer la soupape et de laisser entrer de l'air. On doit toujours veiller à ce que l'inspiration soit suivie d'une expiration, et c'est alors seulement que l'on doit administrer le gaz. On renouvelle à volonté cette opération, et l'on a pu ainsi prolonger jusqu'à 20 minutes des narcoses de ce genre.

Nous voyons donc que l'administration du protoxyde d'azote,

(1) Carter Braine, *Journal of British Dental Association*. 1895.

grâce à la manière simple de le conserver dans des bouteilles d'acier et à la simplicité des appareils employés, n'est pas plus compliquée actuellement que celle de n'importe quel autre anesthésique.

Nous verrons plus tard que le gaz hilarant a trouvé dans le bromure d'éthyle, et plus encore dans le chlorure d'éthyle, de terribles concurrents. Mais il n'en sera pas moins toujours employé, car il a sur tous les anesthésiques usités jusqu'ici le *grand avantage d'être moins dangereux.*

Le nombre des cas de mort à la suite de l'emploi du protoxyde d'azote est, en effet extrêmement petit eu égard au nombre colossal de narcoses pratiquées à l'aide de ce gaz.

C'est ainsi que Jumon (1), dans un travail très documenté sur le protoxyde d'azote, rapporte que, en 1887, Colzon et Hasbrouck, de New-York, ont pratiqué, sans avoir observé aucune complication, le premier 155.000, le second 69.000 narcoses par le gaz hilarant.

Thomas (Philadelphie) parle aussi de 144.000 narcoses, dans lesquelles aucune complication ne fut observée.

D'après Horatio Wood (Philadelphia), il se pratique annuellement dans les Etats-Unis de l'Amérique du Nord, 750.000 narcoses par le protoxyde d'azote.

Bien que ces narcoses soient souvent faites par des dentistes, n'ayant pas la moindre idée des indications rationnelles de l'anesthésie, les cas de mort ne dépasseraient cependant pas trois en moyenne.

Schrauth (2) a, il est vrai, rassemblé un certain nombre de cas de mort (8), survenus à la suite de narcoses par le gaz hilarant. Sur ces huit cas, deux doivent être mis de côté comme ayant été déterminés par la pénétration de corps étrangers dans le larynx, l'anesthésique n'ayant donc joué qu'un rôle tout à fait indirect. Il reste donc encore six cas, qui, d'après Schrauth, se répartissent sur plusieurs millions de narcoses par le protoxyde d'azote, proportion vraiment bien minime.

Enfin Sidney Rumboll (3) compte, comme nombre moyen

(1) Jumon, *Anesthésie par le protoxyde d'azote*, Paris, 1895.

(2) Schrauth, *Das Lachgas und seine Verwendbarkeit in der Chirurgie*. Volkmanns Sammlung, 281.

(3) Sidney Rumboll, *Anaesthetica, with special reference to the use of nitrous oxide in minor surgery* (*British med. Associat.*, 1892).

des narcoses annuellement pratiquées à l'aide du protoxyde d'azote dans toute la Grande-Bretagne, pour les dix dernières années, 4 *millions* de narcoses ! Sur ce nombre vraiment énorme on n'a signalé que 5 cas de mort et encore faut-il se demander s'ils doivent être attribués à l'action du seul gaz hilarant.

Ce sont là des résultats dont aucun autre anesthésique ne saurait vraiment se prévaloir, et qui assurent au protoxyde d'azote une place définitivement acquise dans la série des anesthésiques !

---

5. LA NARCOSE PAR LE CHLORURE D'ÉTHYLE

Historique. — Le *chlorure d'éthyle* (chloréthyle, aethylum chloratum, æther chloratus seu muriaticus, monochloréthane), C^2H^5Cl, était déjà connu des anciens chimistes, tels que Basile, Valentin et Glauber ; mais sa composition n'a été reconnue que par Colin et Robiquet.

Propriétés physiques. — Il constitue un liquide incolore, limpide, très mobile, d'une légère odeur éthérée, d'une saveur douceâtre brûlante. Son point d'ébullition est à 12°,5 C. ; à — 29° C. il n'est pas encore congelé ; son poids spécifique, à 0°, est 0,921. Il est facilement condensable et brûle avec une flamme bordée de vert. Il n'est que peu soluble dans l'eau, mais il se dissout facilement dans l'alcool et dans l'éther. On l'obtient en chauffant de l'acide chlorhydrique et de l'alcool éthylique, à 150° C., sous une pression de 40 atmosphères (1). En faisant distiller le produit de la réaction, il passe du chlorure d'éthyle qui, déshydraté, distillé de nouveau, est recueilli dans un récipient refroidi.

Essai : Un chlorure d'éthyle pur doit se vaporiser, à la température moyenne, sans laisser de résidu. Si l'on fait passer sa vapeur dans l'eau, cette eau ne doit ni rougir le papier bleu de tournesol, ni, après avoir été acédifiée par l'acide azotique, être troublée *immédiatement* par l'addition d'une solution de nitrate d'argent.

On doit le conserver dans un endroit frais et à l'abri de la lumière. Le commerce le fournit actuellement dans des tubes de verre gradués avec une fermeture à vis. Les premières fabriques qui ont préparé en grand le chlorure d'éthyle sont la Société

(1) Seitz, *Die zahnärztliche Narkose*, Leipzig, 1900.

chimique des usines du Rhône, à Lyon et la Plaine (près de Genève). Elle fournit un produit excellent, légalement garanti sous le nom de « *Kélène* ». Parmi les marques allemandes, les plus connues sont celles du Dr Henning et du Dr Speier, à Berlin.

Propriétés physiologiques. — En 1847, Flourens le premier attira l'attention, à l'Académie des sciences de Paris, sur les propriétés anesthésiques de ce produit. Heyfelder, d'Erlangen, fut le premier qui l'essaya sur l'homme. Ses observations sur trois malades confirmèrent les résultats obtenus par Flourens, d'après lesquels les inhalations d'éther chlorhydrique provoquent plus rapidement que celles d'éther sulfurique l'insensibilité et la perte de connaissance. Mais le sommeil est plus fugitif que celui résultant de l'action de l'éther ; le chlorure d'éthyle serait, par contre, plus facilement toléré, et il ne provoque ni accès de toux, ni dyspnée, ni augmentation de la sécrétion de la salive et des larmes, ni injection de la conjonctive. Ces inhalations se faisaient facilement, et il ne se produisait, ni pendant, ni après, aucune incommodité. Mais le prix élevé de ce produit, la difficulté de l'obtenir pur et bon et sa grande volatilité, s'opposèrent, à cette époque, à une plus grande extension de son emploi.

En 1890, le Prof. Redard, de Genève, proposa le chlorure d'éthyle comme anesthésique local. C'est plutôt le hasard qui détermina sa réintroduction comme anesthésique général, des dentistes ayant remarqué que, lorsqu'on appliquait ce médicament localement sur les gencives, les malades s'endormaient parfois profondément et restaient pendant plusieurs minutes tellement insensibles qu'on pouvait leur extraire sans douleur deux ou trois dents, après quoi ils se réveillaient aisément et quittaient le fauteuil d'opération sans paraître éprouver la moindre incommodité.

Carlson, de Gothenburg (1), fut le premier qui fit, en 1894, ces observations sur deux malades.

Un de ces malades déclara qu'il avait déjà été narcotisé deux fois, une fois avec le bromethyle, une autre fois avec le chloroforme, mais que l'anesthésie à laquelle il venait d'être soumis avait été de beaucoup la plus agréable, car il n'avait éprouvé absolument aucune sensation d'étouffement, aucune difficulté de la respiration. Le patient resta encore plus d'une heure chez

(1) Carlson, *Zahnärztliches Wochenblatt*, Hamburg, juin 1895.

Carlson, sans qu'il se manifestât chez lui la moindre trace de nausées, de vertiges ou de céphalalgie.

L'année suivante, le Dr Thiesing (1), d'Hildesheim, fit, dans un Congrès de dentistes à Hanovre, un rapport sur les résultats de ses expériences avec le chlorure d'éthyle. Il avait constaté les mêmes faits que Carlson, et, ayant appliqué localement environ 50 fois le médicament dans la bouche, il avait observé cinq fois, toujours chez des femmes, l'apparition d'une narcose générale. Il put ainsi, sans douleur, extraire jusqu'à cinq dents. Des expériences, qu'il fit ensuite sur des animaux, et qu'il répéta plus tard sur son aide et sur lui-même, eurent aussi un résultat très favorable. Les mêmes résultats furent obtenus par Billeter (2), de Zürich, qui les communiqua dans un Congrès de dentistes à Strasbourg et préconisa chaudement l'emploi du nouvel anesthésique. Bientôt après, Ruegg et Respinger, à Bâle, Brodtbeck, à Frauenfeld, Seitz, à Constance, et d'autres encore, suivirent son exemple. Ces observations des médecins dentistes ne pouvaient pas manquer d'attirer bientôt l'attention des chirurgiens sur ce nouveau médicament.

Applications chirurgicales. — Les premières applications chirurgicales du chlorure d'éthyle furent faites à la *clinique de v. Hacker*, à Innsbruck, et publiées par le Dr Ludwig (3). La corbeille dite de Breuer fut pour cela mise en usage, et 16 narcoses furent l'objet d'un rapport. La respiration et le pouls étaient restés paisibles et réguliers, et l'aspect du patient était celui d'une personne dormant d'un sommeil tranquille. Depuis le moment où le masque avait été appliqué jusqu'au commencement de l'analgésie il s'était écoulé, chez les femmes et les enfants, 1 minute, et, chez les hommes adultes, 1 minute et quart à une minute et demie. Il avait suffi de 3 à 5 gr. du médicament pour obtenir une narcose d'une durée de *4 minutes*. Mais ces nombres ne s'appliquent qu'au *kélène* ou *produit français*. Par l'emploi des autres produits, l'analgésie se faisait attendre beaucoup plus longtemps, et il fallait aussi de plus grandes quantités de substance pour obtenir la narcose. Il y avait absence presque com-

(1) Thiesing, *Deutsche Monatsschrift für Zahnheilkunde*, XIV. Jahrgang.

(2) Billeter, *Schweizerische Vierteljahrsschrift für Zahnheilkunde*, 1897.

(3) Ludwig, *Beiträge zur klinischen Chirurgie*, vol. XIX, fascicule 3.

plète de période d'excitation, et, quand elle se produisait, ce n'était qu'après que l'anesthésie était déjà établie ; et il ne s'agissait jamais d'accès violents, mais simplement de mouvements musculaires réflexes, présentant le caractère d'efforts inconscients de résistance. D'ailleurs une période d'excitation de ce genre, dans le petit nombre de cas où elle se manifestait, durait tout au plus de 1 minute à 1 minute 1/2. Cette circonstance devait naturellement être considérée comme très favorable à l'emploi de ce produit, car, la période d'excitation manquant, l'état général du malade souffre certainement beaucoup moins que dans le cas contraire. Les réflexes de la cornée et de la pupille restèrent, en général, parfaitement conservés ; il ne se produisit non plus aucun relâchement musculaire complet ; il arriva cependant à un degré suffisant pour permettre de réduire des luxations même anciennes. Le pouls et la respiration montrèrent de si faibles variations pendant la narcose, qu'il n'y eut jamais lieu de s'en préoccuper. Ce qui prouve notamment que cette substance n'exerce pas la moindre influence nuisible sur les poumons, c'est que, quelques malades atteints d'affections pulmonaires graves, des phthisiques, même un malade atteint de pneumonie (!), ayant été narcotisés par le chlorure d'éthyle, on ne put constater la moindre aggravation dans l'état des poumons. Les reins ne furent jamais non plus troublés dans leur activité. On ne vit jamais se manifester de l'albuminurie ; dans un cas même où elle existait déjà auparavant à un haut degré, on ne put, même par les mensurations les plus exactes, constater qu'elle eût augmenté sous l'influence de l'anesthésique.

Un des traits caractéristiques de la narcose par le kélène était, en outre, la rapidité surprenante avec laquelle se produisait le réveil, qui avait lieu, pour ainsi dire, instantanément, dès que l'on enlevait le masque. Le malade était, au bout de quelques secondes, complètement désenivré, avec toute sa connaissance et en pleine possession de ses forces. L'état consécutif à l'anesthésie était notablement meilleur qu'après l'usage de n'importe quel autre anesthésique. Le malade ne présentait ni céphalalgie, ni nausées ; presque jamais la narcose n'était accompagnée de vomissements. L'appétit n'était pas le moins du monde altéré ; souvent même les patients mangeaient aussitôt après le réveil.

En présence de résultats si favorables, il ne faut point s'étonner que ces anesthésies par le chlorure d'éthyle aient eu un grand retentissement.

De la même clinique de v. Hacker ne tarda pas à sortir un second travail de Lotheissen (1), dans lequel il était fait mention de 170 narcoses du même genre ; puis parut une communication du chirurgien militaire Wiesner (2), qui, se fondant sur les résultats de 400 cas observés à la clinique de Innsbruck, préconisait chaudement l'introduction en campagne de la narcose par le chloréthyle, en raison de sa grande simplicité et de la rapidité de son action.

Ces observations cliniques furent pleinement confirmées par des expériences sur les animaux. Ruegg (3) démontra qu'il ne se produisait aucune altération appréciable du pouls ni de la respiration, et que en raison de l'hyperémie du cerveau pendant la narcose par le chlorure d'éthyle avaient lieu d'abord une dilatation et, dans une période ultérieure, un rétrécissement des vaisseaux. Il constata aussi que les animaux se réveillaient avec une rapidité extrême, dès que l'on suspendait les inhalations, même dans les cas de paralysie médullaire menaçante. Il observa quelquefois de l'opisthotonos, mais il ne put entretenir longtemps, sans préjudice pour l'animal, une narcose superficielle avec des vapeurs suffisamment diluées.

Un travail très approfondi sur ce sujet a été publié par notre ancien interne F. König (4), de Berne, qui a étudié sur des lapins et des singes les propriétés physiologiques du chlorure d'éthyle et qui l'a ensuite employé chez l'homme. Il s'est servi, dans ses expériences, de l'appareil à inhalations de Kronecker ; voici en quels termes il résume les résultats de ses expériences sur les animaux :

Pourvu que le chlorure d'éthyle soit administré mélangé à l'air et avec l'aide de la respiration artificielle, il n'est, même quand la narcose est complète, nullement dangereux ni pour le cœur, ni pour le tonus vasculaire du lapin et du singe. Les singes semblent supporter avec une facilité particulière l'action du chlorure d'éthyle.

(1) Lotheissen, *Ueber Narcose mit Aethylchlorid* (*Archiv für klinische Chirurgie*, 1896, vol. LVII, fasc. 4).
(2) Wiesner. *Wiener medizinische Wochenschrift*, 1899.
(3) Ruegg, *Schweizerische Vierteljahrsschrift für Zahnheilkunde*, 1898.
(4) König, *Ueber Aethylchloridnarkose*. Inaug.-Dissert., Bern, 1900.

D'après mes expériences on peut admettre que le chlorure d'éthyle est moins dangereux que le chloroforme pour le cœur et la respiration. Le parallèle avec l'éther est plus difficile à établir ; employé dans un état de dilution suffisant pour déterminer, chez le singe, une narcose complète, il nuit moins à la respiration que ne font les doses usuelles d'éther. Mais les phénomènes spéciaux d'excitation observés chez le lapin s'opposent à ce que l'on puisse établir un parallèle concluant entre l'éther et le chlorure d'éthyle.

Chez l'homme, König a employé le chlorure d'éthyle seul et comme introduction à la narcose éthérée. Il s'est servi du masque de Longard, destiné à la narcose pour l'éther. Lui aussi a été frappé de la *rapide production de l'anesthésie* ; dans le plus grand nombre de ses cas il a obtenu en deux minutes une anesthésie complète, qui s'est manifestée déjà avant le relâchement des muscles et la disparition du réflexe cornéen. Il n'a eu à noter aucun insuccès, c'est-à-dire aucun cas où il ait été impossible de provoquer la narcose. Il n'a jamais pu constater l'existence bien nette d'une période d'excitation. Il a dû aussi chercher à obtenir la disparition du réflexe cornéen et le relâchement des muscles ; il a pu y parvenir au moyen de doses massives de chlorure d'éthyle ou en rendant difficile l'entrée de l'air, mais il n'a pas été aussi facile de rendre cet état persistant. C'est là une des considérations les plus puissantes pouvant s'opposer à la généralisation de l'emploi du chlorure d'éthyle pour les narcoses profondes et de longue durée. Le pouls et la respiration n'ont éprouvé aucune influence fâcheuse pendant toute la durée de la narcose. La qualité du pouls n'a éprouvé non plus aucune modification. Il n'a pu non plus observer aucune influence de cet agent sur le centre respiratoire, ni aucun phénomène d'excitation du côté des voies respiratoires, tels qu'il s'en produit à la suite de l'emploi de l'éther. König a aussi examiné l'urine des malades avant et après la narcose, et pas une seule fois il n'a pu noter une action nuisible sur les reins ; jamais il n'a trouvé de l'albumine dans l'urine. Comme trait caractéristique de la narcose pure par le chlorure d'éthyle il a signalé aussi le réveil instantané, sans suites fâcheuses d'une certaine durée. Dès qu'on leur a ôté le masque, les malades se réveillent, ouvrent les yeux, se redressent sur la table d'opérations, et, quelques minutes après, ils ont repris leur pleine connaissance. Cette circonstance rend, comme l'a déjà fait remarquer Pircher (1), cet agent particulièrement approprié au traitement ambulatoire. Il est rare que les malades se plaignent, après la narcose, de céphalalgie, de nausées, ou de vertiges. La quantité de chlorure d'éthyle employée pour la narcose est naturellement très variable ; on peut dire, en général, qu'elle est moindre pour les femmes et les enfants que pour les hommes. Les alcooliques sont ici, comme pour le bromure d'éthyle, des sujets défavorables ! L'âge du patient ne paraît avoir aucune influence ; parmi les patients narcotisés par König, à Salem, on a signalé un enfant de dix mois et un homme de 66 ans, et chez tous deux le résultat fut également bon. Les vomissements ont semblé à König un peu plus fréquents qu'on ne l'admet généralement d'après les autres observations. Un point qui mérite d'être particulièrement relevé, c'est l'*odeur très agréable* du chloréthyle ; aussi la plupart des patients inhalent-ils ses vapeurs sans répugnance ni dégoût. Nous avons autrefois opéré une malade, la narcose par le chlorure d'éthyle étant dirigée par König lui-même. Elle avait déjà ailleurs été soumise à l'anesthésie par l'éther et par le chloroforme. A la suite de l'anesthésie par le chloréthyle, elle nous déclara spontanément que cet anesthésique lui avait paru de beaucoup le plus agréable. D'après König, le chlorure d'éthyle est un anesthésique général pouvant très bien être employé chez l'homme. En faveur de son emploi parlent surtout son agréable odeur, le réveil extrêmement rapide du patient, l'absence presque complète de la période d'excitation et le peu de gravité des phénomènes consécutifs. Mais cette rapidité du réveil doit nécessairement resserrer les limites de l'emploi du chloréthyle, car elle est contraire à une marche paisible et suffisamment prolongée de l'anesthésie. Pour les opérations chirurgicales de longue durée, exigeant une narcose tranquille et profonde, l'usage du chloréthyle ne pourra donc guère se répandre. Pour les narcoses de courte durée, au contraire, pour celles notamment qu'exigent les opérations de l'art dentaire, cet usage pourra rendre des services signalés.

Bien que, d'après toutes les observations faites jusqu'ici, le chlorure d'éthyle paraisse être un anesthésique relativement inoffensif, nous ne pouvons cependant pas nous vanter d'avoir

(1) Pircher, *Über Aethylchloridnarkose.* (*Wiener klinische Wochenschrift*, 1898).

trouvé en lui un agent absolument dépourvu de danger, car les expériences faites sur les animaux et quelques observations sur l'homme nous invitent à la prudence et doivent nous mettre en garde contre l'emploi inconsidéré et illimité de ce nouvel anesthésique.

Mais ce n'est pas seulement en chirurgie et dans l'art dentaire que le chlorure d'éthyle a été employé avec succès. Il s'est aussi montré avantageux en *oculistique*. Fromaget (1) a communiqué, au Congrès des ophthalmologistes français (mai 1901), les résultats de ses observations sur ce sujet. Il s'est servi de cet agent en l'injectant dans un cornet de papier, dans l'intérieur duquel se trouvait un peu d'ouate, et qui était entouré d'une compresse. Les résultats obtenus ont été très satisfaisants. L'anesthésie se produisait au bout de 20 à 30 secondes et elle durait de 1 à 3 minutes. Pour la maintenir plus longtemps, il suffisait d'ajouter du chloréthyle dans le cornet. Il a pu ainsi faire des opérations d'une durée de 5 à 15 minutes, et il n'a jamais observé aucun accident fâcheux. Le plus grand nombre des patients se sont endormis sans excitation ; le réveil s'est produit rapidement et n'a été accompagné d'aucun phénomène désagréable ; ce n'est qu'exceptionnellement que des vomissements se sont manifestés. Se basant sur ces résultats, Fromaget recommande l'emploi de cet anesthésique en ophthalmologie.

L'usage du chlorure d'éthyle s'est donc beaucoup généralisé dans ces dernières années. Seitz (2), qui, comme beaucoup de médecins dentistes, est devenu un partisan enthousiaste de cet anesthésique, a pu, avec l'aide de plusieurs collègues, établir une statistique approfondie, ne comptant pas moins de 16.000 narcoses par le chlorure d'éthyle. Sur ce nombre, 9000 ont été pratiquées en Europe, et 7.000 en Amérique. Il faut remarquer que, sur ces 16.000 cas, un seul est signalé, dans lequel des nausées et des vomissements se sont produits après une narcose de 9 minutes et ont eu une durée de 30 heures. Ce cas, qui a été communiqué par Cardie, de Birmingham, doit être attribué à une prédisposition individuelle du sujet, jeune fille de 13 ans, à santé délicate, tandis qu'avec l'emploi du brométhyle, d'après Seitz, les cas de vomissements, durant des jours entiers, sont

(1) Fromaget, *Journal de l'Anesthésie*, 1901, page 39.
(2) Seitz, *Deutsche Monatsschrift für Zahnheilkunde*. 1902.

assez fréquemment signalés par divers observateurs et par Seitz lui-même, qui en a été témoin plusieurs fois. Quant aux cas de mort, mis à la charge du chloréthyle, il en sera question plus loin. Il est intéressant de remarquer que la publication des auteurs russes Saweliew et Blank, de Kiew, signale un nombre extrêmement élevé de cas d'excitation pendant la narcose par le chloréthyle. Seitz est tenté d'attribuer ce fait à la grande consommation de substances excitantes (alcool, thé, café), imposée, en général, aux habitants par le climat rigoureux de la Russie. Cette opinion nous paraît d'autant plus rationnelle que, comme nous l'avons déjà fait remarquer, les buveurs supportent mal cette sorte de narcose, de même d'ailleurs que toute narcose en général.

Narcose au chlorure d'éthyle par suggestion. — Brodtbeck (1), de Frauenfeld, a mis en usage, dans 307 cas, la narcose pure par le chlorure d'éthyle, et il a employé aussi ce qu'il appelle *la narcose au chlorure d'éthyle par suggestion*, consistant dans la suggestion, suivie de l'administration d'une petite quantité d'anesthésique. D'après une statistique qui compte plus de cent cas, il a obtenu de ce genre de narcose des résultats excellents ; il est même arrivé à n'administrer au patient que 0 gr. 5 de chloréthyle ! On peut se demander si l'anesthésique a pu jouer un rôle quelconque dans ces cas. Le fait est que Brodtbeck, depuis qu'il emploie le chlorure d'éthyle, en est extrêmement satisfait, et qu'il le préfère au brométhyle, avec lequel il avait aussi obtenu autrefois de nombreux résultats favorables.

Avantages. — Malherbe et Stépinski (2) se sont très bien trouvés aussi de l'emploi du chlorure d'éthyle. Ils revendiquent en sa faveur, relativement au brométhyle, les avantages suivants : La quantité nécessaire pour obtenir l'anesthésie est très petite (2 à 4 gr.) ; le temps qui s'écoule jusqu'à la production de la narcose est beaucoup plus court, il est parfois de 15 secondes, en général, de 25 à 40 secondes ; les congestions sont très peu intenses, point de cyanose, point d'excitation. La narcose réussit aussi bien chez les enfants que chez les adultes. Point de vomissements, réveil immédiat, avec la possibilité de bientôt aller et

(1) Brodtbeck, *Internationaler Zahnärztlicher Kongress*, Paris, 1900.
(2) Malherbe et Stépinski, *Revue de Chirurgie*, 1901.

venir, retour plus rapide à l'état normal ; enfin, avantage à considérer, pas d'odeur d'ail !

Enfin Girard (1), de Toulon, dans un travail très documenté, se fondant sur des expériences faites chez des animaux et des observations chez l'homme, se prononce très favorablement sur le compte du chlorure d'éthyle et confirme entièrement les résultats obtenus par König.

Inconvénients. — Si nous passons aux côtés désavantageux que présente le chlorure d'éthyle, nous devons d'abord faire observer qu'on a mis à sa charge bien des méfaits, dont il est innocent. Si, en effet, on prend la peine d'examiner de près les cas de mort qui ont été publiés, on trouvera que quelques-uns sont sujets à caution et n'autorisent nullement les reproches que certains observateurs ont adressés à cet anesthésique. De même que le brométhyle a eu à souffrir de sa confusion avec le brométhylène, de même la confusion du chlorure d'éthyle avec le *chlorure d'éthylène* a été préjudiciable au premier de ces composés. Soulier et Brian, de Lyon, employèrent le chlorure d'éthylène pour la narcose et observèrent un cas de mort, qui a été mis généralement sur le compte du chlorure d'éthyle.

Kocher (2) semble aussi avoir partagé cette opinion, quand il écrivait, en 1902 : « Soulier a, en 1896, fait un rapport à ce sujet (au sujet de la narcose par le chloréthyle), et il l'a recommandé ; nous l'avons mis en usage, il y a quelques années, pour la narcose générale, et n'en avons obtenu que de très mauvais résultats. » Mais ces mauvais résultats se rapportent sans doute au cas de mort observé à la clinique de Kocher ; il s'agit d'un malade de 27 ans, qui fut opéré pour une inflammation fongueuse et purulente de l'articulation du métatarse, et qui mourut *une semaine* après l'opération. Malheureusement, écrit le Prof. Kocher, l'observation relative à ce cas a disparu sans laisser de traces ; de sorte qu'il n'est pas en état de donner des renseignements précis sur le produit employé. On ne comprend pas bien, ainsi que König (3) le fait remarquer avec raison, comment le chlorure d'éthyle, substance si volatile, qui s'élimine si rapidement de l'organisme, a pu devenir la cause d'une mort sur-

(1) Girard, *Revue de Chirurgie*, 1902.
(2) Kocher, *Chirurgische Operationslehre*, 4 Auflage.
(3) König, *loc. cit.*

venue huit jours après la narcose. Ce cas de mort devrait donc sans hésitation être éliminé de la statistique des cas de mort par le chloréthyle.

Il en est tout autrement du cas de Lotheissen (1) :

Il s'agissait ici d'un alcoolique de 41 ans, auquel on devait faire une transplantation cutanée pour un ulcère de la jambe. La narcose par le kélène avait duré deux minutes, quand brusquement survint une très vive excitation ; on injecta donc dans la corbeille une nouvelle quantité d'anesthésique. Au bout de la troisième minute, le sang était devenu remarquablement sombre ; on enleva la corbeille ; les réflexes de la cornée et de la pupille avaient disparu ; le patient exécute avec les membres de violents mouvements de résistance ; tension spasmodique des muscles maxillaires ; respiration saccadée, cyanose ; pouls encore sensible, mais pulsations ne pouvant être comptées à cause de la tension musculaire ; arrêt subit du pouls ; mort. Les phénomènes que je viens de décrire s'étaient succédés avec une rapidité presque foudroyante. Le temps écoulé depuis le début de la narcose jusqu'à la mort avait été à peine supérieur à 3 minutes. Le patient avait inhalé tout au plus 5 gr. de chlorure d'éthyle. Respiration artificielle pendant plus d'une heure, injections d'huile camphrée, position inclinée de la tête, massage du cœur, galvanisation des phréniques, tous ces moyens furent mis en usage sans résultat.

Autopsie : Hypertrophie excentrique du cœur avec dégénérescence graisseuse du muscle cardiaque, forte artério-sclérose des artères coronaires ; sclérose moins prononcée de l'aorte. Dans le cœur et dans les grosses veines, sang fluide, d'un rouge cerise clair, pas de caillots. La couleur du sang rappelait celle du sang dans l'empoisonnement par l'oxyde de carbone. Il n'existait point d'ecchymoses sur le péricarde ni sur la plèvre ; œdème pulmonaire. L'absence d'ecchymose mérite d'être notée, car elle prouve qu'il ne s'agissait pas d'une mort par asphyxie, alors que l'idée d'une asphyxie était celle qui se présentait tout d'abord.

Je crois qu'ici ce n'est pas la dilatation du cœur, mais bien l'artériosclérose des artères coronaires, qui a été la principale cause de l'issue mortelle. Ce cas est donc sans aucun doute un cas de mort par le chlorure d'éthyle.

(1) Lotheissen, *Münchener medizinische Wochenschrift*, 1900.

König (1) dit aussi qu'il a observé un cas de mort chez une malade de 43 ans, atteinte d'une tumeur scrofuleuse sous-sternale ; ayant pratiqué une narcose par le chloréthyle et l'éther, la malade mourut le lendemain. Diagnostic clinique et résultat de l'autopsie : œdème pulmonaire aigu. Jusqu'à quel point le chlorure d'éthyle ou d'éther doit-il être ici incriminé ? on ne saurait le décider.

Un autre cas beaucoup plus discuté est celui de Seitz (2).

Demoiselle de 55 ans, délicate, faible, craintive, présentant de la cyphoscoliose, ayant eu, l'année précédente, une attaque d'apoplexie avec hémiplégie consécutive, laquelle avait régressé peu à peu jusqu'à se réduire à une simple diminution de mobilité dans le bras gauche, furent appliqués localement, dans le but d'extraire trois incisives inférieures branlantes, deux grammes de chlorure d'éthyle. Le dentiste prit encore la précaution d'envelopper trois doigts de la main gauche avec une compresse et de les placer dans la bouche derrière les dents, de manière à empêcher, autant que possible, l'inhalation de l'anesthésique. L'extration des dents dura 20 secondes, pendant lesquelles le dentiste n'observa rien d'anormal. Mais pendant qu'il lavait la bouche de la malade, il la vit tout à coup incliner la tête, la mâchoire inférieure s'abaissa, la face devint pâle, les yeux abattus et fixes, le pouls s'affaiblit. Malgré tous les efforts faits pour la ramener à la vie, la malade succombe 16 heures après l'opération.

Le Dr Joh. Seitz, de Zurich, attribue cette mort au chlorure d'éthyle.

Hafner et Seitz (Constance) objectent avec raison que, dans ce cas, il n'y avait pas eu, à proprement parler, de narcose, la perte de connaissance et le sommeil avaient complètement fait défaut, il ne pouvait donc être question d'une inhalation de chlorure d'éthyle, puisque tous les signes en avaient été absents. Le Dr Seitz d'ailleurs admet lui-même que la malade s'était tout à fait bien portée pendant une année presque entière, mais que, *en raison de sa faiblesse et de sa timidité, sa crainte de l'opération avait été, durant les derniers jours, tout à fait extrême.* Mais il n'avait pas vu la malade depuis un an. Il ne pouvait donc pas, avant l'opération, se faire une idée exacte de son état physique

(1) König, Dissertation, *loc. cit.*.
(2) Seitz, *Korrespondenzblatt für Schweizer Aerzte*, 1901.

et moral. Or nous savons, par des centaines d'exemples, combien peut être désastreuse, dans la narcose, l'influence de l'anxiété, surtout chez une personne délicate, ayant déjà eu une attaque d'apoplexie. Le médecin a eu, à notre avis, dans ce prétendu cas de mort par le chlorure d'éthyle, le grand tort de ne pas faire l'autopsie. Ce n'est qu'après avoir constaté la présence ou l'absence de lésions cérébrales qu'il aurait été en droit de parler de mort par le chlorure d'éthyle. Or on ne voit pas trop bien, dans l'état actuel de nos connaissances sur la narcose par le chloréthyle, comment deux grammes de cet anesthésique (le dentiste dit, dans son rapport, *tout au plus deux grammes*), appliqués localement, peuvent avoir occasionné la mort. Nous croyons donc, avec Hafner et Seitz (Constance), que ce cas ne doit pas être considéré comme un cas de mort par le chloréthyle.

Un cas de mort à la suite de la narcose par le chlorure d'éthyle nous est encore présenté par le Dr Cardie (1), de Birmingham. Il concerne un alcoolique très déprimé atteint d'un rétrécissement de l'urètre, et chez lequel, après une anesthésie de 7 minutes de durée et la consommation de 20 gr. d'anesthésique, la mort survint cinq quarts d'heure après le réveil. Bien que Cardie conteste la culpabilité de l'agent narcotique, nous croyons cependant que la narcose a été complice dans cette mort. Le résultat de l'autopsie a été le suivant : rétrécissement uréthral avec néphrite consécutive, péritonite adhésive chronique, péricardite, pleurite, foie gras, etc., tous états qui *contre-indiquaient* l'emploi si étendu du chlorure d'éthyle. Dans un cas de ce genre la narcose est généralement contre-indiquée.

Les mêmes circonstances, c'est-à-dire la *même absence d'indication pour la narcose par le chlorure d'éthyle*, nous sont offertes par le dernier cas de mort signalé dans la littérature médicale, par le cas de Bossart (2).

Un petit garçon de 21 mois présentait depuis trois semaines des accès de toux et était atteint, depuis deux jours, de diphthérie ; la sténose des voies respiratoires était arrivée à un tel degré, que, déjà avant son entrée à l'hôpital, plusieurs accès d'asphyxie s'étaient produits. Au moment de son admission, l'enfant présente de la cyanose, et la gêne de la respiration est si intense,

(1) Cardie, *The Lancet*, 1901.
(2) Bossart, *Korrespondenzblatt für Schweizer Aerzte*, 1902.

que l'on procède à la trachéotomie. Pendant l'opération, l'enfant, après avoir absorbé *cinq* grammes de chlorure d'éthyle, meurt subitement. Voici les résultats de l'autopsie : Thymus volumineux, s'étendant jusqu'au deuxième espace intercostal, n'occasionnant aucune compression appréciable ; muscle cardiaque, appareil valvulaire ne présentant aucune altération marcroscopique ; cœur contracté en systole, contenant un sang foncé ; poumons gorgés d'air et de sang. A l'entrée du larynx, jusqu'au dessous des fausses cordes vocales, membranes diphtéritiques fortement adhérentes. La mort s'était donc produite par *paralysie du cœur*.

D'après l'opinion de Brossart, on ne saurait décider, dans ce cas, jusqu'à quel point la cause directe de la mort doit être attribuée au chloréthyle ou à la diphtérie, et l'issue mortelle serait due probablement à l'action simultanée de ces deux facteurs. Il vaudrait donc mieux, d'après lui, ne faire usage à l'avenir, dans les cas de ce genre, d'aucun narcotique, ou avoir recours de préférence au chloroforme, qui agit plus lentement. Mais ce dernier anesthésique n'aurait ici, avec l'existence d'un thymus hypertrophié, guère été meilleur que le chlorure d'éthyle ! Dans ce cas, en effet, l'emploi de la narcose générale au moyen du chlorure d'éthyle ou de tout autre anesthésique, était *contre-indiqué*. L'*anesthésie locale* était ici la seule indication rationnelle.

C'est à dessein que nous avons insisté sur les insuccès de la narcose par le chlorure d'éthyle, parce qu'il nous a semblé que, dans l'intérêt même de cet anesthésique, il ne fallait pas signaler seulement ses propriétés incontestablement avantageuses. Comparé au bromure d'éthyle, il semble avoir sur lui l'avantage d'une plus grande innocuité ; d'après Seitz (1), en effet, on ne connaît pas moins de 24 cas de mort par le bromure d'éthyle. Les observations, déjà mentionnées, de Haslebacher (2) nous apprennent, en outre, que les symptômes d'irritation des reins se manifestent beaucoup moins avec le chlorure d'éthyle qu'avec le bromure d'éthyle.

Faisons encore ici spécialement remarquer que le chlorure

(1) Seitz, *Deutsche Monatsschrift für Zahnheilkunde*, 1902.

(2) Haslebacher, *Nachwirkungen bei den Bromäthyl-und Chlorathylnarkosen*, Dissert. Bern, 1901.

d'éthyle, de même que le bromure d'éthyle, sont très mal supportés par les alcooliques.

Mode d'administration du chlorure d'éthyle. — Nous ferons d'abord observer que, vu sa grande volatilité, on ne devrait employer que des masques ne permettant que difficilement l'entrée de l'air et empêchant en même temps une vaporisation inutile de se faire. A la clinique de Innsbruck, on se sert de la *corbeille de Breuer*. Elle consiste (fig. 82) en un casque de mé-

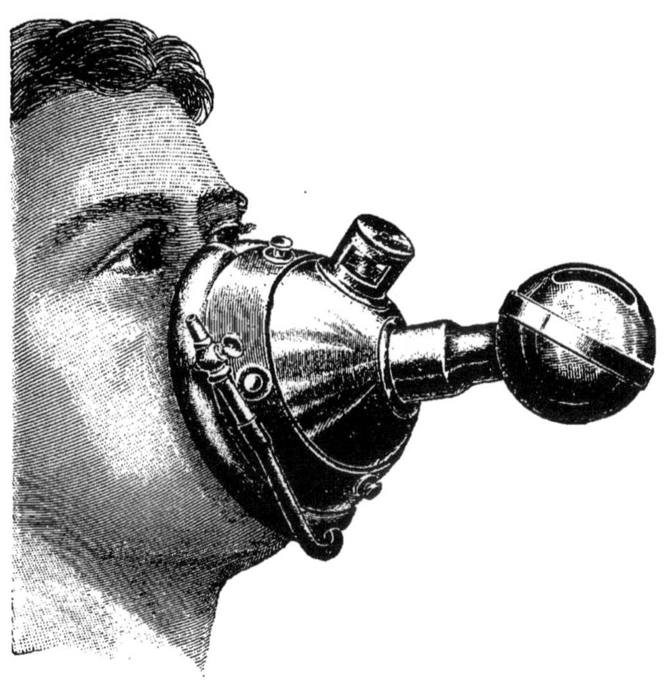

Fig. 82. — Corbeille de Breuer.

tal entouré d'un anneau de caoutchouc, afin qu'il puisse mieux s'appliquer sur le visage. Elle est munie d'une ventouse d'inspiration et d'une ventouse d'expiration. Sur la première on peut fixer une sphère creuse, divisée en deux moitiés s'adaptant bien l'une sur l'autre ; on peut donc l'ouvrir et y introduire un morceau de gaze hydrophile, destinée à recevoir le chlorure d'éthyle. Une ouverture que présente la sphère permet d'y verser le liquide, sans qu'il soit besoin d'ouvrir la corbeille.

Billeter, de Zürich, a transformé pour l'emploi du chlorure d'éthyle le *masque universel* de Schönemann (fig. 69), qu'il avait déjà mis en usage pour la narcose par le bromethyle. Dans le masque de verre, qui, bien entendu, doit être employé sans l'appareil à air comprimé qui s'y trouve, on introduit la pièce en fil métallique (Da), enveloppée de plusieurs couches de gaze

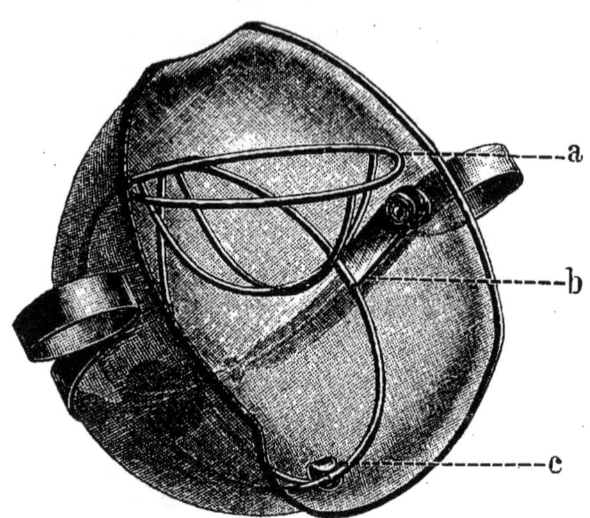

Fig. 83. — Masque de Brodtbeck.
a, Pièce intérieure relevée ; *b*, pièce fixée au moyen d'une rainure à la bande formant ressort ; *c*, crochet destiné à fixer la pièce.

et servant alors à recevoir le jet de kélène que l'on projette à travers la cheminée du masque. L'air ayant en même temps suffisamment accès à travers la cheminée, il est facile d'obtenir la proportion désirée de chlorure d'éthyle pour le mélange gazeux par l'emploi de tubes de verre appropriés ; mais on ne peut pas au moyen de ce masque de verre pratiquer une narcose prolongée pour les opérations dans la bouche.

Brodtbeck a modifié le même masque en adaptant sur la cheminée du corps de verre une sorte d'*iris*, qui est destinée à recevoir le jet de kélène ainsi qu'à régulariser l'entrée de l'air. Ce masque que Brodtbeck a présenté, en 1900, au troisième congrès odontologique international à Paris, lui a donné de très bons résultats (fig. 83 et 84).

[Le Dr de Crésantigues a présenté il y a deux ans, à l'Académie de médecine de Paris (séance du 20 mai 1902) un ingénieux appareil construit par Galante et destiné à l'anesthésie par le bromure d'éthyle pur et par les mélanges où entrent en diverses proportions chlorure de méthyle, chlorure d'éthyle et bromure d'éthyle.

C'est un inhalateur à réservoir d'air qui met à la disposition du sujet à endormir un demi-litre d'air environ.

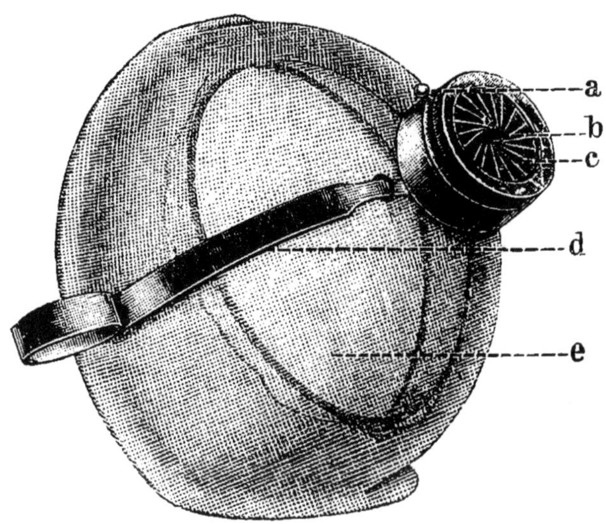

Fig. 84. — Masque de Brodtbeck.
a, Bouton destiné à déplacer l'iris ; *b*, ouverture de l'iris ; *c*, iris ; *d*, bande latérale avec anneau pour tenir le masque ; *e*, pièce avec la gaze.

Cet appareil a été heureusement modifié par M. le Dr Field Robinson. Voy. *Somnoforme*.]

Le premier appareil spécialement destiné aux inhalations de chlorure d'éthyle a été construit par les médecins dentistes, le Dr Respinger et le Dr Ruegg, de Bâle. Cet appareil consiste, (fig. 85) en un masque muni d'une soupape d'expiration et s'appliquant exactement sur le visage, en un tube adducteur pourvu de deux soupapes d'inspiration et s'articulant avec le masque, en un réservoir pourvu d'une fermeture à vis et d'un robinet et contenant 1 kil. de chloréthyle ; enfin en un tube télescopique faisant communiquer le tube adducteur avec le réservoir. Si l'on ouvre le robinet et la fermeture à vis, les vapeurs de chloréthyle, concentrées et fortement comprimées, montent vers le tube adducteur, pour se mélanger, dans l'inspiration, avec l'air atmosphérique. Aucune partie du chlorure d'éthyle ne pouvant s'évaporer dans l'atmosphère, la fermeture à vis doit être disposée de manière à laisser passer, suivant le besoin, 1, 2 ou 3 gr. de chloréthyle par minute, afin que l'on puisse obtenir le mélange gazeux qui convient. On ne peut pas, avec cet appareil, pratiquer des narcoses prolongées pour des opérations dans la bouche.

Un second appareil, spécialement fabriqué pour la narcose par le chloréthyle, est le *masque universel* de Seitz (de Constance), masque qu'il a modifié plus tard, de manière à le rendre utilisable pour la narcose par le chloroforme et le bromure d'éthyle (fig. 86 et 87). Il consiste en deux parties principales séparables, une couverture de gomme avec coussin à air, soupape d'expiration et orifice servant à verser le liquide et pouvant se fermer, et une pièce en fil métallique, composée d'un cadre creux avec une anse en fil de fer fixe et trois pouvant être changées. L'une de ces anses se fixe, en formant ressort, dans le cadre de l'orifice de versement, ce qui a pour effet de tendre la couverture de gomme et de former la cavité du masque. Sur une autre anse fixe repose la soupape d'expiration, tandis que les deux autres, pouvant être changées, forment les supports du récipient et d'une lame de gomme tendue entre celui-ci et le visage du patient. Cette lame a surtout pour but de protéger le visage du malade contre le jet éthéré et de le mettre à l'abri de la sensation de froid qui en résulterait ; elle empêche, en outre, les vapeurs du chloréthyle d'être expulsées dans l'air pendant l'expiration, en détournant l'air exhalé vers la

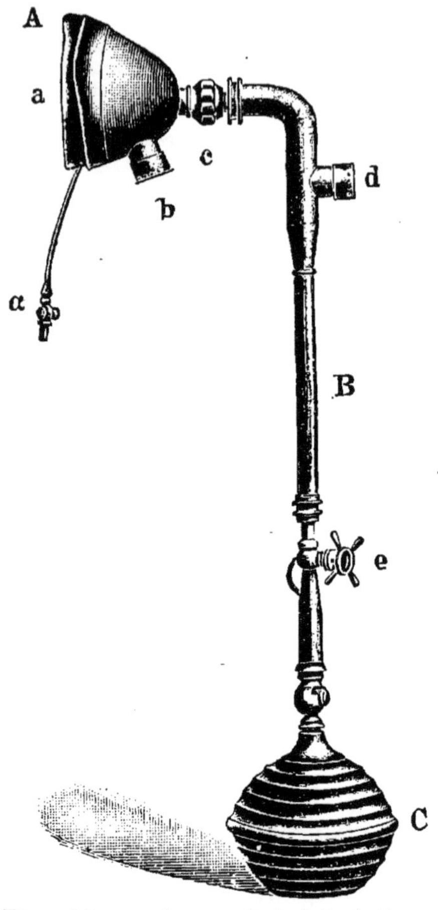

Fig. 85. — Appareil à inhalations « Minimum » des Drs Respinger et Ruegg, de Bâle.

A, Masque ; *a*, tuyau de caoutchouc permettant d'appliquer exactement le masque sur le visage ; *b*, soupape d'expiration ; *c*, anneau articulaire ; *d*, soupape d'inspiration ; B, tube télescopique, *e*, fermeture à vis ; C, réservoir.

soupape correspondante. Au niveau du couvercle de l'ouverture de versement se trouve encore un opercule tournant, au moyen duquel on peut régulariser à volonté l'afflux de l'air atmosphérique. Cet appareil correspond aux propriétés physiques de presque tous les narcotiques (l'éther excepté) et peut

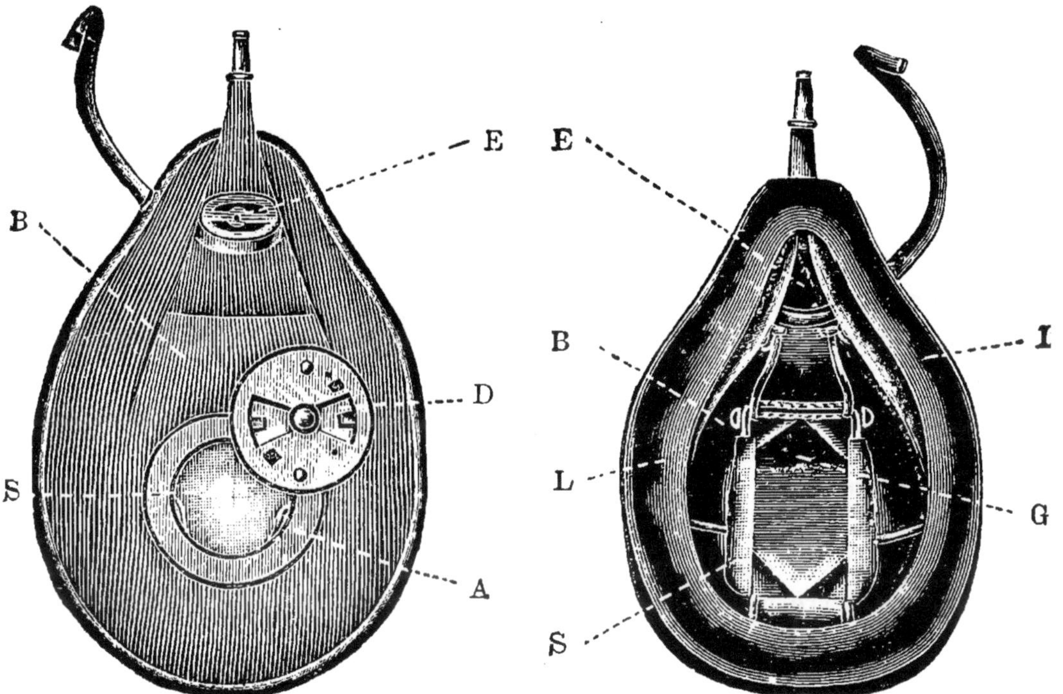

Fig. 86 et 87. — Masque universel de Seitz.

Fig. 86, Vue extérieure. — A, ouverture, pouvant être fermée, par où l'on verse le liquide; B, couverture de gomme ; D, opercule tournant ; E, soupape d'expiration ; S, couverture de gaze en forme de sac.

Fig. 87, Vue intérieure. — L, Coussin à air ; E, soupape d'expiration ; B, couverture de gomme ; G, lame de gomme ; S, couverture de gaze en forme de sac.

donc être employé avec grand avantage pour toutes les autres narcoses. Dans la narcose par le chlorure d'éthyle, il permet de déterminer facilement les proportions voulues des gaz mélangés, pourvu que l'on tienne compte des quantités consommées par minute.

Le docteur Nieriker, de Zürich, a construit un autre appareil pour la narcose par le chlorure d'éthyle. Il se compose des parties suivantes :

1. *Un masque élastique à inhalations* (fig. 88), consistant en une étoffe de flanelle pliée en plusieurs doubles, entre les couches de laquelle est ménagée une cavité avec issue en forme de cheminée, pour recevoir l'air, les gaz et les vapeurs.

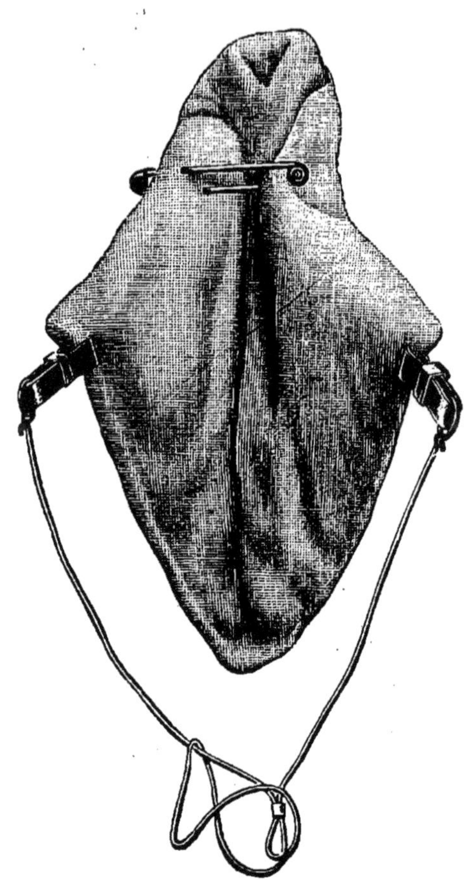

Fig. 88. — Masque de Nieriker.

Ce masque se distingue par sa légèreté et par sa position indépendante sur la moitié inférieure de la face, les yeux étant laissés libres. Il permet à l'air d'entrer abondamment, sans donner lieu à une sensation de compression. Il rend possible, au moyen du tube anesthésique gradué, le dosage exact et précis du chlorure d'éthyle, facilement volatil, produit pour lequel ce masque a été principalement fabriqué. Mais en se servant d'un entonnoir de verre recourbé, ce même masque peut être employé aussi pour la narcose par le bromét hyle, l'éther et le chloroforme, la méthode par gouttes étant alors mise en usage. On peut donner au masque une étendue plus ou moins grande, suivant la grandeur du visage, suivant qu'il est destiné à un enfant ou à un adulte. En le déplaçant sur le front, on peut à chaque instant interrompre la narcose.

2. Un *dilatateur buccal*. Il consiste en deux petits tubes glissant l'un dans l'autre, aux extrémités desquels se trouvent des pièces en caoutchouc durci. Tout autour des tubes est adapté, aux deux extrémités des petits tubes métalliques, un ressort en spirale, qui permet de comprimer à volonté le dilatateur buccal et de l'ajuster à la bouche du patient. Si l'orifice buccal est étroit, on emploiera une pièce plus courte ; s'il est large, on em-

ploiera une pièce plus longue. Le dilatateur buccal est fixé par un trait élastique aux vêtements du patient (fig. 89).

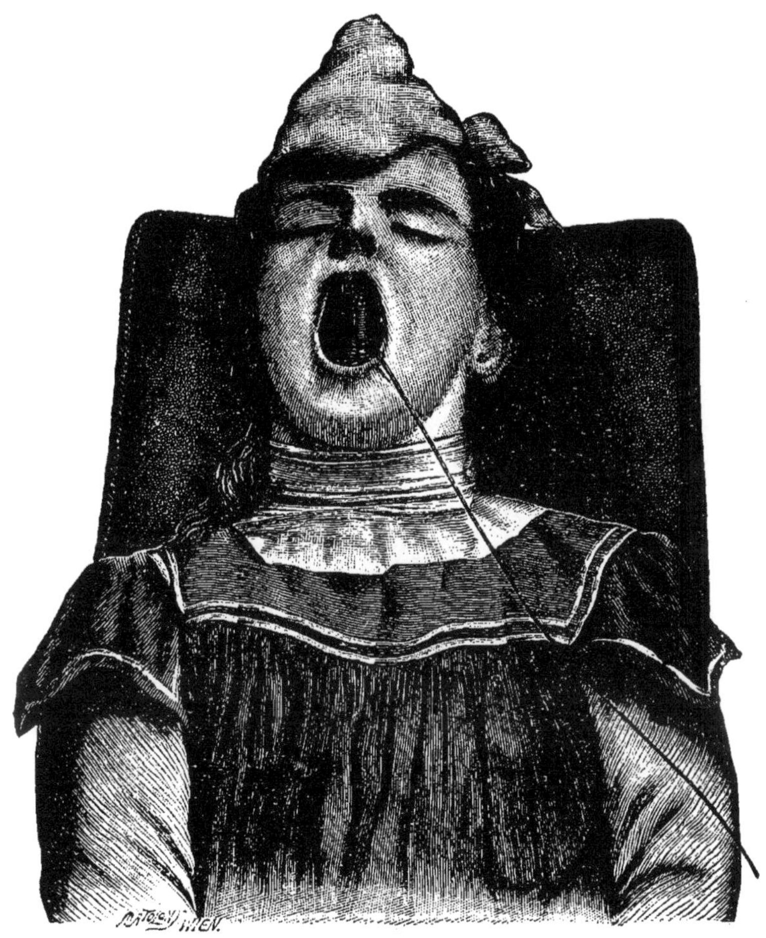

Fig. 89. — Dilatateur buccal.

3. Un *tube à anesthésie*. Il représente un cylindre de verre gradué, long de 12 cm., contenant 30 gr. ; il se termine, à une de ses extrémités, par un tube capillaire ouvert, coudé, long de 6 cm., et, à l'autre extrémité, il s'étend en un tube un peu plus large, droit, ayant une longueur de 3 cm. 1/2. Il est pourvu d'une fermeture absolument hermétique et par sa forme et sa disposition il est approprié particulièrement à l'emploi du chlorure d'éthyle pour l'anesthésie locale (fig. 90).

4. Un *verre-réservoir*. Il contient environ 100 gr. et il a pour

but de permettre au médecin de tirer directement le chlorure d'éthyle et de pouvoir remplir lui-même les tubes à anesthésie.

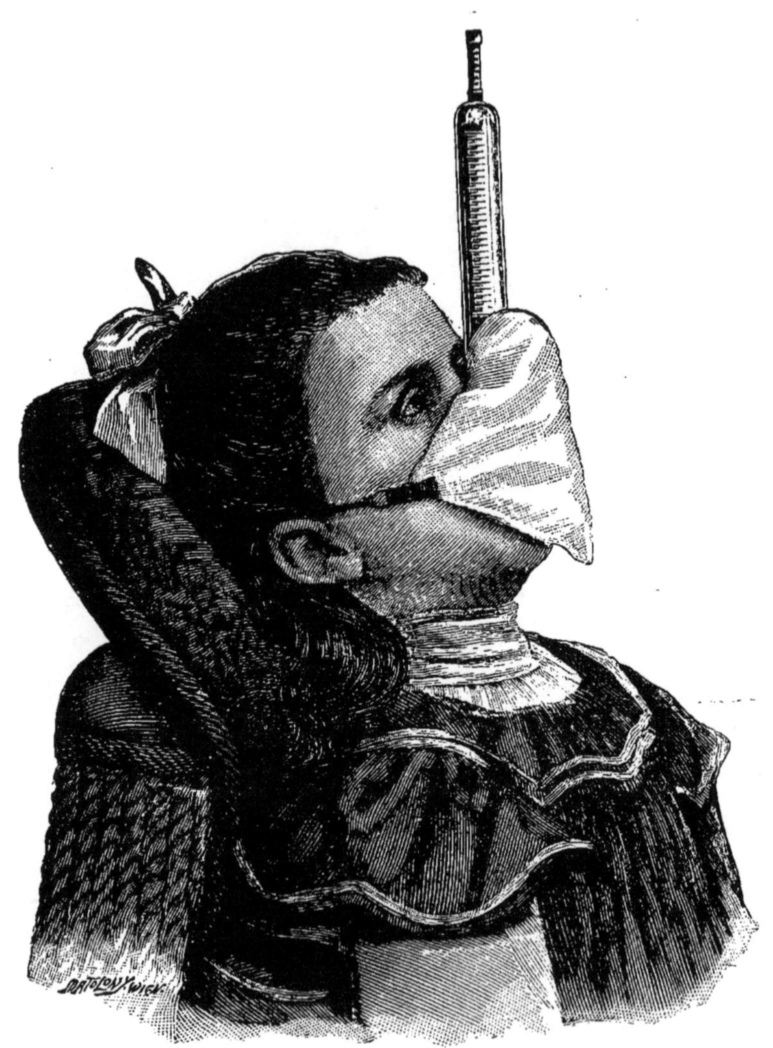

Fig. 90. — Tube à anesthésie.

Ces verres-réservoirs sont aussi pourvus de la même fermeture hermétique; ils peuvent facilement être remplis dans les fabriques et expédiés (fig. 91).

Enfin la *Société chimique des usines du Rhône*, qui a, de très bonne heure, répandu l'usage du kélène, a proposé un masque particulier dont l'emploi peut facilement être compris à l'aide de la fig. 92.

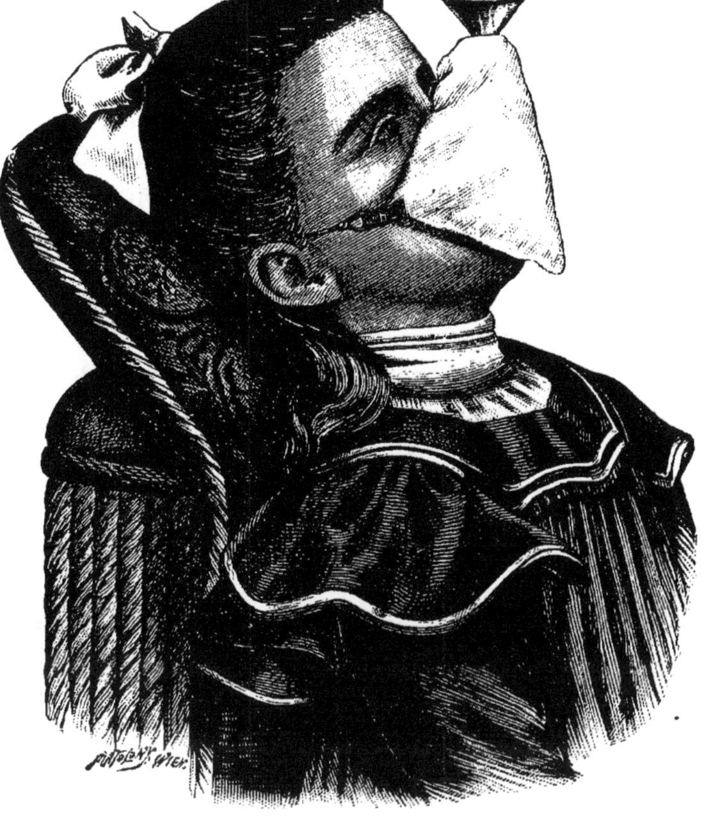

Fig. 91. — Verre réservoir.

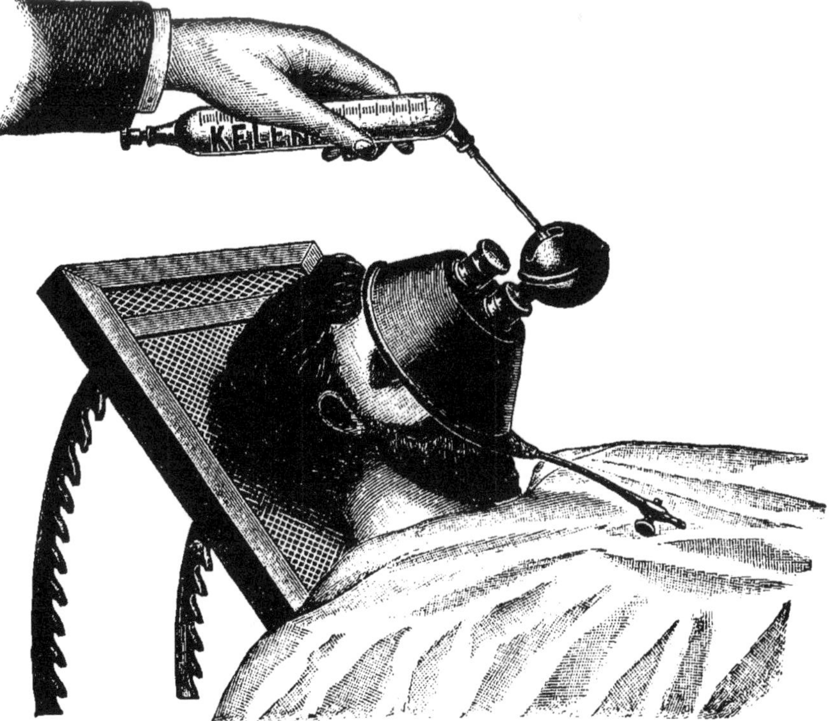

Fig. 92. — Masque de la Société chimique du Rhône pour l'emploi

Pour terminer, nous dirons encore que Ware (1) a imaginé un masque très simple et très pratique. Il consiste, comme le montre la fig. 93, en une embouchure de caoutchouc durci *a*, dans laquelle s'adapte le tube *b*. Autour de l'une des extrémités de ce tube on place de la gaze, que l'on fixe au tube *b*, au moyen du réseau *c*. La pièce *b*, ainsi armée, est introduite dans *a*, et l'on injecte le chlorure d'éthyle par l'autre extrémité de *b*.

Quant aux *récipients destinés à contenir le kélène*, ils ont été naturellement modifiés et perfectionnés à mesure que se généralisait davantage la narcose par ce produit. La Société chimique des usines du Rhône fournit au commerce des tubes

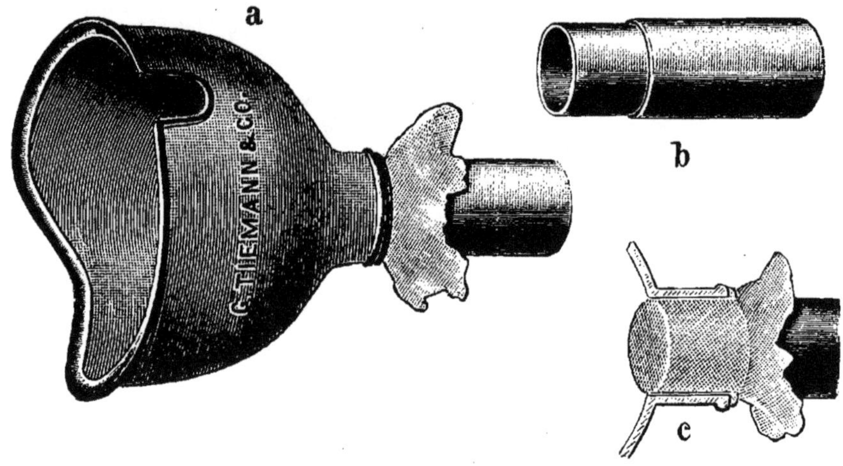

Fig. 93. — Masque de Ware.

de verre très nettement gradués et munis d'une fermeture automatique. Nous nous en sommes toujours servi avec les meilleurs résultats (fig. 94).

La maison allemande du Dr Henning de Berlin a aussi, sur les conseils de Seitz, apporté à ce récipient quelques heureuses modifications. Les deux figures 95 et 96 en montrent la fermeture automatique.

Ainsi que nous l'avons déjà dit, il ne faut pas confondre avec le chlorure d'éthyle le *chloréthylidène* ou *chlorure d'éthylidène*, $C^2H^4Cl^2$. On l'obtient aujourd'hui comme produit accessoire dans la préparation du chloral, et il se présente sous la forme d'un liquide incolore, d'une odeur de chloroforme, en-

(1) Ware, *Medical News*, New-York, août 1901.

trant en ébullition à 59° C, ayant pour poids spécifique 1,18-1,2, et se mélangeant facilement avec l'alcool et l'éther. En 1895, les Drs Soulier et Brian publièrent, à l'occasion du

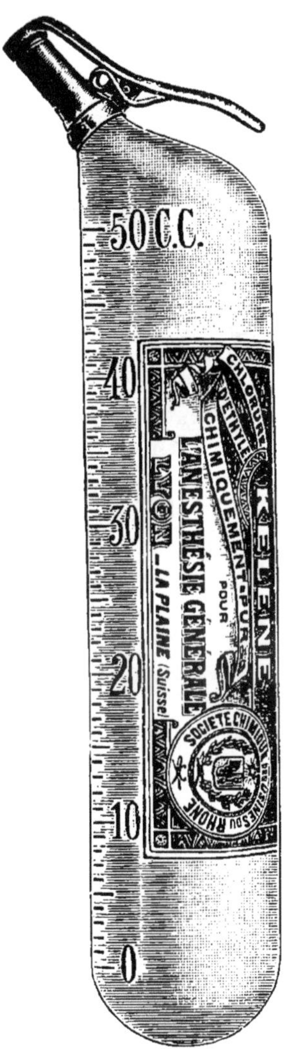

Fig. 94. — Récipient à kélène.

Congrès de Bordeaux, les résultats de leurs expériences faites avec ce produit sur les animaux et sur l'homme. D'après ces résultats, il agit plus rapidement que le chloroforme et à doses beaucoup moindres. Après l'avoir employé 99 fois avec succès, ils eurent à déplorer, au centième cas, une mort, survenue chez un alcoolique, après laquelle ils interrompirent leurs expériences (1).

Ces expériences de Soulier et Brian sur le chlorure d'éthylidène

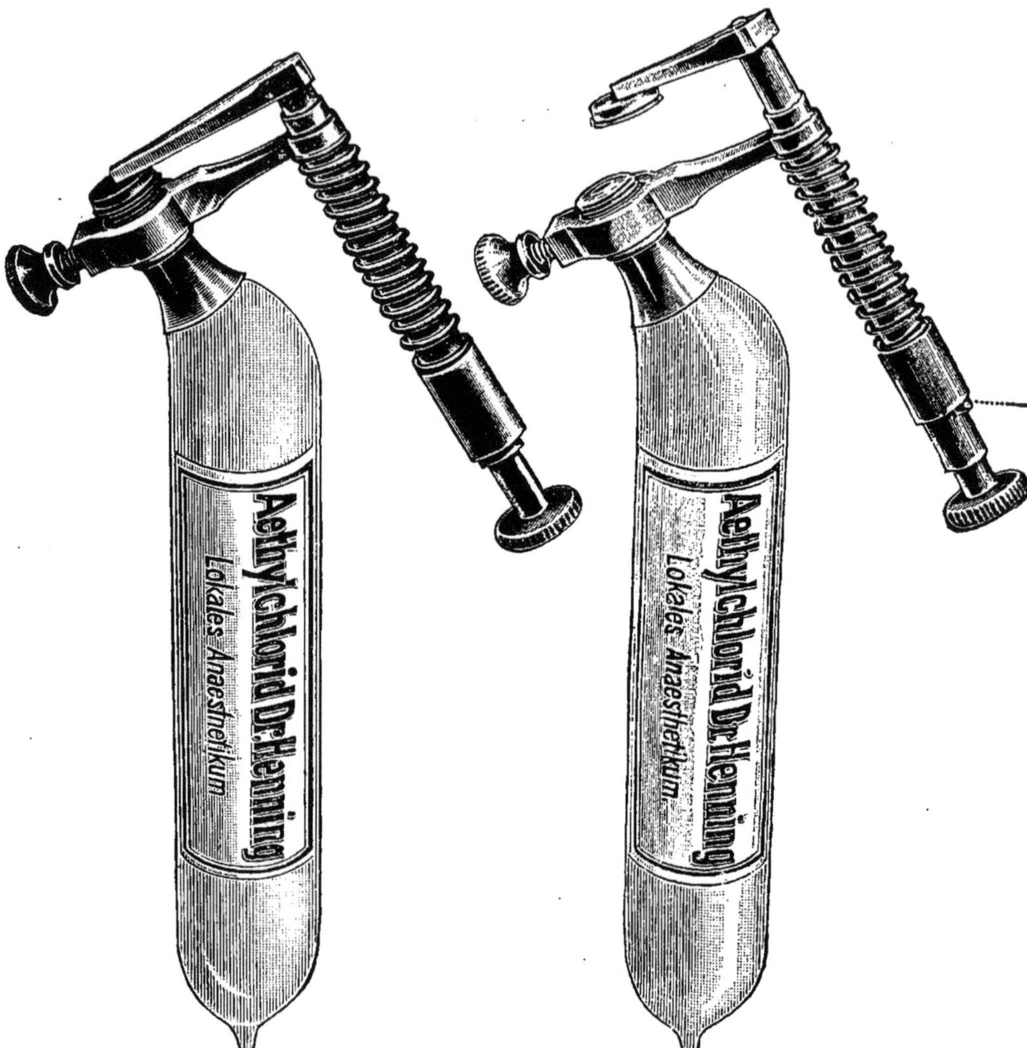

Fig. 95. — Fermeture automatique (Fermé).

Fig. 96. — Fermeture automatique (Ouvert).

lène ont été, dans la suite, souvent confondues avec celles ayant pour objet le chlorure d'éthyle. Le premier de ces composés n'est plus aujourd'hui usité dans la pratique.

(1) Ruegg, *Aethylchloridnarkose* (*Zahnärztliches Wochenblatt*, 1898).

6. LA NARCOSE PAR LE BROMURE D'ÉTHYLE

Historique. — Le bromure d'éthyle (brométhyle, *aether bromatus, aethylum bromatum*), C^2H^5Br, a été découvert, en 1829, par Serullaz, et employé comme anesthésique, en 1849, par Nunneley, à Leeds.

Propriétés. — Il représente un liquide incolore, mobile, réfringent d'un poids spécifique assez élevé, d'une odeur analogue à celle du chloroforme, d'un goût brûlant. Le produit français seul représente du bromure d'éthyle presque pur ; les produits allemand et suisse contiennent une légère quantité d'alcool, destinée à en assurer la stabilité. Il est très volatil, ne s'enflamme pas facilement, mais ses vapeurs brûlent avec une coloration verdâtre en donnant naissance à de l'acide bromhydrique.

Le bromure d'éthyle pur a pour poids spécifique 1,4735, à 15° C. ; il bout entre 38 et 39 C.

Pour les produits médicaux, les pharmacopées prescrivent les constantes suivantes (1) :

	Ph. française	Ph. germanique.	Ph. suisse.
Poids spécifique. . . .	1,473	1,453-1,457	1,445-1,450
Température d'ébullition.	38°,5	38-40°	38-40°
Alcool à 98,5 0/0. . . . (Quantité contenue)	Traces	1 0/0	1-1,5 0/0

Il en est du brométhyle comme des autres anesthésiques : la pureté du produit joue un rôle très important. Haffter (2), qui a le mérite d'avoir contribué beaucoup à répandre l'usage de cet anesthésique, attire spécialement, dans son remarquable travail,

(1) Hagers, *Handbuch der pharmazeutischen Praxis*, 1900.
(2) Haffter, *Korrespondenzblatt für Schweizer Aerzte*, 1890.

l'attention sur cette circonstance et indique, comme particulièrement recommandables, les essais suivants, qui, très simples et très sûrs, peuvent être faits facilement :

1. Versé sur la main, le brométhyle doit se vaporiser rapidement et complètement sans laisser de résidu et en donnant lieu à une sensation de froid considérable.

2. Agité avec de l'eau dans un verre à réaction, puis filtré, le produit aqueux de la filtration doit avoir une réaction neutre et ne doit éprouver aucune modification par l'addition d'azotate d'argent.

3. Une addition d'acide sulfurique concentré à du brométhyle pur ne doit par le colorer en brun ; si cette coloration se manifeste, ou bien encore si le produit prend spontanément une teinte jaunâtre ou brunâtre, c'est l'indice d'un commencement de décomposition. Tant que l'addition d'un peu d'acide sulfurique concentré ne provoque aucun changement de couleur, on peut considérer le produit comme sûrement bon et irréprochable.

Le bromure d'éthyle se décomposant facilement par l'action de la lumière, on devra le conserver, de même que le chloroforme, à l'abri de la lumière, dans des flacons noirs, bien bouchés.

D'après Haffter, des expériences sur les animaux, faites par Rabuteau, en 1876-1877, démontrèrent que le bromure d'éthyle narcotisait plus rapidement que le chloroforme et sans excitation préalable. Il fut éliminé très rapidement et en totalité par les poumons ; on ne trouva dans l'urine aucun composé de brome. Soumis à son action pendant plus d'une demi-heure, de jeunes animaux à la mamelle présentèrent un ralentissement progressif de la circulation et moururent par arrêt du cœur.

Applications chirurgicales. — Presque en même temps Turnbull, de Philadelphie, et Lewis, de Pennsylvanie, publièrent les résultats qu'ils avaient obtenus par la narcose au bromure d'éthyle dans des opérations sur les yeux et les oreilles, et ils lui attribuèrent avec éloge les avantages suivants : rapide production de la narcose, rapide rétablissement, rareté des nausées et des vomissements, faible influence sur la circulation.

Contrairement à cette dernière assertion, Wood a montré que le bromure d'éthyle pouvait, il est vrai, provoquer l'anesthésie, sans faire baisser la pression sanguine, mais que, d'ordinaire, il exerçait une action directement paralysante sur le muscle cardiaque et ne pouvait donc guère être considéré comme moins dangereux que le chloroforme. D'après Bonome et Mezza, le brométhyle produit des effets narcotiques beaucoup plus rapidement que le chloroforme, mais il s'élimine plus facilement, et son action n'a donc qu'une faible durée ; il convient particulièrement pour les opérations rapides. Pendant la narcose, la pression sanguine baisse de 20 à 30 mm., mais elle ne tarde pas à se relever à la fin de la narcose ; en même temps la respiration s'accélère. Le bromure d'éthyle fait aussi diminuer l'excitabilité de l'écorce cérébrale.

Cet anesthésique a été aussi employé dans les accouchements, et A. Givel (1) a fait sur lui des expériences à la clinique de Berne. Il l'a employé chez 20 femmes en couches ; ses résultats, qui ont été l'objet d'un rapport de P. Müller, sont loin d'avoir été encourageants. Montgomery, de Philadelphie, exprime un jugement plus favorable sur l'emploi de ce produit dans les accouchements. Il l'a mis en usage dans 29 cas, versant sur un drap, à l'approche d'une douleur, quelques gouttes qu'il faisait inhaler à la malade. Aussitôt que la douleur est passée, on éloigne le drap : jamais aucun effort de résistance, jamais de suffocation ni d'excitation. Les douleurs, grâce à l'intervention du bromure d'éthyle, ne sont guère plus pénibles que celles qui accompagnent les efforts dans les cas de constipation. Les multipares ont été unanimes à faire l'éloge de ce procédé d'anesthésie.

Le bromure d'éthyle est l'agent par excellence dans les opérations de courte durée ; Challand en a préconisé l'emploi dans le but de combattre les accès d'hystérie, Pauschinger en conseille l'usage dans les opérations rapides. Les dentistes l'ont particulièrement mis à contribution avec avantage et ont publié sur ce sujet de nombreux et remarquables travaux, parmi lesquels nous mentionnerons ici seulement ceux de Schneider, Blumm, Gilles, Leo Szumann (2), Hardy (3), etc. Tous ces observateurs sont unanimes à signaler avec éloge son mode d'administration très simple ainsi que ses effets sûrs et rapides.

Action physiologique. — Nous pouvons admettre actuellement que cet anesthésique, aux doses ordinairement employées,

(1) Givel, *De l'emploi du bromure d'éthyle dans les accouchements naturels*. Dissertation, Berne, 1883.
(2) Szumann, d'après Haffter, l. c.
(3) Hardy, *Schweizerische Vierteljahrsschrift für Zahnheilkunde*, 1898.

n'exerce aucune action fâcheuse ni sur le cœur ni sur les poumons. Les courbes, prises avec le plus grand soin par Abonyi (1), de Budapest, sur l'homme et sur les animaux, démontrent, en effet, que le brométhyle, *employé pendant un temps peu prolongé*, ne porte aucune atteinte essentielle ni au cœur ni aux poumons. Les modifications de la courbe avant et après la narcose sont si légères, qu'elles ne méritent guère d'être prises en considération. Mais, d'autre part, nous ne voulons pas passer sous silence le jugement de deux des observateurs les plus compétents en matière d'anesthésie, Wood et Kappeler, qui attribuent à cet agent une certaine action paralysante sur le cœur, et cela d'autant moins, que certains faits ne leur donnent que trop raison. Il s'est passé pour le bromure d'éthyle ce qui se passe, en général, pour tout nouvel anesthésique, lorsque les observations sur son emploi se multiplient. Aux effets avantageux succèdent les effets défavorables, se produisant parfois nombreux et extrêmement rapides. Si les cas de mort signalés, au début, à la suite de l'emploi du brométhyle, étaient tels, qu'on pouvait se demander avec raison si cet anesthésique était vraiment responsable (tel, entre autres, le cas souvent cité de Marion Sims), on a publié, dans le cours de ces dernières années, des cas de mort indubitables, qui ne permettent absolument pas de considérer le bromure d'éthyle comme dépourvu de danger.

Le bromure d'éthyle, d'après Rabuteau, s'élimine très rapidement et totalement par les poumons ; il n'a trouvé dans les urines aucun composé bromé. Regli (2) croit, au contraire, que le brométhyle s'élimine aussi, quoique en petite partie, par les reins. Lorsque, dit-il, on fait usage de doses minimes ou de doses lentement progressives, cet agent est inoffensif pour les reins ; mais si on l'administre à doses plus élevées, il occasionne assez régulièrement de l'albuminurie. C'est ce que confirment les recherches faites par Haslebacher (3) sous la direction de Heffter, recherches qui nous apprennent que la narcose par le bromure d'éthyle, de même que la narcose par le chloroforme, donne lieu à de l'albuminurie, plus rarement à de la cylindrurie, à la dégéné-

(1) Abonyi, *Wiener Klinik*, 1891, Heft 1.

(2) Regli, *Experimentelle Beiträge zur Kenntniss der Wirkung des Bromäthyls auf Herz und Nieren*, Dissert., Bern, 1892.

(3) Haslebacher, *Experimentelle Beobachtungen über die Nachwirkungen bei der Bromäthyl-und Chloräthylnarkose*, Dissert., Bern, 1901.

rescence graisseuse dans les reins et le foie, à un moindre degré dans le cœur. Dans ce dernier organe on a observé quelquefois le rétrécissement des fibres et la disparition des stries transversales. Ces dégénérescences ne disparaissent même pas au bout de plusieurs semaines.

Ce qui prouve que le bromméthyle s'élimine par les poumons, c'est l'*odeur alliacée* spéciale qu'exhale l'haleine des malades qui ont été narcotisés par cet anesthésique. Cette odeur a été considérée par quelques-uns comme un indice de l'impureté du produit. Cohn (d'après Härdy) croit, au contraire, pouvoir affirmer que cette odeur est due à la décomposition du composé bromé par l'action de l'hydrogène sulfuré de la cavité buccale, et que le produit de cette décomposition chimique, le *sulfure d'éthyle*, est la cause de l'odeur alliacée.

Mode d'administration. — Il constitue encore ici un facteur important pour la production d'une bonne narcose.

Haffter conseille d'administrer le bromure d'éthyle à doses massives, c'est-à-dire d'en verser, suivant l'âge et la constitution du sujet, 5 à 20 gr. *en une fois* dans le masque recouvert d'une étoffe imperméable, et d'appliquer exactement ce masque devant la bouche et le nez. Il engage fortement à ne pas verser l'anesthésique goutte à goutte, mais à en verser tout d'un coup la quantité nécessaire, sans quoi, dit-il, on n'atteindrait pas le but désiré et des accidents fâcheux pourraient se produire. Au bout de 15 à 20 secondes le patient est dans un tel état, que l'on peut entreprendre de rapides opérations chirurgicales, même des plus douloureuses, sans donner lieu à aucune sensation de douleur. On est sûr que la narcose est suffisante lorsqu'un des bras du malade, préalablement étendu, retombe par son propre poids. On se trompera rarement en commençant sans hésiter l'opération, après que les inhalations auront duré de 15 à 20 secondes. C'est la sensation de douleur qui, dans la narcose par le bromure d'éthyle, s'éteint la première, et cela sans période d'excitation préalable. L'analgésie existe déjà depuis un moment, alors que la connaissance ainsi que le sens du toucher sont encore à peu près intacts. C'est alors le moment propice pour agir. La rigidité musculaire n'a pas alors encore disparu, de sorte que cette période de la narcose ne peut pas être utilisée pour la réduction des luxations ou autres opérations de ce genre. Peu de temps après que le masque a été enlevé, c'est-à-dire au bout de 10 secondes environ, le patient se réveille, se lève, ayant repris sa connaissance, se trouvant dans un état absolument normal, sans vertige ni céphalalgie.

Applications chirurgicales. — La narcose par le bromure d'éthyle trouve son application la plus rationnelle dans la pratique de la *petite chirurgie*. C'est avec raison que Haffter considère le bromure d'éthyle comme un anesthésique précieux, dont le médecin praticien, une fois familiarisé avec son mode d'emploi, ne voudrait plus se passer, et dont les principaux avantages sont : une action extrêmement rapide, une innocuité à peu près absolue, pourvu qu'on ne dépasse pas une certaine dose, l'absence de la période d'excitation, le bien-être absolu du malade après la narcose.

Chez les *enfants*, le mode d'administration ci-dessus indiqué doit subir quelques modifications : on calcule la dose de manière à leur faire absorber, en moyenne, 1 gr. de bromure d'éthyle par année d'âge. Wieland (1), à la clinique des enfants, à Bâle, a essayé cette méthode sur plus de 200 enfants et en a obtenu des résultats qui l'ont entièrement satisfait. Comme phénomène fâcheux, il a parfois observé, à la fin de la narcose, la production de la cyanose de la face ; mais elle disparaissait aussitôt qu'on avait enlevé le masque. Il n'a pu confirmer les observations de Demme, d'après lesquelles, pendant et après la narcose par le bromure d'éthyle, se manifesteraient, chez les enfants, de fréquents vomissements. Il a vu, au contraire, des enfants prendre de la nourriture peu de temps après la narcose, sans qu'il en résultât aucune envie de vomir. Le seul désagrément de cette narcose, chez les enfants, consiste, d'après Vieland, dans l'odeur répugnante d'ail, qui tourmente les petits malades pendant plusieurs heures et souvent même pendant plusieurs jours après la narcose, tellement qu'il eut, un jour, de la peine à décider un enfant sensible et délicat à se soumettre une seconde fois à la narcose par le brométhyle.

Härdy emploie aussi, chez les enfants, les mêmes doses de cet anesthésique ; dans la pratique de l'art dentaire, il n'a pas brométhylisé des enfants au-dessous de 6 ans, et il leur a administré des doses calculées sur 1 gr. par année d'âge. Chez les adultes, il a aussi administré en une fois 15 gr. comme dose

(1) Wieland, *Korrespondenzblatt für Schweizer Aerzte*, 1894.

normale. Chez les adultes, de même que chez les enfants, il a été très satisfait de l'emploi des doses dites massives. Abonyi (1) et d'autres ont fait les mêmes constatations.

A l'encontre de ces observations, il faut signaler l'opinion d'un grand nombre d'auteurs qui condamnent ce mode d'administration comme dangereux. Le seul avantage de cette méthode, celui de la rapide production de la narcose, serait, d'après eux, largement compensé par les dangers auxquels elle exposerait. Elle pourrait, en effet, donner facilement lieu à une exagération de la dose de l'anesthésique. C'est ainsi que, d'après Mikulicz (2), v. Eiselsberg aurait observé deux cas de mort. Mais, pour éviter cette exagération de la dose, le mieux serait d'administrer le bromure d'éthyle, comme le chloroforme, *goutte à goutte*. La narcose se produirait ainsi un peu plus tard, mais on ne courrait pas les dangers ci-dessus signalés. Un des principaux représentants de cette opinion est le professeur Partsch, de Breslau, dont les observations ont été recueillies par Larisch (3). Mikulicz (4) emploie aussi le bromure d'éthyle d'après cette méthode ; il en est de même de Terrier et Péraire (5), ainsi que d'autres observateurs. Aucun d'eux n'a vu ce procédé donner lieu au moindre accident.

Enfin une troisième méthode est celle de Th. Kölliker (6). Elle consiste à administrer d'abord le brométhyle goutte à goutte, puis, quand le patient s'y est habitué, à verser la dose massive que l'on veut faire agir. Mais quel que soit le mode d'administration du brométhyle, qu'on le donne goutte à goutte ou d'après la méthode massive, *on doit toujours choisir un masque, qui s'oppose à l'évaporation de l'anesthésique à l'extérieur*.

Haffter recommande le masque ordinaire d'Esmarch ou celui de Girard ; mais ils doivent être recouverts d'une étoffe imperméable.

Gilles, de Cologne, a, en 1892, proposé un masque spécial pour la narcose par le brométhyle, masque dont l'usage s'est beaucoup répandu (fig. 97 et 98). Il consiste, comme le montre

(1) Abonyi, *loc. cit.*
(2) Mikulicz, *Ueber die Narkose* (*Deutsche Klinik*, 1901).
(3) Larisch, *Inaug.-Dissert.*, Breslau, 1899.
(4) Mikulicz, *loc. cit.*
(5) Terrier et Péraire, *Manuel de l'anesthésie chirurgicale*, Paris, 1894.
(6) Kölliker, *Zentralblatt für Chirurgie*, 1891.

la figure, en deux grandes et fortes corbeilles de fil d'archal, unies l'une à l'autre par une charnière et revêtues d'une *flanelle* imperméable et, en outre, de *pièces de caoutchouc*. Les vapeurs de bromure d'éthyle ne peuvent aller qu'*en dedans*. On peut, pour verser une nouvelle quantité d'anesthésique, relever, pendant la narcose, la corbeille extérieure (fig. 97).

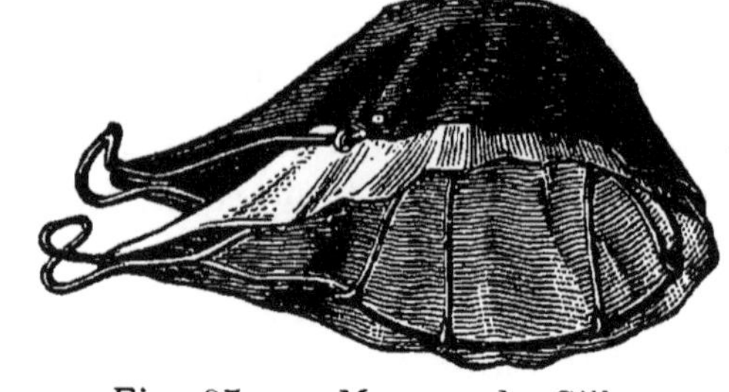

Fig. 97. — Masque de Gilles (de Cologne).

Un autre masque pour la narcose par le brométhyle a été proposé par Hägler, de Bâle. Il est tout en métal nickelé, et il renferme une pièce en fil d'archal, pouvant être entièrement enlevée.. Cette pièce est revêtue d'un morceau de gaze plié en quatre doubles, sur lequel on verse le bromure d'éthyle. Ce masque peut très facilement être désinfecté, et l'on renouvelle la gaze après chaque narcose.

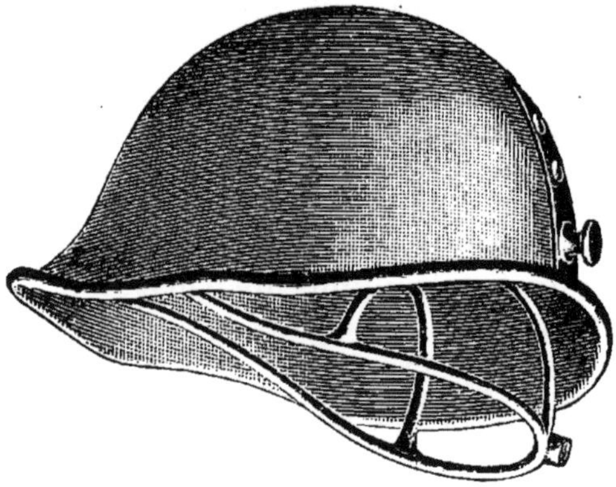

Fig. 98. — Masque de Gilles (de Cologne).

Un autre masque pour narcose par le brométhyle est celui de Rosenthal (fig. 99) ; ce masque est très employé en Allemagne.

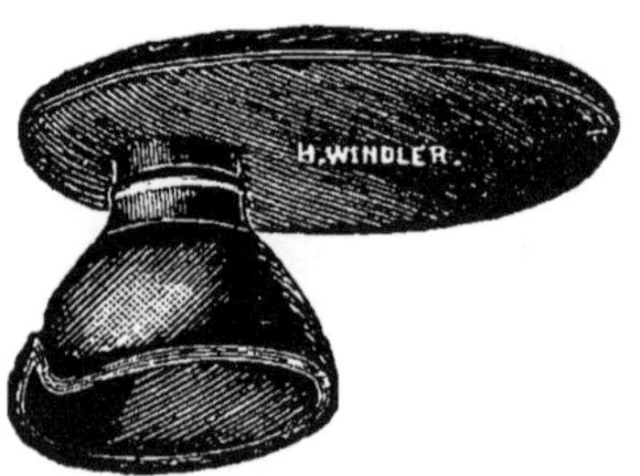

Fig. 99. — Masque de Rosenthal.

Contre-indications. — Il n'y a peut-être point de contre-indications à l'emploi de petites doses de bromure d'éthyle (jusqu'à 30 gr. chez l'adulte). Il est cependant contre-indiqué de renouveler la narcose le même jour. On fera bien de s'abstenir de l'emploi de quantités plus considérables de ce produit ; on devrait, en tout cas, en éviter entièrement l'usage chez les malades atteints d'affections bronchiques et d'affections du cœur, car ici elles pourraient devenir dangereuses. Les alcooliques sont aussi des sujets très défavorables pour la narcose par le bromure d'éthyle ; il ne se produit, chez eux, le plus souvent, que de l'excitation,

On comprend que l'on ait songé de très bonne heure à unir un anesthésique à action si rapide et si sûre avec un anesthésique agissant plus lentement. Nous parlerons plus tard, à propos des narcoses combinées, des diverses méthodes basées sur une union de ce genre.

Le bromure d'éthyle ne doit pas être confondu avec le *bromure d'éthylène, aethylenum bromatum* ($C^2H^4Br^2$), substance qui lui ressemble beaucoup par le nom ainsi que par l'aspect ; elle représente, en effet, un liquide incolore, d'une odeur agréable, mais à propriétés narcotiques peu prononcées. Renfermant une proportion notablement plus forte de brome, elle exerce facilement une action paralysante sur le cœur. Nous avons autrefois été consulté pour un cas très regrettable, dans lequel cette confusion fut faite par un médecin dentiste, qui ne reconnut son erreur qu'après la mort de sa cliente.

7. LA NARCOSE PAR LE PENTAL

Propriétés. — Le *pental*, C^5H^{10} (*amylène*, *triméthyléthylène*, *isoamylène-β*), ainsi nommé à cause du nombre d'atomes de carbone qu'il contient, est un liquide incolore, très mobile, très volatil, très facilement inflammable, d'une odeur analogue à celle de la benzine, ayant pour poids spécifique 0,679 et entrant en ébullition à 37°-38° C.

Insoluble dans l'eau, il se mêle en toutes proportions avec le chloroforme, l'éther et l'alcool concentré. Il s'enflamme aussi facilement que l'éther et ne doit donc pas être employé dans le voisinage d'une flamme. Extrêmement volatil il donne lieu, de même que le brométhyle, à des cristaux de glace qui se forment très rapidement sur le masque à inhalation.

Il ne se décompose pas à l'air, ni à la lumière du soleil, de sorte qu'il n'est nullement besoin de le conserver dans des flacons noirs et à l'abri de l'air atmosphérique.

Historique. — La narcose par le pental a été employée pour la première fois, en 1856, par Snow (1), pour des extractions de dents.

Dans le courant de l'année 1857, de nombreuses observations furent publiées sur les résultats favorables obtenus par l'emploi de cet agent, particulièrement dans les opérations de longue durée.

Parmi ces observations, je citerai notamment celles de Spiegelberg et Lohmeyer, Robert, Lallemand, Schech, Dittel, etc. Tandis que les uns vantaient la rapidité de son action, l'absence de phénomènes fâcheux du côté de la respiration, celle des spasmes musculaires, la promptitude de la convalescence, d'autres émet-

(1) Kleindienst, *Pental als Anästhetikum*, Dissert., Bern, 1892.

taient un avis moins favorable, se plaignant de son odeur désagréable et de ce qu'il ne donnait lieu qu'à une anesthésie incomplète.

Cet agent était tombé dans l'oubli, quand le Prof. Holländer (1) attira de nouveau sur lui l'attention. Il a employé le produit parfaitement pur (obtenu au moyen de l'hydrate d'amylène chauffé avec des acides), et il s'en est servi principalement pour des opérations de courte durée (extractions de dents), dont il rapporte 200 cas. D'après les résultats obtenus, la narcose se produit en 50 à 90 secondes, rarement plus tard. Le réflexe cornéen ne disparaît pas complètement ; la pupille est, en général, dilatée ; les yeux sont ouverts, fixes. La narcose se produit peu à peu sans donner lieu à aucun symptôme saillant. Quand elle n'est pas profonde, ni la connaissance, ni l'activité de la volonté ne sont complètement supprimées ; si elle est profonde, la connaissance et la volonté disparaissent, de sorte que les malades, sur un appel à haute voix, n'ouvrent point la bouche, ce qui pourtant n'est dû aucunement à une contraction spasmodique des muscles masséters. Sur le point même de s'éveiller, ils sont encore tellement insensibles, que l'on peut sans hésiter continuer l'opération. Le Prof. Holländer affirme n'avoir point observé de contractions dans certains muscles, tels que les muscles masséters ou les muscles des doigts. Le réveil se fait peu à peu. Ni pendant la narcose, ni après le réveil, il ne se manifesterait de nausées, de vomissements, ou de céphalalgie ; de même, on n'a observé ni oppression thoracique, ni syncope. Holländer n'a vu que rarement se produire une légère excitation, qui, d'ailleurs, offrait plutôt le caractère d'une impression agréable et gaie. Il a été constaté aussi que l'action de l'anesthésique ne s'affaiblissait pas, quand on en renouvelait l'emploi à de courts intervalles ; la narcose, au contraire, se produirait, la seconde fois, un peu plus vite que la première.

Le Prof. Holländer n'a pu constater que ce produit exerçât une influence sur l'activité du cœur et sur la respiration.

Le seul inconvénient qu'il lui reconnaisse est sa grande volatilité, qui, avec l'emploi du masque à inhalations ordinaire, a nécessité, pour une narcose, la consommation de 25 à 30 cm^3 d'anesthésique ; pour remédier à cet inconvénient, Holländer a

(1) Holländer, *Therapeutische Monatshefte*, 1891-1892.

fait subir à l'appareil de Junker une modification, grâce à laquelle 8 à 10 cmc³ ont suffi pour déterminer rapidement la narcose.

Holländer a reproduit ces mêmes données dans un second rapport, qui parut un an plus tard. Il a ajouté, dans un supplément, les résultats de ses recherches sur l'état des urines, dans lesquelles il n'a trouvé ni albumine, ni sucre, d'où il tire cette conclusion, que cet anesthésique n'exerce aucune influence nuisible sur les reins.

Hägler (1), de Bâle, s'appuyant sur les recommandations de Holländer, a aussi employé le pental pour la narcose.

Les résultats de ses observations ne concordent pas tout à fait avec ceux de Holländer ; il a, ainsi que d'autres observateurs, *très souvent* observé une période d'excitation, qui, d'après Holländer, ne serait que tout à fait légère et ne se présenterait que très rarement.

Relativement à l'innocuité de ce produit, il ne confirme pas non plus les données de Holländer ; chez un jeune étudiant en médecine bien portant, qui avait consenti à se soumettre, dans un but expérimental, à la narcose par le pental, il vit se produire une dyspnée toujours croissante avec cyanose intense, accident, qui, malgré les tractions de la langue, s'aggrava jusqu'à une apnée inspiratoire complète. La face était devenue cyanosée, tuméfiée ; le pouls n'était presque plus perceptible. Le jeune homme, qui avait été narcotisé assis, fut couché par terre ; on pratiqua la respiration artificielle ; quelques minutes après, il revint à lui et put reprendre ses occupations.

Cette observation, qui ne resta pas isolée, mais fut confirmée par Brener (2) et d'autres, dut bientôt ébranler la sécurité, dans laquelle Holländer et d'autres chirurgiens s'étaient bercés au sujet de l'innocuité de cet anesthésique.

En 1893, Sick (3) publia deux cas de mort, observés chez des individus jeunes, vigoureux et bien portants, cas dans lesquels le contenu d'un flacon de 10 gr. de pental (de Mahlbaum, Berlin) avait été versé sur un masque d'Esmarch.

Chez l'un de ces individus, la respiration et l'activité du

(1) Hägler, *Korrespondenzblatt für Schweizer Aerzte*, 1892.
(2) Brener, *Wiener medizinische Presse*, 1891.
(3) Sick, *Excerpta medica*, mai 1893.

cœur s'interrompirent subitement ; l'autopsie montra les signes de la mort par asphyxie.

Chez l'autre, la respiration stertoreuse, la dilatation des pupilles jusqu'au maximum, la disparition du réflexe de la cornée, l'intermittence et la petitesse du pouls, furent les principaux phénomènes observés ; malgré la respiration artificielle, la compression de la région cardiaque et l'injection intraveineuse d'une solution chloruro-sodique, le malade ne put être ramené à la vie. L'autopsie ne donna dans ce cas, aucune explication bien nette de la mort.

Mais ce ne fut pas tout : Natalie Kleindienst (1) vint bientôt démontrer, à l'encontre des observations de Holländer, que le pental exerçait une très fâcheuse influence sur les nerfs. Sur douze cas, on trouva dans l'urine, huit fois de l'albumine et deux fois du sang, de l'hémoglobinurie ; la proportion de l'albumine s'éleva jusqu'à 6 0/00.

Ces données furent contestées par Bauchwitz (2), élève de Holländer, qui, chez vingt malades, ne put découvrir dans l'urine ni albumine, ni sucre. D'après lui, le pental serait donc, en raison de la sûreté de son action, du bien-être surprenant qui succède à la narcose, ainsi que de son innocuité, démontrée par des expériences sur l'homme et sur les animaux, le meilleur agent anesthésique pour les opérations de courte durée ! Holländer et ses élèves étaient tellement fascinés, qu'ils ne pouvaient pas même admettre qu'on élevât des objections contre l'emploi du pental.

Calalb (3) a démontré, par des expériences sur les animaux et sur l'homme, que le pental exerçait une action très dépressive sur le cœur et la circulation ; il lui préfère de beaucoup le chloroforme ou l'éther.

Mercuse (4) de Heidelberg l'a aussi employé dans la pratique de l'art dentaire, mais il déclare y renoncer, parce qu'il ne présente aucun avantage sur le bromure d'éthyle ou le gaz hilarant, et qu'il a, outre son odeur pénétrante, l'inconvénient de s'enflammer très facilement.

(1) Kleindienst, *loc. cit.*
(2) Bauchwitz, *Excerpta medica*, sept. 1893.
(3) Calalb, *Internationale Rundschau*, Wien, 1892.
(4) Mercuse, *Excerpta medica*, janvier 1892.

D'après Herz-Fränkl (1), l'odeur du pental, qui rappelle celle de l'essence de moutarde, rend très pénible l'usage de cet anesthésique.

Schirmer, de Bâle, insiste aussi sur ce même inconvénient ; l'odeur du pentale remplit, dit-il, la salle d'opérations longtemps encore après la narcose, et la ventilation la plus intense ne suffit même pas pour la faire disparaître immédiatement.

Inconvénients. — Quoi qu'il en soit, nous devons, aujourd'hui que nous avons à notre disposition tant d'autres anesthésiques, nous montrer très réservés, au sujet de l'emploi de la narcose par le pental, et reconnaître que ses inconvénients l'emportent de beaucoup sur ses avantages.

(1) Herz-Fränkl, *Oesterr.-Ung. Vierteljahrschrift für Zahnheilkunde* VIII. Jahrgang.

8. LA NARCOSE PAR LE CHLORAL

Historique. — Le chloral, découvert, en 1832, par Liebig, a été d'abord étudié et recommandé, au point de vue de ses propriétés anesthésiques, par Dumas et Städeler, et plus tard par O. Liebreich. Il a joui pendant un certain temps d'une grande faveur dans la pratique obstétricale, et il a été, à l'état d'*hydrate de chloral*, d'abord employé en Angleterre, particulièrement par Lambert (1), d'Edimbourg, dans les accouchements. En France, il a été mis en usage dans le même but, avec de bons résultats par Bourdon, à l'Hôpital de la Charité de Paris. D'après ces observations, le chloral n'exercerait aucune influence fâcheuse sur les contractions de l'utérus, ni au point de vue de leur durée, ni au point de vue de leur intensité et de leur fréquence. D'après Pelissier, c'est un agent inoffensif, qui ne met en danger ni la mère, ni l'enfant. Il a été, en 1869, recommandé par de Saint-Germain, contre l'*éclampsie*.

Quelque favorables que fussent ces recommandations, le chloral n'a pu cependant, à cause de la difficulté de son emploi et de son action physiologique, se répandre dans la pratique générale ; car, administré par la bouche ou par le rectum, il n'agit pas comme anesthésique, mais plutôt comme analgésique. Il n'agit comme anesthésique que si on fait suivre son administration de celle du chloroforme (méthode Trélat, voyez *Narcoses combinées*).

Oré (2), de Bordeaux, a, en 1872, employé le chloral en *injections intraveineuses* ; il s'est servi, pour cela d'une solution à 1/4 0/0, dont il injectait de 4 à 10 grammes. L'anesthésie se produisait

(1) Lambert, *in* Auvard et Gaubet, *Anesthésie chirurgicale et obstétricale*, in Paris.

(2) Oré, *le Chloral et la médication intraveineuse*, Paris, 1878. — Dastre, *Les anesthésiques*, Paris, 1890.

rapide et complète. Mais ces injections, qui doivent toujours être faites avec lenteur, présentent le grand danger de la formation de caillots et d'embolies consécutives ; on les a même vues donner lieu à une syncope du cœur, dont le point de départ doit être cherché dans le contact du chloral avec l'endocarde.

Enfin Richet (1) a conseillé d'employer le chloral par voie *intrapéritonéale*. Il ne l'a mis en usage que chez les animaux ; il a vu se produire, sous l'influence de doses de 0 gr. 5 par kilogramme du poids de l'animal, une anesthésie complète, sans danger de syncope, sans phénomènes inflammatoires.

[Nous-même (2) avons pu anesthésier un chien par injection de chloral dans l'espace épidural.]

Action physiologique. — Au point de vue physiologique, le chloral peut être considéré comme un anesthésique dangereux, parce qu'il déprime le cœur plus fortement que ne fait le chloroforme. Il exerce aussi sur la respiration une action défavorable ; sous son influence, en effet, les mouvements respiratoires ne tardent pas à devenir superficiels et irréguliers. La température subit aussi un abaissement plus marqué que dans la narcose par le chloroforme ou par l'éther. Fait curieux : dans la narcose par le chloral, la sensibilité de la cornée ne disparaît qu'après celle de la peau ; c'est, par conséquent, le contraire de ce qu'on est habitué à observer avec les autres anesthésiques.

Avantages et inconvénients. — De ce que nous venons de dire il ressort que la narcose par le chloral ne présente aucun avantage sur celle obtenue avec les anesthésiques dont il a déjà été question, et que l'usage de ce produit n'a aucune chance de se généraliser.

En physiologie, cette narcose, d'après Arloing, Dastre et Morat, peut rendre de bons services dans les expériences sur les grands animaux (âne et cheval).

[Nous nous servons nous-même couramment de ce procédé depuis 22 mois pour anesthésier nos chiens à notre cours de chirurgie expérimentale, dans le laboratoire de notre maître M. le Pr Guyon. Nous obtenons toujours des anesthésies profondes et sans danger si l'injection est faite lentement.]

(1) Richet, *Société de Biologie*, 1889.

(2) Cathelin, *Essai d'anesthésie générale par injection de chloral dans l'espace épidural* (Soc. Biologie, 11 mai 1901).

9. LA NARCOSE PAR L'ALCOOL.

Mathäï (1) de Dantzig, se basant sur des expériences faites sur des animaux, recommande la narcose par l'alcool. On le fait chauffer à 50-60°, et on l'administre au moyen de l'appareil de Kappeler, spécialement modifié pour cet usage. Mais cette narcose par les vapeurs d'alcool ne se produisait que très tard (ordinairement au bout de 20 minutes), et elle était très superficielle. Il en était autrement, quand on administrait à l'animal immédiatement auparavant, un lavement avec un tiers d'alcool et deux tiers d'eau. Le lavement seul ne provoque pas la narcose, et la même quantité d'alcool, prise par l'estomac, a une action beaucoup plus lente et incertaine. S'appuyant sur ces considérations, Mathäi conseille d'essayer cette narcose par l'alcool d'abord chez des *ivrognes en état d'ivresse*, devant être opérés pour des blessures ! De tels patients n'auraient naturellement pas besoin d'un lavement à l'alcool. Quant aux enfants et aux femmes non adonnées à l'alcoolisme, on les préparerait au moyen d'un lavement avec du vin ; il en serait de même pour les jeunes gens et les hommes non alcooliques.

Nous avons peine à croire que ces propositions puissent être adoptées dans la pratique. Nous admettons, en attendant, qu'une narcose par l'éther, précédée de l'administration de la morphine ou d'un mélange de morphine et d'atropine, mérite toujours d'être préférée, chez les ivrognes, à la narcose par l'alcool. Quant à l'emploi de cette narcose chez les femmes, les enfants et les hommes non alcooliques, nous le considérons, pour ne pas dire plus, comme quelque chose de bien peu admissible.

(1) Mathäï, *Zentralblatt für Chirurgie*, 1899.

---

10. LA NARCOSE PAR L'ACIDE CARBONIQUE.

La *narcose par l'acide carbonique* a été, dans ces derniers temps encore, à l'ordre du jour. Elle a été, comme on sait, proposée par Ozanam ; mais, dès l'année 1880, Kappeler l'avait, avec juste raison, déclarée une erreur physiologique. Nous pouvons donc, avec Rothschild (1), considérer la question comme réglée.

---

11. LA NARCOSE PAR L'HYPNOSE ET PAR L'ÉLECTRICITÉ

Quant à l'anesthésie produite par *hypnose* (Drosmer et Laborde), et à celle déterminée par l'*électricité*, cette dernière ayant été récemment remise au jour, surtout par les travaux de Le Duc, nous ne pouvons en faire ici une étude détaillée, car nous ne les considérons pas comme ayant un caractère de précision suffisant pour la pratique.

(1) Rothschild, *Beitrage zur Klinischen Chirurgie*, 1902.

---

12. LES NARCOSES PAR MÉLANGES

Nous comprenons sous ce nom les narcoses obtenues à l'aide de *mélanges d'anesthésiques*, réservant celui de *narcoses combinées* à celles résultant de l'administration de plusieurs anesthésiques l'*un après l'autre*. L'idée de mélanger ensemble plusieurs narcotiques, dans le but d'ajouter l'une à l'autre leurs propriétés anesthésiques et de neutraliser, autant que possible, leurs effets nuisibles, devait venir à l'esprit et ne tarda pas, en effet, à être réalisée. L'éther et le chloroforme, comme étant les premiers narcotiques proposés, ont été l'objet de nombreux mélanges, qui se sont beaucoup répandus et qui ont même été plus employés que les anesthésiques isolés.

Les mélanges narcotiques les plus connus sont les suivants :

A. *Mélange de Vienne* (1 partie de chloroforme + 3 parties d'éther). — Ce mélange a été surtout employé à Vienne ; sur plus de 8000 cas, dans lesquels il a été mis en usage, aucune issue mortelle n'a été observée. On doit toujours, quand on l'administre, laisser entrer l'air abondamment.

B. *Mélange de Billroth* (3 p. chloroforme + 1 p. d'éther + 1 p. alcool). — Renfermant une forte proportion de chloroforme, il doit être administré avec les mêmes précautions que ce dernier. Tandis que Billroth préconise beaucoup ce mélange, les expériences faites par d'autres observateurs ont donné des résultats peu encourageants. C'est ainsi que Pawlik, dans une ovariotomie, n'a pu obtenir, à l'aide de ce mélange, une narcose vraiment positive, et que, d'après Dudley Buxton et Gauvard, des cas de mort ont même été observés.

[C. *Mélange de Reynès* (2 p. chloroforme + 1 alcool + 1 éther). — M. le docteur H. Reynès (de Marseille) a modifié heureusement le mélange Alcool-chloroforme-éther ; il donne la formule suivante :

Chloroforme	2 parties
Alcool absolu	1 —
Ether anesthésique	1 —

Voici à ce sujet les conclusions de son mémoire présenté à l'Académie de médecine de Paris, par M. le docteur Bucquoy, le 25 février 1902 : « Mélange A.C.E. Indications et avantages ».

« Dans les cas de sujets trop âgés ou trop débilités, dans les cas où l'anesthésie est à craindre par suite de lésions cardiaques, rénales ou broncho-pulmonaires, ou par suite de la longueur possible de l'opération : dans les cas où le chloroforme, qui est d'ailleurs deux fois plus meurtrier que l'éther, serait trop dépressif pour le cœur, et où l'éther serait trop congestionnant pour les bronches et les poumons, il y a avantage à se servir du mélange d'alcool-chloroforme-éther.

Dans ce mélange, où les inconvénients respectifs du chloroforme et de l'éther sont atténués, l'alcool joue le rôle d'un précieux et efficace stimulant du cœur et du système nerveux ; il prévient la syncope.

Avec ce mélange, administré comme le chloroforme seul à doses larges, l'anesthésie se fait souvent sans excitation, ni convulsion ; le sommeil est régulier, le réveil prompt et lucide ; presque pas de vomissements (1). »]

D. *Mélange de Linhart* (1 p. alcool + 4 p. chloroforme). — L'auteur s'en est, dit-il, très bien trouvé.

E. *Mélange de Richardson* (2 p. alcool + 2 p. chloroforme + 3 p. éther). — Richardson en a obtenu de très bons résultats et ne l'a jamais vu produire des effets fâcheux.

F. *Mélange de Stephens*. — Stephens, de Brighton, emploie un *mélange à parties égales de chloroforme et d'alcool*, auquel il ajoute quelques gouttes d'eau de cologne, et il le considère comme le meilleur narcotique à employer dans la pratique obstétricale.

G. *Mélange de Mering*. — V. Mering emploie un *mélange de 1 partie de chloroforme et 2 parties de diméthylacétal*. Il agit, dit-il, d'une manière favorable spécialement contre le collapsus, ne donnant pas lieu à un abaissement de la pression sanguine.

H. *Mélange de Wachsmuth*. — Wachsmuth attribue aussi à son *mélange de 4/5 de chloroforme et 1/5 d'essence de térébenthine* d'excellents effets contre la syncope du cœur.

(1) Bucquoy, *Bulletin de l'Acad. de Méd.*, n° 2, 25 février 1903 et Reynès : *Anästhesie mittelst einer Gemenges von Chloroform Alcool und Aether. Medicinische Wochen-Rundschau*, Berlin, 19 juillet 1902.

I. *Mélange d'Otis.* — Otis de Boston emploie avec succès, dans les accouchements, un *mélange de 1 de brométhyle, 3 de chloroforme et 4 d'alcool.*

J. *Mélange A.C.E. des Anglais.* — Il consiste en 1 partie d'alcool, 2 parties de chloroforme et 3 p. d'éther; il a été d'abord proposé par le docteur Harley, puis chaudement recommandé par l'Anaesthetics Committee de la Société médicale et chirurgicale de Londres. Ce mélange tient, par son action, à peu près le milieu entre l'éther et le chloroforme, et il doit être administré tout simplement d'après la méthode par gouttes, à l'aide d'un masque ordinaire à chloroforme. D'après Dudley Buxton, il agit, au point de vue physiologique, exactement comme le chloroforme; les courbes du pouls, dans la narcose par le chloroforme et dans celle par le mélange A.C.E., sont identiques.

Le comité anglais a fait, avec le mélange A. C. E. (A), puis avec un mélange B (1 p. chloroforme + 4 p. éther), et enfin avec un mélange C (1 p. chloroforme + 2 p. éther), diverses expériences, qui ont démontré que le mélange B pouvait, relativement à la rapidité de son action et à ses dangers, être assimilé à l'éther employé isolément, et que les mélanges A et C ne présentaient entre eux, au point de vue de leurs effets, aucune différence essentielle, provoquaient une insensibilité rapide (chez les hommes, en 10 à 15 minutes), exerçaient sur l'activité cardiaque une action paralysante moins intense que le chloroforme pur, et que, chez les animaux tués par ces mélanges, la respiration s'arrêtait peu de temps *avant* l'activité du cœur.

L'emploi de ce mélange est basé sur cette idée théorique, d'après laquelle l'éther et l'alcool, en leur qualité de stimulants, neutralisent entièrement ou au moins diminuent l'action déprimante du chloroforme sur l'activité cardiaque.

Critique. — Mais c'est ici justement qu'apparaît le côté faible de ces mélanges narcotiques.

Robert Ellis (1) ne tarda pas, en effet, à démontrer que l'idée théorique ci-dessus mentionnée n'était pas exacte, que les substances dont se composait le mélange A.C.E. s'évaporaient d'une manière très inégale suivant leur point d'ébullition, l'éther se vaporisant le premier, puis le chloroforme, et enfin l'alcool. Les expériences d'Ellis firent voir que, sur les 6 à 10 minutes qu'exige

(1) R. Ellis, *Medical Times and Gazette*, 1870.

la vaporisation de 2 gr. du mélange en question, la première minute appartient presque exclusivement à la vaporisation de l'éther, les trois minutes suivantes sont employées à la vaporisation du chloroforme, et les trois dernières à celle de l'alcool. Un patient narcotisé avec un tel mélange est donc soumis, au commencement de la narcose, principalement à l'influence de l'éther, et, vers la fin de la narcose, alors que le danger de la syncope est le plus grand, il se trouve presque exclusivement sous l'influence du chloroforme. La sécurité absolue, attribuée à ce mélange, n'était donc rien moins que garantie, et nous trouvons, en effet, dans les observations de Kappeler, divers cas de mort exactement décrits, survenus à la suite de l'emploi des mélanges en question. Se fondant sur ses expériences, Ellis a donc cherché à perfectionner ces mélanges narcotiques, en faisant inhaler, non les anesthésiques eux-mêmes, mais leurs *vapeurs*. Il a donc mélangé ces vapeurs, au lieu de mélanger les liquides qui leur donnent naissance. Son appareil consistait en trois chambres, pour l'alcool, pour l'éther et pour le chloroforme, dans lesquelles l'évaporation du liquide se fait, au moyen de fils de coton, de telle sorte qu'à l'air inhalé ne puissent jamais se mêler plus de 2 0/0 de vapeurs d'alcool et plus de 3 0/0 de vapeurs d'éther et de chloroforme. Les vapeurs se réunissent dans un récipient commun, et de là elles arrivent dans l'embouchure. Un système de soupapes permet de faire arriver à volonté dans le récipient commun et dans l'embouchure les vapeurs mélangées, ou bien seulement de l'alcool et des vapeurs d'éther, ou enfin seulement des vapeurs de chloroforme, et de régler ainsi, à chaque période, le mélange des vapeurs. Mais cet appareil était trop compliqué pour la pratique ; il a subi le sort de tous les appareils, qui, tout en étant utiles et exacts dans le dosage du narcotique, présentent trop d'incertitude ou de difficulté dans leur maniement, de sorte qu'il est tombé dans l'oubli.

K. *Mélange de Schleich.* — Schleich (1) a cherché à se frayer une autre voie. Tandis que les mélanges mentionnés jusqu'ici étaient préparés en vue de combiner les effets des substances entrant dans leur composition, il a, se fondant sur des études expérimentales, recommandé ce qu'il a appelé la *narcose par*

(1) Schleich, *Schmerzlose Operationen*, Berlin, 1898.

mélanges éthérés d'ébullition. Avec ces mélanges, contenant de l'*éther*, du *chloroforme* et de l'*éther de pétrole*, il a composé un narcotique à *point d'ébullition correspondant à la température du sujet à narcotiser*. Plus le point d'ébullition d'un narcotique est bas, dit-il, plus il s'évapore rapidement. Or, plus un narcotique est volatil, plus il est absorbé facilement, à conditions d'ailleurs égales, par l'organisme, mais plus aussi il est éliminé rapidement par les poumons, tandis qu'une vapeur se dégageant d'un liquide moins volatil est non seulement moins facilement absorbée, mais séjourne encore plus longtemps dans l'organisme et, l'inhalation continuant, peut, par conséquent, s'y accumuler plus facilement, au point de devenir dangereuse. La vapeur qui se dégage d'un liquide bouillant *au-dessous* de la température du corps devra donc, à cette température, traverser les poumons dans un certain état de tension ; le degré d'ébullition étant le même que celui de la température du corps, la vapeur pourra s'éliminer par la respiration ; et, enfin, le point d'ébullition étant plus élevé, elle n'abandonnera l'organisme par la respiration qu'en quantité correspondante au quotient d'évaporation. Schleich entend par là le nombre qui indique la quantité de liquide qui s'évapore, dans l'unité de temps, à une température et à une pression barométrique déterminées.

Se fondant sur ces considérations, il a composé des mélanges narcotiques présentant le degré d'ébullition (D) que l'on désire. Ces mélanges, qui sont préparés, sur les indications de Schleich, par le pharmacien Kohlmayer, s'obtiennent en tenant compte de cette condition, que l'éther de pétrole employé entre en ébullition de 60 à 65° C. Cet essai doit toujours être fait. Le médecin devra donc spécifier, pour l'éther de pétrole, le point d'ébullition de 60-65° C, à moins qu'il ne préfère préparer, lui-même, les mélanges. Il n'est besoin que de tenir prêts, dans des flacons séparés, l'éther, le chloroforme et l'éther de pétrole, et de les mélanger dans un cylindre gradué, dans les proportions en volume suivantes :

Mélanges éthérés d'ébullition.

	I	II	III
	D. 38° C.	D. 40° C.	D. 42°C.
Chloroforme.	45 Part	45 P.	30 P.
Ether de pétrole	15 »	15 »	15 »
Ether sulfurique	180 »	150 »	80 »

Ces doses sont à peu près suffisantes pour deux ou trois narcoses. Rien n'empêche, bien entendu, de mélanger, au besoin, le tiers ou la moitié de chaque dose :

	I	II	III
Chloroforme	15 P.	15 P.	10 P.
Ether de pétrole	5 »	5 »	5 »
Ether sulfurique	60 »	50 »	27 »

Les masques employés pour ces narcoses doivent être imperméables. Ils contiennent, au milieu, un entonnoir. La cavité du masque doit être entièrement remplie d'ouate stérilisée. Au moyen de vaseline ou de lanoline, Schleich a coutume de mettre les lèvres et le nez du patient à l'abri des érosions auxquelles l'éther peut donner lieu. Il se sert, depuis peu, d'un masque qui mérite, par sa simplicité, son efficacité et sa facilité d'exécution, d'être préféré à tous ceux qui ont été proposés jusqu'ici. Tout médecin peut, en quelques minutes, le préparer lui-même à l'aide d'une serviette et d'un morceau de carton.

Masque simplifié de Schleich. — On prend un morceau de papier-carton (papier d'emballage épais, plié en double), ayant à peu près 90 cm. de long sur 15 cm. de large et, sur une serviette grossière, mais propre, on place cette bande de carton de telle sorte que, à gauche, il ne reste de la serviette qu'une bande étroite à découvert et, à droite, une bande de 20 cm. environ. En bas, la serviette présente à découvert une largeur telle, que ce bord, replié au-dessus du carton, en atteigne juste le bord supérieur. En haut, la serviette dépasse de 9 cm. environ le bord supérieur de carton (fig. 100).

On replie alors la bande gauche, restée libre, de la serviette sur le carton, et on plie de gauche à droite serviette et carton, de 15 cm., de manière à donner au carton une forme à peu près carrée. Le bord supérieur, resté libre, de la serviette, est alors replié à moitié, en un angle de 45°, de telle sorte que son bord gauche soit en contact avec le bord supérieur de la bande de carton, maintenant couverte. On continue ensuite à replier le carton de gauche à droite, de manière à le rouler en bandes de 15 cm. de largeur. Le carton ayant été ainsi roulé en un cylindre aplati, on rabat la partie supérieure restée libre, des couches de la serviette sur ce morceau de carton quadrangulaire et cylindrique, et on la fixe au moyen de quelques épingles de sûreté. Enfin on renverse le bord libre droit de la serviette sur les couches de carton, et on fixe le tout avec des épingles. Le masque est ainsi achevé. Pris à la main, il présente une cavité ouverte en bas que l'on élargit, comme un cornet quadrangulaire, en un petit chapeau cylindrique. Dans sa cavité, on met une poignée d'ouate stérilisée (fig. 100).

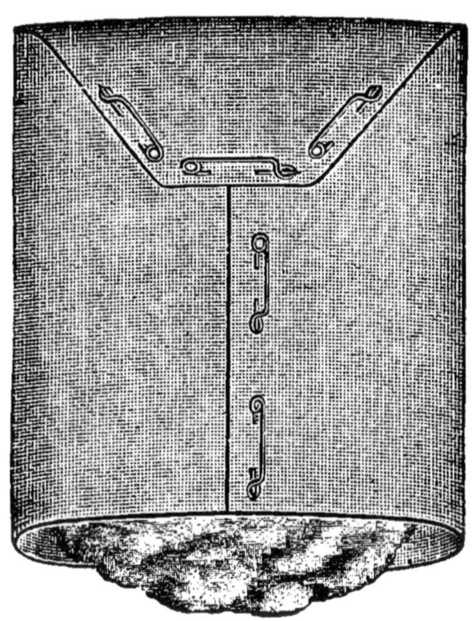

Fig. 100. — Masque de Schleich

On verse la première dose du mélange d'ébullition dans le cylindre sur cette ouate, et, en pressant assez fortement le cylindre, on l'applique sur le nez et la bouche du patient de telle sorte que le bord supérieur soit en contact, entre les sourcils, avec la racine du nez, et que le bord inférieur touche le menton. Le narcotiseur saisit avec le creux de la main l'arête supérieure du masque, sur lequel il presse fortement. Le masque, à cause de sa porosité partielle, laisse entrer un peu d'air, il laisse les yeux libres, il permet d'aspirer énergiquement l'air de temps à autre, il est toujours propre parce qu'il vient d'être fabriqué, il est aseptique et met entièrement à l'abri des érosions cutanées pouvant être produites par le courant du narcotique. Si le sensorium du patient commence à se troubler, ce qui avec le mélange I peut avoir une longue durée, la résistance de l'intelligence n'étant parfois vaincue que par des doses des mélanges II et III (les trois mélanges sont toujours prêts sur une petite table à côté du narcotiseur), on imbibe alors de nouveau, avec une dose de 20 gr., que l'on renouvelle dès que la dose précédente de 20 gr. est évaporée, la ouate dans le cylindre, jusqu'à ce que la tolérance s'établisse. On l'entretient toujours (abstraction faite de quelques cas de paralysie musculaire profonde ne pouvant être atteinte qu'avec le mélange III) avec le mélange I (il ne faut souvent que des traces du narcotique).

Schleich est ainsi à même d'obtenir immédiatement après que l'opération est achevée, le réveil des patients qui ont besoin d'une courte narcose ; car, si l'on narcotise le degré d'ébullition étant égal à la température D=T (mélange d'ébullition I) quelques mouvements respiratoires sont alors suffisants, et le patient se réveille, le mélange qui bout à la température du corps étant alors facilement éliminé. Mais s'il a besoin d'une narcose plus prolongée et plus profonde, on choisit alors un degré d'ébullition plus élevé (mélanges d'ébullition II et III), parce qu'alors le faible excédent qui ne peut pas être immédiatement éliminé avec l'air de la respiration à cause de la plus grande lenteur de l'évaporation, produit un sommeil profond avec la dose la plus petite possible.

Ce procédé de narcose, ainsi adapté aux divers individus, ne lui a donné aucun insuccès.

Il ressort encore de ces observations que l'on peut de cette manière par le seul mode de respiration, régulariser la narcose. Avec des doses élevées la respiration, une fois la narcose établie, devient plus rapide et plus profonde, parce que les poumons font de plus grands efforts pour éliminer la quantité accumulée du mélange gazeux et l'arrivée des vapeurs continuant à se réduire, la respiration revient à son état normal. Le pouls, toujours exactement examiné, a été trouvé, en général, plus plein, rarement plus fréquent, quelquefois ralenti. Il en était, à ce point de vue, exactement comme avec les narcoses par l'éther.

La durée de l'établissement de la narcose dépend aussi du choix du mélange d'ébullition ; si le degré d'ébullition est égal à la température du corps, cette durée est moins longue que dans les narcoses par l'éther, mais plus longue que dans les narcoses par le chloroforme.

Si le degré d'ébullition était supérieur à la température, les quantités consommées étaient plus faibles que lorsque le degré d'ébullition était égal à la température. La plus grande quantité qu'il ait employée s'est élevée à 100 gr. du mélange n° III dans une narcose qui dura près d'une heure et demie dans un cas d'extirpation compliquée de l'utérus.

La période d'excitation a été, même chez les alcooliques, extrêmement peu marquée, ou même a fait entièrement défaut. La narcose a toujours été assez profonde pour donner lieu à une analgésie complète. Chez les enfants et chez les vieillards on n'a rien observé de particulier. Dans les opérations gynécologiques on a toujours obtenu un relâchement complet des parois abdominales. On n'a jamais constaté de cyanose.

Après la narcose, les patients ont toujours semblé plus vifs, plus éveillés, qu'après la narcose par le chloroforme ou l'éther. Les vomissements se sont produits avec la même fréquence qu'à la suite de ces dernières narcoses, mais sûrement pas avec une fréquence supérieure. On n'a jamais observé de nausées durant des heures entières, ni aucun effet consécutif persistant plus de 5 à 6 heures. Il ne s'est jamais manifesté de salivation ni de bronchite.

Chez les fébricitants, la narcose, obtenue avec des mélanges à point d'ébullition correspondant, n'a donné lieu à aucun trouble.

Les expériences, que Schleich a faites jusqu'ici dans plus de 600 cas, sont pour lui parfaitement convaincantes ; en choisissant ainsi le mélange convenable suivant les individus, il est toujours arrivé au but ; il n'a noté absolument aucun insuccès.

Ces résultats favorables, obtenus par Schleich, ont été confirmés par Ruge (1) et Noack (2) dans un nombre de cas, il est vrai, très restreint.

H. Rodmon (3), au contraire, se basant sur les résultats obtenus dans 700 narcoses par les mélanges de Schleich, a formulé les conclusions suivantes :

1° L'inhalation du mélange est plus facile et plus agréable que celle de l'éther, mais elle n'a pas le même avantage à l'égard de celle du chloroforme. Production de la narcose au bout de 15 à 20 minutes et plus ! Le masque employé lui a paru ne pas trop convenir et a occasionné plusieurs fois des brûlures au visage. La période d'excitation a été peu intense, mais elle n'a jamais fait défaut. L'affaissement général a été plus considérable qu'après l'emploi de l'éther.

2° Pendant la narcose s'est manifestée une diminution de l'irritation des muqueuses. La narcose même se distingue par une disparition précoce des réflexes. Le pouls est resté lent ; on a observé le plus souvent une légère cyanose générale. Les pupilles

(1) Ruge, *Charité-Annalen*, 1896.
(2) Noack, *Münchner medizinische Wochenschrift*, 1897.
(3) H. Rodmon, *New-York medical Record*, 1898.

ont été, en général, un peu dilatées, la respiration s'est ralentie. Cet état peut, sans signes avant-coureurs, conduire à un état grave d'asphyxie. Rodmon a observé six fois des asphyxies de ce genre. Grâce au traitement usuel l'issue a toujours été heureuse. Il a vu aussi se produire un grave collapsus du cœur.

3° Les vomituritions, les vomissements à la suite de la narcose étaient exactement comme ils le sont d'habitude dans les autres narcoses. Il existait des troubles de l'état général, puis un malaise très prononcé.

4° On a observé quelquefois des bronchites (compliquées même de pneumonie), dans un cas même avec issue mortelle. Des conjonctivites et des rhinites ont aussi été observées. Trois fois on a trouvé de l'albumine et des cylindres chez des patients, dont les urines avant la narcose étaient normales. Les mélanges de Schleich ne mettent donc pas à l'abri de l'irritation des reins ; aussi Rodmon est-il revenu à l'usage de l'*éther* et du *chloroforme*.

A l'encontre de ces résultats défavorables, le Prof. Willy Meyer, les Drs Maduro et Beck, également d'Amérique, ont publié des résultats avantageux.

I. *Mélange de Wertheim.* — Le Prof. Wertheim, chirurgien à l'hôpital Elisabeth, de Vienne, a apporté une modification aux mélanges de Schleich.

Le mélange qu'il emploie consiste en *chloroforme* et *essence de pétrole* ââ, 1 partie, et *éther sulfurique* 2 parties. Il se rapproche le plus du mélange III de Schleich, pour narcoses prolongées et profondes. Grâce à une commmunication qu'a bien voulu nous faire le Dr Reither, assistant du Prof. Wertheim, nous savons que cette méthode de narcose a été employée, depuis le mois de septembre 1897, dans 2.500 cas environ.

Mode d'administration. — On pratique ces narcoses au moyen de la *corbeille de Rosthorn* (fig. 101). Elle consiste en une gouttière en forme d'arc et en une pièce en fil de fer, que l'on recouvre d'une étoffe de tricot, et que l'on introduit ensuite dans la gouttière formant ressort, laquelle a pour but d'empêcher le narcotique de découler sur le visage du patient. La gouttière a aussi un tube d'écoulement, par lequel peut se dégager l'excès du liquide versé.

Par l'emploi de ce mélange on a observé très rarement une période d'excitation bien marquée Il faut faire observer que, dans les expériences de Wertheim, il ne s'agit que de femme.

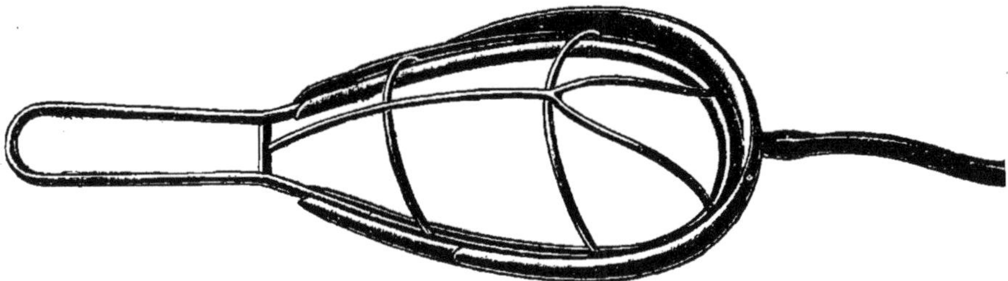

Fig. 101. — Corbeille de Rosthorn.

La marche de la narcose a été très régulière. Les vomissements ont été assez fréquents, mais pas plus fréquents qu'après l'emploi du chloroforme. L'irritation des voies aériennes a été, au contraire, souvent considérable, quand il existait déjà des affections même tout à fait légères, de l'appareil respiratoire. On a observé rarement des pneumonies, mais on a vu une affection peu prononcée du sommet subir une forte aggravation. Aussi l'auteur emploie-t-il aujourd'hui, dans des cas de ce genre, le chloroforme au lieu du mélange en question.

Il s'est produit pendant la narcose un cas de mort, dû à l'aspiration de particules alimentaires vomies.

On n'a jamais constaté une influence nuisible sur le cœur, alors même qu'il existait des affections cardiaques (artériosclérose ou dégénérescence graisseuse du cœur) ; en somme Wertheim a été très satisfait de ce mélange anesthésique.

Ce mélange de Wertheim a aussi été essayé en *Angleterre*, et Probyn-Williams, Harold Barnard et Russel Howard ont communiqué à la *Society of Anaesthetists* les résultats de leurs expériences sur ce sujet (1). On a tout d'abord fait des expériences avec l'éther de pétrole, et l'on a constaté que c'était un anesthésique faible, donnant lieu à un abaissement assez sensible, mais nullement dangereux, de la pression sanguine. Le cœur lui-même éprouve de la part de l'éther de pétrole une excitation et bat plus rapidement; mais il n'existe en même temps aucune tendance à la paralysie cardiaque. Quant aux effets spéciaux du *mélange de Wertheim*, il a été constaté que ce mélange pouvait être inhalé très facilement et sans excitation. Il semble être un *anesthésique*

(1) *Transactions of the Society of Anaesthetists*, London, 1901.

inoffensif, car, quand il est inhalé à l'état de concentration, même à l'exclusion de l'air, pendant cinq minutes, la pression sanguine ne tombe que très lentement et uniformément et se relève ensuite entièrement et avec rapidité. Les observateurs ci-dessus désignés attribuent les effets peu dangereux de ce mélange à ce qu'il ne contient qu'une petite quantité de chloroforme (25 0/0), tandis que le mélange A.C.B. en contient 33 1/3 0/0.

Mode d'administration. — On a d'abord employé, pour l'administration de ce mélange, le masque de Skinner ; mais on s'est bientôt aperçu que la quantité qu'on pouvait en donner, sans que le liquide découlât sur le visage du patient, était trop petite. On a donc eu recours au masque de Rosthorn, décrit plus haut, et on en a été très satisfait. Après avoir anesthésié de nombreux chats à l'aide de ce mélange, on endormit 34 malades atteints de diverses affections ; la narcose eut une durée de 25 à 40 minutes. L'anesthésie a commencé en moyenne au bout de 8 minutes, présentant un caractère agréable, tel qu'on ne l'observe par aucune autre des méthodes connues de Williams et Barnard : sur 34 cas, l'excitation a fait, dans 33 cas, absolument défaut, et le 34e cas concernait un jeune homme très nerveux, qui, la veille, avait été éthérisé. La respiration devient peu à peu plus profonde et rappelle celle de la narcose par l'éther, ce qui est particulièrement avantageux chez les enfants. Williams et Barnard n'ont observé, par contre, aucune sécrétion exagérée de mucus ou de salive. Dans aucun cas on n'a trouvé, tôt ou tard, aucune espèce de trouble du côté de la circulation. Le pouls est resté plein et régulier, il ne s'est jamais produit de cyanose. Le réveil a été rapide et n'a été accompagné d'aucun accident. Les vomissements se sont manifestés à peu près dans le même rapport qu'à la suite de l'administration du chloroforme, c'est-à-dire neuf fois sur 34 narcoses. Mais il faut faire observer que la moitié de ces malades ont été narcotisés le soir même de leur entrée à l'hôpital, c'est-à-dire qu'ils n'avaient pû être préparés à la narcose. En somme, ils considèrent *ce mélange comme un anesthésique très avantageux dont l'emploi mérite de se généraliser.*

En l'année 1898, Schleich, considérant que la composition de l'éther de pétrole variait beaucoup suivant les lieux, l'a remplacé par le *chlorure d'éthyle*, et l'a employé de manière à obtenir des points d'ébullition de 38°, 40° et 42° C. Il prépare un mélange de chloroforme et d'éther, mélange qui bout à 52°, et qui constitue ce qu'il a appelé une *solution moléculaire*, dans laquelle il n'existe ni éther libre, ni chloroforme libre, et, en faisant arriver un courant de chlorure d'éthyle, il amène cette solution moléculaire au degré d'ébullition désiré. D'après Schleich, ce mélange n'est surpassé par aucun autre narcotique.

Nous avons appris, par une communication particulière que Schleich a bien voulu nous faire au mois de décembre 1902, qu'il continue toujours à mettre en usage son mélange (4 volumes de chloroforme, 2 vol. de chlorure d'éthyle, 12 d'éther sulfurique) Il ne l'a jamais vu produire aucun accident fâcheux, aucun cas de mort, point d'asphyxie, point de pneumonie. Il possède d'ailleurs plus de cent affirmations de patients, qui, ayant été auparavant soumis à l'anesthésie par le chloroforme ou l'éther, lui ont spontanément déclaré qu'ils préféraient de beaucoup la narcose au moyen de son mélange.

Le docteur Selberg (1) a expérimenté, à la clinique de Greifswald (Prof. Bier), le mélange anesthésique de Schleich sur un grand nombre de malades, et il a cherché à se former sur ce sujet une opinion autant que possible motivée. Les conclusions, auxquelles il est arrivé, sont les suivantes :

Avantages :

1° Le patient se réveille plus facilement que dans l'anesthésie par le chloroforme.

2° Il est moins incommodé après cette narcose qu'après celle produite par l'éther ou par le chloroforme.

3° Il semble après la narcose être exposé à de moindres dangers.

Inconvénients :

1° Le malade est plus difficile à endormir.

2° Il est davantage menacé d'affections consécutives.

3° Le maniement de ce mélange est trop compliqué.

La théorie des mélanges de Schleich et de leurs points d'ébullition a été l'objet de nombreuses attaques. Honigmann (2), qui a publié un travail très approfondi sur les narcoses par mélanges, considère comme erronées les idées de Schleich sur le déplacement des points d'ébullition, ses expériences lui sem-

(1) Selberg, *Archiv fur klinische Chirurgie*, 1901.
(2) Honigmann, *Archiv für klinische Chirurgie*, 1889.

blent manquer d'une base rationnelle, parce que, dans la détermination du point d'ébullition d'un mélange, on ne saurait présumer la hauteur de ce point d'ébullition et régler d'après cela la température de la source de chaleur. La théorie de l'influence du point d'ébullition du narcotique sur le plus ou moins de danger de la narcose manquerait, d'après lui, de justesse et serait dépourvue de toute valeur pratique. Honigmann ne veut pas cependant contester que les mélanges de Schleich ne puissent être pratiquement utilisés, de même que d'autres mélanges narcotiques, à la préparation desquels ont présidé d'autres considérations théoriques. *Les résultats des expériences faites par Schleich sur des animaux avec ses mélanges lui paraissent, en tout cas, parler en faveur de ces derniers, comparativement au chloroforme ou à l'éther purs.* Honigmann a donc pris à tâche de résoudre cette question. Dans l'application simultanée du chloroforme et de l'éther, y a-t-il en réalité une combinaison des effets de ces deux agents, de telle sorte que les effets identiques (les effets narcotiques) se renforcent et que les effets différents (influence sur l'activité cardiaque, etc.) s'amoindrissent mutuellement? Pour résoudre cette question, Honigmann s'est servi de la méthode, que Kionka (1) a autrefois employée et décrite dans ses expériences de narcotisation avec des mélanges en proportions déterminées d'air et d'un narcotique (chloroforme ou éther), méthode à laquelle nous renvoyons le lecteur. Cette méthode a permis :

1° De faire inhaler à l'animal, sujet de l'expérience, un mélange de vapeurs contenant en même temps, à un degré de concentration connu, de l'air et de la vapeur d'éther et de chloroforme ;

2° De faire augmenter ou diminuer à volonté, pendant une expérience, la proportion de la vapeur d'éther et de chloroforme ;

3° D'enregistrer objectivement l'état de la respiration et de la pression sanguine.

Se fondant sur ses observations, Honigmann répond de la manière suivante à la question proposée :

I. En faisant inhaler simultanément des vapeurs de chloroforme et d'éther, *de très faibles proportions des deux anesthé-*

(1) Kionka, *Archiv für klinische Chirurgie*, tome L, fasc. 2.

siques peuvent suffire pour provoquer une narcose profonde. Elles varient entre 0,11 pour cent en volume de chloroforme + 0,29 pour cent en volume d'éther (dose la plus petite) et 0,8 pour cent en volume de chloroforme + 4,9 pour cent en volume d'éther (dose mortelle). Les variations dans la sensibilité des divers animaux à l'égard des mélanges de vapeurs d'éther et de chloroforme sont si considérables, que le même état de concentration, qui, dans un cas, suffit pour obtenir la narcose, n'est pas suffisant dans un autre cas, et, dans un troisième cas, provoque, dès le début, des troubles qui menacent la vie.

II. Les mélanges de vapeurs *agissent, en général, défavorablement sur la respiration.* Cette action se traduit fréquemment par des phénomènes d'asphyxie plus ou moins graves qui peuvent parfois amener la mort dès le début de la narcose.

III. Les mélanges de vapeurs laissent la pression sanguine presque intacte.

IV. Dans la narcotisation par les mélanges de vapeurs d'éther et de chloroforme, la mort se produit *toujours par arrêt primitif de la respiration* ; ce n'est souvent que plusieurs minutes après que le cœur cesse de battre.

V. L'anesthésie provoquée par le mélange de vapeurs d'éther et de chloroforme a sur la narcose simple par le chloroforme ou l'éther *l'avantage de pouvoir être obtenue, également profonde, avec des doses plus faibles des deux agents.* Elle a encore sur la narcose simple par le chloroforme l'avantage d'*agir sur la pression sanguine plus favorablement que cette dernière* et de pouvoir, une fois établie par l'action de doses élevées, être continuée par l'emploi de concentrations plus faibles ; mais elle a l'inconvénient, bien qu'à un moindre degré que la narcose par l'éther, d'exciter la sécrétion des muqueuses (conjonctive, pituitaire, etc.). Elle a d'ailleurs, sur la narcose par l'éther, le désavantage d'agir beaucoup plus défavorablement sur la respiration, de sorte que les asphyxies qui se produisent dans la narcose par mélanges amènent plus fréquemment la mort, tandis que dans la narcose simple, par l'éther, il est possible, dans la plupart des cas, de prévenir les accidents mortels, au moyen de la respiration artificielle.

Ces résultats sont très importants et permettent de se faire une idée générale de l'action de la narcose par mélanges. Si, en effet, on a besoin pour une narcose, de dix fois moins de chloroforme et d'une faible quantité d'éther, pouvant être dix-sept fois plus petite que pour une narcose pure par l'éther, on comprend que les effets nuisibles produits par ces substances sur l'organisme devront diminuer dans les mêmes proportions.

Mode d'administration. — Le mode d'administration le plus rationnel du narcotique est, dans la narcose ordinaire par mélanges, la *méthode par gouttes*. Elle offre cependant certains défauts, notamment quand on emploie des mélanges de chloroforme, d'éther, d'alcool et d'éther de pétrole. Le trajet depuis le flacon compte-gouttes jusqu'au masque a, en effet, une certaine étendue, et nous ignorons quelles modifications peuvent se produire, pendant ce trajet dans la composition du mélange narcotique. Tout d'abord une quantité relativement considérable des substances facilement vaporisables passe, pendant ce trajet, dans l'air ambiant. On peut déjà se convaincre de ce fait par l'odeur qui se dégage dans toute narcose, et, ainsi que l'a démontré Ellis, chiffres en mains, la rapide évaporation de l'éther donne lieu à un appauvrissement en éther du mélange de vapeurs arrivant à l'inspiration. Si, par exemple, nous avions un mélange d'éther et de chloroforme dans le rapport de 3 : 1, il arrive à l'inspiration un mélange narcotique beaucoup plus pauvre en éther, un mélange contenant de l'éther et du chloroforme dans le rapport de 1,9 : 1.

Quelles sont les modifications qu'éprouvent les narcotiques et leurs mélanges, avant d'arriver à l'inspiration? Telle est la question qu'a cherché à résoudre Martin Kochmann (1), sous la direction de Kionka. L'espace, à travers lequel tombaient les gouttes, dans les expériences de Kochmann, était toujours le même ; il avait une hauteur de 25 cm. Pour les détails des expériences nous renvoyons le lecteur à l'original. Kochmann fit d'abord tomber goutte à goutte du chloroforme, de l'éther, de l'alcool et de l'éther de pétrole, chacune de ces substances à part. Il constata que, sur 33 cm^3,5 de chloroforme, il n'en était resté que 24cm^3,5, il s'en était donc perdu 26,8 0/0 ; sur 33 cm^3,5 d'éther, il en était resté 14 cm^3, donc perte de 58,2 0/0, sur 33 cm^3,5 d'alcool, il en était resté 29 cm^3, donc perte de 13,4 0/0 ;

(1) Martin Kochmann, *Internationales Archiv für Pharmacodynamie und Therapie*, 1902.

sur 33 cm^3,5 d'éther de pétrole, il en était resté 21 cm^3, perte de 37,3 0/0.

Kochmann expérimenta ensuite ces substances dans les mélanges les plus divers, en les combinant toujours deux à deux. Il employa, soit des combinaisons arbitraires, soit des mélanges déjà connus et usités pour les narcoses, tels que le mélange de Vienne, les mélanges du comité anglais, etc. Il constata que la composition du mélange, après qu'il avait été versé par gouttes, était tout à fait différente de ce qu'elle était auparavant et *qu'elle subissait des modifications toujours en défaveur des substances plus facilement vaporisables*. Il se produisit en même temps une particularité, sur laquelle il convient d'appeler l'attention. D'après les résultats des expériences, dans lesquelles Kochmann faisait tomber goutte à goutte les substances *isolées*, le chloroforme, par exemple, on devait attendre de tout autres chiffres, après avoir fait tomber goutte à goutte les mélanges, Il a constaté pourtant *qu'en général il s'évapore à l'air beaucoup moins du mélange narcotique qu'on ne serait autorisé à l'admettre d'après les expériences faites avec les substances isolées*. Les différences ont été parfois très considérables, et l'on a remarqué que c'est particulièrement quand l'alcool fait partie du mélange que l'évaporation à l'air est surtout faible. Pour déterminer les modifications de la composition quantitative de ces mélanges, Kochmann a fait des expériences avec l'*antipyrine* soluble dans le chloroforme, l'éther, l'alcool et l'éther de pétrole, et il a trouvé qu'il s'était produit réellement une modification quantitative dans la composition des mélanges, consistant en trois narcotiques. Et cette modification est ici encore telle, que les mélanges deviennent plus pauvres en substances s'évaporant plus facilement, généralement *plus pauvres en éther*. Le mélange est, en tout cas, dans la quantité de ses composants et, par conséquent, dans son efficacité comme narcotique, tout autre après avoir été versé par gouttes qu'il n'était auparavant. Il a été encore démontré que ni l'*alcool*, ni l'*éther de pétrole* ne sont en état de provoquer, par inhalation, une narcose. Bien que les animaux inhalassent à la fin, pendant des heures, un air contenant à peu près 12,6 0/0 d'alcool, ou 8 0/0 d'éther de pétrole, le seul effet qui se manifestât, c'est que l'animal, conservant toute sa sensibilité, était agité et exécutait des mouvements incertains, comme s'il était en état d'ivresse. Avec l'éther de pétrole, ces phénomènes étaient même à peine marqués. De ces faits on peut donc conclure que l'alcool et l'éther de pétrole ne constituent nullement des composants actifs des mélanges narcotiques, dans lesquels ils sont contenus ; tout au plus peut-on admettre que l'alcool peut exercer sur le cœur une légère action « excitante ». Ce n'est pas même le cas avec l'éther de pétrole. Mais tous deux ont bien pour effet — l'alcool à un plus haut degré que l'éther de pétrole — *de rendre l'évaporation à l'air plus lente qu'elle ne serait sans cette addition*. Kochmann a donc pu, dans ses calculs, ne tenir aucun compte de l'alcool ni de l'éther de pétrole. Honigmann ayant, pour la production d'une narcose par des mélanges de chloroforme et d'éther, fixé, comme dose la plus petite, 0,11 pour cent en volume de chloroforme pour 0,29 pour cent en volume d'éther, c'est-à-dire 1 : 2,65, et, comme dose mortelle, 0,8 pour cent en volume de chloroforme pour 4,9 pour cent en volume d'éther, c'est-à-dire 1 : 4,87, Kochmann s'est demandé quels mélanges narcotiques pourraient bien répondre à ces conditions. Et ils ont été en bien petit nombre ! Les seuls que l'on a pu mettre en ligne de compte, avant qu'on les versât par gouttes, c'est-à-dire avant qu'ils eussent été modifiés dans leur composition, ont été les suivants :

1° Le mélange moyen de Schleich, qui contient du chloroforme et de l'éther dans le rapport de 1 : 2,66.

2° Le mélange I du comité anglais (chloroforme et éther 1 : 3,06).

3° Peut-être aussi le mélange de Vienne avec les proportions de 1 : 2,29.

Mais dans l'emploi de la méthode par gouttes on ne peut tenir compte que des proportions existant après que le liquide a été versé goutte à goutte. Or, à ce point de vue, on *pourrait recommander le mélange de Weigert, qui contient du chloroforme et de l'éther dans le rapport de 1 : 4,28, et tout au plus encore le mélange II du comité anglais (1 de chloroforme, 2 d'éther)*. Tous les autres mélanges contiennent dans des proportions différentes la vapeur de chloroforme et celle d'éther. *Aussi les narcoses à l'aide de ces mélanges sont-elles difficiles à s'établir, ou bien ne présentent-elles aucun avantage marqué sur les simples narcoses par le chloroforme ou l'éther*. Et voilà encore pourquoi les narcoses par mélanges, qui d'abord avaient été saluées avec enthousiasme, ont été en bien des endroits abandonnées. On a tout rejeté, le bon et le mauvais ! On doit considérer comme bonnes et recommandables, non toutes les narcoses par mélanges, mais celles seulement par *mélanges convenablement dosés*. Mais ces dernières présentent de si grands avantages sur les narcoses simples, qu'il vaudrait vraiment la peine que l'on fît à ce sujet de nouvelles recherches, en se basant sur les travaux récents ci-dessus mentionnés.

[Dans un important travail, le Dr Maurice Prost (1) conseille comme mode d'*anesthésie générale mixte l'emploi combiné* du chlorure d'éthyle (Kélène) et du mélange de Billroth.

A l'appui de ce mémoire, il donne sur le sujet les opinions autorisées de quelques chirurgiens. Cette méthode emprunte ses avantages au chlorure d'éthyle comme aussi au mélange de Billroth. Son emploi est général.

« Les accidents mortels, dit l'auteur en terminant, sont ici comme ailleurs possibles ; nous savons les combattre, mais nous devons surtout les prévenir. »]

Nous n'avons personnellement expérimenté que le mélange II du comité anglais (1 de chloroforme et 2 d'éther). Ce mélange, administré à l'aide du masque ordinaire ouvert, destiné à l'emploi du chloroforme, nous a, depuis des années, donné satisfaction dans tous les cas où nous l'avons employé. Nous nous en sommes servi chez des malades, chez lesquels nous considérions une narcose par l'éther comme contre-indiquée. Bien que la narcose se produisît plus lentement que celle par l'éther pur, nous n'avons observé rien de fâcheux, à l'exception cependant d'un cas. Ce cas concernait un malade atteint d'un carcinome du rectum, que nous opérions avec le professeur Tavel, un matin du mois de décembre. La lumière du jour étant insuffisante, nous fûmes obligés d'allumer le gaz, et nous éprouvâmes tous, personnel et moi-même, au bout de quelque temps, une toux d'irritation très intense et très fatigante, due évidemment à la décomposition du chloroforme par la flamme du gaz. Il faut donc toujours tenir compte dans l'emploi des mélanges narcotiques de cette possibilité de la décomposition du chloroforme. Nous n'avons d'ailleurs, comme nous l'avons déjà dit, *obtenu que de bons résultats de l'emploi de ce mélange, et nous ne pouvons nullement partager l'avis des*

(1) Dr Maurice Prost, thèse Lyon, 1904.

nombreuses autorités chirurgicales, qui condamnent l'usage des mélanges de ce genre. Overton (1) dit aussi qu'il lui paraît très vraisemblable, que la *narcose de l'avenir sera basée sur une combinaison rationnelle de plusieurs narcotiques.*

Enfin, quant aux données *statistiques* sur les *dangers* des mélanges de chloroforme et d'éther, nous trouvons, pour l'année 1900, par exemple, dans les Etats-Unis d'Amérique, les proportions suivantes :

Ether, 1 cas de mort	sur	16.675	narcoses
Chloroforme 1 cas de mort. . . .	»	3.749	»
Chloroforme et éther, 1 cas de mort	»	7.613	»
Bromure d'éthyle, 1 cas de mort. .	»	5.396	»

On voit par là que ces mélanges ne se sont pas comportés défavorablement.

Avant de passer à l'étude des autres mélanges narcotiques, nous avons encore à faire mention de deux appareils ayant pour but de permettre un dosage aussi exact que possible des mélanges de vapeurs d'éther et de chloroforme ; je veux parler des appareils de Tyrell (2) et de Braun (3).

Le premier consiste en une combinaison de deux appareils de Juncker, le flacon de l'un d'eux étant rempli de chloroforme, et l'autre étant rempli d'éther. Des 2 tuyaux construits en forme d'Y, l'un va au ballon, l'autre à l'embouchure. On peut, d'après la figure 102, voir facilement comment fonctionne cet appareil.

L'appareil de Braun (fig. 103) consiste en deux flacons à large goulot ; l'un, plus grand, d'une capacité d'environ 200 cm^3 ; l'autre, plus petit, ayant environ 100 cm^3 de capacité ; tous deux sont pourvus d'une échelle de division en centimètres cubes, allant pour l'un, jusqu'à 150 cm^3, et pour l'autre, jusqu'à 50 cm^3. On verse dans le premier 120 à 150 cm^3 d'éther, et dans le second, 30 à 40 cm^3 de chloroforme. Ils sont tous deux logés dans une enveloppe métallique, A. Les tubes métalliques qui conduisent le courant d'air de la double soufflerie, à travers la pièce B, dans les vases contenant l'éther et le chloroforme et, de

(1) Overton, *Studien über die narkose*, p. 143.
(2) Tyrell, *Transactions of the Society of Anaesthetists*, London, 1898.
(3) Braun, *Archiv für klinische chirurgie*, 1901.

ceux-ci dans la pièce C et dans le masque, se trouvent aussi dans une enveloppe métallique (D), que l'on peut au moment voulu fixer hermétiquement sur les flacons. Les deux robinets E et F ferment ou ouvrent aussi bien les tubes adducteurs que les tubes abducteurs, de sorte que, quand ils sont fermés, l'éther et le chloroforme ne peuvent s'écouler ni en dehors, ni l'un dans l'autre. A l'appareil est joint un tube métallique coudé, qui, appliqué à la place du masque, permet de diriger les vapeurs d'éther et de chloroforme directement dans le pharynx du patient. La forme du masque est celle de l'appareil de Junker ; dans un but de propreté on l'a construit en métal, et non en caoutchouc durci, comme le masque anglais. Il ne doit opposer aucun obstacle à la liberté de la respiration, aussi présente-il une ouverture donnant accès à l'air. Il doit être petit et bas, pour ne pas permettre l'accumulation de trop grandes quantités de vapeurs narcotiques concentrées ne devant être diluées que par l'air de la respiration. Il ne servirait, en somme, que de soutien pour le tube qui amène les vapeurs narcotiques. Ces vapeurs doivent s'ajouter à l'air inspiré par le malade : d'après Braun, elles doivent autant que possible être amenées pendant l'inspiration, par conséquent d'une manière rythmique et non en un courant constant. L'appareil de Braun fournit, en moyenne, un mélange d'environ 1 pour cent en volume de vapeur chloroformique avec 4 pour cent en volume de vapeur d'éther, quand ses deux robinets sont ouverts. Si, ce qui arrive dans la pratique, l'éther seul se vaporise pendant un certain temps et qu'ensuite le chloroforme non refroidi intervienne, le rapport des vapeurs chloroformiques à celles de l'éther s'élève alors d'une manière passagère, à 1 : 2.

Si l'on se sert du ballon à soufflerie normal, fournissant, par une compression moyenne, 90 cm^3 d'air, si on le comprime une fois à chaque inspiration, si l'on évalue enfin à 500 cm^3 la quantité de l'air de l'inspiration, l'air inhalé par le malade contient alors, d'après le calcul de Braun, au début de la narcose, environ 6 pour cent en volume de vapeur d'éther et 1,7 pour cent en volume de chloroforme, et, plus tard, environ une demi-fois plus. Mais une partie considérable des vapeurs se perd, alors même que l'appareil est manié avec la plus grande habileté.

Voici comment on se sert de cet appareil : après avoir rempli les flacons de chloroforme et d'éther, on essaye, en comprimant,

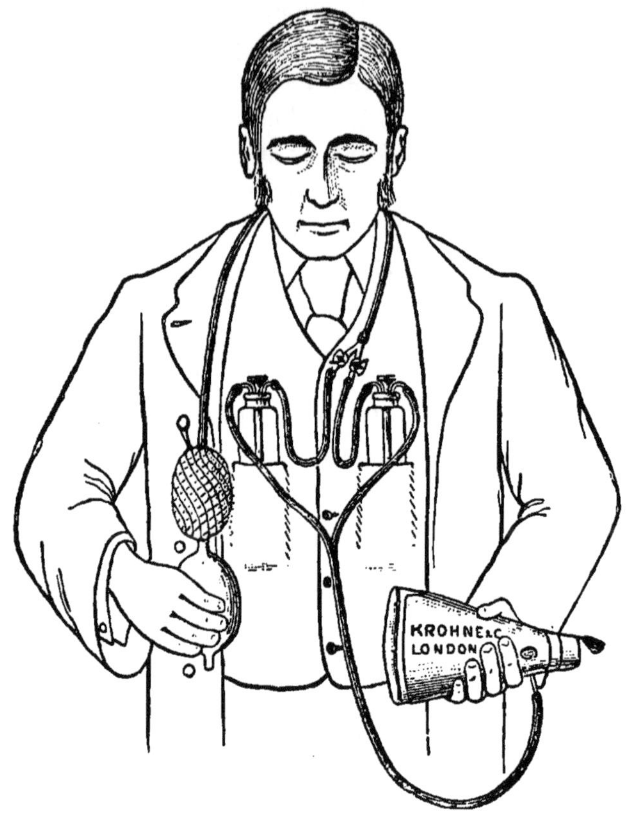

Fig. 102. — Appareil de Tyrell.

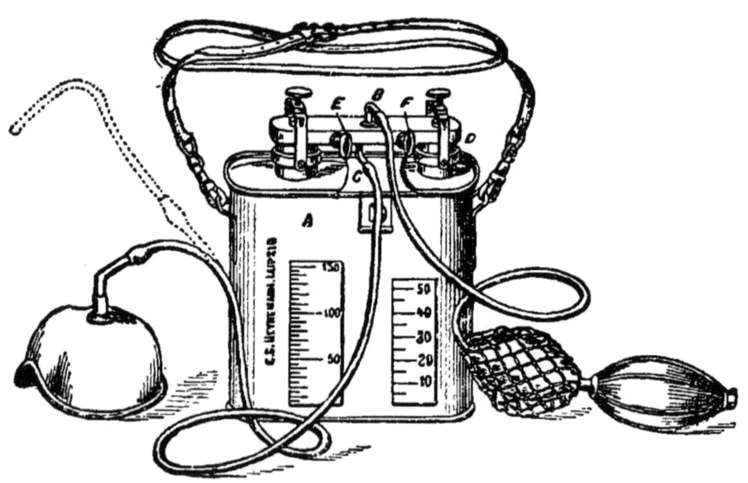

Fig. 103. — Appareil de Braun.

les robinets étant ouverts, le ballon à soufflerie, et en fermant par pression le tube abducteur de caoutchouc, si l'occlusion des flacons est hermétique. S'il n'en est pas ainsi, si les vapeurs d'éther et de chloroforme s'échappent latéralement, la narcotisation est alors impossible. On suspend l'appareil au cou à l'aide de la courroie, de manière que les robinets soient en avant, on saisit le ballon avec la main droite, et l'on tient avec la main gauche le masque sur le visage du malade. Alors, tenant les deux robinets ouverts et observant exactement le rythme de la respiration, on commence la narcose, en exerçant, à chaque inspiration et *en même temps qu'elle s'exécute*, une compression sur le ballon, d'abord partielle, puis totale ; on comprime rapidement, quand le malade respire vite ; lentement, quand il respire avec lenteur ; on cesse de comprimer, quand il se produit des pauses respiratoires. Chez les personnes inquiètes, se livrant à des mouvements désordonnés, chez les enfants indociles, la respiration est parfois si inégale, et si difficile à contrôler, que le mieux est, au début de la narcose, de faire arriver dans le masque un courant à peu près constant de vapeurs d'éther et de chloroforme, en comprimant le ballon très lentement, le laissant rapidement se remplir, le comprimant encore avec lenteur, etc... La respiration ne tarde pas à devenir régulière ; on fait alors arriver les vapeurs narcotiques, en exécutant les mouvemrnts rythmiques dont il a été question plus haut.

Après l'établissement de la période de tolérance, qui cependant ne doit jamais être poussée jusqu'à la disparition du réflexe de la cornée, et après l'avoir entretenue pendant plusieurs minutes, on ferme le robinet du chloroforme, et l'on narcotise avec l'éther seul, continuant ainsi, en faisant arriver, à chaque inspiration, des vapeurs d'éther dans le masque. Dans les narcoses prolongées, il suffit de presser légèrement sur le ballon, à chaque inspiration, pour entretenir, avec des traces d'éther, les malades à l'état de narcose. *Si elle devient trop superficielle, on ouvrira le robinet du chloroforme*, et l'on trouvera que, après quelques mouvements respiratoires, elle est devenue assez profonde pour que l'on puisse continuer à narcotiser avec l'éther seul. Chez les individus très réfractaires, notamment chez les alcooliques, on doit, à l'entrée de la narcose, fermer passagèrement, en partie ou même tout à fait, le robinet de l'éther, et employer aussi, pour entretenir un certain temps la narcose, les mélanges de vapeurs d'éther et de chloroforme. Chez les enfants, chez certaines femmes, chez les personnes chétives, anémiques, on ajoute, au contraire, seulement pendant quelques mouvements respiratoires, au début de la narcose, un peu de vapeur de chloroforme aux vapeurs d'éther.

Si l'on a à pratiquer successivement plusieurs narcoses, le flacon d'éther devra chaque fois être rempli jusqu'à 120-150 cm^3 par l'addition de nouveau liquide. Les restes de l'éther et du chloroforme, troublés par l'eau condensée, peuvent sans inconvénient être utilisés pour de nouvelles narcoses. Les deux robinets doivent être dévissés et huilés, quand ils ne jouent pas facilement.

M. *La narcose par le bichlorure de méthylène* (*Méthode de Spencer Wells*). — Cette narcose, proposée en 1867, par Richardson, et mise en pratique par Spencer Wells dans une opération d'ovariotomie, est bien une narcose par mélange, car le *bichlorure de méthylène* existant dans le commerce et utilisé pour la narcose ne représente pas le produit chimiquement pur, mais une *combinaison de chloroforme 70 0/0 et d'alcool méthylique 30 0/0*. C'est donc avec raison que Dastre appelle cette méthode une *anesthésie par le pseudo-chlorure de méthylène ou association de chloroforme à l'alcool méthylique*.

Propriétés. — Le bichlorure de méthylène chimiquement pur est un liquide incolore, ayant pour poids spécifique 1,34; il bout à 30°,5 ; il est plus fluide que le chloroforme. C'est un anesthésique extrêmement énergique, son action est très rapide, l'insensibilité se produit en moins de 2 minutes. Mais au lieu de provoquer le relâchement des muscles, comme le fait le chloroforme, il détermine constamment des spasmes musculaires extrêmement intenses. Ces contractions musculaires sont si fortes, qu'elles constituent un danger assez considérable et sont un obstacle à l'introduction de cette substance dans la pratique chirurgicale. Le seul avantage que le bichlorure de méthylène présente sur le chloroforme, c'est qu'il peut être conservé pendant longtemps à l'état de pureté.

Spencer Wells, ayant employé cet anesthésique avec succès, le fit connaître sur notre continent, où il a été mis en usage avec plus ou moins de bonheur par divers chirurgiens. En France, où il est connu sous le nom de *liquide de Regnault*

(80 0/0 de chloroforme + 20 0/0 d'alcool méthylique), il a été employé pour la première fois par Lefort et Polaillon.

Mode d'administration. — Les résultats obtenus ont été très contradictoires, ce qui est dû simplement, d'après Dastre, au *mode d'administration*. Ceux qui, comme Richardson et Spencer Wells, se sont servis d'un appareil fonctionnant exactement, tel que celui de Junker, ont obtenu des résultats bien meilleurs que ceux qui se sont contentés de verser le narcotique sur une compresse et de la tenir devant la bouche du patient.

Cette narcose n'a pas donné de résultats favorables dans la pratique. Elle a compté, à son passif, dès le début, plusieurs cas de mort, et elle n'est plus guère usitée aujourd'hui. Nous l'avons toujours tenue en très petite estime.

N. *Mélange de protoxyde d'azote et d'oxygène.* — Cette narcose, que Paul Bert, dès l'année 1875, a employée, en réduisant, par la pression, le mélange au volume primitif du gaz hilarant qui y est contenu, et en l'administrant dans des chambres à air convenablement comprimé, ne s'est pas, sous cette forme d'administration, généralisée dans la pratique, parce qu'elle était trop dispendieuse et trop compliquée. Cette méthode, d'après Terrier et Péraire (1), n'a fait autre chose qu'occasionner de fortes dépenses, en ne donnant que de très mauvais résultats. On peut, aujourd'hui encore, admirer, dans une cour de l'hôpital Beaujon, une de ces chambres à narcose (fig. 104). Klikowitsch (2), de Saint-Pétersbourg, a, par contre, démontré, qu'il n'était nullement besoin, pour l'administration de ce mélange, d'une élévation de la pression de l'air, et, se basant sur de nombreuses expériences et sur un grand nombre de narcoses, pratiquées chez des parturientes, il est arrivé à des conclusions très favorables à l'emploi de ce moyen. Ce mélange est tout à fait sans danger pour la vie de la mère et de l'enfant ; il n'est pas non plus nuisible au point de vue d'un retard dans l'acte de l'accouchement, pendant toutes les périodes duquel il exerce sur les douleurs une action incontestablement calmante. Absence de vomissements et, dans beaucoup de cas, interruption de ceux existant déjà; point de période d'excitation, pas d'acci-

(1) Terrier et Péraire, *Manuel d'anesthésie chirurgicale*, 1895.

(2) Klikowitsch, *Archiv für Gynäkologie*, tome XVIII.

dents consécutifs à l'anesthésie, tels que nausées, céphalalgie, etc. L'anesthésie peut être continuée pendant tout le cours

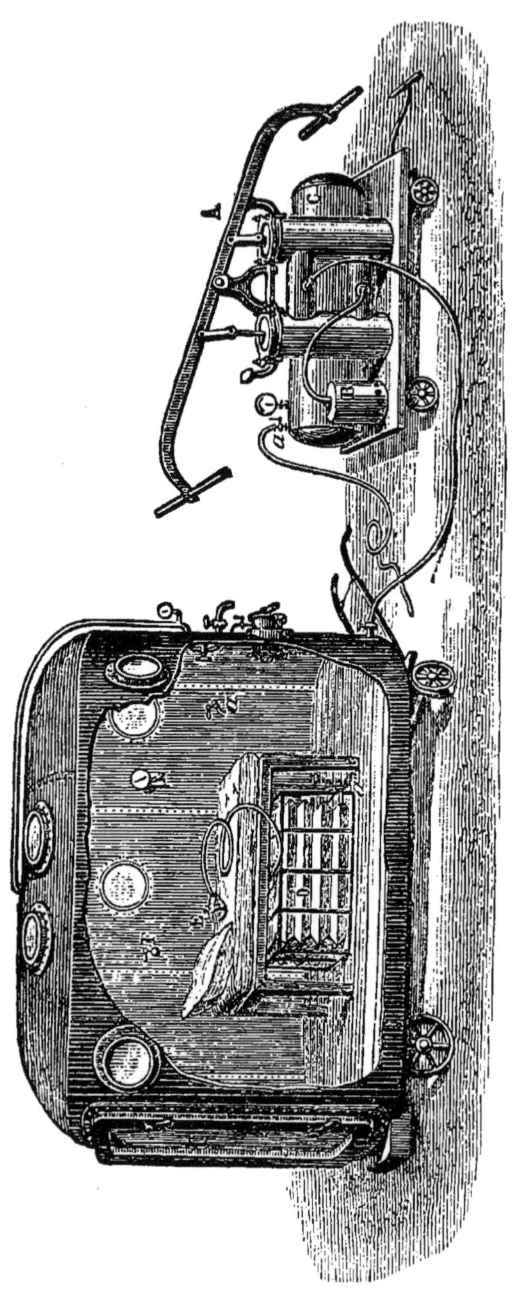

Fig. 104. — Chambre à narcose.

de l'accouchement, parce que, pendant les pauses, l'effet des inhalations précédentes disparaît entièrement.

Inconvénients. — Les principaux inconvénients de ce mélange sont les dépenses relativement élevées qu'il nécessite et les difficultés du transport.

Avantages. — Ses propriétés avantageuses dans la pratique des accouchements ont été confirmées par Tittel, Döderlein, Winckel, Zweifel, et d'autres. Si, malgré cela, cette narcose n'a pas trouvé auprès des médecins la faveur qu'elle méritait, cela est dû d'abord à la complication des détails de la préparation du mélange gazeux et surtout aux difficultés de transport de l'ensemble de l'appareil. Or Swiecicki (1), de Posen, a eu le mérite d'adapter ce mélange à la pratique, de telle sorte qu'on peut très facilement l'employer partout, et que la narcose ne revient pas trop cher. Ce ne sont donc pas « quelques privilégiées qui auront seules l'avantage d'enfanter sans les douleurs obligées, traditionnelles ! »

Swiecicki s'est mis en rapport avec la maison Ash et fils, qui est parvenue, après de nombreuses recherches, à obtenir le mélange gazeux (4/5 de Az^2O et 1/5 de O) condensé dans la même bouteille. Cet appareil consiste en une bouteille en fer contenant 220 l. du mélange gazeux, bouteille qui est fixée au moyen de quelques crampons de fer et des vis sur le fond d'une caisse de bois polie. Dans cette même caisse (fig. 105) trouve placé un sac de caoutchouc d'une capacité de 5 gallons (23 l.), avec ses tuyaux de communication et une embouchure de laiton nickelé, pourvue de soupapes d'inspiration et d'expiration (H et A) et d'un anneau de caoutchouc M (fig. 106).

Dans ces derniers temps, Swiecicki a adopté, à la place de cette dernière embouchure, l'usage exclusif de l'embouchure en caoutchouc durci, représentée par la fig. 107. A cette embouchure peuvent s'ajuster deux canules de verre, l'une droite, l'autre courbée (fig. 107), présentant, à leur extrémité, une forme aplatie, pour être plus commodément tenues dans la bouche. Veut-on mettre l'appareil en activité, on ouvre la bouteille au moyen de la clef G ; le mélange de gaz s'écoule dans le ballon ; et, dès que celui-ci est rempli, on ferme la bouteille. On ouvre alors le robinet H, voisin de l'embouchure, et l'on fait profondément inhaler à la patiente ce mélange gazeux.

La complication des détails de la préparation des gaz et les

(1) Swiecicki, *Zentralblatt für Gynäkologie*, 1888.

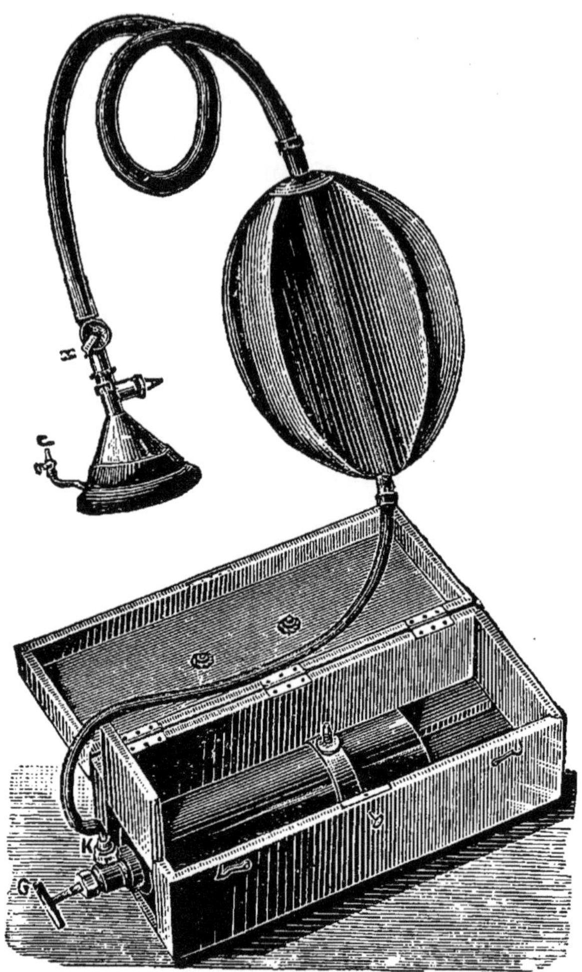

Fig. 105. — Appareil de Swiecicki.

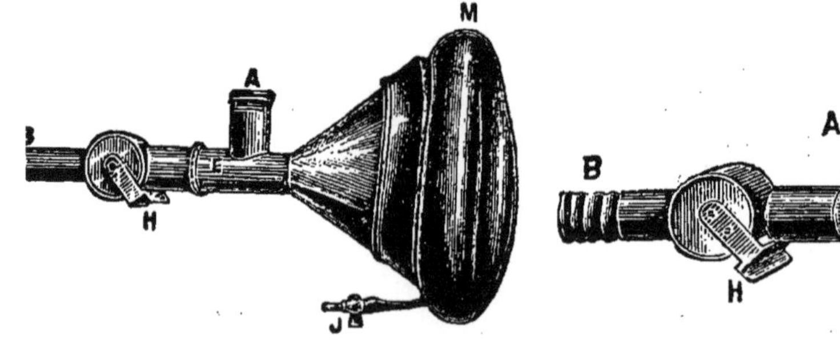

'ig. 106. — Anneau de caoutchouc.

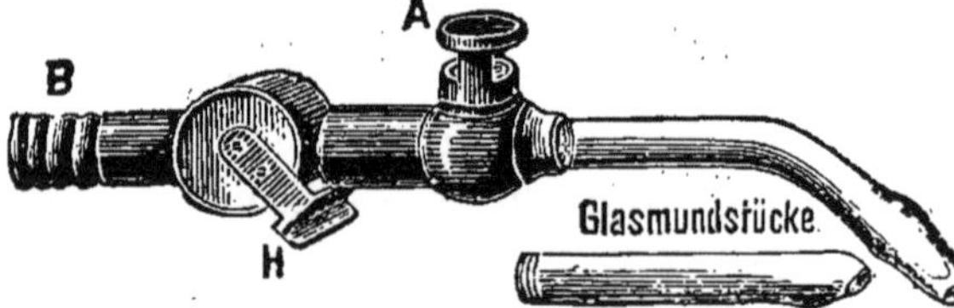

Fig. 107. — Embouchure en caoutchouc durci.

difficultés de transport ayant été ainsi écartées grâce à l'heureuse solution du problème de la condensation du mélange gazeux, rien ne s'opposera plus sans doute à la généralisation de cette méthode, que Swiecicki qualifie de « supérieure », et il faut espérer qu'elle ne sera pas limitée à la pratique des accouchements, mais s'étendra à la gynécologie opératoire et à la pratique générale de la chirurgie.

Indépendamment des recherches de Klikowitsch et de l'école d'Erlangen, Hillischer (1), de Vienne, se basant sur 15000 narcoses par le gaz hilarant, a fait aussi des expériences avec le mélange de O et Az^2O. Mais il a constaté que, avec le mélange de Az^2O, dans les proportions de 4 : 1, indiquées ci-dessus, on obtenait bien de bonnes narcoses prolongées, dans lesquelles on pouvait pratiquer sans douleur des opérations chirurgicales un peu loin des organes centraux, mais que, dans les narcoses faites, par exemple, en vue des extractions dentaires, très près, par conséquent, du cerveau et déterminant souvent un fort ébranlement de cet organe, on n'arrivait, en général, qu'à l'analgésie, rarement à l'anesthésie complète. Il a donc, à l'exemple de Paul Bert et allant encore plus loin que lui, réduit l'addition de O au minimum de 10 0/0 du mélange, en se disant que nous nous trouvons fréquemment pendant des heures dans de semblables milieux pauvres en oxygène, alors que, d'après Pettenkofer, une proportion de seulement 7 0/0 de O serait insuffisante pour l'entretien de la vie animale.

C'est à ce fait d'avoir, chez les personnes difficiles à narcotiser, abaissé la proportion d'oxygène jusqu'à 10 0/0, et de n'avoir élevé cette proportion jusqu'à 15 0/0 et au-dessus que dans certains cas, par exemple, dans les cas de gravidité, de dyspnée, d'affections cardiaques, d'état apoplectique, c'est à ce fait, dis-je, que Hillischer croit devoir ses succès dans 917 narcoses rigoureusement contrôlées. Il propose de désigner ce mélange sous le nom de *gaz somnifère* (*Schlafgas*). Entre *la narcose par le gaz hilarant simple et celle par le gaz somnifère* il a trouvé les deux différences essentielles suivantes :

La narcose par Az^2O+O est susceptible d'être longtemps prolongée, même pendant le plus long intervalle que peut exiger

(1) Hillischer, *Vortrag in der deutschen Naturforscher-und Aerzteversammlung*, Berlin, 1886.

l'exécution d'une opération chirurgicale. La narcose simple par le gaz hilarant donne facilement lieu à de la dyspnée ; dans la

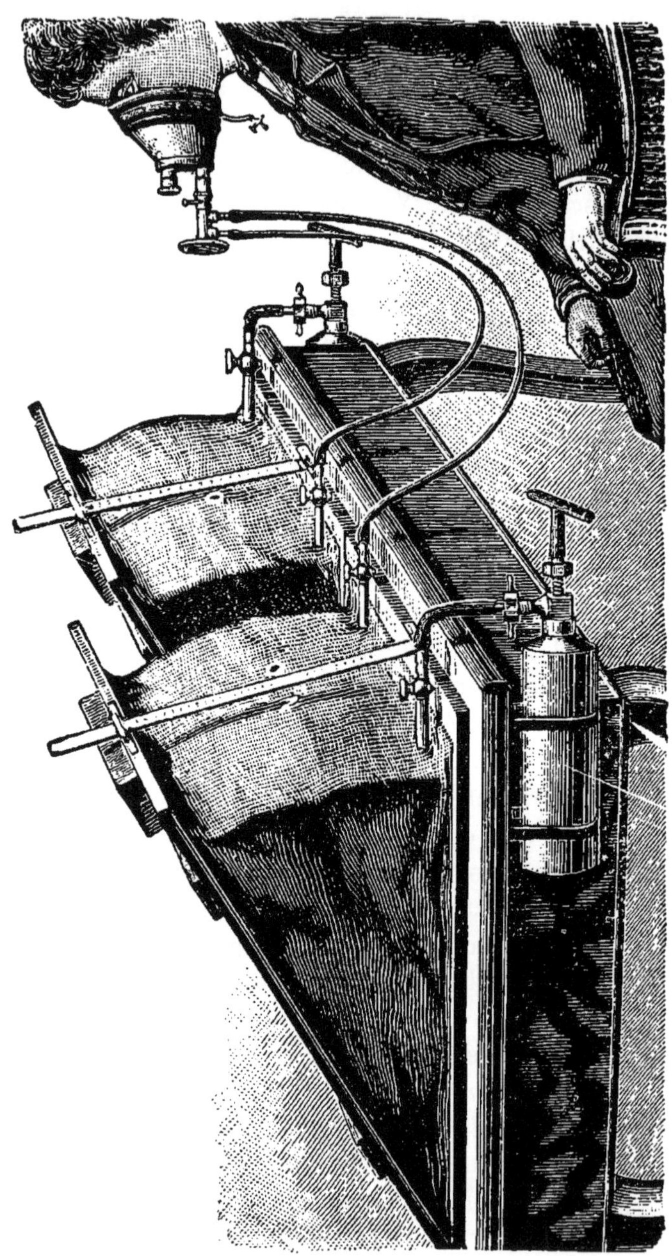

Fig. 108. — Appareil à gaz somnifère de Gesell.

narcose par le gaz somnifère, cette dyspnée ferait entièrement défaut ou serait tout à fait insignifiante. Hillischer est tellement enthousiasmé de cette narcose par le gaz somnifère, qu'il voudrait que, « dans toutes les chaires de chirurgie, on s'occupât de cette méthode, persuadé que l'on éviterait ainsi bien des cas de mort par anesthésie. »

Un point à considérer à propos de ce mélange, c'est l'observation faite par le Dr Hammerschlag, assistant de Hillischer, observation qui montre que ce mélange, quand il est conservé trop longtemps, devient peu à peu le siège de combinaisons chimiques. Il s'y forme alors facilement des degrés d'oxydation plus élevés de l'azote. Hammerschlag y a trouvé, par exemple, au bout de 9 jours, des traces d'acide azotique et d'acide azoteux, que l'on n'avait pu y constater quelques jours auparavant. Ce fait prouve que l'on ne doit jamais employer des mélanges trop anciens.

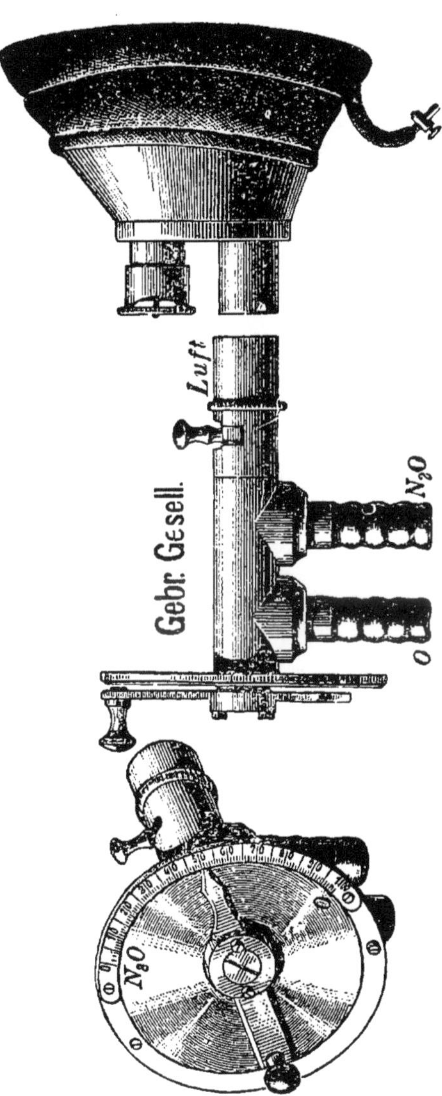

Fig. 109. — Système à mélange pour cent.

Mode d'administration. — Les appareils fabriqués par la maison Gesell, de Berlin, dont nous reproduisons ici le dessin, ne valent pas, au point de vue de la simplicité, celui de Ash et fils, que nous avons décrit plus haut. L'*appareil transportable à gaz somnifère*, de Gesell (fig. 108), consiste en deux sacs de caoutchouc, dont l'un, marqué de Az^2O, contient 48 litres de protoxyde d'azote, et l'autre, désigné par la lettre O, contient 30 litres d'oxygène. La figure 108 montre ces deux

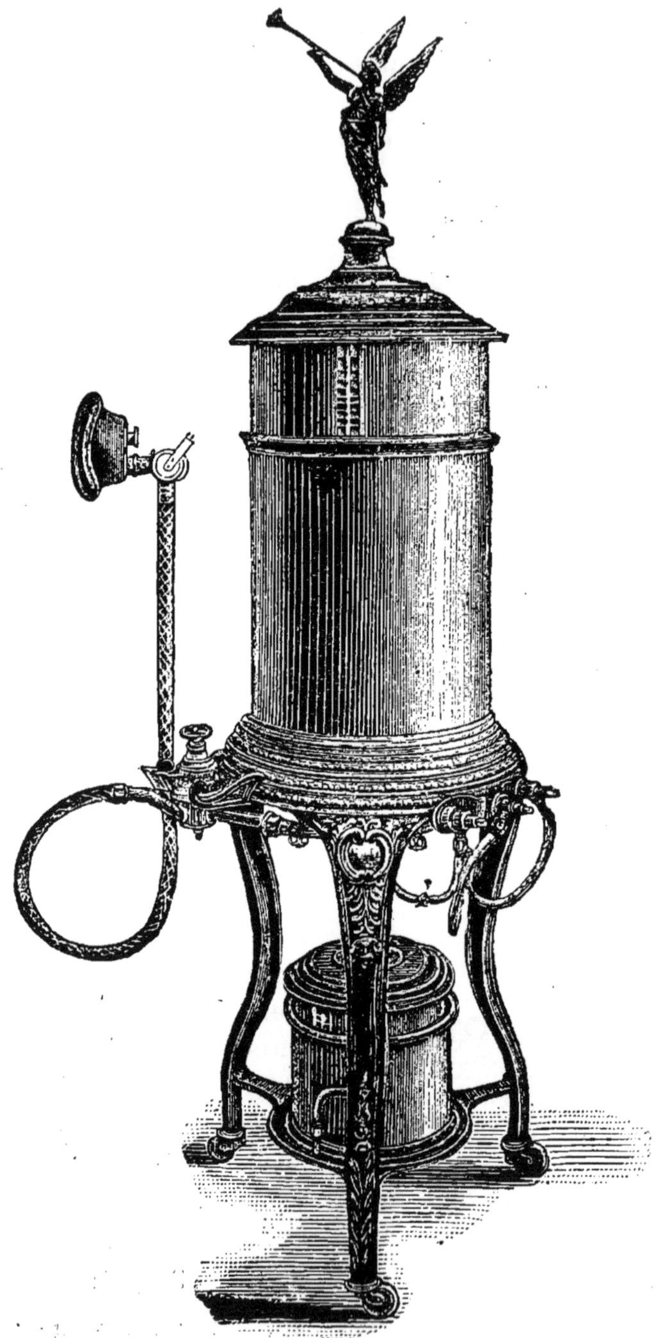

Fig. 110. — Appareil universel à gaz somnifère de E. Kappel.

réservoirs à gaz placés, *l'un à côté de l'autre*, sur une table ordinaire.

A cet appareil doit nécessairement être adjoint ce que l'on a appelé le *système à mélanges pour cent* (*prozentuale Mischvorrichtung*) pour gaz (fig. 109). On peut l'adapter à toute embou-

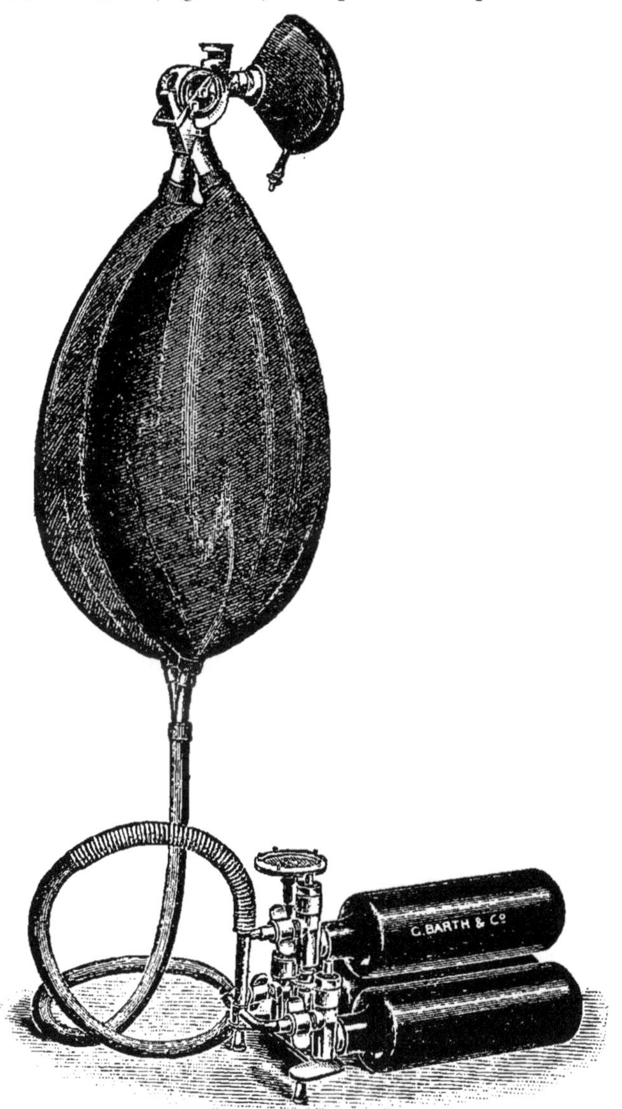

Fig. 111. — Appareil au gaz hilarant et à l'oxygène, de Hewitt.

chure ordinaire de Clover, et il permet, suivant le désir de l'opérateur, de faire inhaler au patient du protoxyde d'azote pur, de l'oxygène pur ou des mélanges de ces deux gaz en toutes proportions voulues.

Pour une consommation plus grande on a aussi recommandé l'appareil universel à gaz somnifère de E. Kappel (fig. 110).

Sur l'invitation de Hillischer, le Dr Gersuny (1) a essayé d'introduire le gaz somnifère dans la pratique de la *chirurgie*. Mais les résultats de ses expériences ne concordent pas parfaitement avec les résultats favorables obtenus par Hillischer. Gersuny admet bien sans conteste que le gaz somnifère est peut-être le meilleur anesthésique pour les narcoses de courte durée, dont on a besoin dans la pratique des accouchements, pour les narcoses prolongées, mais non profondes; mais il a l'impression que cette narcose n'est nullement appelée à supplanter, dans la pratique chirurgicale, celle par le chloroforme. Son opinion ne s'appuie, il est vrai, que sur huit cas.

Nous avons eu, en 1902, à Londres, l'occasion d'apprécier la narcose par le gaz hilarant et l'oxygène, et nous déclarons que nous sommes arrivé à nous en faire une idée plus favorable que celle qu'en a Gersuny. L'appareil qui y est employé est celui de Frédéric Hewitt, connu pour avoir anesthésié le roi Edouard (fig. 111). Cet appareil consiste : 1° en trois bouteilles d'acier, deux pour le protoxyde d'azote et une pour l'oxygène ; 2° en deux ballons de caoutchouc, ayant le même volume et appliqués l'un sur l'autre de telle sorte, qu'on peut également les distendre pendant la narcose ; 3° en deux tuyaux placés l'un dans l'autre, amenant les deux gaz dans les ballons correspondants ; 4° en une chambre, dans laquelle les gaz se mêlent suivant un rapport déterminé, pouvant être modifié par le régulateur ; 5° en un régulateur, qui permet de faire varier le nombre des ouvertures pour les gaz (fig. 112) ; 6° en soupapes, amenant à l'extérieur l'air expiré ; 7° en une embouchure, qui peut être appliquée hermétiquement sur le visage.

Le patient peut être narcotisé assis ou couché ; le mieux est de pratiquer la narcose trois à quatre heures après le repas. Le masque ayant été appliqué, on ouvre avec le pied, d'abord le robinet de O, puis le robinet de Az^2O. Le patient devra respirer d'une manière tout à fait tranquille. Si l'aiguille du régulateur est sur « air », le malade inhale alors de l'air seulement ; pendant ce temps le narcotiseur peut se convaincre de la régularité du fonctionnement de l'appareil. Il amène

(1) Gersuny, *Wiener klinische Wochenschrift*, 1889.

ensuite l'aiguille sur 2 ; le patient inhale alors un mélange de 2 parties de O sur 100 parties de Az^2O. Le narcotiseur fait ensuite, avec le pied, affluer du gaz hilarant, de sorte que les deux ballons se tendent d'une manière égale. Comme la consommation de O est minime par rapport à celle du gaz hilarant, on devra alors tourner la clef de ce dernier d'une manière presque permanente. Après 3 ou 4 inspirations, on amène l'aiguille sur 3, puis, après quelques autres inspirations, sur 4, en veillant à ce que les deux ballons se distendent également. On devra alors se guider sur l'aspect du patient. Donne-t-on trop d'oxygène, on risque alors de provoquer un peu d'excitation ; en donne-t-on trop peu, il se produit une légère cyanose. C'est entre ces deux extrêmes que doit se tenir le narcotiseur, et c'est la pratique qui sera pour lui le meilleur guide. En général, l'anesthésie se manifeste au bout de 2 à 3 minutes, le réflexe de la cornée a disparu, l'œil est fixe, la respiration légèrement ronflante.

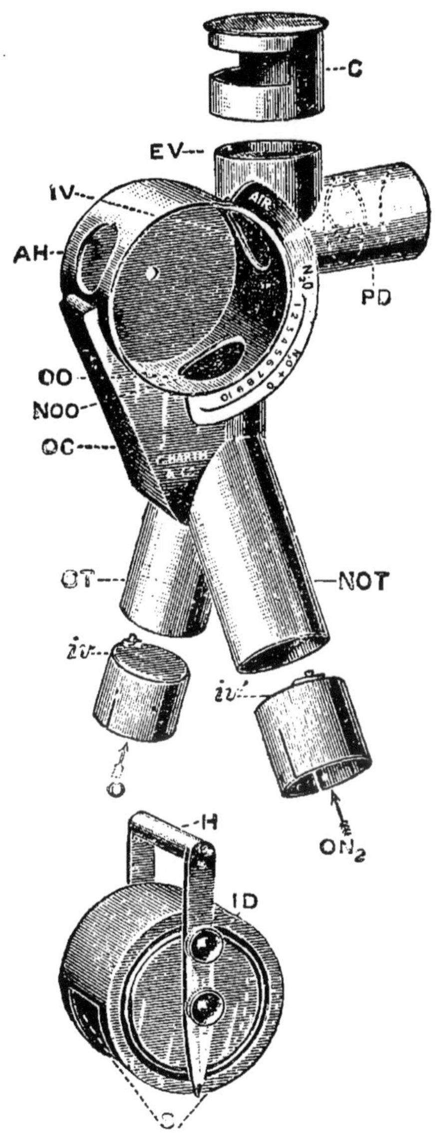

Fig. 112. — Détails de l'appareil de Hewitt.

NOT = tuyau pour le ballon à gaz hilarant ; NOO = son ouverture dans la chambre ; OT = tuyau pour oxygène avec ballon à oxygène et ouverture dans la petite chambre à oxygène OC. Entre OC et la chambre à mélange se trouvent dix petites ouvertures, dont trois seulement sont, en OO, visibles dans la figure ; *iv* et *iv'* sont de petites soupapes fixées en OT et NOT, devenant actives pendant l'inspiration et empêchant le retour des gaz dans les ballons ; AH = orifice pour l'air ; IV = principale soupape d'inspiration ; EV = soupape d'expiration, avec cheminée *c*, empêchant l'air de refluer à travers EV ; ID = tambour intérieur ; S = fente dans ce tambour ; H = poignée, qui fait mouvoir le tambour et ouvre les orifices pour l'oxygène. Par la rotation du tambour, on ouvre ou l'on ferme les orifices par où entrent l'air, le gaz hilarant et l'oxygène.

S'agit-il d'une opération de courte durée, on éloigne le masque, l'anesthésie dure bien de 1 à 2 minutes. C'est le cas pour les opérations à pratiquer dans la cavité buccale et sur les dents, dans le pharynx et dans le nez. S'agit-il d'autres opérations, on peut laisser le masque et continuer la narcose pendant un temps plus long. Le réveil se produit, en général, rapidement et sans trouble ultérieur. Chez les femmes nerveuses, on observe de temps à autre une certaine excitation, qui se traduit par des larmes. Mais le plus souvent le patient se lève de lui-même et peut, après quelques minutes, revenir seul à sa maison. Il n'éprouve absolument aucun de ces accidents consécutifs, que l'on observe si souvent à la suite de la narcose par le chloroforme ou l'éther.

Nogué (1), de Paris, se basant sur les résultats de 40 narcoses, pratiquées pour des opérations chirurgicales et des opérations sur les dents, prédit à ce mélange narcotique le meilleur avenir.

A notre avis, on devra surtout s'attacher à rendre l'emploi de ce mélange aussi facile et aussi peu compliqué que possible, et les bons résultats ne nous en paraissent nullement douteux.

O. *Narcose par l'oxygène et le chloroforme.* — Ce mélange nous semble très heureux, parce que l'oxygène constitue l'agent le plus rationnel à opposer aux effets consécutifs du chloroforme. L'industrie ayant rendu plus facile et essentiellement plus pratique la préparation de l'oxygène, rien ne s'opposait plus à ce que ce mélange pût être introduit en chirurgie. Wohlgemuth (2) est le premier qui ait proposé cette narcose sous une forme pratiquement acceptable. Avant lui, il est vrai, Neudörffer, de Vienne, et Krentzmann, de San Francisco, avaient proposé cette combinaison et avaient été très satisfaits des résultats obtenus. Malheureusement leur méthode était trop compliquée, surtout parce que la préparation des quantités nécessaires d'oxygène présentait de grandes difficultés et entraînait une perte de temps considérable.

Wohlgemuth a basé sa méthode sur les bons résultats obtenus par Prochownick (3) dans ses expériences d'inhalation d'oxygène à la suite des narcoses : « Ce qui frappe d'abord,

(1) Nogué, *Journal de l'anesthésie*, 1900.
(2) Wohlgemuth, *Archiv für klinische Chirurgie*, LXIV, Heft 3.
(3) Prochownick, *Die regelmässige Anwendung von Sauerstoffeinatmung nach Narkose* (*Münchener medizinische Wochenschrift*, 1895).

dit-il, c'est l'amélioration excessivement rapide qui se produit dans l'aspect de la peau et des muqueuses chez les narcotisés. Avant même que le pouls ait présenté aucun signe manifeste d'amélioration, avant que l'inspiration nasale soit devenue régulière, on voit le visage prendre un teint plus frais, souvent rosé. L'éclat de la conjonctive augmente, les réflexes de la cornée réapparaissent rapidement, la lividité des lèvres et de la muqueuse buccale fait place à une couleur plus fraîche, à de la turgescence. La respiration devient plus régulière et plus fréquente qu'auparavant; ce n'estqu'à la fin que se manifeste une

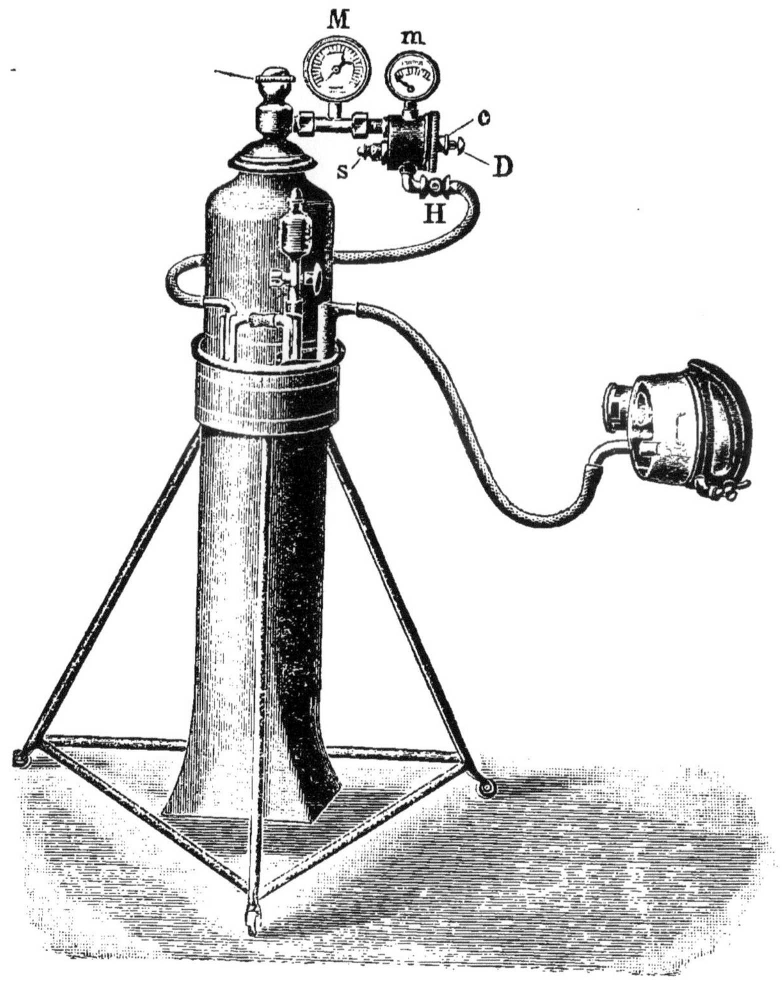

Fig. 113. — Appareil de Wohlgemuth.

action bien marquée sur la qualité du pouls. Les vomissements

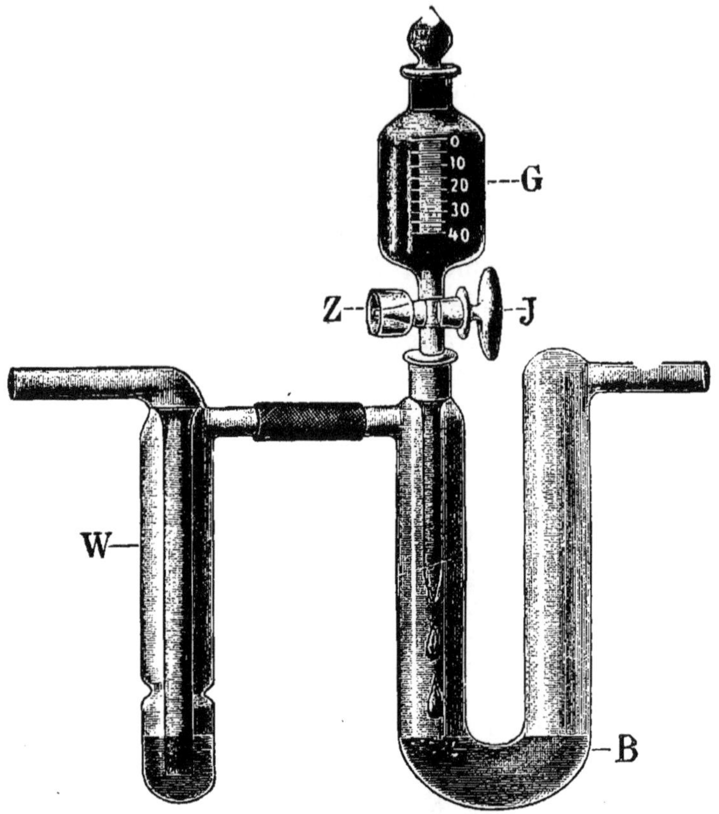

Fig. 114. — Tube en U de l'appareil où tombe le chloroforme.

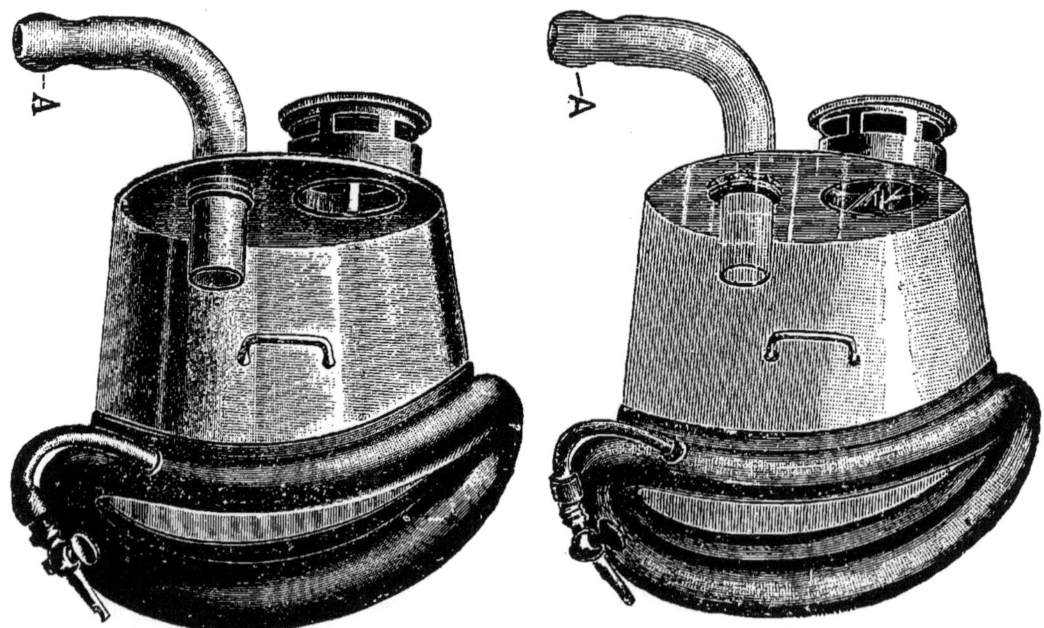

Fig. 115. — Masque à inhalation.

Fig. 116. — Le même, tourné.

ne surviennent, sauf de rares exceptions, chez les personnes prédisposées, qu'au premier moment du réveil. »

L'appareil de Wohlgemuth (fig. 113), présenté, en 1901, au Congrès de la société allemande de chirurgie de Berlin, se compose essentiellement des pièces suivantes : D'un cylindre d'acier (contenant, pour les besoins de la clinique, 1000 litres d'oxygène comprimé) l'oxygène, sous une pression, parfaitement déterminée, de 1/10 à 2/10 d'atmosphère, s'écoule à travers un tube en U, dans lequel du chloroforme, venant d'un réservoir gradué, d'une capacité de 50 cm^3, tombe aussi régulièrement goutte à goutte sur une masse de gaze placée au fond du tube en U (fig. 114). Ce chloroforme, qui prend dans la gaze une surface aussi grande que possible, est aussitôt entraîné sous forme de vapeur par le courant d'oxygène et conduit, à travers un tuyau d'une longueur convenable, dans le masque à inhalation (fig. 115 et 116). Ce masque — fait en celluloïd transparent, afin que l'on puisse observer le visage du patient — présente, à sa partie postérieure, une pièce A, à laquelle on peut imprimer des mouvements de rotation, et au moyen de laquelle on peut, suivant la position de l'opérateur, suivant le côté où l'on opère, tourner le tuyau à droite, à gauche ou en arrière ; il est pourvu aussi d'une soupape d'expiration. Son échancrure faciale est telle, qu'elle s'applique aussi bien que possible à l'aide d'un bord de caoutchouc pouvant être gonflé.

Le courant d'oxygène, avant de pénétrer dans l'appareil à chloroforme, doit traverser deux manomètres M et m, dont le plus grand, le plus voisin du cylindre, indique en atmosphères la pression dans le cylindre, quand il est à demi plein, 50 atmosphères, etc. (fig. 117). Le petit manomètre sert de soupape réductrice, peut marquer jusqu'à une atmosphère, pression que l'on peut rendre plus forte en relâchant une petite vis D, placée en avant ou en arrière. Un robinet, entre cette soupape réductrice et l'appareil à chloroforme, interrompt, même le cylindre étant ouvert, le courant d'oxygène.

L'appareil à chloroforme est placé dans un bassin en fer blanc, destiné à le protéger (fig. 118), et le tube en U est disposé de telle sorte que la branche, dans laquelle s'introduit le réservoir de chloroforme, est destinée à amener l'oxygène, et celle fermée en haut conduit au masque. Quand on se sert de l'appareil, le bouchon de verre fermant le réservoir de chloroforme doit être

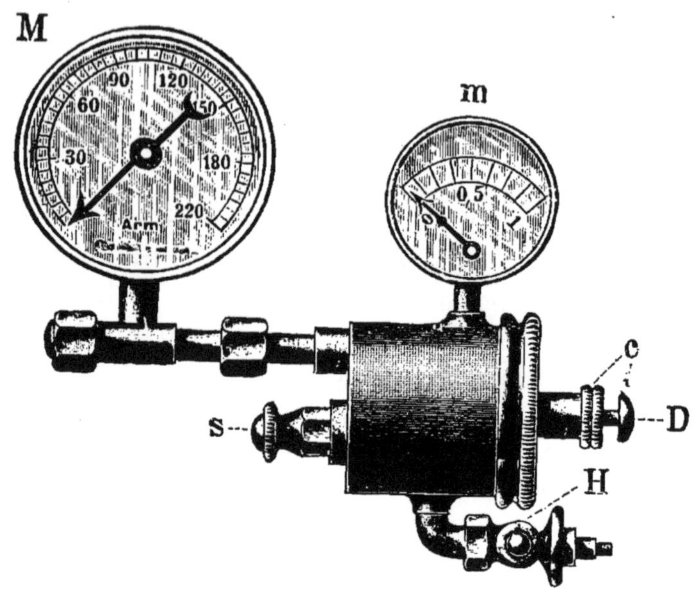

Fig. 117. — Manomètre de l'appareil de Wohlgemuth.

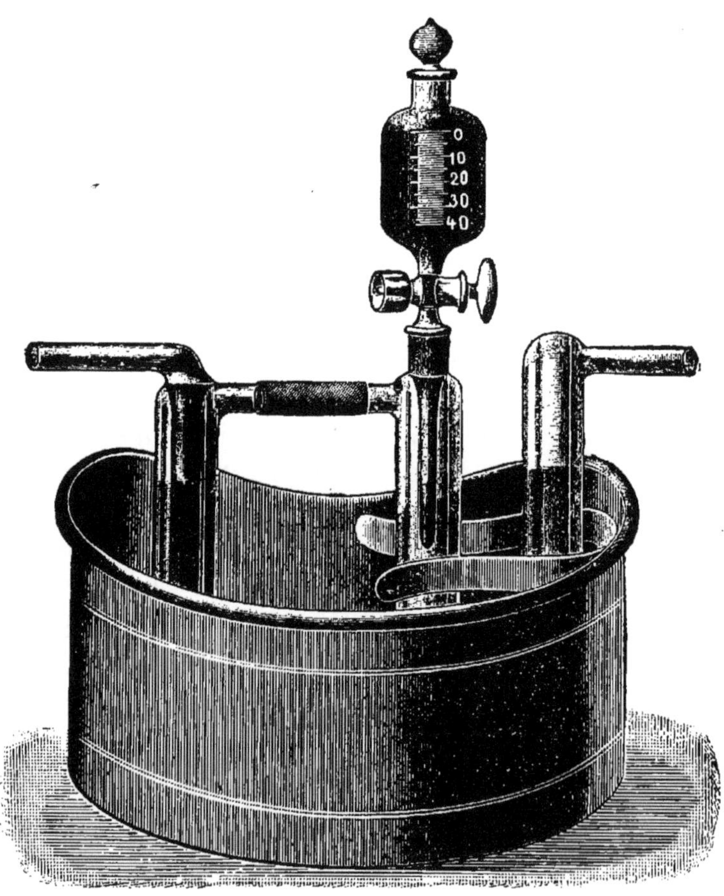

Fig. 118. — Appareil à chloroforme de l'appareil de Wohlgemuth.

disposé de telle sorte que l'ouverture dont il est percé corresponde avec celle du col du réservoir.

Wohlgemuth avait primitivement, suivant le conseil de Kobert de ne faire inhaler que de l'oxygène humide, intercalé avant l'appareil à chloroforme un vase à eau W ; mais il y a renoncé, parce qu'il craint qu'il ne se dégage des chlorures dans le chloroforme par l'action des particules d'eau entraînées.

La *technique* de l'appareil est la suivante : Après que l'on a ouvert la vis d'occlusion placée au sommet du cylindre, le grand manomètre marque, le robinet étant fermé, 100 atmosphères, et le petit manomètre 1/2 ou 1 atmosphère, par exemple. On relâche alors la vis D, qui se trouve devant le petit manomètre, on ouvre et l'on ferme le robinet, et l'on fait tourner ensuite la vis D jusqu'à ce que l'aiguille marque 1/10-2/10 d'atmosphère. A ce moment on dispose l'appareil à chloroforme de telle sorte que 100 à 200 gouttes environ tombent en une minute, sur la gaze, et l'on ouvre le robinet H. Aussitôt l'aiguille du petit manomètre, la voie étant alors libre, descend à O, et l'oxygène s'écoule d'une manière continue avec une pression de 1/10-2/10 d'atmosphère, entraînant avec lui le chloroforme, ce qui est rendu sensible par des vapeurs intenses de chloroforme, quand on tient le masque devant le visage. La pression dans le tube en U fait alors que le chloroforme, dont 120 gouttes tombaient primitivement en une minute, s'écoule goutte à goutte plus lentement, ce qui n'a besoin que d'un petit réglage supplémentaire. On presse alors le masque d'une manière persistante sur le visage du patient, que l'on invite à faire de profondes inspirations, la bouche ouverte. De temps en temps le narcotiseur ouvre le masque pour s'assurer qu'il s'écoule d'abondantes vapeurs de chloroforme, que la pression de l'oxygène n'est pas trop grande ou trop petite ou égale à zéro, ce qui naturellement rend impossible une vaporisation du chloroforme. S'il en est ainsi, on tourne un peu (1/4-1/2 rotation) la vis régulatrice D, et l'on s'assure que les vapeurs de chloroforme se développent alors d'une manière intense. Si, au bout de quelques minutes, il s'est produit une narcose complète, on l'entretient alors en faisant arriver 30 à 40 gouttes de chloroforme par minute. On devra seulement, lorsqu'il existe encore en suspension dans la gaze suffisamment de chloroforme ou que la narcose est assez profonde, supprimer l'arrivée du chloroforme, interrompre pendant un certain temps la narcotisation, en fermant le robinet, pour ne pas consommer inutilement trop de chloroforme et d'oxygène et pour ne pas rendre la narcose trop profonde. Avec un peu d'exercice on arrivera à ne consommer que des quantités extrêmement faibles de chloroforme. Il faut encore observer que les patients se réveillent avec une extrême rapidité, de sorte que l'on est obligé, comme dans la narcose ordinaire, de laisser s'écouler de nouveau goutte à goutte un peu plus de chloroforme.

Ce qui frappe particulièrement dans l'action de ce mélange de chloroforme et d'oxygène, c'est que, après les premiers mouvements respiratoires, la peau et les muqueuses visibles prennent une teinte rosée, de sorte que, chez les patients extrêmement anémiques et déprimés, on voit se manifester une saine turgescence, et que cette rougeur peut même effacer les traces d'un ictère grave dû à une occlusion du canal cholédoque. Le pouls devient plus lent et plus plein que sous l'influence de la digitale, et il tombe presque constamment à 60 pulsations au moment où la narcose est profonde, ce qui se produit, chez les petits enfants, en un quart de minute ; chez les enfants plus avancés en âge et chez les femmes, en 3 à 7 minutes, chez les hommes, en 5 à 12 minutes. Dans quelques cas, Wohlgemuth a compté 56 pulsations ; dans un cas, chez un homme âgé et de très haute taille, il en a compté 44. Le pouls conserve cette fréquence tant que la narcose reste profonde ; il devient constamment plus rapide quand la narcose devient moins profonde, ce qui indique que le chloroforme n'est pas donné en suffisante quantité. De même que dans l'anesthésie simple par le chloroforme, les pupilles, quand la narcose est profonde, sont rétrécies et sans réaction ; elles se dilatent et réagissent, quand l'intensité de la narcose diminue. Les mouvements respiratoires sont absolument uniformes, lents et tranquilles. Ils ne présentent pas une profondeur particulière, parce que ici l'oxygène ne fait point défaut. Il n'y a pas, à proprement parler, de période d'excitation, et si elle se manifeste chez certains alcooliques, elle n'est que légère et de courte durée. Des vomissements peuvent survenir pendant et après la narcose, mais ils sont rares ; cela dépend des individus, qui, comme on sait, réagissent d'une manière bien différente, à l'action des narcotiques. On n'observe pas d'augmentation des sécrétions de la muqueuse buccale ni de sécrétion de la salive, accident si fréquent et si fâcheux dans d'autres narcoses. Le ralentissement du pouls à 60 pulsations est constant chez les jeunes gens aussi bien que chez les vieillards, chez les anémiques, les obèses, les individus atteints d'artériosclérose ou de maladies du cœur. Cet état du pouls, la respiration paisible, presque imperceptible, l'aspect frais et florissant du patient donnent au narcotiseur l'impression d'une absolue sécurité ; il lui semble qu'il n'a absolument rien à craindre d'une asphyxie ou d'une paralysie primitive de la respiration ou

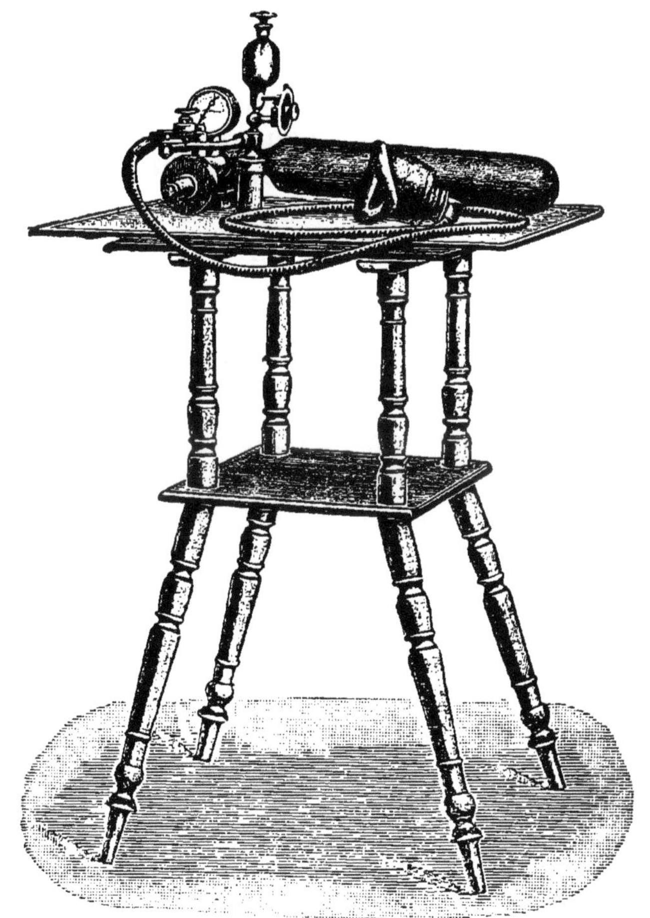

Fig. 119. — Appareil de Wohlgemuth, disposé sur une table.

du cœur. La narcose, dès le début n'est nullement désagréable au patient, elle ne s'accompagne d'aucun phénomène d'excitation du côté des organes respiratoires ; le réveil, qui se produit très vite, en 5 à 10 minutes, en général, après qu'on a suspendu les inhalations, est agréable aussi et diffère totalement de celui de la narcose simple par le chloroforme. Les malades étendent les membres, bâillent parfois, comme s'ils se réveillaient d'un sommeil naturel ; ils ouvrent brusquement les yeux, ayant leur pleine connaissance et ne se plaignant ni de mal de tête ni de nausées.

Wohlgemuth avait, au moment où il publia son travail, pratiqué 300 narcoses avec son appareil, et il était extrêmement satisfait de l'ensemble des résultats qu'il avait obtenus. L'appareil est fourni par la *fabrique d'oxygène de Berlin*. Elle l'a réduit de telle sorte, que l'on peut aisément l'utiliser pour le *traitement à domicile*. Elle fournit pour cela de tout petits cylindres (du poids de 1 kil. 1/2 à 2 kil.), contenant de l'oxygène pour une narcose d'une demi-heure, d'une heure ou de deux heures. Dans ce cas, on place, comme l'indique la figure 119, l'appareil sur une table.

Appareil du docteur Roth. — L'appareil du docteur Roth, médecin en chef de l'hôpital de Lübeck, représente une modification essentielle et un perfectionnement de l'appareil de Wohlgemuth, et il a été présenté, en 1902, par le docteur Roth au Congrès allemand de chirurgie.

Il est composé : 1° d'un tréteau verni en blanc, mobile sur des roulettes, avec table polie en acajou ; 2° de l'appareil spécial avec le cylindre à oxygène (fig. 120 et 121).

Pour mettre l'appareil en activité, on ouvre le cylindre (M) ; l'oxygène pénètre alors dans la soupape réductrice, ainsi que permet de le reconnaître la déviation de l'aiguille du manomètre (N), qui indique le contenu du cylindre à ce moment. Si l'on ouvre le robinet de la soupape réductrice (O), l'oxygène commence alors à s'écouler à travers le tuyau dans le masque. La quantité qui s'écoule, et qui doit être, en moyenne, de 3 l. à la minute, peut être facilement réglée au moyen de la rotation d'une vis ailée (Q) ; mais on a pris des dispositions pour que, avec les plus hautes pressions, il ne puisse se consommer que 5 l. d'oxygène par minute. Un cadran empiriquement divisé (P) indique toujours en litres, par minute, la consommation d'oxygène à un moment donné.

Pour mélanger du chloroforme au courant d'oxygène, on n'a

besoin que de disposer convenablement l'aiguille (R) qui se trouve au-dessus du récipient à chloroforme (T); une partie du

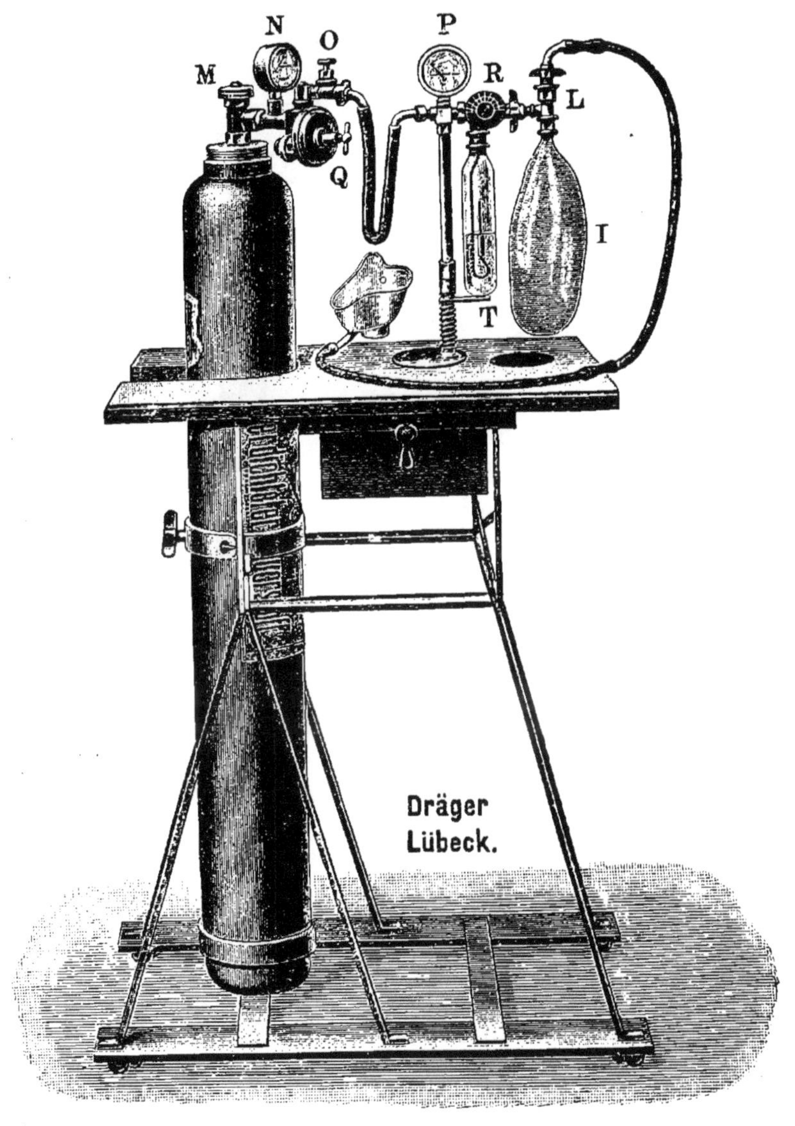

Fig. 120. — Appareil de Roth. — M, soupape d'occlusion ; N, finimètre ; O, petite soupape d'occlusion ; P, instrument servant à lire le nombre de litres d'oxygène par minute ; Q, vis servant à régler la quantité d'oxygène ; R, robinet pour le dosage du chloroforme ; L et I, réservoir d'oxygène.

courant d'oxygène se sépare alors, soulève en tourbillons une certaine quantité de chloroforme, qui, grâce à une ingénieuse disposition, reste toujours invariable, alors même que l'évaporation continue à progresser, se charge de vapeurs chloroformiques, se mêle de nouveau à l'oxygène qui ne s'était pas séparé et arrive ainsi dans le masque. La quantité de vapeurs chloroformiques, que produit la quantité de chloroforme, toujours la même, qui a été soulevée en tourbillons, se règle, en faisant tourner une aiguille (R). Grâce à une table des doses, annexée à l'appareil, on peut voir à chaque instant combien de chloroforme (en grammes) a été consommé en une minute pour une position déterminée de l'aiguille.

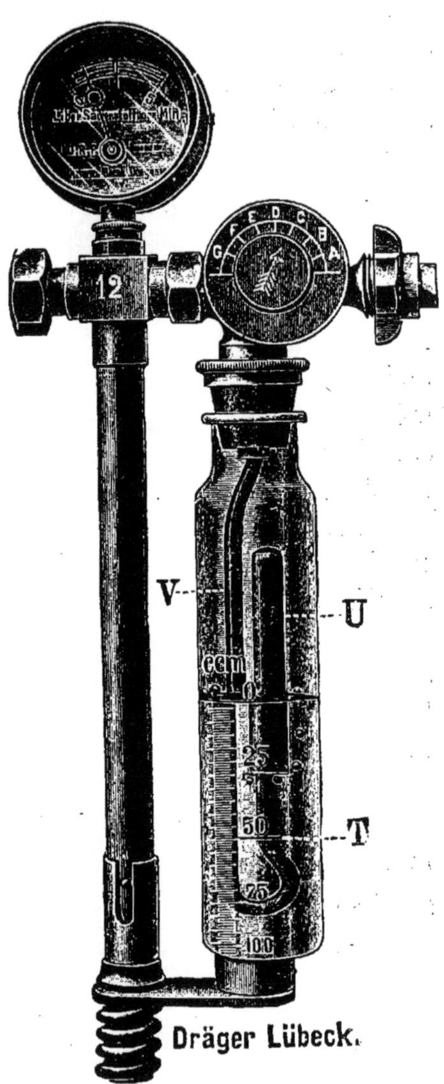

Fig. 121. — Le récipient à chloroforme T, on voit la manière dont il est fixé et sa disposition intérieure. Pour l'ôter, en vue de le remplir, on met de côté le levier inférieur.

Le sac (S), qu'on désigne sous le nom de « appareil de réserve », a pour but d'empêcher que le mélange gazeux, qui coule d'une manière continue, ne se perde pendant l'expiration. Dans ce sac viennent se réunir l'oxygène et les vapeurs chloroformiques qui viennent s'écouler pendant l'expiration, pour être empruntés au sac pendant l'inspiration. Une soupape très légère, fermant hermétiquement, entièrement sans ressort, placée au sommet de la fermeture à vis du sac (L), empêche la pénétration des produits de l'expiration. Ceux-ci s'échappent sans obstacle par l'ouverture du masque. L'appareil de réserve est en même temps un indicateur pour l'activité des poumons, parce qu'il se contracte à chaque inspiration ; grâce à lui le narcotiseur peut d'un coup d'œil s'assurer, à chaque instant, de l'état de la respiration.

Les avantages de cet appareil sont les suivants : 1° Il permet de contrôler l'évaporation du chloroforme, pouvant être réglée en grammes par minute ; 2° il permet un contrôle exact de la consommation de l'oxygène, pouvant être réglée en litres par minute ; 3° il permet de contrôler le contenu du cylindre à oxygène. Il permet, en outre, de faire varier à chaque instant et indépendamment l'une de l'autre la quantité de chloroforme et d'oxygène, qui doit être employée.

Cet appareil anesthésique de Roth-Dräger s'est montré, d'après Engelmann (1), tellement avantageux dans le service de Kümmel, à l'hôpital général de Hambourg-Eppendorf, que les dix médecins pratiquant des narcoses dans cet hôpital sont tous d'accord pour donner à l'appareil à oxygène la préférence sur le flacon de chloroforme.

Lauenstein (2) a, dans ces derniers temps, mis en garde contre l'emploi de cet appareil, parce qu'il craignait, d'après Michaelis, qu'il ne s'y produisît une décomposition de chloroforme. Contrairement à cette opinion, Roth a démontré (3) que le chloroforme, en traversant, avec l'oxygène, l'appareil de Roth-Dräger, *n'y subissait aucune décomposition*. Les craintes de Lauenstein ne sont donc nullement fondées.

P. *Somnoforme* — Une nouvelle méthode de narcose par mélange, à laquelle semblerait, à notre avis, être réservé un grand avenir, est celle par le *somnoforme*.

Il représente un mélange de :

Brométhyle	5 0/0
Chloréthyle	60 0/0
Chlorméthyle	35 0/0

Le somnoforme a été proposé comme anesthésique par le Dr Rolland, de Bordeaux, directeur de l'école odontologique de cette ville ; depuis longtemps déjà les deux principaux composants de ce mélange étaient, sous le nom de *coryl*, connus comme

(1) Engelmann, *Zentralblatt für Chirurgie*, 1902.
(2) Lauenstein, *Zentralblatt für Chirurgie*, 1903, n° 6.
(3) Roth, *Deutsche medizinische Wochenschrift*, mars, 1903.

anesthésique local. Il en a donc été ici comme du chlorure d'éthyle, qui n'était destiné, au début, qu'à l'anesthésie locale. Les médecins dentistes ayant découvert que les malades, sur les gencives desquels on appliquait le chloréthyle, tombaient dans un sommeil profond, ce composé fut dès lors proposé comme anesthésique général et occupe, comme nous l'avons vu plus haut, parmi les anesthésiques, le rang qui lui est dû.

Touvet-Fanton(1) avait déjà observé que par l'usage local du coryl on pouvait obtenir un état momentané de stupéfaction, qui permettait de pratiquer sans douleur des opérations dans la bouche. Le grand avantage de ce mélange consistait en ce que cet état de stupéfaction était de très courte durée et était surtout très agréable, de sorte que, d'après Touvet-Fanton, ce mélange méritait, à plus juste titre que le protoxyde d'azote, le nom de *gaz hilarant*. Rolland avait fait aussi la même observation. Mais il a le mérite d'avoir transformé en une méthode spéciale cette découverte fortuite. Il a présenté sa méthode au Congrès d'Ajaccio, en septembre 1901. Il vante les effets rapides de cet agent, gaz léger, ne possédant absolument aucune action irritante sur les muqueuses, de sorte qu'une syncope initiale n'est nullement à craindre. Le somnoforme est extrêmement volatil, ses effets disparaissent dès qu'on en interrompt l'administration. Rolland n'a jamais eu l'occasion d'avoir recours à la respiration artificielle ou autre intervention de ce genre. Il en décrit l'action en termes élégants : « Le somnoforme, dit-il, pénètre dans l'organisme et en sort comme l'oxygène du sang, comme le gaz du sang. Il effleure, si je puis ainsi dire, le globule du sang et ne le pénètre pas, et, également dans les profondeurs de l'économie et sur la cellule nerveuse, son action est aussi discrète que fugace. » Les malades, auxquels Rolland a administré cet anesthésique (ils étaient au nombre de 700 au moment de sa première communication) se remettaient immédiatement, ils ne présentaient absolument aucun accident consécutif, jamais de vomissements, ils n'étaient jamais obligés d'interrompre leurs occupations. Les opérations, dans lesquelles il a essayé cet agent, n'avaient pas, il est vrai, dépassé une durée de 20 minutes. Un grand avantage du somnoforme consiste encore, d'après Rolland, en ce que l'on peut narcotiser le patient sans préparation, par conséquent, dans des cas d'ur-

(1) Touvet-Fanton, *L'Odontologie*, Paris, 1901.

gence ; peu importe qu'il ait mangé auparavant, ou non, qu'il doive être opéré assis ou couché !

Applications chirurgicales. — Cet anesthésique vraiment idéal a été mis en usage par Rolland, en dehors d'un grand nombre d'opérations sur les dents, publiées par son aide Chaminade, dans trois applications de forceps, dans une dilatation de l'anus, dans divers cas d'ouverture d'anthrax, de phlegmons, etc. ; il a aussi somnoformisé des patients, qui ont été opérés par d'autres médecins (urétrotomie et opération sur les yeux). Il fait mention d'un cas, dans lequel un collègue âgé ne s'est pas laissé somnoformiser moins de 25 fois pour une affection de la prostate, bien que la première fois il se fût soumis avec grande répugnance à la narcose.

Ce qui montre le mieux la confiance absolue de Rolland en son anesthésique, c'est que, immédiatement après avoir lu son rapport, il se fit lui-même somnoformiser devant l'assemblée, et d'autres collègues suivirent son exemple. Les observations recueillies sur ce sujet ont entièrement confirmé les allégations énoncées.

Dans une séance ultérieure de la Société odontologique de Paris, Sauvez a présenté des communications tout à fait semblables, et il a également narcotisé devant les assistants un membre de l'assemblée, qui s'est endormi en 25 secondes, est resté ainsi pendant deux minutes, puis s'est relevé sans éprouver la moindre incommodité.

Des résultats aussi favorables ont été publiés plus tard par Godon, Mahé, Viau, et d'autres.

Dans un rapport ultérieur, que Rolland a fait devant la Société de médecine et de chirurgie de Bordeaux (1), il a renouvelé ses assertions, qu'il a pu baser sur les résultats de 1500 somnoformisations. Il a fait des expériences physiologiques sur des cobayes, des lapins, des chiens, des oiseaux, animaux qu'il a tenu endormis pendant plusieurs heures ; il s'est soumis lui-même plus de 100 fois, ainsi que son aide le Dr Clerc, à la somnoformisation. Depuis le mois de mai 1901 (sa communication date du mois de décembre 1901), il a, chaque jeudi, à l'Ecole odontologique, somnoformisé 80 patients environ, et toujours avec les meilleurs succès. Outre les cas d'application de forceps ci-des-

(1) Rolland, *Archives nationales de stomatologie*, Bordeaux, 1901.

sus mentionnés, il a encore employé le somnoforme dans les accouchements normaux, pour calmer des douleurs trop violentes ; il a cousu des déchirures du périnée chez des femmes soumises à l'anesthésie somnoformique. Il s'est aussi servi du somnoforme, avec la plus entière satisfaction, dans des opérations chirurgicales de longue durée, par exemple dans une néphrectomie, qui dura une heure, dans une lithotomie, dans une urétrotomie interne, avec le Dr Loumeau. Des résultats également favorables ont été obtenus en oculistique par le Dr Lagrange.

Technique de la somnoformisation. — Le somnoforme, conservé dans un flacon brun, gradué de 5 à 5 gr., avec fermeture automatique, est directement injecté dans le masque. Ce masque est formé d'un *mouchoir*, que l'on plie avec une *bande de papier épais*, ainsi que l'indique la figure 122 ; la partie hachée du dessin

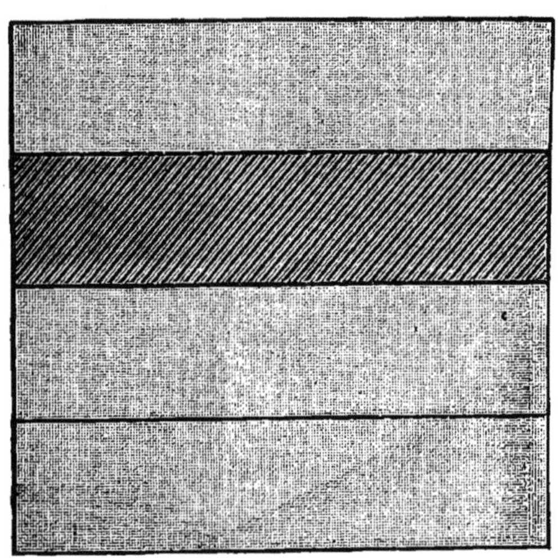

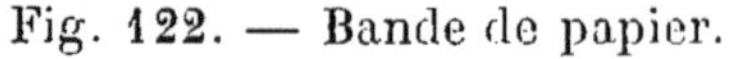

Fig. 122. — Bande de papier.

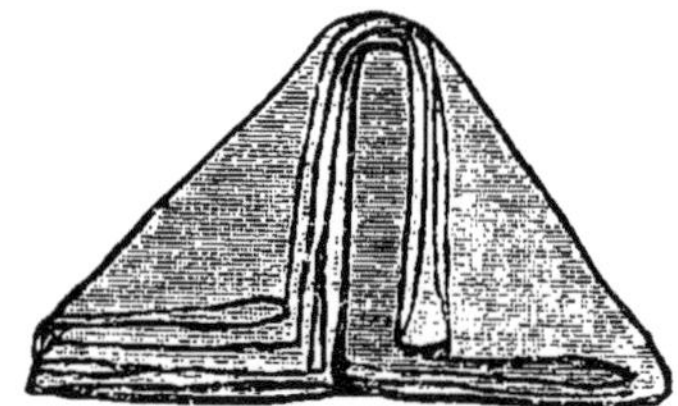

Fig. 123. — Masque.

marque la place où est appliquée la bande de papier (fig. 122 à 125).

Dans le masque ainsi formé, on introduit un peu d'ouate, puis on injecte directement 5 gr. de somnoforme. Le masque doit être appliqué *hermétiquement* sur le visage, particulièrement sur la bouche et le nez, et l'on doit faire en sorte que ses bords s'appuient bien exactement. On invite alors le patient à faire quelques mouvements respiratoires, en tenant en même temps les yeux *ouverts*. Quand l'anesthésie commence, les paupières se ferment, ou bien le regard prend une expression de fixité. On

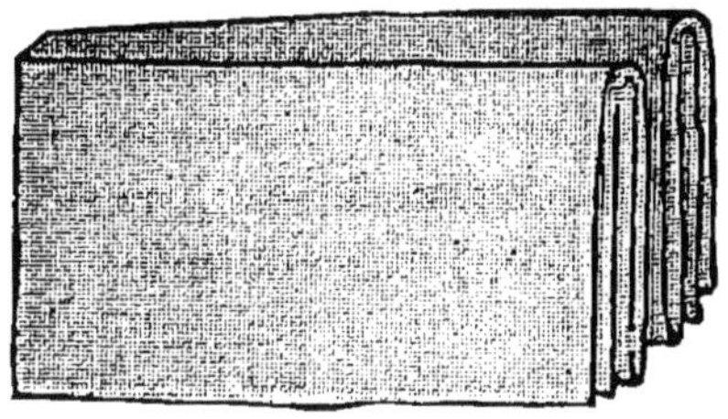

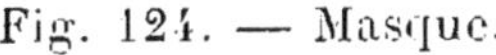
Fig. 124. — Masque.

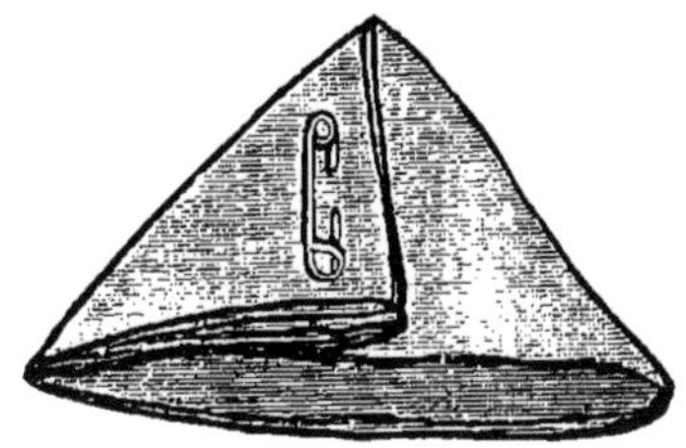
Fig. 125. — Masque.

peut à ce moment commencer l'opération. Un autre moyen de reconnaître que l'anesthésie s'est produite consiste, comme dans l'emploi du brométhyle, à faire étendre le bras au patient ; dès que le bras retombe, on juge que le malade est anesthésié. Il suffit de 5 gr. de somnoforme pour provoquer des anesthésies de 50 secondes à 5 minutes ; pour des narcoses de plus longue durée, on doit, comme avec les autres anesthésiques, ajouter simplement du liquide. Mais il importe de toujours veiller à ce que le masque soit bien appliqué. D'après Rolland, on peut administrer le somnoforme, que le patient ait mangé ou soit à jeun, qu'il soit assis ou couché.

Nous n'avons essayé l'emploi de cet agent que dans un petit nombre de cas ; nous ne pouvons donc pas porter actuellement sur ce sujet un jugement motivé. Ainsi que nous l'apprend une communication du docteur Rolland, le nombre de somnoformisations venu jusqu'ici à sa connaissance s'élève à 14000, avec *absence complète d'accidents fâcheux*. Si les expériences de Rolland étaient corroborées par les expériences d'autres observateurs, nous aurions véritablement dans le somnoforme un anesthésique idéal, qui pourrait devenir un rival dangereux pour le gaz hilarant.

Q. *Masque anesthésique aseptique de Field Robinson.* — Très habilement construit par M. Gendron d'après les dessins mêmes de M. Robinson, et présenté à la Société de médecine et de chirurgie de Bordeaux le 13 novembre 1903 par le docteur Loumeau (1), le masque de Field Robinson est une sorte d'entonnoir en verre dont la partie évasée, plus étroite en haut qu'en bas,

(1) Loumeau, *Gaz. hebd. des Sc. méd. de Bordeaux*, 6 décembre 1903.

s'applique au-devant des orifices respiratoires de la face, nez et bouche.

D'un côté, il présente un boîtier métallique qui s'ouvre quand on appuie sur un ressort. Le couvercle se déplace alors vivement, découvrant deux petites lames en métal placées dans son intérieur et destinées à briser les ampoules de somnoforme ou de chlorure d'éthyle. L'adaptation hermétique du masque sur la face est obtenue et assurée par une bande pneumatique fixée à son pourtour, et dont les dimensions varient pour l'adulte et pour l'enfant. A la partie étroite du masque viennent s'adapter le ballon de caoutchouc ou la vessie, qui réalisent un récipient aérien peu coûteux et facilement renouvelable. Une tige métallique taraudée traverse longitudinalement l'intérieur et se fixe, par une vis, à l'extrémité libre, qui reçoit le ballon. Le but de cette vis est de retenir en place, par une griffe à plusieurs branches, un diaphragme formé de six ou huit épaisseurs de gaze aseptique et placé immédiatement en avant du boîtier métallique. Sur ce diaphragme, on peut projeter l'anesthésique, soit par la grande ouverture, soit par la petite ouverture latérale. Tout excès de liquide est absorbé par le diaphragme, qui filtre à son tour l'air dont il est traversé, en même temps qu'il arrête les débris d'ampoules brisées, de cette manière incapables de pénétrer dans les narines ou la cavité buccale du patient.

Le masque est fidèlement reproduit sur les figures ci-contre, qui le montrent tour à tour en entier et vu de profil ; placé

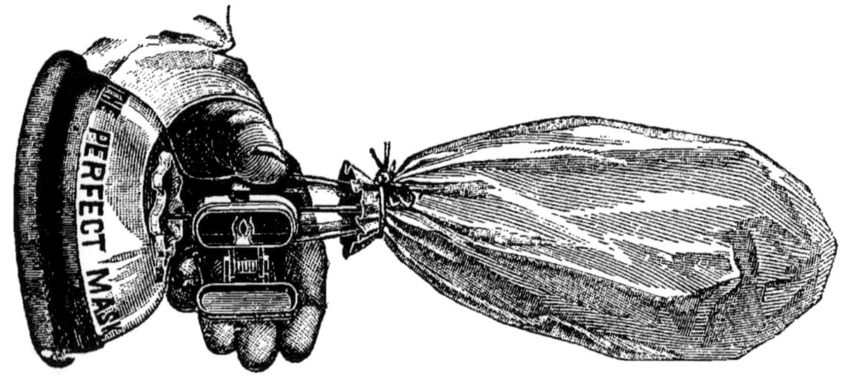

Fig. 126. — Le masque avec vessie comme réservoir d'air. La boîte métallique est ouverte et le couvercle reste sur les doigts de la main gauche.

dans la main de l'opérateur, qui en ouvre le boîtier métallique (fig. 126) et qui le ferme ensuite (fig. 127).

La manipulation de l'instrument est aussi simple que possible. Envisageons successivement l'emploi du somnoforme, pris comme type des éthyles, agents anesthésiques éminemment

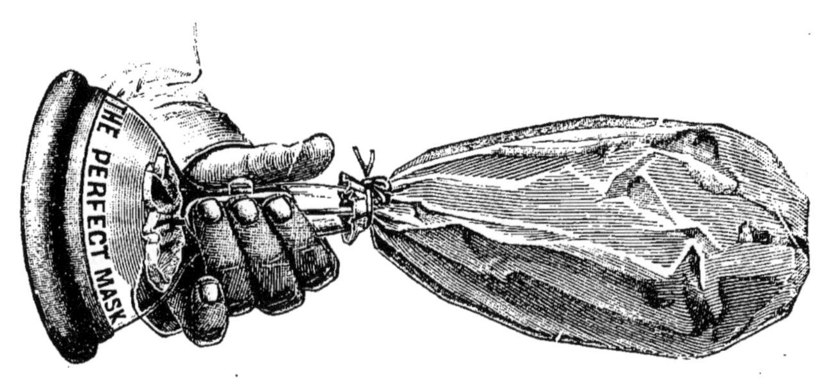

Fig. 127. — Le même masque, les doigts de la main gauche fermant le couvercle de la boîte métallique.

volatils, auxquels est surtout destiné le nouveau masque ; puis l'emploi de l'éther et du chloroforme, qui sont très commodément administrés avec cet appareil.

I. *Somnoforme.* — a. *Montage du masque.* — 1° Fixer au fond du masque, à l'aide de la griffe à vis, le diaphragme de gaze ;

2° monter le coussinet pneumatique sur le rebord du cornet de verre et gonflez-le ;

3° coiffez l'extrémité de la tubutule avec le sac de caoutchouc ou la vessie stérilisée.

b. *Application.* — 1° Avec l'ampoule : prenez le masque de la main gauche ; appuyez avec le pouce sur le ressort du fermoir. Celui-ci étant ainsi ouvert, brisez l'ampoule entre les deux lames métalliques qui le traversent, ou par un choc sur la paroi opposée. Fermez rapidement le boîtier avec les doigts de la même main gauche et appliquez hermétiquement le masque sur les orifices respiratoires ;

2° avec le flacon : le boîtier étant ouvert, dirigez le jet du sœmnoforme vers le ballon ou la vessie, et appliquez le masque.

II. *Ether.* — Même technique.

III. *Chloroforme.* — Supprimer le sac en caoutchouc ou la vessie. Verser indifféremment le liquide dans le boîtier ou l'orifice terminal et l'anesthésie chloroformique s'obtient ainsi fort simplement, comme j'ai eu plusieurs fois moi-même l'occasion de le constater.

La manœuvre de l'appareil peut et doit se faire exclusivement avec la main gauche, laissant complètement libre la main droite, qui tour à tour est employée à verser l'anesthésique, explorer le pouls, ou la sensibilité conjonctivale, relever la tête du patient, etc.

Une petite remarque est ici nécessaire sur la technique de l'anesthésie somnoformique et qui résulte, non point de vues théoriques, mais de plusieurs centaines d'observations cliniques.

Au lieu de maintenir le masque définitivenent appliqué contre la figure du sujet, depuis le commencement jusqu'à la fin de l'anesthésie, il est préférable, après les deux premières inspirations, soit d'ouvrir le boîtier pour permettre à l'air de pénétrer, mais sans déplacer le masque, ou, au contraire, d'élever complètement celui-ci, en priant le malade de respirer l'air pur à pleins poumons.

Après la seconde bouffée on réapplique hermétiquement l'appareil comme au début et on ne l'enlève qu'une fois le sujet en résolution ; ce qui se reconnaît aux signes classiques sur lesquels je n'ai pas à revenir ici.

Indépendamment de la possibilité qu'il offre de contrôler la respiration du sujet par le gonflement et le dégonflement alternatif du ballon; indépendamment aussi de la certitude qu'il assure de produire une anesthésie facile et non compliquée d'excitation, même entre des mains inexpérimentées, cet appareil présente les avantages suivants que ne procure aucun de ceux employés jusqu'ici :

1° Il permet, en chirurgie dentaire, de surveiller, à travers la paroi transparente du masque de verre, la muqueuse buccale, dont la coloration peut servir d'indication à l'aide chargé de l'anesthésie.

2° Il s'adapte automatiquement et hermétiquement sur la face.

3° Il est facilement stérilisable, ainsi que ses accessoires métalliques, par l'immersion dans une solution antiseptique froide, de préférence au cyanure de mercure à 1 °/₀₀. Avec une dépense dérisoire, on peut changer le diaphragme de gaze et brûler la vessie après l'anesthésie, de manière à avoir un masque complètement aseptique pour chaque nouveau cas. L'importance de cet avantage nous paraît considérable et constitue un progrès sur les autres appareils, avec lesquels tous les sujets successivement anesthésiés respirent dans la même cavité, risquant ainsi toutes les contagions.

4° Il permet, par l'emploi d'ampoules scellées à la flamme, d'employer des doses exactes d'anesthésique et aussi un produit d'une homogénéité absolue, que n'altèrent ni le temps, ni la température, ni le climat.

5° Il prévient enfin, grâce au réservoir d'air qui flotte légèrement au sommet de l'appareil, les sensations d'étouffement observées avec le cornet ordinaire.

Les résultats pratiques obtenus avec cet appareil sont assez éloquents. Sur 200 personnes anesthésiées au somnoforme par la technique du mouchoir, M. Robinson a noté un temps moyen de 40 secondes pour arriver à l'anesthésie absolue, dont la durée était de 50 secondes. Sur 500 cas, au contraire, dont les observations rigoureusement chronométrées ont été prises avec l'emploi du masque et des ampoules de 3 ou 5 centimètres cubes de somnoforme, selon l'âge et la température du sujet, on arrivait en 30 secondes à la résolution complète, qui persistait avec une moyenne de 78 secondes].

---

13. NARCOSES COMBINÉES

Nous entendons par là les narcoses, dans lesquelles divers anesthésiques sont administrés l'*un après l'autre.*

A. *Narcose par la morphine et le chloroforme (Méthode de Cl. Bernard. Méthode de v. Nussbaum).*

Tandis que Claude Bernard s'occupait, depuis l'année 1869, de la question de la combinaison des deux agents ci-dessus mentionnés et conseillait d'administrer aux malades un peu de morphine *avant* de les chloroformiser, v. Nussbaum arriva, en 1873, à la même méthode, plutôt par hasard, chez un malade, « auquel il fit injecter de la morphine à la suite d'une grande opération, dans le but de calmer la douleur ». v. Nussbaum fut le premier qui combina l'emploi de la morphine avec celui du chloroforme, mais dans tout autre but que Claude Bernard, qui, à la suite de recherches exactes, arriva à donner la morphine comme préparation à la chloroformisation, pour épargner, en quelque sorte, la substance dangereuse.

Les deux méthodes diffèrent donc simplement en ceci, que Claude Bernard donnait la morphine avant le chloroforme, tandis que v. Nussbaum la donnait après. Les résultats sont d'ailleurs, dans la pratique, à peu près identiques.

Avantages. — Les avantages de cette méthode consistent en ce que la *période d'excitation* fait défaut, que la *syncope initiale* est supprimée et que l'on épargne le chloroforme. Ces avantages pouvaient, au point de vue théorique, être facilement prévus. La morphine exerce tout d'abord une action paralysante sur les hémisphères cérébraux et, plus tard, sur la moelle ; le patient soumis à son influence ressentira donc plus facilement les premiers effets de l'anesthésique. Si l'on administre le chloroforme, ses premières vapeurs atteignent les centres nerveux déjà un peu déprimés, et ceux-ci ne sont plus en état de manifester les périodes d'excitation, si redoutées, à cause de leur violence, par les chirurgiens, principalement chez les alcooliques. Cette suppression de la période d'excitation s'observe dans presque tous les cas et constitue un des principaux avantages de la méthode. Le second avantage consiste en ce que l'irritation des premières voies aériennes, déterminée par le chloroforme, est considérablement adoucie et le danger de la syncope initiale, par conséquent, écarté. On comprend aisément que, vu l'état des centres nerveux, il faille moins de chloroforme que dans la méthode ordinaire ; de là la diminution du danger d'une exagération de la dose. Cette méthode favorise aussi beaucoup la production de l'analgésie. On sait que, dans la chloroformisation ordinaire, on ne peut pas en graduer les divers effets, c'est-à-dire que l'intelligence, le pouvoir de perception, la sensibilité se suppriment, en quelque sorte, tout d'un coup, il n'y a point de dissociation. Chez le patient morphinisé, au contraire, on peut faire inhaler le chloroforme en très petite quantité, et l'on arrive à faire disparaître le pouvoir de perception, sans supprimer entièrement la connaissance. On a ainsi des patients qui n'éprouvent pas de douleur, mais qui ont conservé la conscience. Un tel patient possède encore jusqu'à un certain degré les sens du toucher, de l'ouïe et de l'odorat ; mais la sensibilité générale est éteinte ; il éprouve une vague sensation d'engourdissement, mais la connaissance est conservée, bien qu'un peu obscurcie. Ce degré d'analgésie est très utile pour certaines opérations dans la bouche, le patient pouvant, par exemple, être invité à cracher, à tousser, etc. Il est difficile, dans la pratique, de maintenir cet état d'analgésie, car on donne, soit trop de chloroforme, et le malade s'endort alors complètement, soit trop peu, et alors il s'éveille. L'anesthésie générale s'obtient plus facilement au moyen de la morphine et du chloroforme que par le chloroforme seul, et on peut la prolonger plus longtemps. D'après Kappeler, cette narcose est, en général, plus paisible que celle par le chloroforme seul ; elle s'accompagne aussi d'une diminution de la fréquence du pouls. On voit se produire beaucoup plus rarement ces irrégularités de la respiration, qui se manifestent si fréquemment au début des narcoses, et qui peuvent arriver à constituer des accidents de suffocation. Les vomissements semblent être plus fréquents que dans la narcose ordinaire par le chloroforme (Dudley Buxton). Guibert de Saint-Brieuc a obtenu, par l'emploi de cette méthode, de très remarquables résultats dans des cas d'accouchement laborieux (applications de forceps, versions).

Inconvénients. — Dastre signale la *syncope relativement fréquente de la respiration* : on voit, après que le chloroforme a déjà été éloigné, les mouvements respiratoires se ralentir peu à peu, puis s'interrompre brusquement. Le cœur continue en même temps à battre avec régularité, mais il s'arrête ensuite tout à coup. Il faut pourtant observer, à ce sujet, que, dans tous les cas où l'on n'a pas attendu jusqu'à l'arrêt complet du cœur, la respiration artificielle, simplement exécutée par la compression du thorax, a toujours suffi pour mettre fin aux troubles respiratoires. Cette syncope de la respiration, si facile à combattre, pourvu que l'on soit bien attentif à l'état des fonctions respiratoires, ne doit pas être considérée comme une particularité de cette narcose morphino-chloroformique ; elle se produit aussi dans la narcose par le chloroforme ou l'éther seuls, mais non aussi fréquemment ni d'une manière si inattendue.

Un second inconvénient de cette méthode consiste dans l'*abaissement dangereux de la température*, auquel elle donne lieu. C'est pour ce motif que, pendant la guerre franco-allemande, Poucet dut y renoncer, parce que, dans les cas de blessures graves, elle exposait à des dangers.

Technique de la méthode. — L'injection de morphine doit être faite 15 à 20 minutes avant l'opération. La dose à administrer est de 0 gr. 015 à 0,02 ; chez les enfants, 0 gr. 01.

B. *Narcose par l'atropine, la morphine et le chloroforme* (*Méthode de Dastre et Morat*). — Cette méthode est basée sur la propriété que possède l'atropine de supprimer l'excitabilité des fibres cardiaques du pneumogastrique et d'opposer ainsi le meilleur obstacle aux dangers provenant de l'action du chloroforme sur le pneumogastrique et son centre bulbaire. Mais l'atropine, employée seule, détermine certains phénomènes d'excitation qui, il est vrai, d'après Dastre, paraissent plus dangereux qu'ils ne le sont réellement et qui ont été très exagérés par les médecins. C'est pour modérer ces phénomènes d'excitation que Dastre a combiné à l'atropine son antidote, la morphine. Les résultats qu'il obtint chez des chiens, furent dès l'abord tout à fait en faveur de cette méthode. Tandis que, dans le laboratoire de la Sorbonne, il perdait, en employant le chloroforme pur, un chien sur trois, les deux autres étant toujours plus ou moins mis en danger, il n'a pas, pendant les dix années (1878-1888) où il a fait ses observations, perdu un seul chien, et il a constamment obtenu par cette méthode, dans des centaines de narcoses, une anesthésie tranquille, complète, sans phénomènes d'excitation. Morat, de Lyon, est arrivé à des résultats semblables. Par cette méthode, la dose de chloroforme consomnée à été vingt fois, trente fois même, moindre que dans les circonstances ordinaires.

Chez l'homme, cette méthode a été pour la première fois mise en usage par Aubert et Léon Tripier (de Lyon). On a injecté, 15 à 30 minutes avant l'opération, 1 cm^3 1/2 de la solution suivante :

Chlorhydrate de morphine	0,10
Sulfate d'atropine	0,005
Eau distillée	10

Gayet (de Lyon) s'est servi d'une solution un peu plus riche en morphine et il en a retiré, en oculistique, des résultats remarquables. Il a injecté, 20 minutes avant l'opération, 1 cm^3 de la solution suivante :

Chlorhydrate de morphine	0,20
Sulfate d'atropine	0,02
Eau distillée	20

Aubert a présenté à la Société de biologie un rapport sur les observations faites à l'aide de cette méthode, et il arrive à cette conclusion, qu'il ne connaît pas de meilleur procédé d'anesthésie. Comme principaux avantages de cette méthode il signale : la sécurité ou l'absence de danger, la rapide production de la narcose, la tranquillité absolue du patient, la facilité du réveil, l'absence de nausées et de vomissements. En 1887, le nombre des narcoses de ce genre se chiffrait par plusieurs milliers, sans aucun accident. Cette méthode possède les avantages, ci-dessus indiqués, de la narcose morphino-chloroformique, mais sans en avoir au même degré les inconvénients. L'atropine n'exerce aucune influence fâcheuse sur la respiration, elle n'augmente donc pas le danger de la syncope respiratoire. La morphine, par contre, augmente la tendance aux nausées et aux vomissements, et ici l'atropine exerce une influence très favorable, en combattant cette tendance. Produisant une action modératrice sur la sécrétion salivaire, elle amoindrit les mouvements de déglutition, et l'on court ainsi moins de risque, que la salive ne pénètre dans les voies aériennes. Cet avantage important, celui de l'état de tranquillité du malade et celui de la réduction très considérable de la consommation du chloroforme, sont les principaux que présente l'emploi de cette narcose, bien étudiée au point de vue physiologique. Elle s'est montrée, pendant dix ans, extrêmement avantageuse dans le laboratoire de physiologie, et, pendant huit ans, elle a été mise en usage avec succès dans les hôpitaux de Lyon, sans donner lieu à aucun accident; son emploi mérite donc de se généraliser.

Déjà avant Dastre et Morat, qui, se fondant sur des expériences physiologiques, avaient proposé cette narcose, on était arrivé empiriquement à conseiller l'emploi de l'atropine dans le but de combattre la syncope et les états de dépression qui surviennent dans la narcose chloroformique. C'est ainsi que Harley (1) avait indiqué l'emploi sous-cutané du sulfate d'atropine comme le meilleur moyen à opposer aux accidents de ce genre. En 1861, Pitha, de Vienne, dans un cas où le chloroforme ne pouvait amener le sommeil, était aussi parvenu à le provoquer en administrant un lavement avec 1 gr. d'extrait de belladone. Inversement Aubert a pu combattre efficacement au moyen de la narcose chloroformique un délire provoqué par l'atropine.

C. *Narcose par la narcéine et le chloroforme.* — Rabuteau a combiné au chloroforme la narcéine au lieu de la morphine.

Avantages. — Les avantages de cette combinaison consistent, d'après Rabuteau, dans la disparition des effets consécutifs fâcheux du chloroforme, tels que les nausées et les vomissements. Il a pu appuyer son opinion sur des expériences faites chez des chiens.

La narcéine même a été déclarée par Claude Bernard le moins toxique et le meilleur soporifique des alcaloïdes de l'opium.

D. *Narcose par le chloral et le chloroforme* (*Méthode de*

(1) Harley, *British medical Journal*, 1868.

Dubois et Forné). — Cette méthode, proposée pour la première fois par Forné, médecin de marine à Brest, consiste dans l'administration du chloral à l'intérieur, suivie d'inhalations chloroformiques. Forné a donc simplement remplacé par le chloral la morphine de la solution de Claude Bernard. Le chloral agit comme hypnotique ; les malades, que l'on a partiellement endormis au moyen de cet agent, constituent un terrain très favorable pour le chloroforme, de sorte que, pour donner lieu à une narcose complète, il faut des doses de chloroforme essentiellement plus petites que dans la narcose chloroformique ordinaire.

Mode d'administration. — On administre par la bouche 2 à 3 gr. de chloral, et, une heure après, quand le patient est déjà endormi, on lui présente le chloroforme.

On a fait subir à cette méthode une modification, qui consiste à administrer le chloral, en partie par la bouche, en partie par le rectum, et à faire inhaler, une heure après, le chloroforme.

Inconvénients. — Nous considérons cette méthode, essayée et partiellement recommandée par Dolbeau, Guyon, Cusco et Perrin, comme une très malheureuse combinaison. Si nous réfléchissons, en effet, à l'action fâcheuse que le chloroforme exerce sur le cœur, une combinaison avec le chloral, qui lui aussi produit sur le cœur une action très déprimante, ne peut paraître que tout à fait irrationnelle.

E. *Narcose par le chloral, la morphine et le chloroforme* (*Méthode de Trélat*). — Jastrowitz ayant, le premier, combiné les effets du chloral à ceux de la morphine, Trélat, a, le premier, mis en usage cette combinaison dans son service de chirurgie à la Charité de Paris.

Mode d'administration. — Suivant qu'il avait besoin, pour des opérations de longue durée, d'une narcose profonde, ou seulement, pour des opérations de moindre importance, d'une narcose superficielle, il employait le chloroforme et le chloral plus la morphine ou seulement les deux derniers agents. Dans ce dernier cas, il administrait, suivant l'âge, 4 à 9 gr. d'hydrate de chloral avec 20 à 40 gr. de sirop de morphine dans 120 gr. d'eau. Cette potion devait être prise dans l'espace d'un quart d'heure. Elle donnait souvent lieu à des nausées, à une abondante sécrétion de salive, le pouls et la respiration s'accéléraient considérablement, la face rougissait, les pupilles se dilataient. La somnolence se manifestait au bout de 40 minutes environ, accompagée d'engourdissement, d'une diminution de la sensibilité générale et de la sensibilité de la cornée. Un quart d'heure après, le malade tombe dans un état comateux, qui dure à peu près une heure et demie et pendant lequel on peut pratiquer les opérations qui exigent de la part du patient un certain concours, expectoration de sang, etc. Pour l'opération du carcinome de la langue, par exemple, cette méthode a été chaudement recommandée.

Dans les cas où l'on a en vue d'obtenir une narcose profonde, on augmente les effets de la potion ci-dessus indiquée en faisant inhaler du chloroforme. L'inhalation du narcotique ne provoque pas ici de période d'excitation, et c'est là le premier avantage. Le second avantage de la méthode consiste en ce que la quantité de chloroforme, nécessaire pour la narcose, est très petite. Mais le réveil complet ne se produit que très tard ; l'état comateux persiste souvent de 36 à 48 heures, et c'est en cela que réside l'inconvénient de cette méthode. Il est évident qu'elle est contre-indiquée dans tous les états dépressifs.

Perrier a apporté à la méthode de Trélat une modification qui consiste à administrer le chloral pendant quelques jours avant l'opération et à fractionner ainsi la dose nécessaire de cet agent.

Avantages. — Cette méthode de Trélat ne nous paraît présenter aucun avantage relativement à la narcose par la morphine et le chloroforme, bien qu'elle soit préférable à celle de Forné (narcose par le chloroforme et le chloral).

F. *Narcose par la cocaïne et le chloroforme.* — La combinaison de la cocaïne et du chloroforme a été l'objet de nombreuses et diverses recommandations. C'est ainsi que F. Frank, pour éviter la production de la syncope initiale par le chloroforme, a conseillé d'injecter dans les narines 1 cm^3 d'une solution de chlorhydrate de cocaïne à 2 0/0 et de pulvériser dans le pharynx une solution aqueuse de cocaïne. Rosenberg recommande, pour la même raison, de badigeonner la muqueuse nasale avec une solution de cocaïne.

D'autres expérimentateurs (Tchaikowsky, Drausart, Terrier, et d'autres encore), se basant sur l'empirisme plutôt que sur des considérations physiologiques, ont recommandé la combinaison directe du chloroforme et de la cocaïne. Une des méthodes les plus connues est celle d'Obalinsky (Cracovie). Elle consiste à chloroformiser légèrement le malade et à lui pratiquer ensuite une injection sous-cutanée de 0 gr., 02 à 0,05 d'une solution de cocaïne à 3 0/0.

Avantages. — Ils résideraient en ce que la quantité de chloroforme serait moindre, que les vomissements seraient beaucoup plus rares, le réveil beaucoup plus agréable, l'excitation nerveuse générale considérablement amoindrie. Malheureusement, d'après R. Dubois (1), les expériences faites avec la cocaïne combinée au chloroforme n'ont pas donné de résultats bien favorables, la cocaïne ayant exercé une influence fâcheuse sur la marche de la narcose chloroformique.

G. *Narcose par l'alcool et le chloroforme.* — L'usage d'administrer de l'alcool avant la narcose au malade devant être chloroformisé, a eu son origine en Angleterre, où l'on donnait du brandy avant la chloroformisation. Perrin et Lallemand (2) ont déjà, en 1863, formellement condamné cette méthode. Elle fut reprise plus tard par Stefani et Vachetta (3), qui l'essayèrent d'abord chez des chiens, auxquels ils faisaient prendre, avant la narcose, de fortes doses de Marsala.

Avantages. — Chez l'homme, les avantages de cette méthode seraient les suivants : danger moindre de syncope et d'asphyxie, accidents consécutifs, tels que vomissements, etc., plus rares, et enfin consommation d'anesthésique amoindrie.

Inconvénients. — Malheureusement il n'en est pas de même dans la pratique, et, bien que de très notables chirurgiens modernes aient recommandé cet emploi de l'alcool, l'usage de la méthode ne s'est pas répandu. On sait que, par suite de l'excitation nerveuse qui précède l'opération et à la suite notamment des inhalations du narcotique, la digestion stomacale ne se fait pas. L'alcool administré n'est donc pas absorbé. Aussi cette méthode donne-t-elle très fréquemment lieu à des vomissements.

Pour remédier à cet inconvénient, on a, suivant les indications de Julliard, conseillé les injections *intraveineuses*

(1) R. Dubois, *L'insensibilisation chirurgicale*, Paris, 1891.
(2) Perrin et Lallemand, *Anesthésie*.
(3) Stefani et Vachetta, *Annal. universal. di medicina e chirurgia*, 1880.

d'alcool. L'absorption se fait alors, cela n'est pas douteux ; mais un tel procédé peut-il être, en général, médicalement justifié ? c'est là une question que nous aimons mieux ne pas résoudre !

H. *Narcose par le bromélhyle et le chloroforme (Méthode de Poitou-Duplessy)*. — **Mode d'administration.** — Cette méthode consiste à faire inhaler, à l'aide d'un cornet, du bromure d'éthyle et, deux à cinq minutes après, à administrer du chloroforme d'après la méthode par gouttes. La narcose se produit assez rapidement ; de temps à autre se manifeste une période d'excitation courte, mais intense. Si, chez un alcoolique, par exemple, cette excitation se montrait trop violente, on laisserait de côté le chloroforme et l'on redonnerait aussitôt une plus grande quantité de brométhyle. Employée depuis 1890 par Poitou-Duplessy (1), cette méthode lui a donné de très bons résultats, et Richelot, Perier, Berger, Just Lucas-Championnière, en ont aussi fait usage avec le même succès. Elle présenterait l'avantage de provoquer rapidement la narcose et elle éviterait la production de la syncope initiale. Terrier et Péraire ont eu fréquemment l'occasion de confirmer cette dernière propriété.

Hartmann a fait subir à cette méthode une modification, qui consiste à ne faire inhaler le bromure d'éthyle que pendant un temps très court *30-50 secondes*, puis à administrer, immédiatement après, le *chloroforme*. On voit, au moment où le brométhyle vient d'être remplacé par le chloroforme, la rougeur de la face diminuer peu à peu, sans disparaître entièrement, et la pupille se rétrécir. Cet état de la pupille persisterait pendant tout le temps de la narcose. Hartmann et Bourbon se sont bien trouvés de l'emploi de cette méthode.

I. *Narcose par le chloroforme et l'éther*. — Cette combinaison a été de très bonne heure proposée par Bourguignon, élève de Sédillot. Elle consiste à endormir le patient avec du chloroforme et à continuer la narcose avec de l'éther.

Julliard avec raison a caractérisé cette méthode en l'appelant « méthode combinée des dangers du chloroforme aux inconvénients de l'éther ».

(1) Poitou-Duplessy, *Nouveau procédé d'anesthésie mixte*, Clermont, 1892.

Malgré les diverses recommandations dont elle a été l'objet autrefois et à notre époque, son usage n'a pu se maintenir.

J. *Narcose par l'éther et le chloroforme.* — Cette méthode, recommandée par l'Américain Wyeth, consiste à administrer d'abord de l'éther et à chloroformiser ensuite. Elle a été préconisée à Paris par Chaput (1), dans une communication à la Société de chirurgie. Elle mettrait à l'abri de la syncope initiale et en même temps des complications pulmonaires. Mais, de même que la précédente, elle n'a pu prendre une grande extension.

K. *Narcose par la morphine et l'éther et narcose par la morphine, l'atropine et l'éther.* — Dans la narcose par l'éther, de même que dans celle par le chloroforme, on a cherché à modérer les phénomènes du début en pratiquant au préalable une injection sous-cutanée de morphine. Julliard et, après lui, Riedel ont injecté, suivant les cas, un quart d'heure à 20 minutes avant la narcose, chez l'adulte, une dose de morphine de 0 gr. 01 ; chez les femmes, une dose de 0 gr. 005, et ils ont été très satisfaits des résultats, notamment chez les emphysémateux.

La solution de morphine et d'atropine, dont nous avons déjà parlé à propos des combinaisons de la narcose chloroformique, a été aussi mise en usage pour la narcose par l'éther. Julliard lui a substitué la solution ordinaire de morphine.

Nous nous servons aussi depuis longtemps de cette solution et nous n'en avons obtenu que de bons résultats, de sorte que nous ne pouvons que la recommander (voyez *narcose par l'éther*).

L. *Narcose par le brométhyle et l'éther.* — **Mode d'administration.** — Dans cette méthode, on donne le brométhyle à dose massive, et l'on continue ensuite la narcose au moyen de l'éther. Cette méthode, qui a été recommandée par Terrier, Kocher et l'Américain Emery Marvel, a depuis longtemps déjà, d'après une communication qu'a bien voulu me faire le Pr Kocher, donné de très bons résultats à la clinique chirurgicale de ce pays. Kocher commence la narcose, chez les enfants, avec (10)-

(1) Kendirdjy, *l'Anesthésie chirurgicale par la cocaïne*, Paris, 1902.

15 gr. de brométhyle; chez les adultes, avec 20-(30 gr.), qu'il fait inhaler pendant 20-50 secondes, et il continue ensuite avec l'éther. Il n'est nullement besoin alors de doses élevées d'éther ni de l'exclusion de l'air atmosphérique; on fait usage d'un masque imperméable, de moyenne grandeur.

Avantages. — Ce mode d'emploi du brométhyle en vue de la narcose éthérée rend cette narcose tellement commode pour le médecin et les malades, à cause de la rapidité et de la facilité avec lesquelles se produit le sommeil, que Kocher ne saurait plus se passer de cette excellente méthode.

M. *Narcose par le chlorure d'éthyle et l'éther.* — A l'occasion d'un travail sur le chlorure d'éthyle, fait par notre ancien assistant König, nous avons mis en usage le chlorure d'éthyle comme agent de préparation à la narcose par l'éther. Nous en avons injecté 5 à 10 cm³ dans notre masque ordinaire à éther, et nous avons ensuite simplement fait inhaler de l'éther, quand le malade était endormi. Les narcoses se distinguaient par leur production rapide, mais surtout par l'agréable odeur que les malades sentaient à leur réveil. Jamais le patient n'a exécuté le moindre mouvement de résistance. Parmi les inconvénients, nous devons signaler une forte dépression du pouls, observée dans quelques cas, rares, il est vrai. Nous croyons devoir attribuer cet effet fâcheux à l'emploi d'une trop grande quantité de chlorure d'éthyle.

Nous avons eu plus tard recours à cette méthode, en injectant, dans la plupart des cas, seulement 2 gr. 5 de chlorure d'éthyle, jamais plus de 5 gr. et nous n'avons jamais depuis lors observé la moindre complication. Au contraire, les patients étaient extrêmement satisfaits, et plusieurs d'entre eux, qui avaient déjà été opérés ailleurs, affirmaient spontanément qu'ils n'avaient jamais encore éprouvé une narcose si agréable.

Avantages. — Cette méthode ne laisse rien à désirer au point de vue de la simplicité et mérite, à notre avis, de se répandre. Mais nous conseillerions de n'employer jamais, chez l'adulte, plus de 2 gr. 5 à 5 gr. au maximum.

N. *Narcose par le protoxyde d'azote et l'éther.* — « C'est dans la préparation de la narcose par le protoxyde d'azote et sa continuation par l'éther que réside la méthode anesthésique idéale de l'avenir, ne donnant lieu ni à une période d'excitation ni à des suites fâcheuses. » C'est ainsi que s'exprime Arsdales dans une étude comparative de l'action de divers narcotiques (1), et ce que nous avons vu nous-même de cette narcose ne peut que nous faire approuver cette manière de voir.

Clover est le premier qui ait recommandé cette combinaison. On endort d'abord le patient avec du gaz hilarant, puis on continue la narcose avec de l'éther. L'emploi de l'appareil de Clover se comprend aisément d'après la fig. 128. Du réservoir B le gaz arrive, à travers le tube *m*, dans l'inhalateur D. L'appareil est disposé de telle sorte, que l'on peut donner le gaz seul ou mélangé avec de l'éther. Dans ce dernier cas, on tourne le robinet K, le gaz se précipite dans la chambre à éther A, et après l'avoir parcourue ainsi que la surface de l'éther, il s'échappe à travers le tube *n*, dans l'embouchure P. On règle, au moyen d'un autre robinet O, les proportions de gaz et d'éther. L'ensemble de l'appareil est léger, et, au moyen d'un crochet (*i*), il peut être fixé à la boutonnière du narcotiseur. Les avantages de cet appareil résident dans le contrôle exact du mélange de gaz et d'éther.

Le narcotiseur peut commencer par le gaz et passer peu à peu à l'éther, avec plus ou moins de lenteur ou de rapidité, suivant qu'il se produit ou non des phénomènes d'excitation, jusqu'à l'emploi exclusif de l'éther. On a représenté l'appareil comme très compliqué, bien qu'il ne le soit nullement. Quand on s'est habitué à ces divers appareils à gaz, on trouve que leur maniement n'est pas plus compliqué que celui de tout autre masque.

Dudley Buxton a, dans l'intérêt de l'asepsie, fait modifier l'appareil ci-dessus décrit de Clover. Cette modification apparaît clairement à l'inspection de la fig. 129. Au lieu de la bouteille à gaz sur trépied il emploie deux bouteilles d'acier disposées l'une à côté de l'autre. On peut, après s'être servi de l'appareil, dévisser et nettoyer chacune de ses parties. La figure 130 représente une coupe de la chambre à éther, les flèches indiquent le trajet du gaz hilarant.

Nous nous sommes servi, pour ces narcoses combinées, de ce dernier appareil, et nous avons pu, dans un grand nombre de cas, obtenir de très belles narcoses sans effets consécutifs

(1) Schmidt, *Zeitschrift für Biologie*, 1899.

fâcheux. Mais il faut une certaine habitude pour disposer et

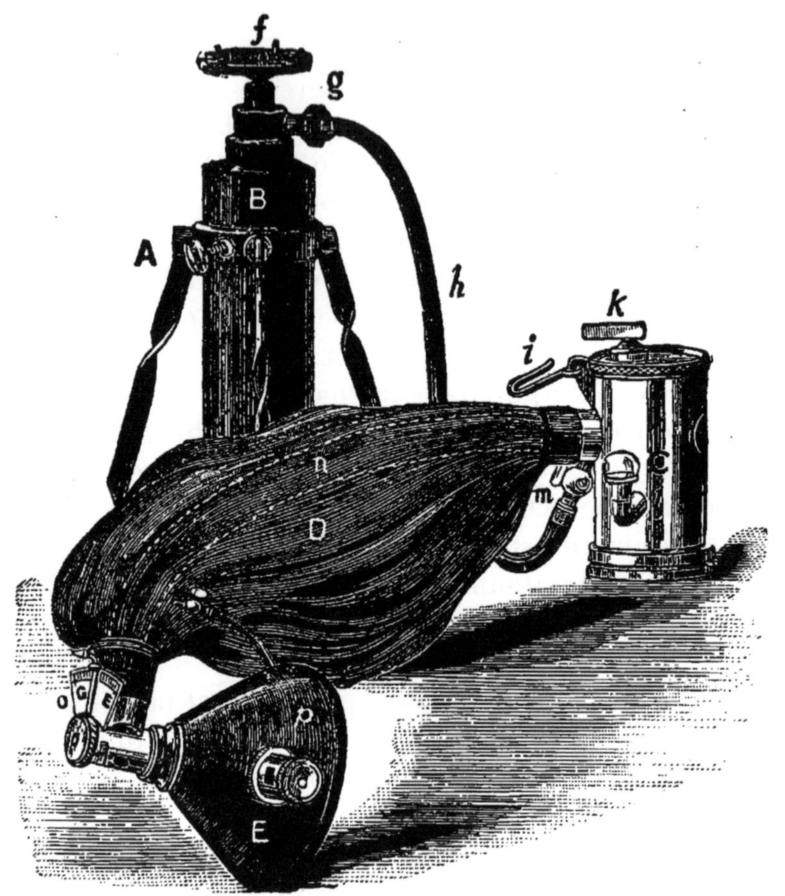

Fig. 128. — Appareil de Clover.

manier convenablement l'appareil. Une considération dont il faut peut-être aussi tenir compte, c'est le prix un peu élevé de la narcose.

Inconvénients. — Auvard et Gaubet prétendent que le mélange de gaz hilarant et d'éther constitue, à cause de la possibilité d'explosion, un mélange dangereux. Dudley Buxton constate l'existence de cet inconvénient.

O. *Narcose par la scopolamine et la morphine.* — Schneiderlin (d'Emmendingen) (1) est l'auteur de cette méthode, qui

(1) Schneiderlin, *Aerztliche Mittheilungen aus und für Baden*, 1901.

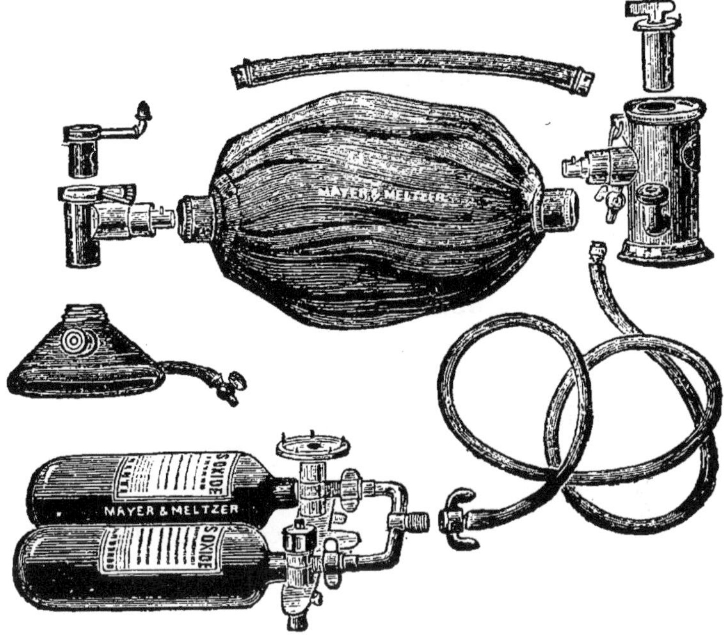

Fig. 129. — Appareil de Dudley Buxton.

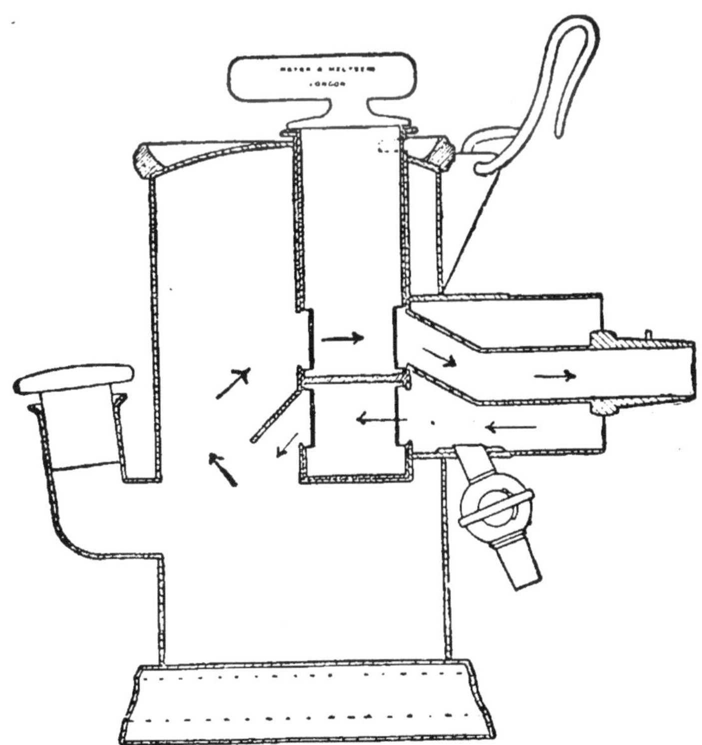

Fig. 130. — Coupe de la chambre à éther.

consiste dans l'injection sous-cutanée des deux agents à action antagoniste. Le *bromhydrate de scopolamine* est malheureusement un produit peu constant ; d'après Schneiderlin on doit s'astreindre à toujours employer, pour un cas donné, la même préparation à l'état frais ; on fera donc bien de tenir prête pour la narcose une suffisante quantité de solution.

Mode d'administration. — Schneiderlin a employé ce produit, en injections sous-cutanées, aux doses de 0 gr., 0003, avec la morphine aux doses de 0 gr., 01 et au-dessus. A la clinique de Schinzinger, cette méthode, d'après Korff (1), a été un peu modifiée : on a injecté, deux ou trois fois, à intervalles de deux heures, 3 à 4 dimilligrammes de bromhydrate de scopolamine (chez les enfants de 7 à 10 ans, 1 à 2 dimilligr.) et un centigramme de morphine (chez les enfants, 1/3 à 1/2 centigr.), et, une demi-heure à 1 heure après la seconde ou la troisième injection, dans le cas où il ne s'était pas produit une anesthésie suffisante, on a instillé sur le masque à gouttes autant de chloroforme qu'il en fallait pour la narcose. Souvent deux ou trois gouttes ont été suffisantes, tout au plus a-t-on consommé un tiers de la quantité ordinairement nécessaire pour provoquer la narcose chloroformique. L'anesthésie a été paisible, nullement troublée par des vomissements ; les malades dormaient ensuite pendant plusieurs heures, et, à leur réveil, n'éprouvant aucune incommodité, point de céphalalgie, etc., ils ne tardaient pas à demander des aliments. Sur 80 cas, dans lesquels cette narcose a été mise en usage, on n'a observé *qu'une seule fois*, comme accident consécutif, un abaissement de la fréquence du pouls à 46 pulsations, qui a duré 24 heures. La narcose de Schneiderlin a donc paru digne d'être soumise à de nouvelles expériences, particulièrement au point de vue de la fixation de la dose maxima de la scopolamine.

L'année suivante, en 1902, furent donc publiés par Korff les résultats de nouvelles expériences faites aussi à la clinique de Schinzinger (2). Après avoir mis au net, en quelque sorte, la question du dosage de la scopolamine, on a entièrement laissé de côté l'emploi du chloroforme. On a fait, quatre heures avant l'opération, une première injection de 0 gr., 01 de morphine et

(1) Korff, *Zentralblatt für Chirurgie*, 1901.
(2) Schinzinger, *Zentralblatt für Chirurgie*, 1902.

de 12 dimilligrammes de scopolamine ; deux heures après, seconde injection ; et, une demi-heure avant l'opération, troisième injection des mêmes doses. Il faut veiller particulièrement à ce que la chute de la langue en arrière n'empêche pas la respiration. Une seule fois il s'est produit, chez une malade extrêmement débile, à la suite de la première injection, une faiblesse cardiaque, qui a rapidement disparu après l'administration du camphre, et qui n'a pas empêché de continuer ensuite la narcose. On n'a d'ailleurs jamais constaté d'accidents fâcheux à la suite de cette anesthésie.

Cette dose de 12 dimilligrammes de scopolamine et 1 centigr. de morphine est considérée par Blos (1) comme irrationnelle. Ajoutez à cela qu'une narcose avec 4 heures de préparation est *pratiquement une chose impossible*. Se basant sur des expériences nombreuses et exactement décrites ayant pour objet l'action de ce mélange sur le cœur et la respiration, Blos prétend que le danger de cette narcose réside dans l'arrêt de la respiration et a son origine dans l'action de la morphine. La dose de cette dernière devrait donc être relativement plus petite que celle de la scopolamine, environ *4 à 5 de scopolamine sur 2 de morphine*. Cela serait d'autant plus rationnel, que la scopolamine est la partie la moins toxique et que sa prépondérance modérée est accompagnée d'un meilleur effet narcotique. Le signe permettant de juger le plus sûrement de cet effet est la dilatation des pupilles, sur laquelle la scopolamine exercerait une influence prépondérante. En faisant les injections avec prudence, on trouverait dans cette réaction des pupilles une base pour l'administration de la seconde et de la troisième doses, en observant toutefois que, chez les personnes âgées, un certain état de myose peut influencer ces phénomènes pupillaires. Cette dilatation des pupilles s'accompagne ordinairement d'amoindrissement ou même d'absence de réaction à la lumière et souvent d'une disparition du réflexe de la cornée. Quant aux expériences ci-dessus mentionnées de Korff, Blos ne peut que confirmer les observations faites par cet auteur, la suppression de la période d'excitation pendant les inhalations, le sommeil prolongé qui succède à l'opération, l'absence de nausées, la possibilité de prendre des aliments immédiatement après le

(1) Blos, *Beiträge zur klinischen Chirurgie*, 1902.

réveil, la non-toxicité de la scopolamine. Il fait aussi remarquer, avec juste raison, que la combinaison de la scopolamine et de la morphine avec le chloroforme n'est nullement favorable. Si une narcose profonde est nécessaire, il vaut bien mieux alors s'adresser à l'éther, toute irritation des muqueuses dont les glandes sont paralysées ayant cessé d'être possible.

Avec une proportion de 8 dimilligr. de scopolamine pour 2 centigr. de morphine, dans les expériences de Korff, il n'y a eu, sur 80 cas, que 7 narcoses qui n'aient pas été tout à fait irréprochables, tandis que, dans ses 99 cas, avec une proportion de 5 dimilligr. de scopolamine pour 3 centigr. de morphine, on a obtenu 70 narcoses en grande partie idéales. Comparant ensuite ses résultats ultérieurs, donnés par l'emploi d'autres proportions, avec ceux de Korff, il a pu noter deux tiers de succès. Il conclut de là que la proportion de 3 à 4 dimilligr. de scopolamine à 1 centigr. de morphine, proportion recommandée par Schneiderlin et employée par Korff, ne représente pas le mélange rationnel, quand on a en vue la production d'une narcose. Il est préférable d'élever les valeurs de la morphine, d'observer au moins la proportion de *4 à 5 de scopolamine sur 2 de morphine*. Nous n'insisterons pas davantage sur les détails intéressants du travail de Blos et renverrons à l'original le lecteur qui s'intéresse particulièrement à cette narcose.

Faisons remarquer encore que Blos, parmi ses 105 narcoses, compte aussi *un cas de mort*. Il propose, d'ailleurs, de ne plus conserver la scopolamine à l'état de solution, mais de la tenir en réserve divisée en tablettes ou dans du papier ciré et de préparer soi-même la solution, à chaque narcose, immédiatement avant l'injection.

Applications obstétricales. — Cette narcose de Schneiderlin est passée de la chirurgie dans la pratique des accouchements et v. Steinbüchel, de Graz (1), a eu l'occasion de l'expérimenter dans un certain nombre de cas obstétricaux. Ignorant encore l'action de ce mélange sur le fœtus, on ne l'employa d'abord qu'en très petites quantités, attendant l'effet de la première injection avant de procéder à une seconde, quand la première avait cessé d'agir et que la malade réclamait avec insistance le « remède contre les douleurs ».

(1) Steinbüchel, *Zentralblatt für Gynäkologie*, 1902.

La dose qu'il a employée en une fois a consisté dans l'injection sous-cutanée du contenu d'une seringue de Pravaz, pleine d'une solution de 3 milligr. de scopolamine pour 1 centigr. de morphine. Dans les premiers cas il n'injecta qu'une demi-seringue de Pravaz, plus tard une seringue entière. Mais il a toujours attendu au moins deux heures avant de procéder à l'injection d'une seconde dose.

Avantages. — En agissant ainsi avec prudence, il n'a jamais vu se produire *aucun accident fâcheux*. Une fois seulement, chez une primipare de 42 ans, il a observé un état d'excitation, qui disparut au bout d'une à deux heures. Il a, en revanche, eu fréquemment la joie de pouvoir soulager les violentes douleurs des parturientes. Il a aussi mis à profit cette diminution des douleurs pour pratiquer les opérations gynécologiques nécessaires. Les effets de l'injection se sont manifestés au bout d'une demi-heure environ et ont atteint leur maximum en une heure à une heure et demie en moyenne.

Dans les cas où l'injection sous-cutanée ne suffisait pas et où les patientes réagissaient trop rapidement, on a pu, à l'aide du chloroforme ou de l'éther, donner à la narcose le degré d'intensité nécessaire. Et il a été surprenant de voir avec quelles faibles quantités de ces deux anesthésiques on obtenait ce résultat. v. Steinbüchel nous promet une communication prochaine de ses nouvelles expériences sur cette narcose en gynécologie ; aussi réservons-nous, en attendant, notre jugement sur cette méthode.

[P. *Narcose par l'hédonal et le chloroforme.* — Signalons encore ce nouveau procédé d'anesthésie chirurgicale mixte, essayé récemment à la Clinique chirurgicale du Pr Fedorov, à Saint-Pétersbourg, par le Dr Kravkow (1).

Mode d'administration. — Il consiste à faire ingérer au malade, une heure avant l'opération, 3 gr. d'hédonal (méthylpropylcarbinol-uréthane), en cachets. Sous l'influence de ce médicament, dont l'action hypnotique est deux fois environ plus forte que celle du chloral, le malade ne tarde généralement pas à s'endormir. On lui fait inhaler alors, pendant son sommeil,

(1) Roussky, *Vratch*, 1903, n° 48 et *Bull. méd.* 16 janvier 1904, p. 43, n° 4.

du chloroforme, et on obtient ainsi rapidement et avec des doses relativement petites de cet anesthésique, l'insensibilité la plus complète, sans phénomènes d'excitation, le pouls restant fort et régulier. La quantité totale du chloroforme nécessaire pour une intervention d'une heure de durée varie entre 10 et 15 gr. L'opération une fois terminée, point n'est besoin de réveiller le malade, son cœur continuant à bien fonctionner.

Si l'hédonal n'amène pas le sommeil, mais une simple somnolence, on n'en procède pas moins à l'administration du chloroforme une heure après l'ingestion du cachet médicamenteux. Les résultats au point de vue de l'insensibilisation sont les mêmes.

Parfois les premières bouffées de chloroforme provoquent quelques vomissements qui ne se répètent plus dans le cours de l'anesthésie chirurgicale.]

II. — ANESTHÉSIE MÉDULLAIRE

1. LES INJECTIONS SOUS-ARACHNOIDIENNES

(*Méthode de Bier*)

Historique. — Cette méthode de narcose, introduite chez nous par Bier, de Greifswald, forme la transition entre l'anesthésie générale et l'anesthésie locale.

On a voulu, il est vrai, contester à Bier son mérite et attribuer cette méthode à l'Américain Léonard Corning. Au point de vue historique nous pouvons, d'après les recherches très approfondies de Tuffier (1) et de Cathelin (2), établir ce qui suit : Léonard Corning, de New-York, fut certes le premier qui utilisa le canal vertébral pour supprimer les douleurs dans les affections de la moelle épinière, et qui, dès le mois de septembre 1885, obtint, au moyen d'une injection de cocaïne, l'insensibilité, non seulement de la région lombaire, mais encore des membres inférieurs. Au début il n'injectait la cocaïne que dans l'espace intervertébral, entre la 11e et la 12e apophyse des vertèbres dorsales, dans la pensée que le médicament serait absorbé par les plexus veineux et conduit à la moelle épinière. Il n'essaya donc pas alors de porter cette solution de cocaïne directement dans les membranes de la moelle, par crainte de léser la moelle elle-même. Il ne se servit pas seulement de cocaïne, mais il injecta encore des solutions d'antipyrine, de méthoxycaféine, d'aconit, d'acide pyrogallique, de strychnine, etc. Ces premières expériences durèrent environ deux ans, et ce n'est que plus tard qu'il se dé-

(1) Tuffier, *L'analgésie chirurgicale par voie rachidienne*, Paris, 1901.
(2) Cathelin, *Les injections épidurales par ponction du canal sacré*, Paris, 1902.

cida, pour renforcer l'action du médicament, à le porter dans les membranes mêmes de la moelle épinière : « *The foregoing amount of medicated solution y deposited directly upon the cauda equina* » *Corning a donc, en fait, cocaïnisé la moelle épinière 10 ans avant Bier.*

Mais ses diverses recherches, qu'il publia dans des journaux de médecine américaine, passèrent inaperçues, et ce n'est que plus tard, après le congrès de médecine international, de Paris, que Marcus (1), après avoir vu exécuter l'anesthésie médullaire par Tuffier, réclama la priorité de cette méthode en faveur de son compatriote.

C'est à Quincke (2) qu'appartient ensuite le mérite d'avoir indiqué une *technique exacte* de la ponction lombaire, bien que déjà avant lui et en même temps, mais indépendamment de lui, Essex Wynter (3), en Angleterre, et Routier (4), en France, se fussent occupés de la même question et eussent publié des résultats d'ouverture du canal rachidien dans la méningite tuberculeuse et le tabès. Quincke, en faisant sa ponction lombaire, avait en vue un but thérapeutique ; il voulait, en faisant diminuer la pression dans le canal médullaire, influencer favorablement l'hydrocéphale, la paralysie progressive, l'épilepsie, etc. Jusqu'à quel point ses espérances se sont-elles réalisées ? C'est ce que nous n'avons pas à examiner ici ; il nous suffit d'établir qu'il a été le premier qui ait donné des indications précises pour la ponction lombaire (5).

Chipault (6), le premier, démontra que l'évacuation du liquide cérébro-spinal ne constituait nullement par elle-même un moyen thérapeutique, mais que le remplacement du liquide évacué par un autre liquide médicamenteux ou par un sérum curatif représentait une médication réelle.

(1) Marcus, *Medulla narcosis* (*Corning's method ; its History and Development* (*New-York Medical Record*, 1900).

(2) Quincke, *Die Lumbalpunktion des Hydrocephalus* (*Berliner Klinische Wochenschrift*, septembre 1901).

(3) Essex Wynter, *The Lancet*, 1901.

(4) Routier, *Bull. Société de chirurgie*, 1892.

[(5) Dr Milian, *Le liquide céphalo-rachidien* (*Etude anatomique, physiologique et clinique*), Paris, 1904.]

(6) Chipault, *La ponction lombo-sacrée ; matériel technique, utilité diagnostique et thérapeutique* (Académie de médecine, avril 1897).

Sicard (1) fit sur ce sujet les premières expériences sur des animaux. Encouragé par les résultats obtenus, il put, chez un malade atteint de tétanos, injecter, au huitième jour de la maladie, au moyen d'une ponction lombaire, 4 cm³ de sérum antitétanique.

Cette injection fut absolument indolore et ne donna lieu à aucun accident. Peu de temps après, Sicard put aussi, sans le moindre inconvénient, injecter au moyen d'une ponction lombaire, chez deux paralytiques, 10 cm³ d'une solution chloruro-sodique à 5 0/0. Ces résultats furent bientôt confirmés par Jaboulay (2), puis par Jacob (3), qui étudia, chez le chien, l'injection sous-arachnoïdale d'iodure de potassium et de bleu de méthylène. Il fut donc ainsi démontré que ni la ponction lombaire ni l'injection de diverses solutions salines ne présentaient aucun danger. S'appuyant sur ces résultats, Sicard fit alors ses premières injections intra-arachnoïdiennes de cocaïne. Il démontra que, chez le chien, au moyen d'une injection de 0 gr. 005 à 0 gr. 01 de chlorhydrate de cocaïne dans 2 cm³ d'eau par kilogr. du poids du corps de l'animal, on pouvait provoquer très rapidement et successivement une *analgésie* d'abord des pattes postérieures, puis des lombes, du thorax, des pattes antérieures et enfin de la tête de l'animal. On ne connaissait auparavant que les effets des badigeonnages de cocaïne sur la moelle épinière mise à nu (Odier de Genève, 1898).

[Les injections sous-arachnoïdiennes de liquides médicamenteux thérapeutiques, en particulier de sérum antitétanique dans les cas de tétanos confirmé n'ont pas répondu dans leurs effets aux espérances des auteurs.

La plupart des premiers cas publiés sont restés négatifs, en particulier dans les mains de Sicard qui avait pensé élargir ainsi le cadre de la méthode de Corning.

Ces injections ne présentent en effet aucune supériorité sur les injections intra-veineuses, car elles ne tardent pas à rentrer bientôt dans le cycle de la grande circulation sanguine.

L'avenir nous semble plutôt à la méthode épidurale].

(1) Sicard, *Essais d'injections microbiennes, toxiques et thérapeutiques par voie céphalo-rachidienne,* Société de biologie, avril 1898.

(2) Jaboulay, *Drainage de l'espace sous-arachnoïdien et injection de liquides médicamenteux dans les méninges*, 1898.

(3) Jacob, *Duralinfusion* (*Berliner klinische Wochenschrift,* mai 1898).

Les choses en étaient là, quand, d'une manière indépendante et sans connaître les travaux de Corning et de Sicard, Bier (1), alors à Kiel, en 1899, essayant sur six patients et sur lui-même préconisa la cocaïnisation de la moelle épinière. Et c'est seulement à partir de ce moment que les publications se multiplièrent et que le débat s'ouvrit sur la valeur de la nouvelle méthode. Nous avons donc ici la sûre démonstration que c'est seulement par la communication de Bier que toute la question de l'anesthésie médullaire a été mise en marche, et nous n'hésitons pas à lui attribuer le mérite de l'introduction de la méthode.

Après ce bref aperçu historique, qui nous était imposé par l'intérêt que présente cette question, nous allons parler d'abord de la technique de la méthode et ensuite de ses résultats.

Technique de la méthode. — *Technique de Bier.* — D'après Bier (2), le malade doit se coucher sur le côté gauche, le haut du corps étant suffisamment élevé. Par suite de cette élévation il se produit une scoliose dans la colonne vertébrale lombaire. En même temps on l'invite à se courber. On pratique alors la ponction, *non sur le côté concave de la colonne vertébrale, mais sur le côté convexe, c'est-à-dire sur le côté tourné vers la table* où elle est beaucoup plus facile. Bier n'a jamais rencontré ici de difficultés sérieuses. Il est arrivé, en général, immédiatement dans le sac lombaire; dans quelques cas seulement il a dû piquer çà et là avec l'aiguille ou l'enfoncer encore une fois dans une direction un peu différente, mais jamais il n'a eu besoin d'aller à la recherche d'un autre espace intervertébral. Quant à la ligne d'orientation pour la piqûre, on peut l'obtenir de différentes manières, car un segment assez considérable de la colonne vertébrale s'offre à nous pour la ponction. La moelle épinière se termine, comme on sait, dans la région de la seconde vertèbre lombaire; puis elle se continue par la queue de cheval et de nombreux filets nerveux dans le sac lombaire tout particulièrement large et spacieux dans cette région. C'est dans ce sac, formé par le feuillet viscéral de l'arachnoïde, d'un côté, et par la pie-mère, de l'autre, que l'on doit pénétrer, sans léser la moelle épinière. Trois espaces intervertébraux sont donc à la disposition de l'o-

(1) Bier, *Deutsche Zeitschrift für Chirurgie*, 1899.
(2) Bier, *Archiv für klinische Chirurgie*, 1901.

pérateur, et il est tout à fait indifférent de faire pénétrer l'aiguille à travers l'un ou l'autre. Bier préfère, comme points d'orientation faciles à trouver, les deux crêtes iliaques. La ligne qui les réunit rencontre à peu près l'intervalle entre la troisième vertèbre lombaire et la quatrième. C'est cet intervalle, ou encore un intervalle plus haut ou plus bas, que l'on choisit pour la ponction.

C'est entre les deux épines iliaques, limitant l'espace ordinaire, que Bier applique, le malade étant couché, l'index de la main gauche, et, à 1 centim. vers le bas (c'est-à-dire vers la table d'opération), il enfonce l'aiguille. Dès qu'elle a atteint les ligaments jaunes, qui ferment l'espace intervertébral, on rencontre une résistance, que l'on surmonte aisément. Si l'on rencontre un obstacle osseux, on tâte avec l'aiguille çà et là, ou bien, si l'on n'arrive pas ainsi au but, on enfonce encore une fois l'aiguille dans une autre direction. Ainsi que nous l'avons déjà dit, Bier n'a jamais eu besoin, en faisant la ponction sur la côte convexe, d'aller à la recherche d'un nouvel espace intervertébral.

Jamais on ne doit injecter l'agent anesthésique avant que du liquide cérébro-spinal ne se soit écoulé par l'aiguille. Si cet écoulement fait défaut, c'est, en général, qu'on n'a pas atteint le sac lombaire, ou qu'on l'a transpercé entièrement. Mais il peut se faire aussi que la pointe de l'aiguille se trouve dans le sac, sans que rien s'en écoule. Il s'agit ici d'une diminution très considérable de la pression du liquide cérébro-spinal, ce qui semble se présenter chez les sujets très débiles. Quelques gouttes de liquide apparaissent alors, si l'on fait tousser le malade.

Bier se sert d'une des plus minces aiguilles à ponction lombaire de Quincke. On doit avoir plusieurs de ces aiguilles en réserve. L'aiguille employée ne doit pas être trop mince ni trop fragile; l'intérieur de l'aiguille employée par Bier contient 0 cm^3, 15 de liquide. Autrefois Bier laissait, après l'injection, l'aiguille fixée pendant deux minutes ; il la retire aujourd'hui immédiatement après avoir fait l'injection. Doit-on, pour rendre indolore l'introduction de l'aiguille, employer l'anesthésie par infiltration ? Cela dépend du goût de chacun, mais peut être considérée comme n'étant pas nécessaire, car on sait que la région en question est très peu sensible. Bier continua encore à utiliser l'anesthésie par infiltration, car elle rend encore moins désagréable cette opération déjà par elle-même si minime.

Technique de Quincke. — Quincke (1) donne aussi le conseil de faire la ponction, le malade étant *couché sur le côté.* Il doit être couché sur le côté gauche, près du bord du lit, courbé en avant, le menton aussi rapproché que possible des genoux attirés en haut ; l'opérateur est assis à côté du lit, et il enfonce l'aiguille au-dessous du troisième ou du cinquième arc vertébral lombaire (fig. 131). Les aiguilles tubuleuses servant à la ponc-

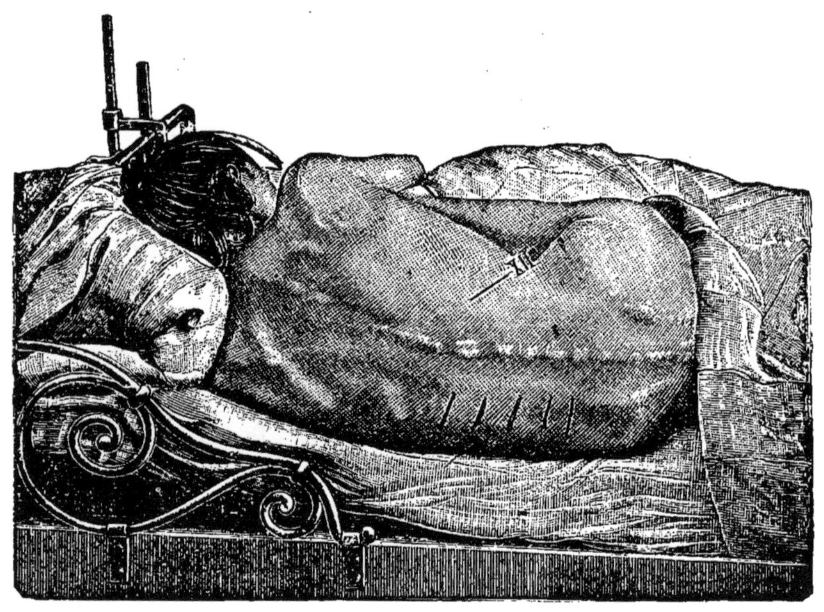

Fig. 131. — Ponction de Quincke en position latérale.

tion sont longues de 4 à 10 cm., et épaisses de 0 mm,8 à 1 mm, 6 ; toutes, à l'exception des numéros les plus petits et les plus fins, ont un mandrin d'acier, qui les remplit exactement et qui, allant jusqu'à la pointe, est comme elle taillé en biseau. Ce mandrin est utile, parce que, dans les cas où les aiguilles ne pénètrent pas directement et sans obstacle dans le sac dural, des particules de tissu peuvent, pendant que l'on tâte avec la pointe, pénétrer dans la lumière de l'aiguille et l'obturer.

La position horizontale sur le côté gauche doit être considérée comme la position normale pour la ponction lombaire, l'inflexion, aussi prononcée que possible, de la colonne vertébrale

(1) Quincke, *Technik der Lumbalpunktion*, Wien, 1902.

en avant ayant pour but de séparer l'un de l'autre les arcs vertébraux lombaires. Certaines circonstances peuvent exiger que le malade prenne une autre position, qu'il se couche, par exemple, sur le côté droit ; mais cette position est un peu plus incommode pour l'opérateur. La position assise lui faciliterait un peu, il est vrai, l'orientation anatomique et la fixation du plan médian, mais elle serait, pour beaucoup de patients, très pénible ou même tout à fait impraticable.

Chez les enfants, la ponction lombaire est très simple, parce que leurs arcs vertébraux, flexibles, laissent entre eux un large espace, ayant un peu la forme d'un losange (fig. 132). Les apophyses épineuses, les ligaments et les muscles étant, chez eux, peu développés, on enfonce l'aiguille dans le milieu, entre deux apophyses épineuses, exactement dans le plan médian et dans le plan d'une section horizontale du tronc, c'est-à-dire exactement d'avant en arrière, et l'on atteint facilement, à 1 à 2 cm. de profondeur, la lumière du sac dural.

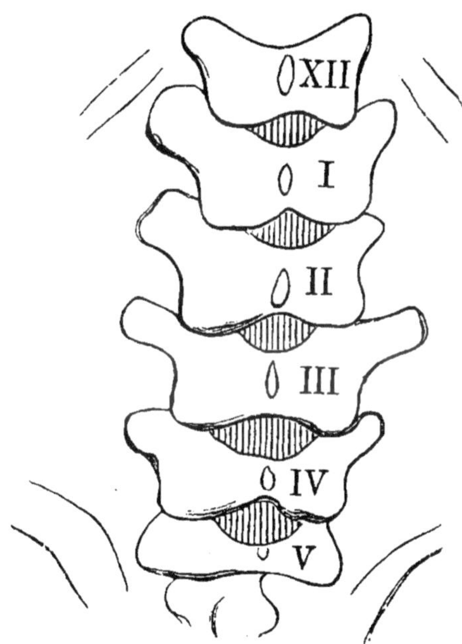

Fig. 132. — Espaces interlamellaires chez l'enfant.

Chez l'adulte, la chose est plus compliquée ; chez les hommes fortement musclés, les ligaments interspinaux sont souvent si forts et si épais, que l'aiguille ne peut que difficilement les traverser. Dans les cas de ce genre, il est plus rationnel de faire la piqûre de la peau à 0 cm 5 jusqu'à 1 cm *à droite* de la ligne médiane et de donner à l'aiguille une direction légèrement oblique, de telle sorte qu'elle atteigne la dure-mère sur la ligne médiane.

Il arrive souvent qu'on sent avec l'aiguille que l'on a pénétré dans le sac dural ; souvent aussi le patient indique cette pénétration en accusant de la douleur. Pour juger de la position de la pointe de l'aiguille, on se basera aussi sur la profondeur jusqu'à laquelle cette pointe a pénétré ; cette profondeur, quand la position de l'aiguille est telle qu'il s'écoule du liquide, est, chez les adultes, de 4 à 6 cm, suivant que l'on a affaire à des femmes, à des personnes faibles et peu musclées ou, au contraire, à des hommes vigoureux. Chez certains hommes fortement musclés, cette profondeur peut être de 7 à 8 cm, et, chez les individus très gras, elle peut même aller jusqu'à 10 cm. Chez l'adulte, le mieux est de faire la ponction au niveau du *troisième espace intervertébral*, bien que le quatrième et le cinquième puissent aussi convenir. Chez les enfants au-dessous de deux ans, chez lesquels le cône médullaire descend un peu plus bas que chez les adultes, il vaudra mieux choisir, pour la piqûre, le quatrième ou le cinquième espace. Il va sans dire que la peau devra être soigneusement désinfectée.

Après la ponction lombaire, on devra imposer au malade le repos au lit au moins pendant 24 heures, afin que l'équilibre cérébro-spinal ait le temps de se rétablir.

Telles sont les règles établies par Quincke en ce qui concerne la cocaïnisation de la moelle épinière.

Technique de Tuffier. — Tuffier (1), chirurgien à l'hôpital Beaujon, à Paris, a employé, dès l'année 1899, les injections de cocaïne dans la moelle épinière et a indiqué une technique un peu différente. Il fait la ponction, le malade *étant assis*. C'est là une différence assez importante. La ponction en position assise présente le grand avantage d'une meilleure orientation anatomique. On ordonne au malade de se courber légèrement en avant, en étendant les bras. Il se produit, par suite, une diastasis des apophyses vertébrales lombaires de 1 cm. environ. Le meilleur point de repère, d'après Tuffier, est une ligne transversale, qui passe au-dessus des deux épines iliaques postérieures et supérieures (voy. fig. 133) ; on fait la piqûre à 1 cm. en dehors des apophyses épineuses vers la ligne médiane, et l'on atteint ainsi l'interstice entre la quatrième vertèbre lombaire et la cinquième. Tuffier se sert, pour cette ponction, d'une aiguille de platine, facilement stérilisable.

On ne court donc absolument aucun risque de léser la moelle, laquelle, comme le montre la figure 134, cesse entre la première vertèbre lombaire et la seconde. Quant à la lésion des nerfs de

(1) Tuffier, *L'Analgésie chirurgicale par voie rachidienne*, Paris, 1902.

la queue de cheval, elle n'a pas à nous préoccuper. D'abord ils

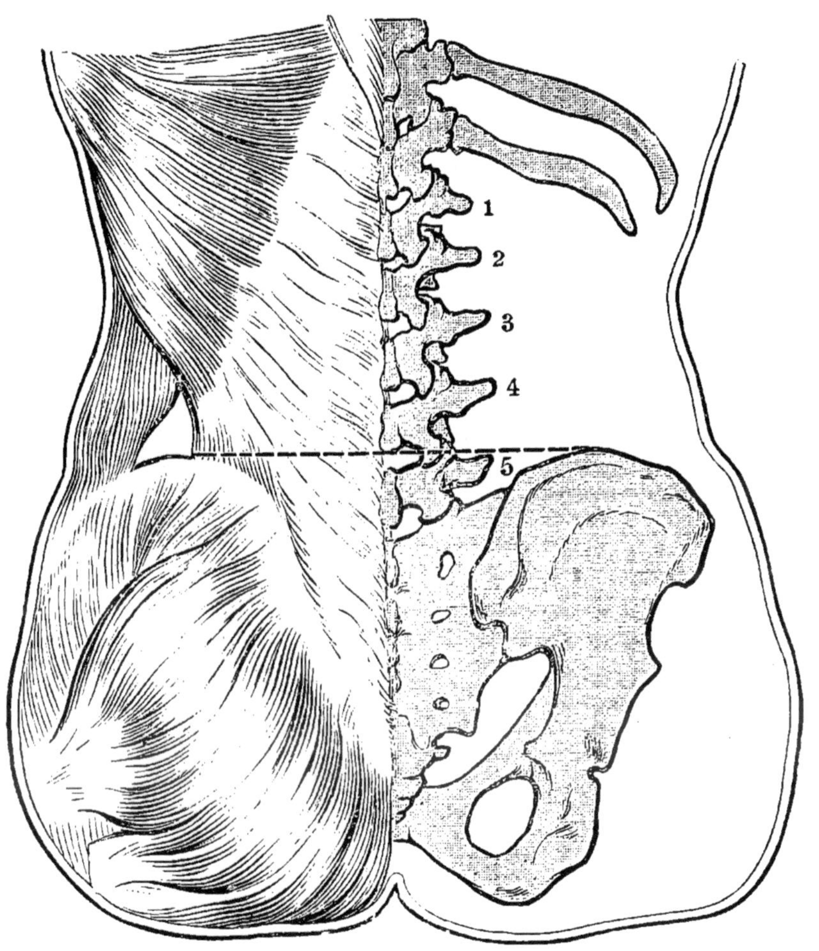

Fig. 133. — Ponction lombaire en position assise.

se dévient devant le trocart ou l'aiguille qui pénètrent au milieu d'eux. En second lieu, les troubles moteurs et sensitifs de la queue de cheval sont toujours dus, d'après Corning, à une lésion considérable et non à une lésion légère, localisée. Enfin Weir-Mitchell (1) admet que la piqûre d'un nerf par une aiguille reste sans conséquence. Du reste la lésion des nerfs par l'aiguille de Tuffier ne serait pas possible.

(1) Weir-Mitchell, *Injuries of nerves and their consequences*, Philadelphia, 1872.

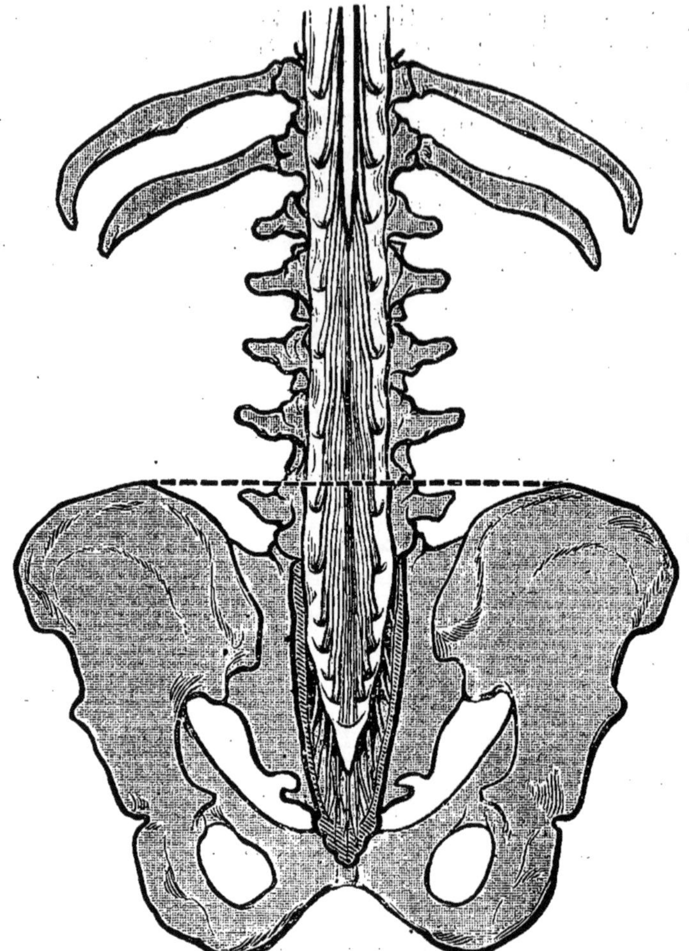

Fig. 134. — Coupe verticale du canal vertébral.

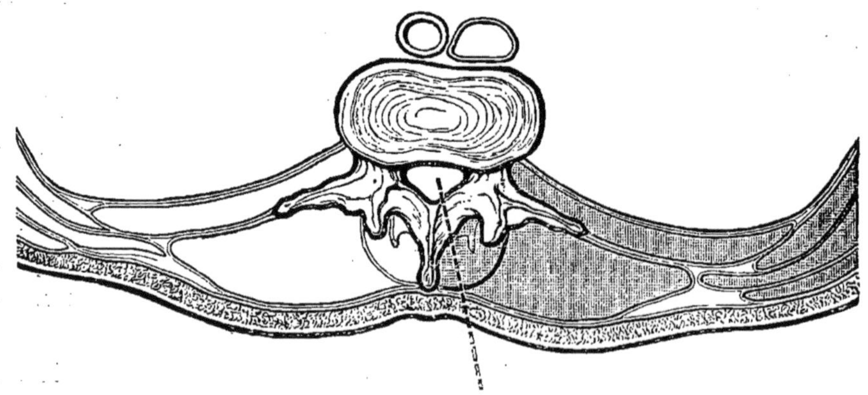

Fig. 135. — Coupe transversale de la colonne vertébrale lombaire et direction de l'aiguille.

La fig. 135 montre la section transversale de la colonne vertébrale lombaire et la direction que doit suivre l'aiguille jusqu'à son entrée dans le canal médullaire.

Nous considérons cette technique de Tuffier comme étant plus recommandable que celle de Bier et de Quincke, qui admettent comme position normale, ainsi que nous l'avons vu plus haut, la position couchée sur le côté. Ayant vu une aiguille se briser entre les mains d'un chirurgien des plus éminents, qui opérait un malade en position couchée, ayant pu apprécier personnellement la différence entre les deux positions, nous regardons, comme position normale pour la ponction dans l'anesthésie médullaire, la *position assise.*

Avant de faire l'injection, Tuffier marque avec l'index gauche l'apophyse épineuse de la vertèbre ; après quoi, avec la main droite, il introduit l'aiguille à 1 cm. en dehors de la colonne vertébrale, en la dirigeant vers l'index gauche ; dans cette direction elle ne trouve aucune résistance notable. Son entrée dans le canal vertébral est indiquée par l'écoulement de quelques gouttes limpides, du liquide cérébro-spinal. Il faut toujours attendre l'apparition de cet écoulement avant de faire l'injection. S'il ne sort rien de la canule, ou s'il ne sort seulement qu'un peu de sang, on renouvelle la ponction, jusqu'à ce qu'il s'écoule du liquide cérébro-spinal. Il ne faut pas qu'il s'en écoule une trop grande quantité ; dès que l'on a vu s'en écouler quelques gouttes, on bouche la canule avec le doigt, on adapte la seringue de Pravaz et l'on injecte la cocaïne. L'injection sera faite lentement ; Tuffier met une minute à la pratiquer ; la quantité de cocaïne injectée ne doit jamais dépasser 0 gr. 015. On retire ensuite la canule, et l'on recouvre la piqûre avec du sparadrap antiseptique (fig. 136).

Il n'est nullement besoin de faire précéder la ponction d'une anesthésie locale ; l'opération est si insignifiante, que les malades, quand on les avertit d'avance qu'on va les piquer, se tiennent parfaitement tranquilles. Le patient reste ensuite couché, et l'on attend quelques minutes (4 à 10 minutes) jusqu'à la manifestation de l'anesthésie. Cette anesthésie n'est nullement superficielle, mais entière et absolue ; elle est, d'après Tuffier, tellement prononcée, qu'ayant demandé à un malade, auquel il sciait l'os de la cuisse, s'il sentait quelque chose, le malade lui répondit qu'il sentait bien qu'on sciait quelque chose, mais qu'il ne savait pas bien si c'était sa jambe ou le pied de la table !

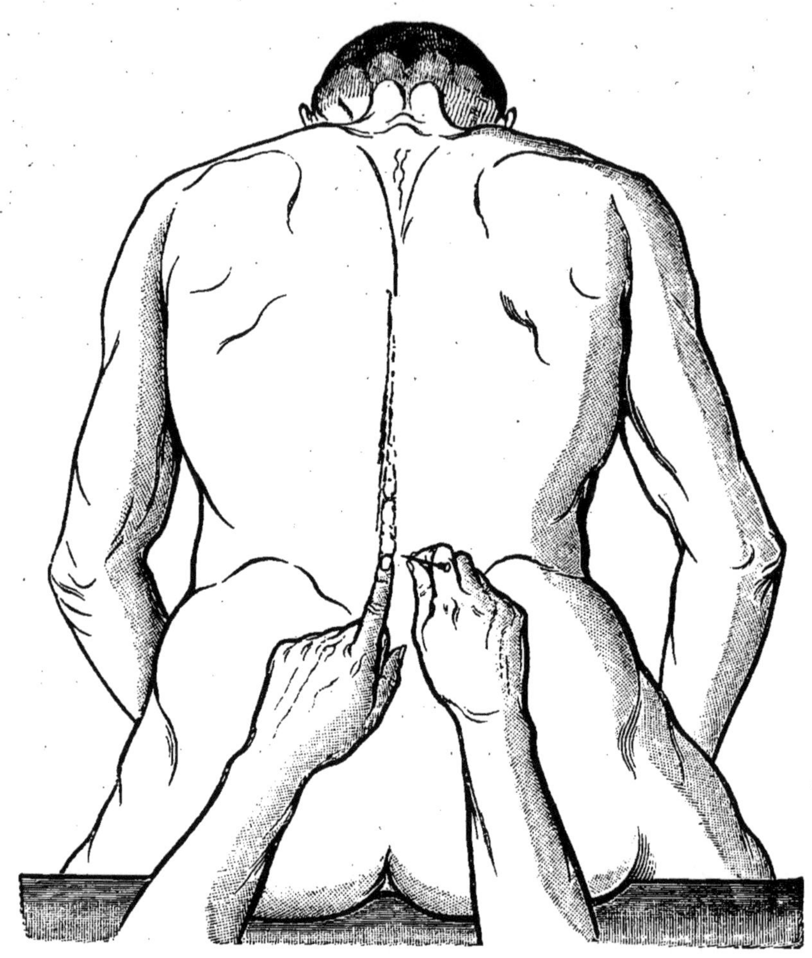

Fig. 136. — Ponction de Tuffier.

Que, en présence de tels faits, Tuffier n'ait pas tardé à devenir un partisan convaincu de l'anesthésie médullaire, cela se comprend aisément. Il a, à l'aide de cette anesthésie, pratiqué des résections et des amputations des membres inférieurs, des néphrotomies et des néphrectomies, des extirpations vaginales de l'utérus, il a opéré des fistules du rectum, des hernies, des pérityphlites. Les enfants au-dessous de 12 ans et les femmes profondément hystériques n'ont pu être soumis à cette méthode, à cause de l'anxiété qu'ils éprouvent toujours et de leur agitation, qui peut faire échouer l'opération. A l'exclusion de ces deux catégories de malades, on peut, d'après Tuffier, employer partout cette méthode. Elle ne lui a jamais donné d'accidents graves ; il a bien parfois observé de l'inquiétude, des vomissements, une élévation de la température, des sueurs et des frissons ; mais ces accidents auraient toujours été sans importance. Du reste la cocaïnisation ne contre-indique nullement l'emploi d'un autre anesthésique. Au début, alors qu'il était encore peu familiarisé avec cette méthode, il avait eu de temps à autre recours à l'éther, et il avait remarqué que la narcose avait alors une marche beaucoup plus paisible que dans les circonstances ordinaires. Cadol (1), élève de Tuffier, va si loin dans son enthousiasme, qu'il dit de cette méthode : elle ne présente ni accidents ni contre-indications ; elle est simple, facile, prompte et sans dangers !

[Depuis les premières communications de Tuffier, les travaux les plus importants sur la question sont dus à Guinard, Ravaut et Aubourg, qui, partant de ce fait qu'une injection sous-arachnoïdienne détermine une véritable *pluie leucocytaire*, ont eu l'idée des *solutions isotoniques*, consistant à diluer la solution cocaïnée dans le liquide céphalo-rachidien lui-même (2). Grâce à cette technique nouvelle, la plupart des accidents signalés au début sont considérablement atténués].

Résultats. — Un tel optimisme devait nécessairement aboutir à des conséquences fâcheuses. Il était trop en contradiction avec les prudentes réserves de Bier, qui le premier avait expérimenté cette méthode. On sait qu'il l'avait essayée sur six malades puis sur lui-même ainsi que sur son assistant, le Dr Hildebrand.

Il avait démontré que, au moyen de doses extrêmement minimes de cocaïne (0 gr. 005), injectées dans le sac des membranes de la moelle épinière, il était possible de rendre les deux tiers environ du corps entier tellement insensible, que l'on pouvait y pratiquer sans douleur les plus grandes opérations. Cette insensibilité se produit dans toute l'étendue des jambes au bout de 5 à 8 minutes. Il s'agit probablemennt ici d'une action de la cocaïne sur les nerfs non encore dissociés, ou sur

(1) A. E. Cadol, *L'anesthésie par les injections de cocaïne sous l'arachnoïde lombaire*, Thèse de Paris, 1900.

[(2) Nous pensons qu'on aurait avantage à faire d'avance des préparations cocaïnées, diluées dans du liquide céphalo-rachidien de chien.]

les racines nerveuses et peut-être sur les cellules ganglionnaires, mais non sur la moelle épinière elle-même. Peu à peu la limite de l'insensibilité s'élève, à la suite de l'emploi de faibles doses de cocaïne et chez les hommes de grande taille, jusqu'aux environs du mamelon ; à la suite de l'administration de doses plus considérables, elle s'étend sur le corps entier, à l'exception de la tête.

La complète insensibilité, produite par l'action de petites doses de cocaïne (chez l'adulte, 0 gr. 0005) dure pendant 45 minutes environ ; la sensibilité revient ensuite peu à peu.

La cocaïnisation de la moelle épinière pourrait bien être un excellent moyen à employer pour les opérations douloureuses ; mais c'est, bien entendu, à la condition que cette méthode soit accompagnée de moins de danger et d'incommodité que la narcose générale.

Bier n'a pas, il est vrai, observé de réels dangers, mais bien des effets consécutifs désagréables. Ces effets ont complètement ou presque complètement fait défaut chez une partie de ses malades ; chez d'autres, au contraire, se sont manifestés des accidents fâcheux semblables à ceux que nous voyons se produire à la suite de la narcose par le chloroforme et l'éther, et, dans quelques cas, ces accidents étaient d'autant plus désagréables qu'ils duraient plus longtemps que dans les narcoses en général. Les accidents les plus fâcheux se sont produits chez deux médecins, et cela, il est vrai, parce qu'ils furent très insoucieux de leur personne. Au lieu de rester tranquillement couchés après la ponction lombaire et l'injection de cocaïne, ils continuèrent leur genre de vie habituel, buvant et fumant plus qu'il ne convenait et reprenant leur service le matin même de l'opération.

Il pourrait bien se faire, d'après Bier, qu'en employant d'autres agents voisins de la cocaïne ou en les lui adjoignant, on en évitât les effets secondaires désagréables. Il a essayé la *tropacocaïne*; mais elle a aussi donné lieu à de violentes céphalalgies, et la diminution de la sensibilité sous son influence a été tout à fait insuffisante (1).

[(1) J. Preindsberger : *Uber Rückenmarksanästhesie mit Tropacocaïn* (*Wiener Medizin. Wochenschrift*, nos 32 et 33, 1903). — Dr Karl Schwartz (Agram), *Erfalvumgen uber 100 médullar Tropacocaïne analgesien, rap. in. Monatsber. f. Urologie*, 1902, p. 388).]

Bier ne s'est donc pas cru dès lors (1899) autorisé à faire de nouvelles expériences sur l'homme, et il a mis en garde contre l'idée de considérer cette méthode comme inoffensive.

Plus tard, au mois d'avril 1901, il a publié les recherches qu'il avait faites sur cette méthode avec la collaboration de son assistant Eden. Se fondant sur ces recherches et sur celles d'autres observateurs, il a émis sur la valeur de l'anesthésie médullaire le jugement suivant : C'est une méthode, dit-il, qui n'est pas assez mûre pour que son usage devienne général ; elle n'est encore qu'en voie de développement. Telle qu'on l'emploie dans la plupart des cas, elle est encore tout à fait insuffisante.

Il considère comme très fâcheux que, malgré ses avertissements contre une trop grande précipitation, un certain nombre de médecins aient été tentés de considérer cette méthode comme relativement inoffensive. Il voudrait aujourd'hui encore renouveler ces avertissements. Il espère, il est vrai, il a bonne confiance, qu'avec le temps on pourra arriver à des résultats satisfaisants. Mais la prudence est de rigueur, et il est à souhaiter que l'on fasse encore sur ce sujet de nouvelles recherches avec toute la circonspection désirable. Si l'excès de zèle de quelques apôtres trop enthousiastes est chose regrettable, il serait à regretter aussi que l'on renonçât absolument à cette méthode, dont les effets, véritablement brillants dans certains cas, sont bien supérieurs à ceux de toute anesthésie locale.

Indications et contre-indications. — Il importe avant tout d'en fixer exactement les indications et les contre-indications. Il croit dès aujourd'hui pouvoir la recommander absolument dans les cas où il s'agit d'opérations sur l'anus et l'intestin. De faibles et inoffensives doses de l'agent anesthésique suffisent alors pour provoquer une excellente analgésie.

Puis viennent, en seconde ligne, les opérations sur les jambes et le bassin. Les malades, sur lesquels on a pratiqué l'anesthésie médullaire, doivent garder pendant plusieurs jours le repos au lit. Si l'anesthésie médullaire ne réussit pas, ce qui arrive parfois quand la dose a été petite et chez les personnes timorées, l'expérience a montré jusqu'ici qu'une narcose générale supplémentaire était très bien supportée. Dans les cas qu'il a observés, les phénomènes consécutifs ordinaires de la narcose générale étaient même ordinairement, très peu accentués.

Ce jugement du fondateur de la méthode doit aujourd'hui

encore nous servir de règle. Nous avons publié ailleurs (1) les résultats des expériences que nous avons faites sur l'anesthésie médullaire. Nous nous sommes depuis lors servi, au lieu de cocaïne, de la tropacocaïne, recommandée par Schwartz. Si nos résultats n'ont pas été tout à fait encourageants, nous devons peut-être attribuer nos insuccès moins à la méthode qu'au choix défavorable des cas. Nous n'avons rien à changer au jugement que nous avons alors exprimé sur la valeur de la méthode. Nous la considérons toujours comme une méthode originale et intéressante d'anesthésie, mais comme une *méthode d'exception*, qui ne pourra jamais supplanter la narcose générale. Elle peut trouver son application dans certains cas d'opérations sur le périnée et le bassin. Comparativement au grand enthousiasme qu'elle a suscité, il y a deux ou trois ans, elle est pour le moment en voie de régression. Il nous a paru particulièrement instructif de lire, dans une lettre personnelle, que Vulliet (2), qui fut autrefois un très chaud partisan de cette méthode, l'a aujourd'hui, après de nombreuses expériences, abandonnée pour revenir à la narcose générale. Nous rencontrons la même manière de voir chez Stumme (3), de la clinique de Breslau, chez Legueu (4), de Paris, chez Palma (5), et d'autres (6).

Espérons que Bier réussira, par d'ultérieures recherches, à perfectionner sa méthode, de manière à lui donner droit à l'existence à côté des autres méthodes d'anesthésie (7).

(1) Dumont, *Korrespondenzblatt für Schweizer Aerzte*, 1901.

(2) Vulliet, *Therapeutische Monatshefte*, Dezember 1900.

(3) Stumme, *Beiträge zur Klinischen chirurgie*, 1902.

(4) Legueu, *Leçons de clinique chirurgicale*, Paris, 1902.

(5) Palma, *Les injections sous-arachnoïdiennes de cocaïne au point de vue de leurs inconvénients*, Paris, 1902.

(6) [Il y a 3 ans, Marx, de New-York, avait préconisé le bromhydrate d'hyoscine comme prophylactique contre les accidents de la rachicocaïnisation. E.-A. Robertson, de Montréal, vient d'ailleurs de proposer le même médicament à l'égard des accidents dus à l'éthérisation].

[(7) Lire pour tout ce qui a trait à l'anesthésie médullaire le livre récent et très documenté de Tuffier : « *La Rachicocaïnisation* ». C'est la monographie la plus complète sur la question.]

2. LES INJECTIONS ÉPIDURALES

(*Méthode de Cathelin* (1).

Cette méthode, de date tout à fait récente, présente, au point de vue de la technique, une grande ressemblance avec l'anesthésie médullaire. On peut donc l'étudier conjointement avec cette dernière, bien que l'on puisse peut-être aussi la considérer comme faisant partie de l'anesthésie régionale.

Technique. — Elle consiste dans l'injection de substances sédatives et médicamenteuses dans *l'espace épidural*, dans lequel on fait pénétrer l'aiguille à ponction par l'ouverture inférieure du canal sacré. La figure 137 indique l'endroit où doit se faire la ponction. Cathelin avait d'abord adopté la position à genoux; puis il y renonça, parce que, dans beaucoup de cas, elle était trop incommode pour les malades, et aujourd'hui il admet, comme normale, la position sur le côté. La position serait, du reste, chose accessoire, et, dans certains cas spéciaux, il aurait opéré le patient debout et légèrement courbé en avant. Il lui aurait aussi, dans d'autres cas, fait prendre la position de Sims, les cuisses très fortement fléchies contre l'abdomen.

Pour déterminer l'endroit où doit se faire la ponction, il convient de suivre avec l'index la direction des apophyses épineuses vertébrales, jusqu'à ce que le doigt rencontre, à l'extrémité du sacrum, une dépression triangulaire ouverte en bas; c'est à cette dépression que correspond l'endroit désiré.

[Il est fondamental, pour ne pas manquer la ponction, d'exécuter la manœuvre en 2 temps :

1er temps : aiguille oblique à 20° ou 30° sur l'horizontale.

2e temps : aiguille à l'horizontale et pousser tout droit.

(1) Cathelin, *Les injections épidurales par ponction du canal sacré*, Paris, 1902 et Traduction allemande par A. Strauss (de Barmen).

Son extrémité s'arrête environ à 1 cm. du cône dural.

En retirant l'aiguille, il importe de laver le canal avec le con-

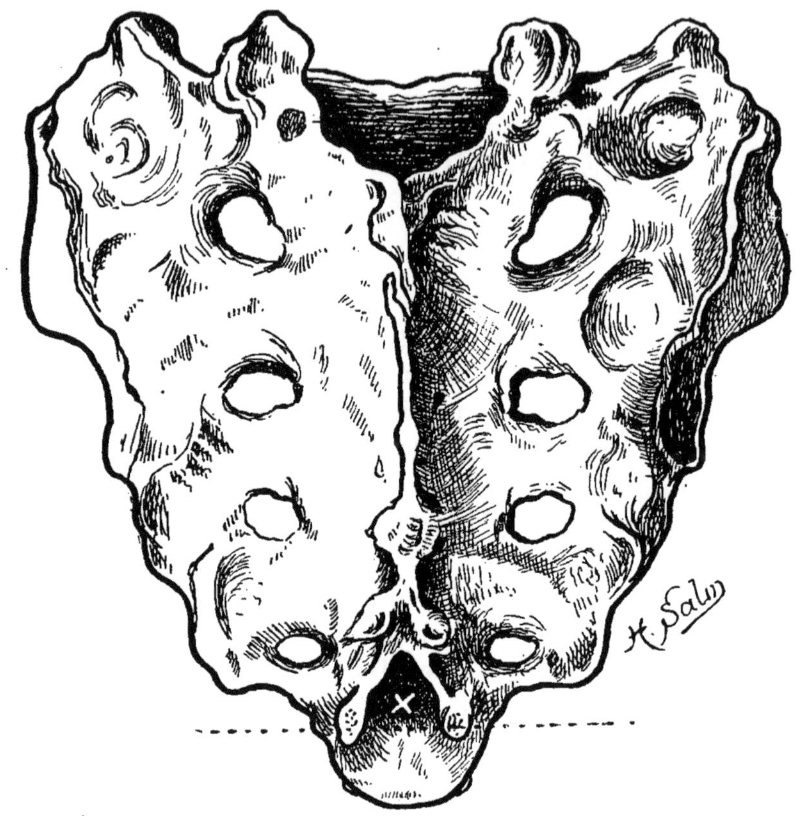

Fig. 137. — Face postérieure du sacrum, dépression triangulaire où doit se faire la ponction (X).

tenu d'une seringue environ, afin de traumatiser les racines inférieures sacro-coccygiennes que n'a pu atteindre l'injection haute qui a fusé aussitôt dans l'étui épidural].

On a voulu aussi prendre une voie inverse et chercher à partir du coccyx un point de repère pour la ponction. Mais ce procédé n'est pas à recommander, parce que la pointe du coccyx est souvent déviée du plan médian, forme même fréquemment avec le sacrum un angle droit, et l'on sent alors souvent diverses saillies osseuses, qui ne peuvent qu'induire en erreur (fig. 138). On peut dire, d'une manière générale, qu'on a de la tendance à faire la ponction trop bas.

On a aussi utilisé comme point de repère la rainure des

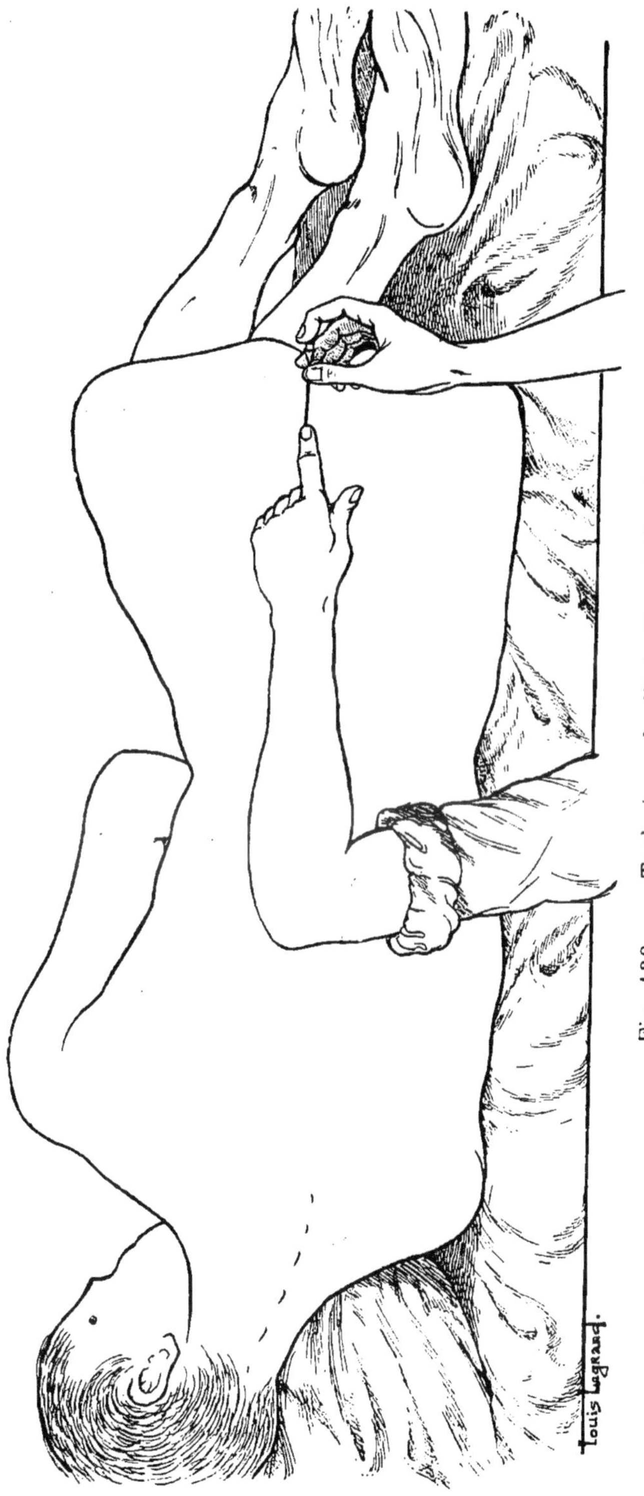

Fig. 138. — Technique de l'injection épidurale.

fesses. L'ouverture inférieure du canal sacré se trouve à 1-2 cm. plus haut que cette rainure. Mais il faut observer à ce propos

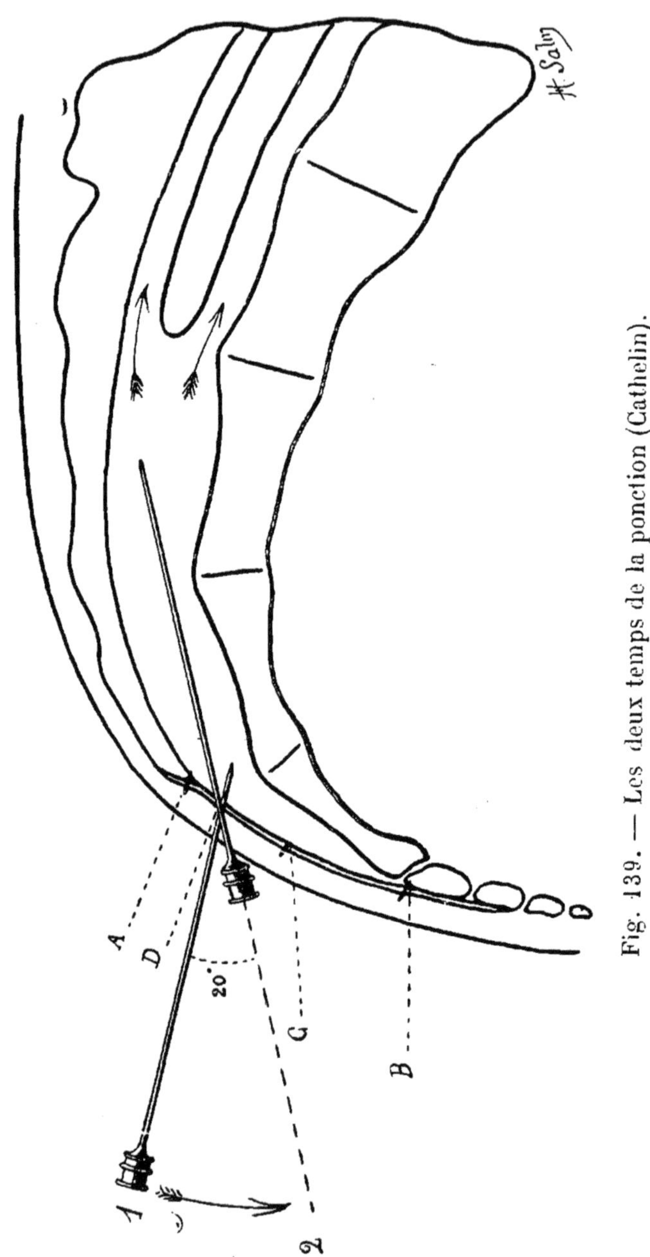

Fig. 139. — Les deux temps de la ponction (Cathelin).

que le patient *étant couché sur le côté*, cette rainure ne coïncide *jamais* avec la ligne épineuse du canal sacro-vertébral. Les rapports constatés ici sont ceux représentés sur la fig. 140, et il est important d'en tenir compte.

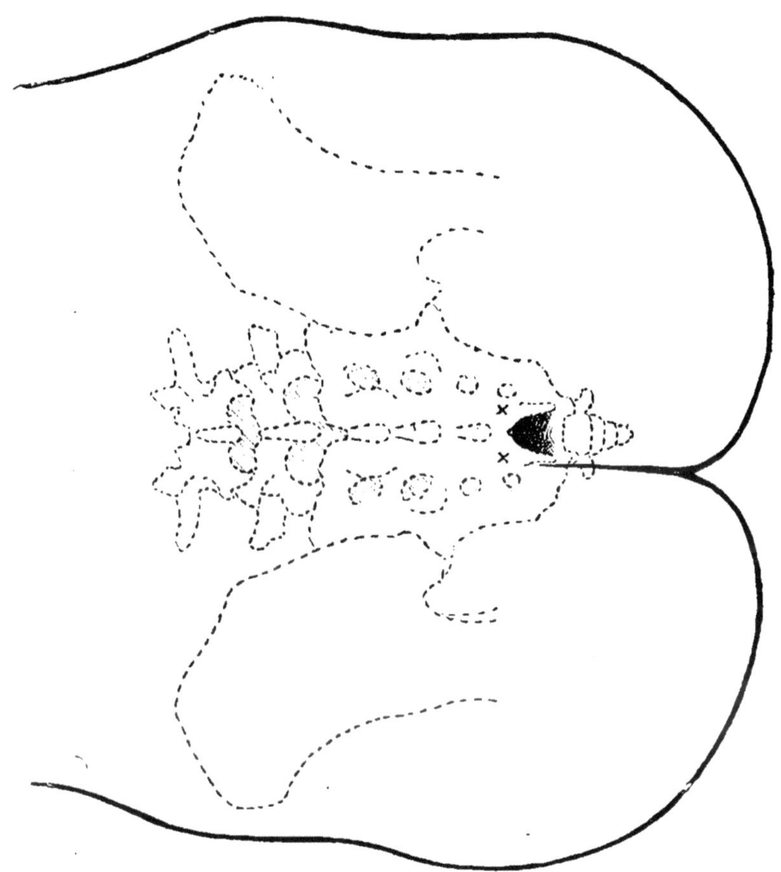

Fig. 140. — Rapports anatomiques.
Discordance entre la rainure interfessière et la ligne épineuse.

Cathelin a fait à ce sujet sur des cadavres humains des expériences, qui lui ont appris que, sous une certaine pression à partir du canal sacré, le tissu conjonctif adipeux épidural avec son riche réseau veineux se laisse infiltrer jusqu'au niveau de la région thoracique par la substance médicamenteuse. Les expériences sur les animaux ont eu pour résultat de prouver que ce tissu jouissait d'une tolérance très marquée à l'égard de doses médicamenteuses relativement élevées, et qu'il s'y produisait une absorption très rapide, que Cathelin explique par l'osmose par voie directe à travers les parois des veines qui y sont répandues en abondance. C'est sur ce fait qu'il s'appuie pour admettre que l'injection épidurale est bien supérieure à l'injection sous-cutanée (1).

Avantages. — Parmi les avantages de cette méthode il signale d'abord sa bénignité, c'est-à-dire l'absence de tout danger d'une lésion profonde de la moelle épinière ; en second lieu, la facilité de son exécution, l'absence de douleur ; en outre, cette circonstance, à savoir, que l'aiguille à ponction ne se déplace pas, comme dans l'anesthésie médullaire ; puis la possibilité d'employer en toute sécurité des substances médicamenteuses, n'ayant pas à se préoccuper ici de questions d'isotonie, comme dans la méthode intradurale ; enfin, la grande surface d'absorption. Il ne trouve de contre-indication que dans l'état de grossesse et dans les obstacles mécaniques s'opposant à la ponction (occlusion osseuse du canal sacré, tumeurs, spina bifida, etc.).

[Doses. — La substance à injecter est presque exclusivement le sérum physiologique de Chéron-Hayem (7 gr. 50 0/00). On injectera chaque fois de 5 à 35 cc. et 40 cc.[3] qu'on répétera au début 2 ou 3 fois la semaine.]

Résultats cliniques. — Cathelin a, chez Lejars, injecté, chez quatre malades atteints de hernie, des quantités de cocaïne variant de 0 gr. 01 à 0 gr. 08 (d'une solution à 1-2 0/0) ; il a constaté, à la suite de l'injection de 0 gr. 08, une diminution de la sensibilité; mais cette diminution était trop faible pour qu'on pût se risquer à opérer. D'un autre côté, Chipault, chez une malade présentant une fracture mal consolidée du coccyx, a pu, à l'aide de l'analgésie épidurale, réséquer cet os sans douleur. Dans ce cas, l'analgésie ne resta pas limitée à la région coccygienne, elle s'étendit jusqu'à l'anus, le périnée et la jambe. Dans un autre cas, Chipault a pu, avec cette méthode, opérer sans douleur une fissure anale. S'appuyant sur ces faits, Chipault croit que ces injections épidurales pourraient remplacer l'anesthésie médullaire beaucoup plus souvent et plus avantageusement qu'on ne se le figure. L'avenir nous instruira là-dessus !

Pour le moment Cathelin signale les bons résultats qu'il a

(1) [Tout récemment, Apert et Lhermitte, en suivant notre méthode d'injections *médicamenteuses générales* par voie épidurale, ont pu guérir un cas de tétanos avec quatre injections de sérum antitétanique par injections épidurales. *Société médicale des Hôpitaux*, 6 mai 1904].

obtenus à l'aide de cette méthode, notamment dans les affections tuberculeuses des vertèbres, dans la pachyméningite, etc. Sicard l'a employée avec succès dans le traitement du lumbago et de la sciatique; elle a aussi été mise en usage par divers auteurs dans le tabès, la colique saturnine, etc. Cathelin a aussi employé avec succès ces injections, dans le service de Guyon, chez un grand nombre de malades atteints d'affections des voies urinaires. Il n'a jamais vu ces ponctions produire le moindre effet fâcheux, et il a obtenu des résultats si extraordinairement favorables, que nous préférons attendre, pour porter un jugement sur cette méthode, que ces résultats aient été confirmés par d'autres observateurs.

[Le moment semble donc venu d'établir si les faits que j'ai antérieurement observés ont été confirmés par d'autres auteurs.

Pour ce qui est de l'innocuité de la méthode que j'ai pu proclamer à la suite de mes *deux mille* injections épidurales, tous les auteurs l'ont constatée après moi et aucun accident sérieux n'est à signaler.

Quant à la valeur de la méthode elle-même, je ne puis que renvoyer à mon récent article (1) où sont relatés une quinzaine de mémoires étrangers *originaux* plaidant en faveur de la méthode, avec observations à l'appui, et dont je donne ci-joint la bibliographie (postérieure à mon livre) :

En médecine et obstétrique :

E. Marquis (Rennes), Injections épidurales de cocaïne et leurs applications (prix des internes) (2); — C. A. Ewald, Gastric and intestinal crises (3) ; — Pr Perret et Jambon, Clinique obstétricale de Rennes, 1903.

En chirurgie des voies urinaires :

Reynès (Marseille), Guérison d'incontinence nocturne d'urine chez un jeune homme de 19 ans, après une seule injection épidurale (4) ; — Loumeau (Bordeaux) (5); — Masmonteil (Paris). La méthode épidurale dans les incontinences d'urine sans

(1) Cathelin, *Les Injections épidurales, Etat actuel de la question, en particulier dans l'incontinence d'urine, Presse médicale,* 26 mars 1904, n° 25.

(2) E. Marquis, *Bull. de la Soc. scientif. et médic. de l'Ouest,* 1903.

(3) C. A. Ewald, *Med. Record*, 20 juin 1903.

(4) Reynès, *Comité médical des Bouches-du-Rhône,* 23 mai 1902.

(5) Loumeau, *Congr. franç. d'Urologie,* oct. 1902, *Bulletin*, p. 327.

lésions vésicales (1) ; — Roussy (Paris), Traitement de l'orchite blenorragique aiguë par l'injection épidurale de cocaïne (2) ; — Arthur Strauss (Barmen) (3) ; — Franck (Berlin) (4) ; — Kapsammer (Vienne) (5) ; — J. Preindsberger (Sarajevo-Bosnie) (6) ; — Pr Guisy (Athènes) (7) ; — Dudley Tait (San-Francisco) (8) ; — Pr Dent, Pr Valentine et Towsend (New-York) (9) ; — Quaryck (Gand) (10) ; — Duhot (Bruxelles) (11) ; — Le Clerc Dandoy et Hermans (Bruxelles) (12) ; — Héresco et Marosin (Bucarest) (13) ; — Luis Montero (Santiago de Chili) (14).

De tous ces travaux, les plus remarquables sont ceux de Kapsammer et de Montero qui relatent le premier 25 guérisons sur 25 cas, le second 22 guérisons sur 25 cas traités.]

(1) Masmonteil, Thèse Paris, 1903.

(2) Roussy, *Tribune médicale*, 9 janvier 1904, n° 2, p. 21.

(3) Strauss (Arthur), *Meine resultate der epiduralen Einsprit zungen durch Punktion des Sakralkanals bei syphilis und der punktionellen erkrankungen der Harn und Geschlechtsorgane. Münch. med. Woch.* 1903, n° 28. *Die Epiduralen Injektionen und ihre Anwendung. Naturforscherversammlung in Kassel*, 1903 et *Therapeut. Monats.*, fév. 1904, et traduction allemande de mon livre.

(4) Franck, 6e *session de l'Ass. franç. d'Urologie*, 1903, p. 338.

(5) Kapsammer, *Ueber Enuresis und ihre Behandlung mittels epiduralen Injektionen: Wiener Klin. Woch.* 16 juillet 1903, n° 29, p. 849 et 23 juillet, n° 30, p. 879.

(6) Preindsberger, *Ueber épidurale Injektionen bei Erkrankungen der Harnblase. Wiener med. Woch.*, 1903, n° 46 et VIIIe *Congrès de la réunion allemande de dermatologie* (avec démonstrations).

(7) Pr Guisy, *Soc. méd. et chirurgicale d'Athènes*, février 1903.

(8) Dudley Tait, *Ac. de méd.*, 27 août 1903 et *Amer. med.* 12 avril 1902, vol. III, n° 25, p. 100. *The Journal of the american medical association Chicago*, 21 septembre 1901, p. 793.

(9) Pr Dent, Pr Valentine et Towsend, *Abnormal frequency of urination treated with épidural injection. Med. Record*, 26 septembre 1903.

(10) Quaryck, *Belgique médicale*, 18 déc. 1902, n° 51 et 6 août 1903, n° 32.

(11) Duhot, *Les injections épidurales et leurs applications, méthode de Cathelin. Ann. de la policlinique centrale*, déc. 1902 et janvier 1904.

(12) Le Clerc Dandoy et Hermans, *Les injections épidurales par ponction du canal sacré dans les mal. des voies urinaires, méthode de Cathelin, Journal méd. de Bruxelles*, 19 fév. 1903, et *Soc. belge d'Urologie*, 16 nov. 1902.

(13) Héresco *in* Dr Marosin, *Injections épidurales dans le traitement de l'incontinence essentielle d'urine*, thèse Bucarest, 1904.

(14) L. Montero, *Contribution à la méthode de Cathelin sur les Injections épidurales* (*IIe Congrès de médecine latino-américain*, Buenos-Ayres, 3-10 avril 1904).

III. — ANESTHÉSIE LOCALE

Avant que nous pénétrions dans l'étude des détails de l'anesthésie locale, qu'il nous soit permis de faire d'abord quelques remarques sur sa *délimitation à l'égard de l'anesthésie générale*. Il est hors de doute que, dans ces dernières années, notamment à la suite du perfectionnement des injections de cocaïne, l'anesthésie locale a acquis une importance beaucoup plus considérable qu'on ne le soupçonnait. Mais qu'elle restreigne beaucoup l'emploi de l'anesthésie générale, ou qu'elle aille même jusqu'à la remplacer, comme quelques-uns se le sont imaginé, c'est une illusion, à laquelle s'abandonneront bien peu d'observateurs. A la solution de cette question concourent un certain nombre de circonstances, que nous allons passer brièvement en revue.

Le patient. — Considérons d'abord le *patient* lui-même : on sait que les méridionaux sont, en général, plus sensibles à la douleur que les hommes du Nord, les citadins plus sensibles que les habitants de la campagne. Il n'y a point de statistique qui nous donne des renseignements précis sur la mesure de la sensibilité à la douleur, et, comme Mikulicz (1) le fait observer avec raison, cette question ne peut pas être examinée au point de vue clinique, mais à un point de vue purement personnel. Et, bien qu'il soit encore assez facile de juger de la sensibilité somatique. il est loin d'en être de même des dispositions *psychiques* du sujet à opérer. Bien des malades simulent une sorte de bravoure, ne voulant pas que leur entourage s'aperçoive de la vive émotion dont ils sont pénétrés. La question est de savoir alors quel accueil fera le malade à la proposition de l'anes-

(1) Mikulicz, *Ueber die Narkose, Deutsche Klinik*, 1901.

thésie. A l'un l'idée de la narcose paraîtra si horrible, qu'il la redoutera plus que toutes les terreurs de l'opération ; il aimera mieux supporter toutes les douleurs que de se livrer, privé de connaissance, entre les mains de l'opérateur. Un autre ne voudra absolument rien voir ni rien entendre de l'opération ; ce n'est pas seulement la crainte de la douleur qui lui fera exiger l'emploi de la narcose, mais encore le désir d'être délivré de toute émotion par une anesthésie complète. Il serait vraiment inhumain de ne pas tenir compte de ces impressions et de refuser au malade, à moins de motif impérieux, le bienfait du sommeil anesthésique. Mais le fait d'éviter à tout prix l'emploi de la narcose peut aussi être directement nuisible ; si d'avance on enlève au patient l'espoir d'être narcotisé, il refusera l'opération, ou bien il en diffèrera l'exécution et laissera ainsi passer le temps favorable, comme Mikulicz l'a observé. L'opération sans narcose peut être encore directement dangereuse chez les personnes très impressionnables, un collapsus grave du cœur pouvant se produire par suite de la douleur et de l'excitation psychique. C'est ainsi que Mikulicz a vu des accidents menaçants de collapsus cardiaque survenir notamment dans des cas de laparotomies et d'opérations du goitre, pratiquées sous la simple influence de l'anesthésie locale.

La Nature de l'affection. — Un second point à considérer à propos de l'indication de l'anesthésie générale ou de l'anesthésie locale est la *nature de l'affection* pour laquelle le patient doit être anesthésié. Il est clair que, pour les petites opérations, telles que l'ablation d'un angiome, l'extirpation d'un ongle incarné, l'incision d'un panaris, etc., on aura plutôt recours à l'anesthésie locale, tandis que, dans les cas qui exigent un *relâchement musculaire*, tels que la réduction d'une luxation, la résection d'une grande articulation, etc., l'anesthésie locale n'aurait aucun sens.

Mais entre ces deux groupes extrêmes il existe toute une série d'opérations chirurgicales, dans lesquelles on peut encore se demander aujourd'hui si on a le droit de refuser la narcose aux malades. Nous comptons parmi ces cas les opérations sur l'estomac et l'intestin, les hernies, et particulièrement les *goîtres*.

A propos de ces derniers on a, du moins dans ce pays-ci, de plus en plus de la tendance à les opérer en anesthésie locale ou même sans aucune sorte d'anesthésie. Nous n'avons pu jusqu'ici nous associer à cette manière de voir, ce que nous avons vu de cette méthode nous ayant paru très peu satisfaisant. Nous avons entendu divers malades, qui s'étaient soumis à cette manière d'opérer, élever contre elle des plaintes très nettes et très justifiées, et nous avons dû assez souvent opérer des patients, dont les proches avaient été opérés d'après cette méthode par d'éminents chirurgiens. Depuis bien des années, dans presque toutes nos opérations de goître, nous narcotisons soit par l'éther, soit par un mélange d'éther et de chloroforme, et, sur plusieurs centaines de cas, nous n'avons jamais eu sujet de nous en repentir. Notre ami et collègue, le Professeur Tavel, a toujours aussi narcotisé ses patients goitreux et en a toujours été satisfait. Nous n'avons jamais refusé à un goitreux le bénéfice de la narcose ; et, dans ces derniers temps, nous avons, ce qui est pour nous particulièrement instructif, entendu plusieurs de nos goitreux nous poser dès l'abord cette question : « N'est-ce pas, que l'on m'endormira ? » Ce qui montre bien que le public est loin de juger l'opération aussi peu douloureuse que se l'imaginent les chirurgiens ! Et cela ne doit pas nous surprendre, car nous savons que, chez beaucoup de malades, la capsule du goitre est excessivement sensible. Malgré toute l'adresse de l'opérateur le malade souffrira toujours, dans ces cas, de douleurs, qui seront pour lui, à notre avis, un tourment bien inutile. C'est avec une satisfaction particulière que nous constatons que v. Eiselsberg, dans son ouvrage sur les lésions de la glande thyroïde (1), préfère, dans l'opération du goitre, l'emploi de la narcose à celui de l'anesthésie locale. Les cas, dans lesquels les patients, malgré tous les encouragements et toutes les admonestations, crient lamentablement et rendent par leur agitation l'opération très difficile, sont loin de parler, d'après lui, en faveur de l'anesthésie locale.

Les *opérations sur l'abdomen* peuvent être l'objet de considérations analogues. Lennander (2), d'Upsal, ayant démontré que le péritoine pariétal est très riche en nerfs de la sensibilité, tandis que le péritoine viscéral, l'estomac, le canal intestinal, la vésicule biliaire, les reins et le foie, ne possèdent pas de nerfs semblables, on en a conclu que l'on pouvait, sans provoquer de dou-

(1) v. Eiselsberg, *Handbuch der praktischen chirurgie.*
(2) Lennander, *Zentralblatt für Chirurgie.*

leurs, faire des opérations sur ces derniers organes. Mais il n'en est pas tout à fait ainsi, car d'après Mikulicz (1), toute atteinte portée au mésentère, à l'estomac, ainsi qu'au grand et petit épiploon, est très douloureuse et peut donner lieu à des effets de choc assez dangereux. Les hommes, d'ailleurs, rendent, sans le vouloir, l'opération plus difficile et, par suite aussi, plus dangereuse. Lennander lui-même ne va pas aussi loin que ses lecteurs, mais il dit expressément qu'il a toujours été sceptique à l'égard de l'exécution de cœliotomies sous l'influence de l'anesthésie locale. Il pense, dit-il, d'après ses observations, qu'une *combinaison de l'anesthésie locale et de l'anesthésie générale* est la pratique de l'avenir pour tous les cas dans lesquels on redoute une narcose ordinaire. On peut, avant de commencer l'opération, injecter 0 gr. 75 à 1 gr. de morphine et en même temps employer l'infiltration de Schleich dans et sous la peau et l'aponévrose. Si l'on ne réussit pas à infiltrer la sous-séreuse, ou bien si l'on veut éviter toute difficulté, on fait inhaler au patient du chloroforme ou de l'éther. Dès qu'il ne réagit plus, on incise le péritoine pariétal, on en détruit les adhérences. On dispose l'intestin pour la résection, la formation d'anastomoses, l'extirpation de l'appendice vermiforme, l'enlèvement des calculs biliaires, etc. Après quoi l'on interrompt immédiatement l'inhalation de l'anesthésique. Pour ôter les compresses de la cavité abdominale, pour réduire l'intestin, pour faire la suture du péritoine pariétal, on a encore recours à l'anesthésie générale. C'est de cette manière que les opérations deviennent réellement indolores, en même temps que la quantité de chloroforme ou d'éther consommée est très petite. Il suffit d'une si faible quantité de chloroforme ou d'éther, que le malade n'arrive pas à vomir pendant l'opération. Lennander se sert de l'éther, quand son emploi n'est contre-indiqué par aucune lésion du côté des voies aériennes. Si nous examinons de plus près cette méthode de Lennander, elle nous apparaît comme une combinaison de l'anesthésie locale et de l'anesthésie générale, ou plutôt comme une complication superflue relativement à une narcose éthérée, rationnellement dirigée. Egalement compliquée devrait aussi nous sembler, au point de vue pratique, la proposition de Kocher, qui, se basant sur les démonstrations de Lennander, voudrait, par la cocaïnisation des troncs des nerfs

(1) Mikulicz, *l. c.*

intercostaux, lombaires et sacrés, anesthésier le péritoine pariétal, seul sensible, de manière que les opérations abdominales puissent être pratiquées entièrement sans douleur.

L'opérateur. — Enfin le troisième point à considérer à propos de la délimitation de l'anesthésie locale et de l'anesthésie générale concerne l'*opérateur* lui-même. S'est-il rendu maître d'une technique déterminée, s'est-il exercé dans telle ou telle méthode, il sera tenté involontairement de s'y tenir, surtout si elle lui a donné de bons résultats. Ceci s'applique aussi bien à celui qui préfère l'anesthésie générale qu'à celui qui est habitué à l'anesthésie locale. Nous avons fait observer plus haut que l'anesthésie locale pouvait aujourd'hui revendiquer un champ plus vaste qu'autrefois. Nous considérerions néanmoins comme irrationnel et dangereux de n'utiliser l'anesthésie générale que comme une méthode d'exception. Depuis que — notamment à la suite de la réintroduction de la narcose par l'éther — les statistiques ont attiré l'attention sur certains côtés désavantageux de divers anesthésiques, on a, en différents endroits, considérablement exagéré ces côtés désavantageux. On a mis en avant beaucoup de fausses indications dans le choix des anesthésiques, on a commis beaucoup d'erreurs de technique dans leur emploi, et l'on a tout rejeté, le bon et le mauvais. Ce n'est pas dans la découverte de méthodes variées et plus ou moins compliquées que nous voyons le vrai progrès de l'anesthésie, mais bien dans un examen plus rigoureux des cas, dans une administration plus attentive de chaque anesthésique en particulier. Un point, entre autres, qui montre combien on peut être poussé à ramener tous les cas possibles à l'anesthésie générale, est celui qui concerne ce qu'on a appelé les *pneumonies post-opératoires consécutives à l'emploi du chloroforme et de l'éther*. Ces pneumonies, qui jouent un si grand rôle dans la mortalité constatée à la suite d'une série d'opérations, particulièrement à la suite des laparotomies, ont été considérées comme une sorte de privilège des deux anesthésiques en question. Or Mikulicz (1) a fait représenter graphiquement les résultats de ses expériences sur ce sujet. Avant qu'il eût mis en usage l'anesthésie par infiltration de Schleich, il était aussi d'avis qu'une grande partie de ces pneumonies devaient être attribuées à la narcose. Le tableau ci-joint (fig. 141), repré-

(1) Mikulicz, *l. c.*

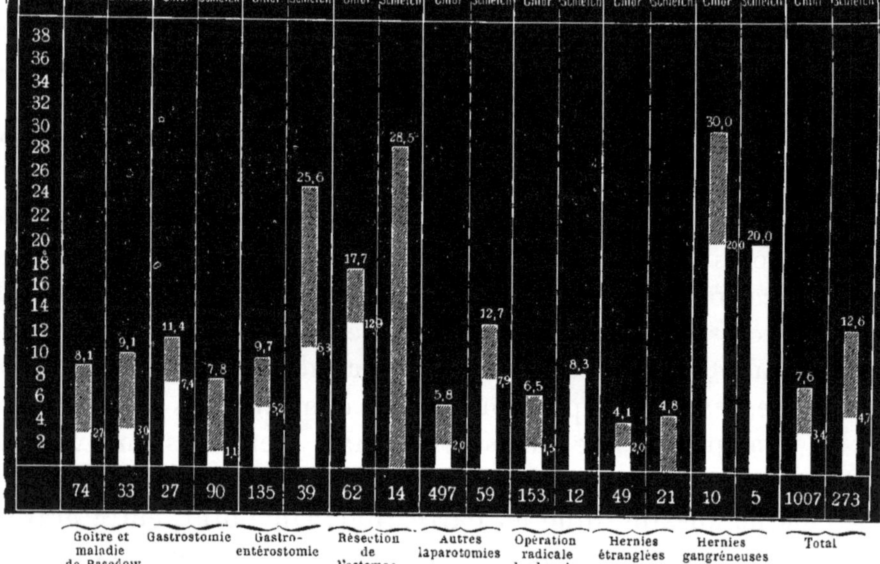

Fig. 141. — Les pneumonies à la suite de la narcose et de l'anesthésie de Schleich.

sentant la fréquence des pneumonies post-opératoires qu'il a observées, de 1896 à 1900, à la suite de l'opération du goitre avec ou sans Basedow et à la suite des opérations abdominales, y compris les hernies, montre bien cependant qu'il n'en est rien. Pour l'ensemble des opérations, la morbidité aussi bien que la mortalité par pneumonie *sont même notablement plus considérables à la suite de l'anesthésie de Schleich qu'à la suite de la narcose.* Quant à ce qui concerne chaque opération en particulier, les chiffres, dans les cas de goitre, sont à peu près les mêmes pour les deux modes d'anesthésie ; ils ne se montrent réellement en faveur de l'anesthésie locale que dans la gastrotomie ; ils sont considérablement plus défavorables dans la plupart des autres opérations abdominales. Mikulicz est loin cependant de prétendre que l'anesthésie de Schleich ait pour conséquence de favoriser la production de pneumonies post-opératoires dans les opérations en question ; il voudrait simplement tirer de l'inspection de ce tableau cette conclusion, que, *au point de vue du développement d'une pneumonie post-opératoire, il est indifférent que l'on fasse l'opération à l'aide de l'anesthésie locale ou de la narcose.*

Indications. — Il existe encore, en bien des endroits, contre l'anesthésie générale, certaines préventions, qui ne nous paraissent nullement justifiées. Il en résulte pour l'opérateur l'obligation directe de *fixer des indications précises*, non seulement pour son *intervention opératoire*, mais encore pour le *mode d'anesthésie* à employer, et de choisir, sans préjugé, la méthode d'anesthésie générale ou locale, qui lui paraît convenir le mieux au cas spécial qu'il a à traiter. Ce n'est que par ce moyen qu'il parviendra à éviter les dangers qu'entraîne nécessairement tout choix irrationnel du mode d'anesthésie, et qu'il pourra répondre à cette exigence de la chirurgie moderne, d'après laquelle toute opération doit être faite sans douleur : « L'acte opératoire n'a plus le droit d'être douloureux », a dit Lucas-Championnière, et ce principe doit toujours être notre règle de conduite.

Nous allons, après ces quelques considérations générales, passer en revue les diverses méthodes d'anesthésie locale, que nous étudierons dans l'ordre suivant :

1. Anesthésie locale *par compression ;*
2. Anesthésie locale *par le froid* ;
3. Anesthésie locale *par l'emploi de substances médicamenteuses.*

1. ANESTHESIE LOCALE PAR COMPRESSION

Historique. — On sait que, à la suite d'une compression exercée sur les nerfs sensibles, il se produit, dans la région où se répandent ces nerfs, une sensation de fourmillement et d'engourdissement pouvant aller jusqu'à la disparition complète de la sensibilité.

Ce fait bien connu a été autrefois utilisé dans le but de provoquer l'anesthésie locale.

Bum (1) raconte que, dès l'année 1676, une femme de Koburg fut amputée de la jambe à l'aide de cette méthode d'anesthésie. A cette occasion l'opérateur préconisa avec enthousiasme les bienfaits de la ligature, grâce à laquelle on pouvait empêcher, dit-il, la production des hémorrhagies ainsi que de la douleur. Tandis que les médecins présents considéraient le pied, déjà détaché, et que le chirurgien était occupé à faire le pansement, la femme demanda : « Le pied sera-t-il bientôt coupé ? », et c'est avec joie qu'elle apprit que l'opération était faite.

En 1784, James Moore conseilla de comprimer, à l'aide d'un tourniquet spécialement construit à cet effet, le membre destiné à être amputé, de manière à le rendre insensible grâce à une pression prolongée sur les gros troncs nerveux. Il fit, à l'aide de cette compression, sans provoquer, dit-il, aucune douleur, une amputation de la jambe. Mais, comme le fait remarquer Kappeler, cette absence de douleur peut d'autant moins être attribuée au procédé d'anesthésie employé, que le malade avait, avant l'opération, absorbé une certaine quantité d'opium.

Bien que Hunter, Bell et quelques autres médecins, eussent recommandé la méthode de Moore, elle ne trouva, dans la

(1) Bum, *Ueber lokale Anästhesierung*, Wien.

suite, aucun autre imitateur. Juvet, Theden et Liégard conseillèrent, au lieu de la compression nerveuse, la *ligature du membre* ou *son enveloppement forcé*. Liégard prétend avoir, dans plusieurs cas, au moyen de l'application d'une bande fortement serrée au-dessus des malléoles, pratiqué sans douleur l'opération de l'ongle incarné. Kappeler, au contraire, contrôlant ces données, a enveloppé le pied de bandes élastiques, puis, pendant près de 30 minutes, exercé une forte compression au-dessus des malléoles à l'aide du tube d'Esmarch et de bandes de toile, sans avoir jamais vu se produire une anesthésie suffisante pour les plus petites opérations chirurgicales, sans même avoir obtenu l'insensibilité à l'action d'une piqûre d'aiguille un peu profonde.

Outre que cette méthode par compression n'est applicable qu'aux extrémités et ne donne lieu tout au plus qu'à une insensibilité plus ou moins étendue de la peau, mais nullement des parties plus profondément situées, elle est encore douloureuse, plus douloureuse même que beaucoup de petites opérations, et, de plus, elle n'est pas toujours sans danger, parce que la compression de nerfs moteurs et de vaisseaux ne peut pas toujours être évitée. Les effets d'une compression plus ou moins prolongée sur les troncs nerveux moteurs, résultant de l'usage des béquilles, les paralysies survenant brusquement à la suite des luxations de l'épaule, sont des faits bien connus et non moins redoutés que le gonflement douloureux des membres par suite de la compression des vaisseaux.

Nous sommes donc parfaitement d'accord avec Kappeler, quand il dit que la compression, en tant que procédé d'anesthésie locale dans les opérations, n'a jamais pu être admise en chirurgie, et qu'elle ne peut plus être étudiée aujourd'hui qu'à un point de vue purement historique.

Nous mentionnerons enfin, comme ayant un intérêt général, ce fait, à savoir que, d'après Steiner (1), les naturels de l'île de Java, ainsi que les insulaires de Madura et de Banka, provoquent, au moyen de la *compression des carotides*, un état d'engourdissement que les médecins du pays mettent à profit dans diverses interventions thérapeutiques.

(1) Steiner, *Archiv für Schiffs und Tropenhygiene.*

2. ANESTHÉSIE LOCALE PAR LE FROID

Le froid a pour effet de faire contracter les vaisseaux et, ainsi que l'a démontré Grützner, de ralentir les modifications moléculaires se produisant dans les nerfs. Le refroidissement des nerfs les rend, d'après Heizmann, non seulement inaptes à être excités, mais encore incapables de conduire une excitation.

Historique. — Cette action du froid a été déjà autrefois utilisée pour la production de l'anesthésie.

On connaît les expériences de J. D. Larrey, qui, après la bataille d'Eylau et, plus tard, pendant la campagne de Russie, a pu, dans plusieurs cas, faire ainsi des opérations sans douleur. On connaît notamment ce cas, dans lequel il amputa la cuisse à un jeune soldat appuyé contre un mur, pendant que le soldat tenait lui-même sa jambe et que ses camarades le protégeaient avec un manteau contre la chute de la neige.

Mais le froid n'est nullement un anesthésique agréable, il fait partie du groupe des anesthésiques douloureux, c'est-à-dire de ces agents qui ne développent leur action anesthésiante qu'à la suite d'une excitation douloureuse. Outre que les tissus exposés au froid ne peuvent sans danger être trop longtemps soumis à son action, cette action ne s'étend qu'à la surface, elle n'insensibilise nullement les parties situées sous la peau. La production de l'insensibilité dépend beaucoup de l'état des tissus à anesthésier ; c'est ainsi que les tissus enflammés opposent à l'action du froid une résistance plus grande que les tissus sains. Coste (1), de Marseille, a démontré que, sur les tissus sains, on peut provoquer l'anesthésie en 2 minutes, tandis que, sur les tissus enflammés, il faut 6 à 8 minutes, 10 minutes même, pour obtenir une anesthésie suffisante.

(1) Coste *in* Legrand, *l'Anesthésie locale en chirurgie générale*, Paris, 1900.

Le froid peut être, dans le but de produire l'anesthésie locale, employé sous deux formes principales :

1. Sous la forme de mélanges réfrigérants ;
2. Sous forme de pulvérisations de liquides volatils.

A. Anesthésie par mélanges réfrigérants.

James Arnott, de Brighton, a été le premier qui ait systématiquement provoqué l'insensibilité locale au moyen d'un mélange de *glace* et de *sel marin* (2 parties de glace + 1 partie de sel). La glace et le sel, finement mélangés, étaient introduits dans un sac de gaze, que l'on appliquait directement sur les parties à anesthésier. Après avoir fait quelques expériences en Angleterre, il vint chez Velpeau, à Paris, qui mit en usage cette méthode dans un cas d'ablation de la mamelle. Il fut constaté que la peau devenait bien réellement insensible, mais que les tissus profonds ne l'étaient nullement. Ad. Richard recommanda ensuite un mélange de parties égales de glace et de sel marin avec addition de sel ammoniaque. Il put, à l'aide de ce mélange, pratiquer sans douleur au bout de sept minutes, une désarticulation de doigt.

B. Anesthésie par pulvérisation de liquides.

Peu de temps après que l'on eut adopté l'anesthésie générale, l'éther ainsi que le chloroforme furent appliqués à l'extérieur sur les parties à anesthésier. Mais les expériences, faites par Simpson et Nunneley, ne donnèrent pas de résultats satisfaisants. Richardson, se basant sur les recherches de Richet et Giraldès, proposa son pulvérisateur à éther. Cet appareil n'a nullement besoin d'une description spéciale (voyez fig. 142). Nous ferons remarquer seulement que l'on doit toujours employer de l'éther tout à fait pur, l'alcool ou d'autres mélanges ayant pour effet de retarder ou même d'empêcher la production de l'insensibilité.

Technique. — La pulvérisation doit se faire rapidement ; si on la fait lentement, elle devient douloureuse. Il faut bien prendre garde, dans l'emploi de cette méthode, de même que dans celui de l'éther en général, d'opérer dans le voisinage d'une flamme.

On a proposé diverses modifications de cette pulvérisation

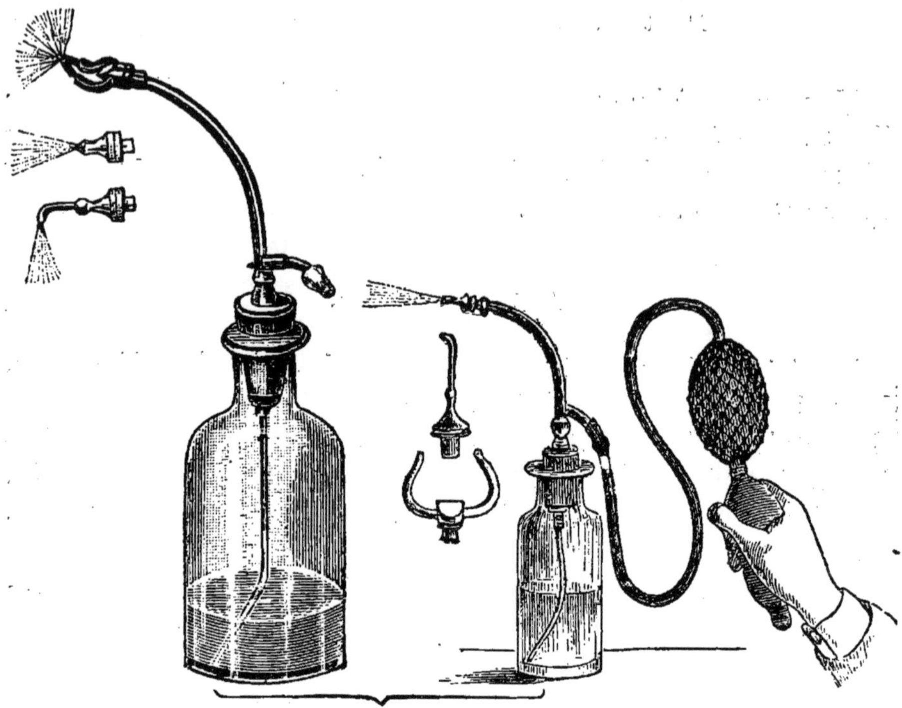

Fig. 142. — Pulvérisateur à éther de Richardson.

par l'éther ; telle est celle de Leclerc, qui place le pulvérisateur dans un mélange de sel marin et de glace et fait pulvériser, au bout de 15 minutes, l'éther ainsi refroidi.

V. Lesser et Braatz ont proposé des appareils, dont le principe consiste à utiliser, pour produire l'anesthésie, non le spray d'éther, mais de petites caisses et des lames métalliques refroidies par ce spray.

Richardson lui-même a aussi proposé un mélange d'*éther et de phénol*. Par l'action de ce mélange, l'insensibilité cutanée se produit avant la congélation. On peut donc faire l'incision de la peau, et, en même temps que l'on pulvérise, diviser, sans provoquer de la douleur, les tissus plus profondément situés.

Cette méthode mérite d'être recommandée au point de vue de l'absence de la douleur ; mais elle a l'inconvénient d'exposer le malade au danger d'une intoxication par le phénol. Dobisch a recommandé, pour la pulvérisation, un mélange ayant la composition suivante :

Chloroforme	10
Ether	15
Menthol.	1

Nous avons fréquemment employé ce mélange. Il provoque, il est vrai, très rapidement l'insensibilité, mais il a l'inconvénient d'exercer une irritation très désagréable sur les yeux de l'opérateur et de son entourage.

A. Brométhyle.

Il a été aussi employé comme anesthésique local par Terrillon, Monod et Périer. Pulvérisé à l'aide de l'appareil de Richardson, il produit un froid tout à fait comparable à celui de l'éther. Mais la pulvérisation devra être très abondante et se faire de très près, c'est-à-dire, au maximum, à 10 cm. de la surface à anesthésier. L'avantage de cette méthode consiste en ce que l'on peut sans crainte opérer avec le thermocautère dans le voisinage des vapeurs.

B. Chlorure de méthyle.

Il a été employé comme anesthésique local, en l'année 1884, par Lallier, puis par Debove, et il a été recommandé spécialement dans le traitement de la sciatique et des névralgies opiniâtres.

C'est un gaz d'une odeur alliacée, peu soluble dans l'eau, très soluble, au contraire, dans l'alcool et dans l'éther. On le conserve comprimé dans des flacons métalliques. Mis en contact avec l'air, le liquide se vaporise immédiatement et détermine un abaissement de la température, qui peut descendre jusqu'à — 55°.

L'anesthésie provoquée par le chlorméthyle est plus rapide que celle produite par l'éther : la peau devient immédiatement blanche et dure, et, si l'action était prolongée, il pourrait survenir de la gangrène cutanée.

Debove a fait construire un appareil qui rend très commode l'emploi du chlorméthyle (fig. 143). Avant de s'en servir, on doit enduire de vaseline la surface à anesthésier, afin d'éviter la gangrène de la peau. Grâce à cette précaution, Terrier et Péraire ont toujours obtenu de très bons résultats de l'emploi du chlorure de méthyle.

Bailly, de Chambly a proposé, dans le but d'éviter les gangrènes cutanées, un mode spécial d'emploi du chlorméthyle (*stypage*) ; mais il faut pour cela un appareil assez compliqué. Nous renvoyons au livre de Péraire (1) le lecteur que cette question intéresse particulièrement.

Galippe compose un mélange de chlorure de méthyle et d'é-

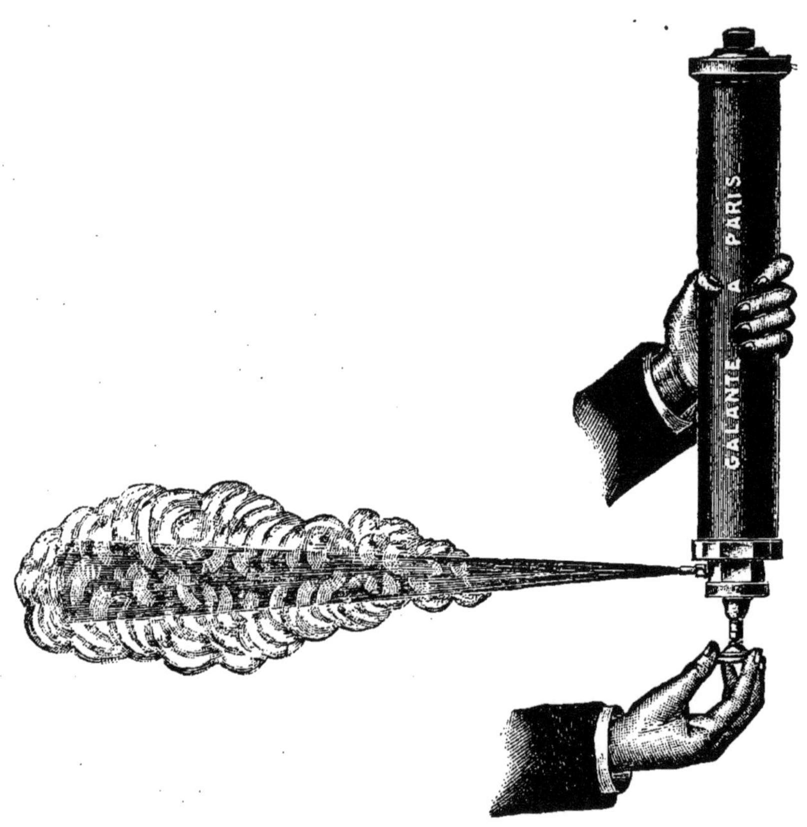

Fig. 143. — Pulvérisateur de Debove.

ther, et, à l'aide d'un tampon d'ouate ou d'un pinceau, il en touche les parties à anesthésier.

(1) Terrier et Péraire, *Manuel d'anesthésie chirurgicale*, Paris, 1894.

C. Chlorure d'éthyle.

C'est grâce à l'introduction du *chlorure d'éthyle* ou *kélène* que l'anesthésie locale par le froid est entrée dans une nouvelle phase.

Le chlorure d'éthyle a déjà été étudié à propos de l'anesthésie générale ; nous renvoyons donc à ce que nous avons déjà dit des propriétés chimiques de cette substance.

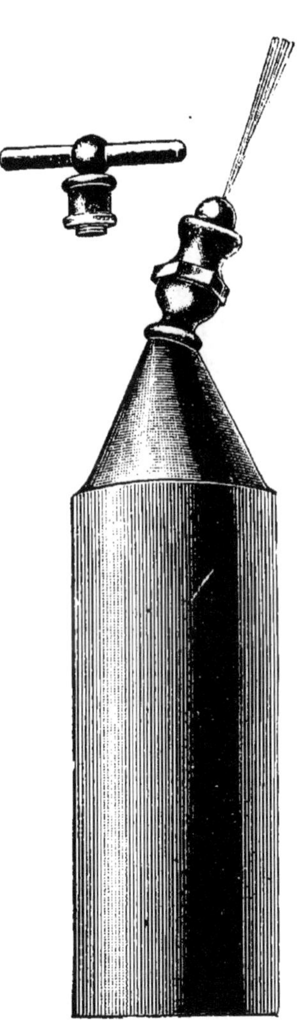

Fig. 144. — Flacon de Bengué pour le chlorure d'éthyle.

Mode d'emploi. — Redard le premier en a fait régulièrement l'essai à l'Ecole dentaire de Genève, et a été extrêmement satisfait des résultats qu'il en a obtenus dans les extractions de dents. Sur ses conseils, on s'est servi, pour le conserver, de tubes de verre, fermés au chalumeau ou au moyen d'un bouchon métallique ; ils sont fournis par la Société chimique des usines du Rhône, de Lyon et de Genève, qui les ont fait garantir légalement sous le nom de « *kélène* ». Actuellement, par suite de l'extension considérable de l'usage de ce produit, on le conserve dans des tubes de verre très maniables, gradués et pourvus d'une fermeture automatique (1).

Le Dr Bengué le conserve dans des flacons métalliques, ce qui a l'avantage de pouvoir tenir le flacon constamment plein et naturellement aussi l'avantage d'une moindre fragilité (fig. 144).

Technique. — On doit pulvériser à une distance de 15 à 20 cm. de la peau ou, mieux encore, on doit tenir le tube à une distance telle de la peau, que le jet de chlorure d'éthyle commence à se diviser en fines

(1) Voy. page 166, fig. 94.

particules. Chez les malades dont l'épiderme est très sensible, Redard conseille d'enduire de glycérine ou de vaseline, avant la pulvérisation, les parties de la peau qui doivent être anesthésiées. La peau ainsi traitée devient d'abord rouge puis blanche. Mais l'insensibilité peut aussi être déjà complète, alors que la peau n'a pas encore blanchi.

Applications chirurgicales. — Le chlorure d'éthyle ainsi employé a donné de très bons résultats dans les cas d'ouvertures d'abcès, de panaris, dans l'opération de l'ongle incarné, dans l'excision des athéromes, etc. Il s'est aussi montré avantageux contre les névralgies faciales, la sciatique. Nous nous en sommes réellement bien trouvé dans un cas de névralgie sus-orbitaire.

Inconvénients. — Le chlorure d'éthyle présente l'inconvénient d'être facilement inflammable, ce qui impose l'obligation de ne pas l'employer trop près d'une flamme. Il a encore l'inconvénient de porter atteinte, comme d'ailleurs toutes les autres méthodes par refroidissement, à la structure anatomique des tissus, de sorte qu'il devient difficile de distinguer dans la profondeur les couches qui doivent être disséquées ; cela, il est vrai, n'a pas grande importance dans les cas d'ouverture des abcès, des panaris.

Nous possédons néanmoins, dans le chlorure d'éthyle, l'agent qui permet d'obtenir le plus simplement et le mieux l'anesthésie locale par refroidissement, et dont l'usage s'est déjà tellement généralisé, que l'appareil de Richardson ne peut tarder à être relégué parmi les vieilleries de notre arsenal chirurgical.

La Société chimique des usines du Rhône a été la première qui ait combiné le chlorure d'éthyle (kélène) avec divers médicaments dont le kélène formait ainsi l'excipient ; elle fabrique des tubes au kélène-iodoforme, permettant d'appliquer directement l'iodoforme dans des trajets fistuleux, des tubes au kélène-cocaïne, kélène-menthol, morphine, etc., etc.

Dans le but de rendre l'anesthésie locale plus complète, Bardet a fait ajouter au kélène de la *cocaïne*, de *l'eucocaïne* en solution à 2-4 0/0. D'après les expériences de Bolognesi et de Touchard, cette combinaison s'est montrée très avantageuse. Il a été constaté en même temps que la kélène-cocaïne avait une *action analgésique plus puissante* que la kélène-eucaïne ; en outre, le champ opératoire saigne, à la suite de l'emploi de l'eucaïne, plus abondamment qu'à la suite de celui de la cocaïne ; la douleur consécutive est aussi plus intense. Ces résultats ont été également confirmés par Legrand. Après la pulvérisation on attend 5 à 6 minutes ; au bout de ce temps, la surface cutanée, siège de la pulvérisation, est recouverte d'un petit dépôt blanchâtre de cocaïne, *et l'on peut alors opérer.*

Il faut toujours quelques minutes pour obtenir une anesthésie suffisante au moyen du kélène. On a donc cherché à renforcer et en même temps à accélérer son action, en lui adjoignant le *chlorure de méthyle,* qui a simplement pour effet de faire baisser le point d'ébullition du kélène. Ainsi ont pris naissance le *coryl* de Joubert et l'*anesthyle* de Bengué.

D. Coryl.

Propriétés. — Le *coryl* est un mélange, à parties égales, de *chlorure d'éthyle* et de *chorure de méthyle.* Son point d'ébullition est à 0°.

Mode d'administration. — On l'administre au moyen d'un appareil spécial, le *coryleur* (fig. 145).

Dans la pratique de l'art dentaire on se sert de divers ajutages, présentant des courbures différentes suivant la position de la dent à extraire. Cet agent a été employé et recommandé notamment à Louvain par Daudois, puis par d'Argent et Sauvez en France.

Pour insensibiliser les parties profondes, Daudois a conseillé de combiner le coryl avec une injection sous-cutanée de cocaïne, procédé qui semble un peu trop compliqué !

E. Anesthyle.

Propriétés. — L'*anesthyle* est aussi un mélange de chlorure d'éthyle et de chlorure de méthyle (5 de chlorure d'éthyle et 1 de chlorure de méthyle). Bengué conserve ce mélange dans un réservoir métallique nickelé. L'*anesthyle* bout entre 0° et 2° ; le refroidissement est plus intense, se produit plus rapidement qu'avec le chlorure d'éthyle pur.

L'*anesthol* (Dr Speier, Berlin) est aussi un mélange de chlorure d'éthyle et de chlorure de méthyle. Il bout à + 4° C. (fig. 146).

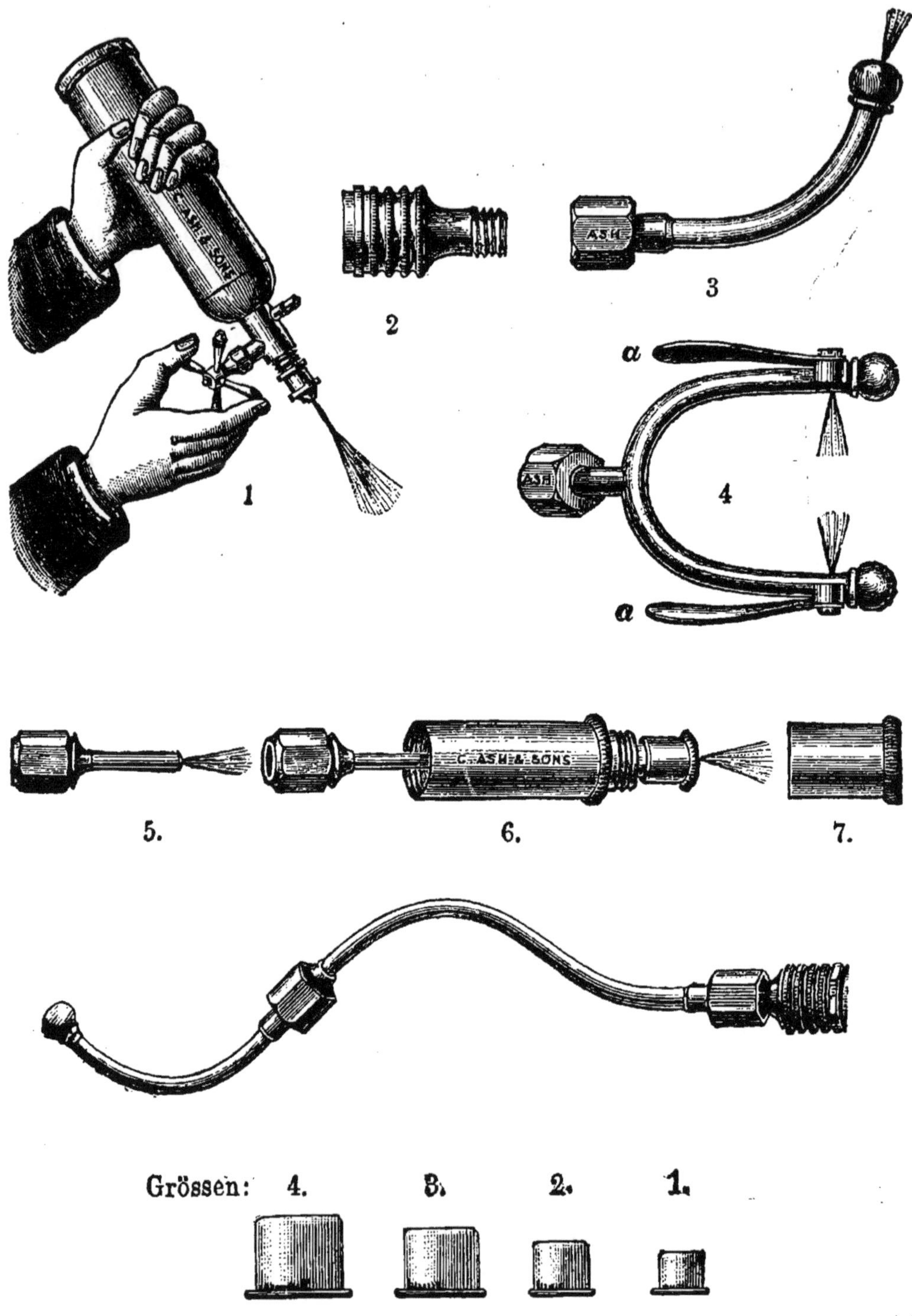

Fig. 145. — Coryleur.

F. **Métèthyle.**

Le *métèthyle* (1) du Dr Henning, de Berlin est composé de chlorure d'éthyle, d'une quantité moindre de chlorure de méthyle et de chloroforme, et il entre en ébullition à 10° C. Il représente un liquide limpide, incolore, à réaction neutre. Il rappelle le chloroforme, il a une saveur douce et brûlante ; il se mêle avec l'éther, l'alcool et le chloroforme et brûle entièrement avec une flamme verdâtre.

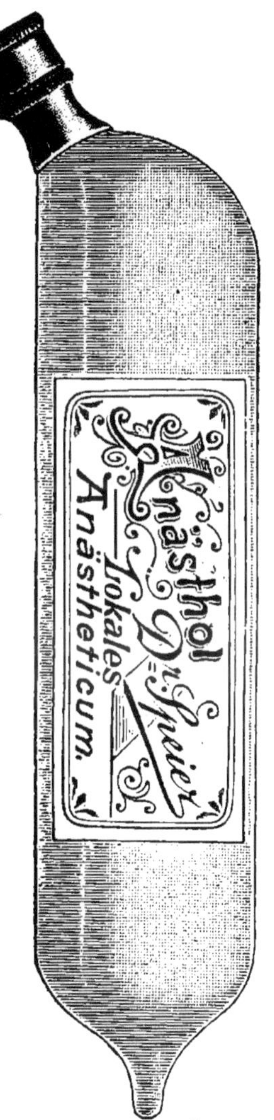

Fig. 146. — Tube pour anesthol.

G. **Acide carbonique, acide phénique.**

Parmi les autres procédés employés pour produire l'anesthésie locale par le froid, nous ferons encore mention des suivants :

L'emploi de l'*acide carbonique* (à l'état liquide et solide), d'après Wiesendenberg et Kümmel ; la combinaison de l'acide carbonique solide avec l'éther (d'après Sapelier) ;

L'emploi de l'*acide phénique* à 85 0/0 (d'après Squibb, Bell, Andrew) ;

Celui du *rhigolène* (d'après Richardson).

Mais aucun de ces procédés n'est parvenu jusqu'ici à se répandre beaucoup dans la pratique.

(1) Ostoja Lniski, *Ueber die neuen Anästhesierungsmethoden*, Posen, 1909.

3. ANESTHÉSIE LOCALE PAR L'EMPLOI DE MÉDICAMENTS

De tous les agents que l'on a employés jusqu'ici dans le but d'obtenir l'anesthésie locale, aucun n'a acquis une aussi grande importance, n'a exercé une influence aussi considérable dans les diverses méthodes d'anesthésie, que la *cocaïne* et ses *dérivés*. Il convient donc d'en placer l'étude en première ligne, tout en faisant remarquer que nous ne pouvons pas entrer ici dans les détails de l'étude chimique et physiologique de cette substance. Nous renvoyons à une de nos publications antérieures (1) le lecteur que cette question intéresse particulièrement.

A. Cocaïne.

Propriétés. — La *cocaïne* ($C^{17}H^{21}NO^{4}$) est l'alcaloïde contenu, dans le rapport de 2 à 7 0/00, dans les feuilles de coca (Erythroxylon coca).

Au point de vue chimique c'est une *méthylbenzoylekgonine*, et, ayant en cela une grande analogie avec l'atropine, elle se dédouble par l'action de l'acide chlorhydrique, en *ekgonine*, alcaloïde sans effet, et en *acide benzoïque*; il se produit, en outre, de l'alcool méthylique. De même que l'acide tropique et la tropine peuvent donner naissance à l'atropine, de même l'acide benzoïque et l'ekgonine peuvent reproduire la cocaïne.

L'ekgonine peut aussi se combiner avec d'autres éthers composés acides, tels que le *toluyl*, l'*isotropyl*, etc., pour donner naissance à des composés analogues à la cocaïne, et qui sont aussi contenus en partie dans les feuilles de coca.

(1) Dumont, *Ueber den gegenwärtigen Stand der Cocaïnanalgesie*, Wiesbaden, 1890.

La cocaïne est insoluble dans l'eau ; son *chlorhydrate*, au contraire, presque exclusivement employé pour l'anesthésie locale, est facilement soluble dans l'eau et dans l'alcool. Lorsque, dans les pages suivantes, nous disons simplement la cocaïne, c'est de son chlorhydrate que nous voulons parler. Ce sel se présente sous la forme de cristaux anhydres, incolores, inodores, translucides, dont la solution aqueuse ou alcoolique, a une réaction neutre. Son goût est amer, et il provoque sur la langue une insensibilité passagère.

Depuis longtemps connue, la cocaïne ne s'est répandue dans la pratique courante que depuis les travaux de Koller (1884), présentés au congrès ophtalmologique de Heidelberg.

Inconvénients. — L'emploi de la cocaïne à l'extérieur, sous forme de badigeonnages sur les plaies ou les muqueuses ou d'instillations dans l'œil, de même que son ingestion par la bouche ou son introduction par le rectum, sous forme de suppositoires, etc., n'avaient que rarement donné lieu à des accidents toxiques.

Mais il n'en a pas été de même de l'administration de ce médicament par la voie sous-cutanée. On employait autrefois, pour ces injections, des solutions cocaïniques à 1 0/0 jusqu'à 12 0/0, et il n'était pas rare de voir se produire des phénomènes d'empoisonnement, qui avaient même parfois la mort pour conséquence. Dans notre travail cité plus haut nous avions déjà, dès l'année 1890, fait mention de toute une série d'empoisonnements graves par la cocaïne et même de plusieurs cas de mort, et, bien que Reclus ne se fût pas montré disposé à les mettre sur le compte de la cocaïne, le temps ne nous a malheureusement que trop donné raison. Nous n'avons pas ici à examiner en détail tous ces cas ; qu'il nous suffise de dire que la cocaïne n'est nullement un corps indifférent et que, pour éviter les complications, on fera toujours bien de s'en tenir à l'emploi de doses aussi petites que possible. Tout récemment encore nous avons lu la relation d'expériences, qui mettent dans tout son jour la justesse de ce que nous venons de dire. Kaposi (1), dans une étude sur la narcose, met en garde contre l'emploi de la cocaïne chez les malades affaiblis, chez les femmes nerveuses et hystériques. Il a observé, chez une femme d'ailleurs bien por-

(1) Kaposi, *Chirurgie der Notfälle*, Wiesbaden, 1903.

tante, à la suite du *badigeonnage du pharynx* avec une solution à 5 0/0, l'anesthésie s'étant déjà produite, de graves spasmes pharyngiens, avec sensation d'étouffement, dyspnée intense, angoisse et excitation très vives, qui persistèrent pendant plusieurs heures. Il a vu un cas de mort subite se produire à la suite de l'injection de 3 à 4 cm³ d'une solution à 2 0/0 dans le canal de l'urètre. Quelques minutes après l'injection, le malade présenta de la cyanose, tomba dans le collapsus, fut pris de spasmes généralisés, qui aboutirent à l'arrêt du cœur. Rien ne put le ramener à la vie.

Plusieurs ont voulu attribuer ces accidents fâcheux à une méconnaissance du dosage et à une technique défectueuse. Mais nous trouvons ici, comme à la suite de l'emploi du chloroforme, des cas, qui, malgré toutes les mesures de prudence, se sont terminés malheureusement. Les symptômes de l'empoisonnement par la cocaïne sont, au début, ceux du *rétrécissement vasculaire* : angoisse, oppression, pâleur de la face et, plus tard seulement, convulsions, pouvant conduire à un arrêt du cœur.

Pour combattre ces accidents, on a recommandé l'emploi du *nitrite d'amyle* ; mais Dastre fait remarquer avec raison que cet agent, que l'on fait inhaler par gouttes, n'est pas, à proprement parler, un antagoniste de la cocaïne. La cocaïne agit sur les vaso-constricteurs, tandis que le nitrite d'amyle exerce son influence sur les vaso-dilatateurs. L'action de ces deux agents n'est pas antagoniste ; elle est équivalente, exerçant des fonctions opposées. Il serait donc dangereux d'employer d'une manière prolongée un agent qui, par son action sur les vaso-dilatateurs, peut favoriser directement ou indirectement la contraction vasculaire et seconder ainsi l'action de la cocaïne, au lieu de la combattre.

Il n'existe, d'après Legrand, aucun véritable antagoniste de la cocaïne ; les narcotiques, spécialement le chloral, recommandé par Mosso, la morphine, recommandée par divers auteurs, ne peuvent pas être considérés comme tels.

Le meilleur traitement à opposer aux accidents d'intoxication par la cocaïne est le suivant :

1° Le malade sera immédiatement couché dans la position horizontale, la tête légèrement inclinée en arrière ;

2° On aspergera d'eau froide la face et la poitrine ;

3° On fera prendre au malade du café avec du rhum ou du cognac ;

4° On injectera sous la peau de la caféine ou de l'éther ;

5° On fera des frictions énergiques sur toute la surface du corps ;

6° Si la respiration devient faible, on aura recours immédiatement à la respiration artificielle, et l'on devra continuer à surveiller les mouvements respiratoires, car il n'est pas rare, la respiration ayant été rétablie, de la voir de nouveau brusquement s'arrêter.

C'est ainsi que Legrand, chez un médecin morphinomane, qui s'était injecté 1 gr. de cocaïne sous la peau, fut obligé de continuer la respiration artificielle, avec des intervalles variables, depuis 10 heures du soir jusqu'à 3 heures du matin.

Schleich (1) considère comme particulièrement efficace l'emploi du *validol camphré (menthol camphré)*, recommandé par Schwersenski, et que l'on fait prendre en pralinés ou à la dose de 5 à 10 gouttes sur du sucre. Sous son influence, le pouls, un peu accéléré et déprimé, n'a pas tardé à se ralentir et à devenir plus plein.

Mode d'emploi. — On emploie, pour l'anesthésie locale, la cocaïne en solution aqueuse, pour instillations dans l'œil (1-5 0/0), pour badigeonnage des muqueuses (5 et 10 à 20 0/0), et, en outre, sous forme d'injections. Il faut toujours veiller à ce que les solutions employées soient aussi fraîches que possible, parce que la cocaïne se décompose facilement et peut, notamment dans l'œil, exercer une action irritante. Il ne faut pas oublier, en outre, *que la chaleur supprime les propriétés anesthésiantes de la cocaïne*, parce que la cocaïne se décompose alors en ekgonine et alcaloïdes analogues tout à fait inactifs. Il est donc tout à fait irrationnel de *faire bouillir* les solutions cocaïniques ; il l'est aussi de traiter par le thermocautère les tissus cocaïnisés.

Pour injecter la cocaïne, le mieux est de se servir de seringues faciles à manier, pouvant facilement être nettoyées par l'ébullition et pourvues d'un ajutage tel qu'il puisse aisément se détacher, adapté, par conséquent, à la seringue au moyen de la fermeture à baïonnette ou par tout autre mécanisme. Quelques ajutages doivent présenter des courbures variées, permettant de

(1) Schleich, *Ueber lokale Anästhesie* (*Deutsche Klinik*, 1901).

mieux atteindre certaines parties du corps. Il est avantageux aussi, pour vaincre la résistance que l'on trouve dans certains tissus raidis, d'avoir une seringue, dont le piston se meut au

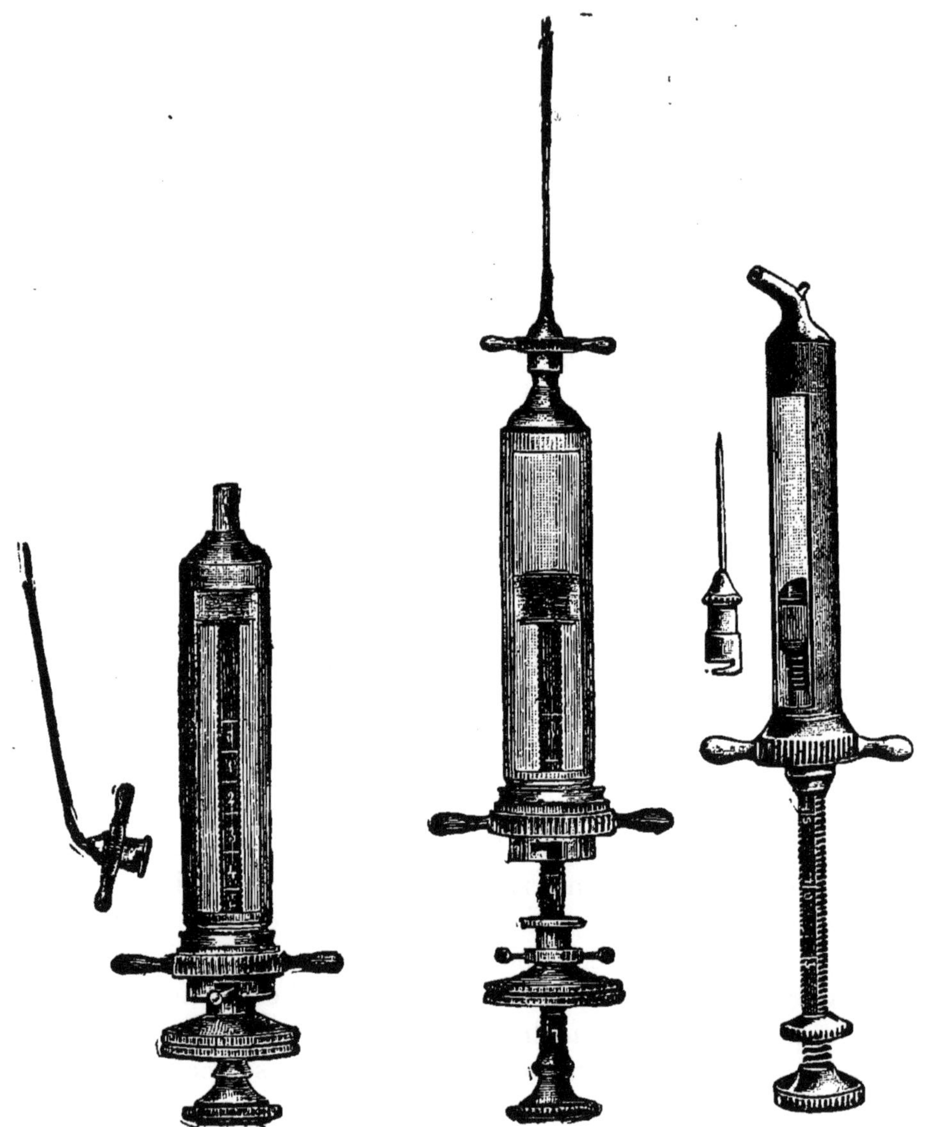

Fig. 147. — Seringue de Braun.

Fig. 148. — Seringue de Braun chargée.

Fig. 149. — Seringue de Hackenbruch.

moyen d'une vis. Braun (1) a fait construire une seringue de ce genre en deux grandeurs (de 10 à 15 cm^3 de capacité). Cette se-

(1) Braun, *Zentralblatt für Chirurgie*, 1897.

ringue, très solide, est en verre avec monture métallique ; elle a un piston en amiante, et elle peut être nettoyée par ébullition.

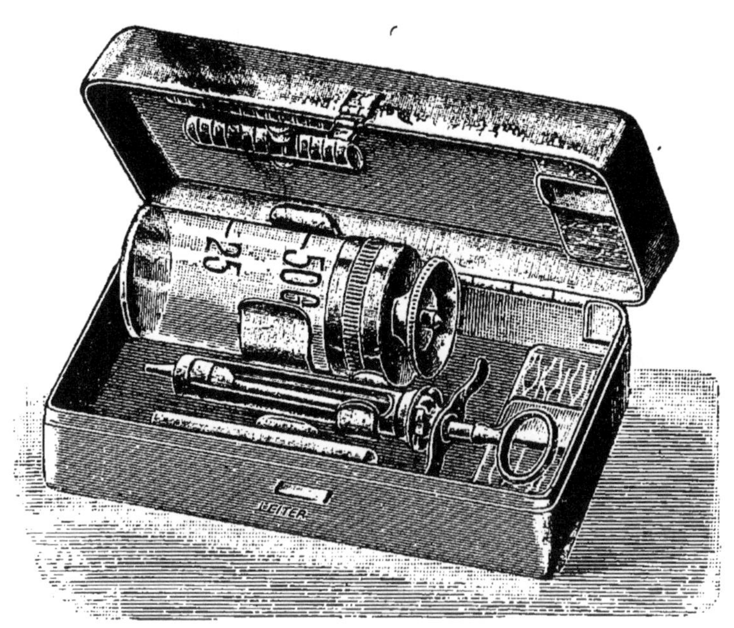

Fig. 150. — Trousse pour anesthésie de Schleich.

Les canules en sont vissées. Une lamelle de caoutchouc assure l'occlusion entre la canule et la seringue (fig. 147 et 148).

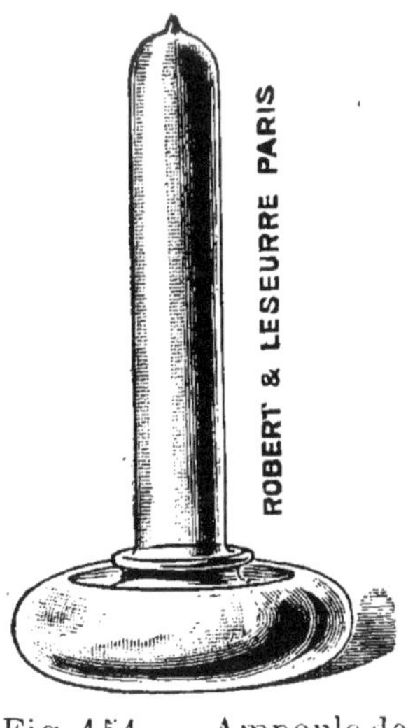

Fig. 151. — Ampoule de Robert et Leseurre.

Hackenbruch (1) se sert d'une autre seringue, modification de celle de Roux (fig. 149).

Schleich a proposé une trousse particulière pour anesthésie par infiltration, avec les seringues nécessaires (fig. 150).

Reclus emploie les seringues de Pravaz avec aiguilles très fines.

Il convient de toujours essayer sa seringue avant d'en faire usage. On peut considérer comme bonne toute seringue qui, l'orifice étant fermé avec le doigt, avant que l'on ait adapté la canule, résiste à la plus haute pression du piston, sans qu'il s'écoule la moindre goutte de liquide. Schleich conseille de faire subir cette

(1) Hackenbruch, *Ortliche Schmerzlorigkeit bei Operationen*, Wiesbaden, 1897.

épreuve à toutes les seringues et de n'accepter que celles qui supportent, sans écoulement de liquide, cette pression maxima. Il est encore indispensable, pour le bon fonctionnement des serin-

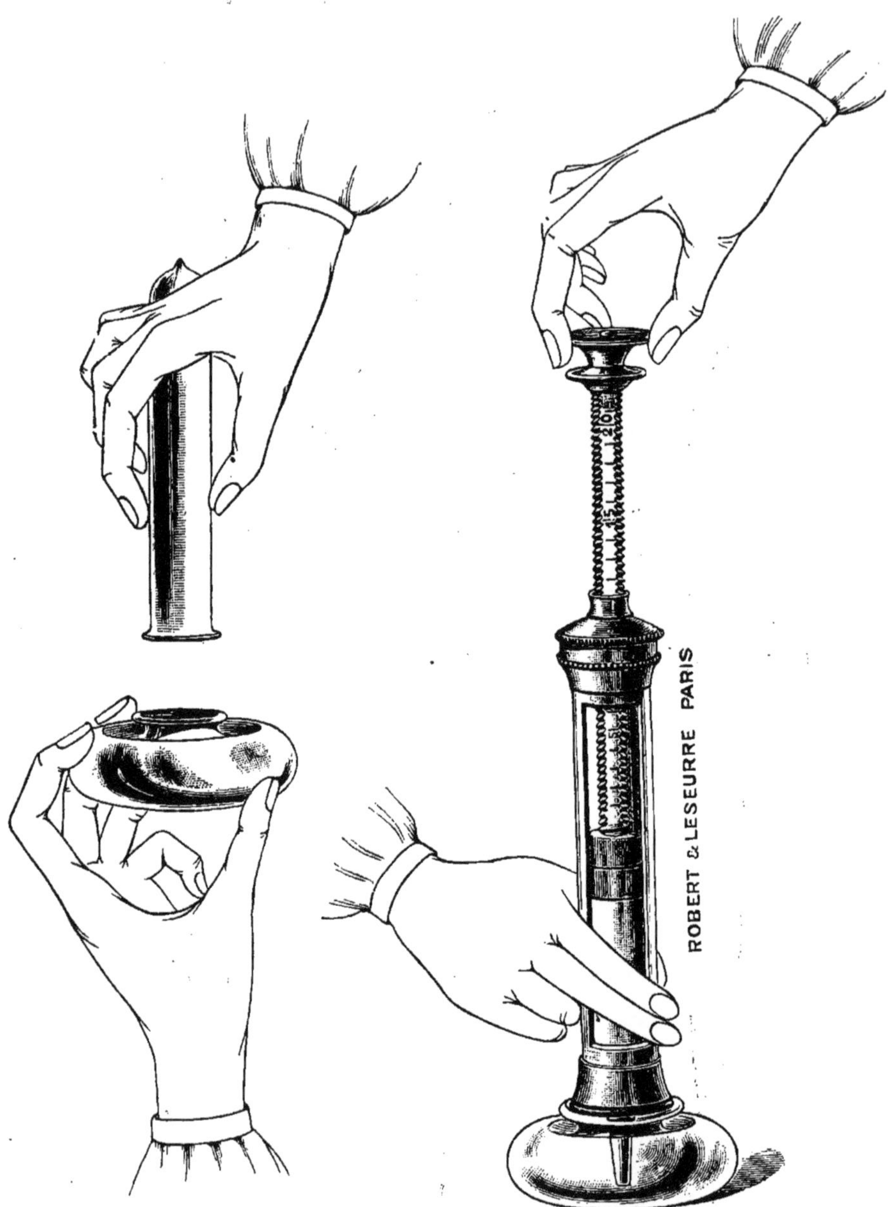

Fig. 152. — La même démontée.

Fig. 153. — La même avec la seringue de Pravaz qui aspire.

gues, de les remplir de liquide au moins une fois tous les deux ou trois jours, sans quoi le piston se sécherait et deviendrait

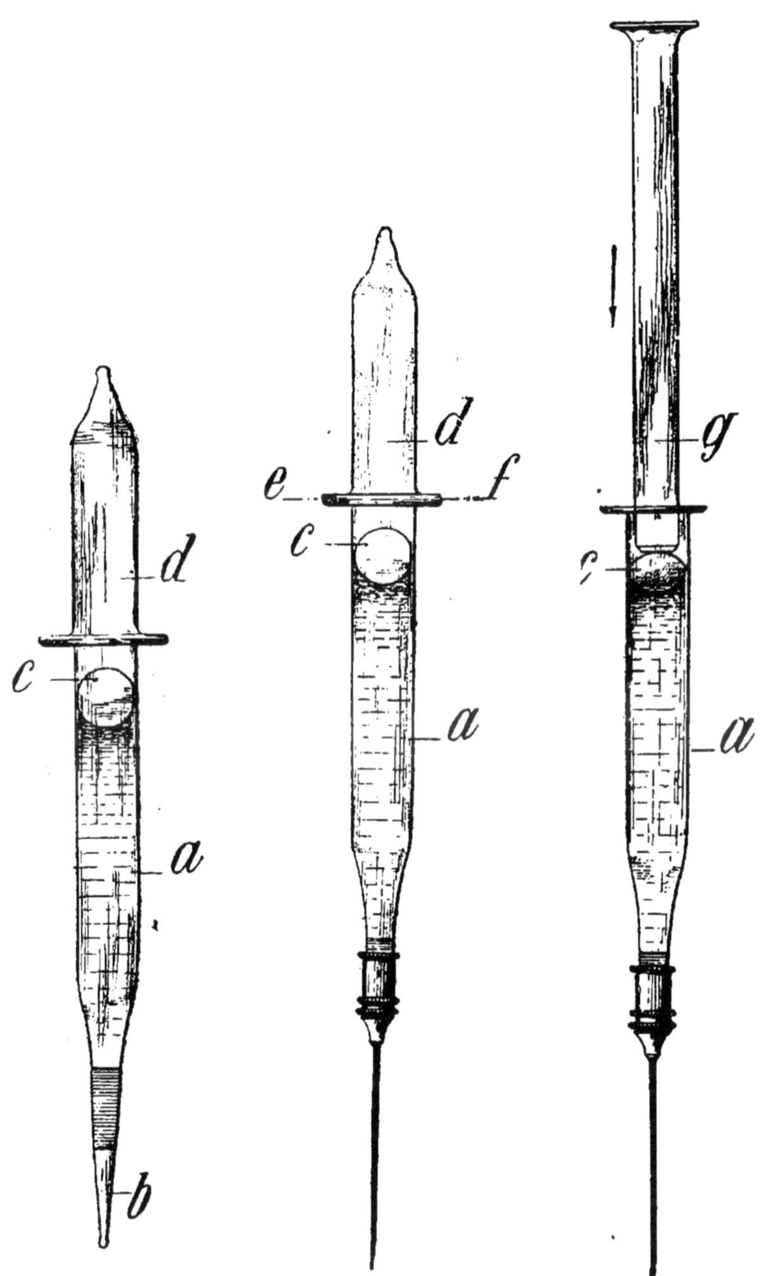

Fig. 154. — Tube de Robert et Leseurre.

Fig. 155. — Le même avec l'aiguille.

Fig. 156. — Le même avec le piston-mandrin poussant la boule.

facilement perméable. Ce n'est qu'avec de bons instruments que le travail peut bien marcher (Schleich).

[*Ampoules et tubes de Robert et Leseurre.* — Robert et Leseurre ont construit des modèles d'ampoules spéciales avec partie large renflée surmontée d'un tube cylindrique pour n'importe quel liquide anesthésique stérilisable. Il est facile de détacher de la partie renflée le tube cylindrique et l'on peut introduire ainsi aisément l'embout de la seringue de Pravaz, ce qui facilite singulièrement la montée du liquide (fig. 151, 152, 153).

Plus récemment, les mêmes fabricants ont imaginé un modèle de tubes qui peuvent s'adapter par une de leurs extrémités à un pavillon d'une aiguille ordinaire et qui renferment dans leur intérieur une petite boule de verre qu'un mandrin cylindrique en verre fait progresser jusqu'à l'aiguille, au fur et à mesure de l'expulsion du liquide (fig. 154, 155, 156).

C'est là une disposition simple et très ingénieuse qui élimine la seringue].

[*Ampoules pneumatiques à injection de Leclerc.* — Les figures 157, 158, 159, 160, assez explicatives par elles-mêmes, nous dispensent de toute description. Voici la technique de l'injection :

1° Flamber à l'alcool la petite ouverture qui se trouve au centre de la capsule, ainsi que les deux extrémités de l'aiguille (fig. 157).

2° Enfoncer la partie la moins longue de l'aiguille dans le bouchon en caoutchouc (par l'ouverture qui vient d'être flambée) jusqu'à ce que le bouchon soit presque entièrement traversé (retirer légèrement l'aiguille dans le cas où l'on traverserait le bouchon et avoir soin de tenir l'ampoule renversée, pour que le liquide recouvre toujours le bouchon) (fig. 158).

3° Piquer l'aiguille à l'endroit où l'on veut faire l'injection (fig. 159).

4° Maintenir fortement le disque D entre le pouce et l'index et enfoncer l'ampoule A, pour que l'aiguille achève de traverser le bouchon et permette au liquide sous pression de se répandre dans le tissu musculaire (fig. 160).

N. B. On pourrait également donner l'injection, en piquant d'abord l'aiguille dans le tissu musculaire, en maintenant fortement le disque D entre le pouce et l'index, et en enfonçant l'aiguille dans le bouchon.]

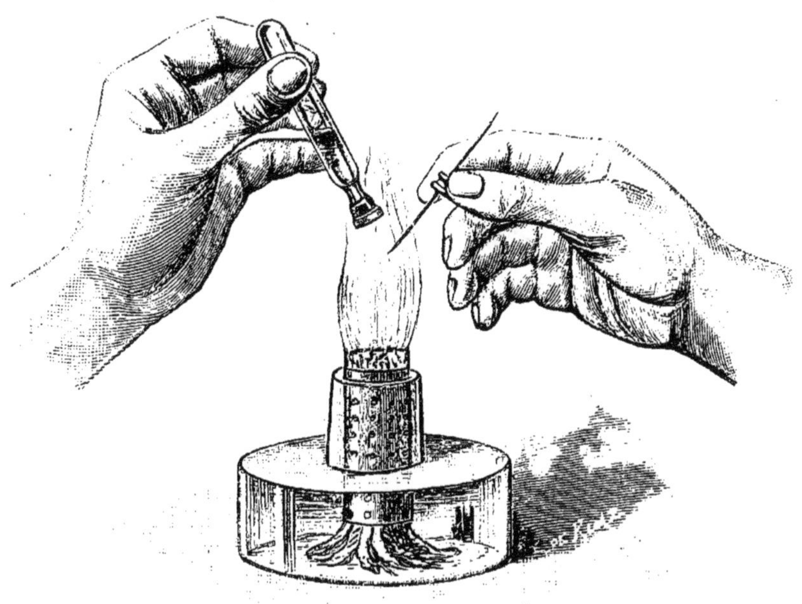

Fig. 157. — Flambage de la capsule et de l'aiguille.

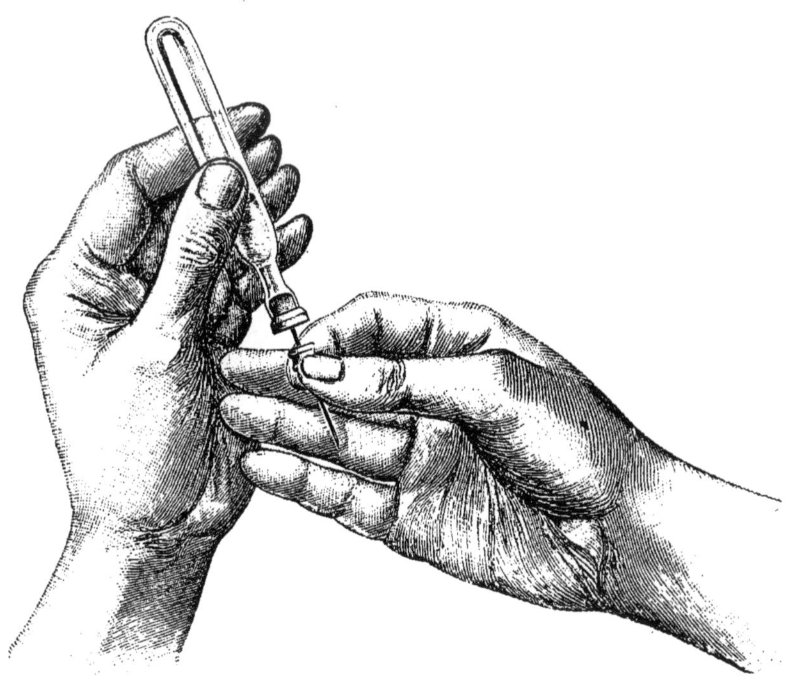

Fig. 158. — Perforation partielle du bouchon avec l'aiguille.

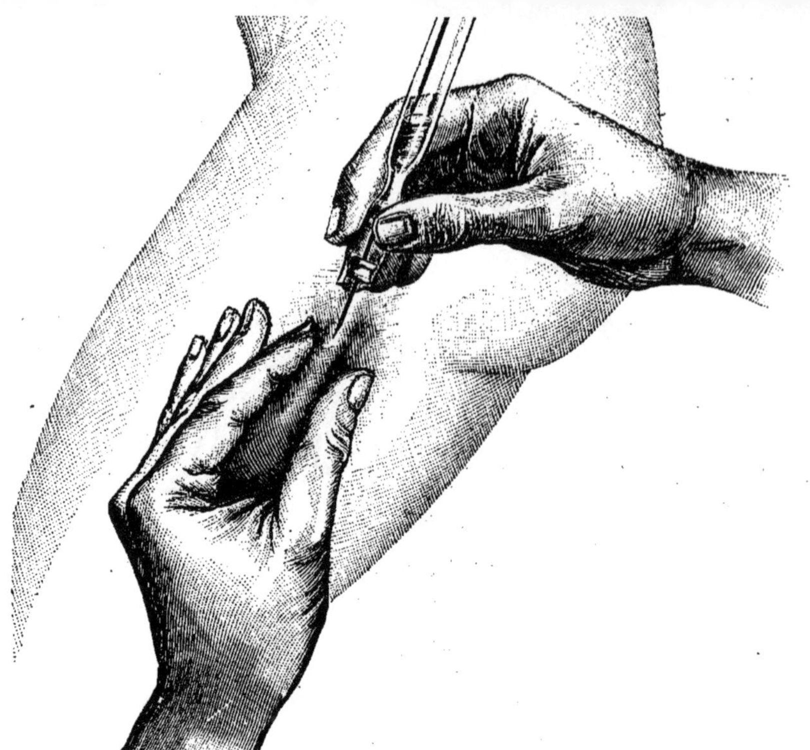

Fig. 159. — Mode d'introduction de l'aiguille.

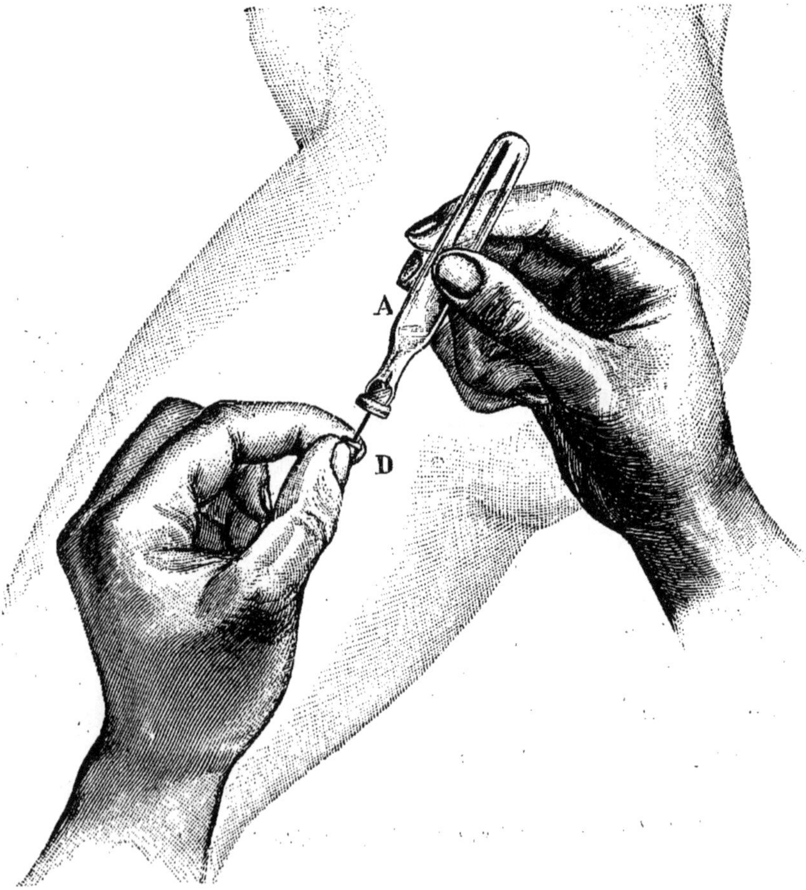

A

D

Passant maintenant à l'étude des diverses méthodes d'injection, nous parlerons d'abord de la plus ancienne, de celle qui a été, en 1889, présentée par Reclus à la Société de chirurgie.

A. *Méthode de Reclus (Méthode intracutanée ou française; anesthésie indirecte par infiltration de Braun).*

Technique. — Reclus fait coucher sur le dos tout malade chez lequel il doit pratiquer une injection de cocaïne ; il veut prévenir ainsi une syncope, qui pourrait survenir par suite du rétrécissement vasculaire. Depuis qu'il a adopté cette règle comme un élément de sa méthode, il n'a plus observé de complications à la suite des injections de cocaïne à la *tête*, tandis que ces complications ne lui étaient pas épargnées autrefois, à lui pas plus qu'à ses confrères! Il n'est pas besoin que le malade soit préparé à l'opération par la diète ; il est préférable, au contraire qu'il ait pris quelque chose un peu auparavant. Il peut même avoir à côté de lui une tasse de café ou un verre de liqueur, qu'il pourra boire pendant l'opération. Une fois opéré, il devra rester deux à trois heures couché sur le dos, s'il a eu à subir une opération importante. A la suite des petites opérations, telles que ouverture d'abcès, excision d'athéromes, etc., vingt minutes suffiront. Le malade, qui a subi une opération importante, ne devra pas se lever avant d'avoir pris un peu de nourriture.

Quant à la dose de cocaïne, *la solution à 1 0/0 est la seule dont Reclus fasse usage*. Elle ne doit jamais être préparée depuis plus de huit jours; plus elle est récente, plus elle est active. Legrand a démontré que, avec une solution *vieille de six mois*, l'anesthésie obtenue durait à peine 12 minutes, tandis que la même solution à l'état frais avait déterminé une anesthésie de 52 minutes.

La détermination de la dose maxima de cocaïne a été établie par Gabriel Pouchet (1). La sensibilité à l'action de la cocaïne dépend, chez les animaux à sang chaud, de deux facteurs : de la *température intérieure* et, surtout, du *développement du système nerveux central*. Plus la température normale est élevée et plus est perfectionné le système nerveux de l'animal auquel on injecte la cocaïne, plus l'animal est sensible à l'intoxication et plus les convulsions sont rapides et énergiques. En d'autres termes, la quantité nécessaire pour provoquer des convulsions est d'autant plus petite que la masse cérébrale de l'animal, et,

(1) G. Pouchet, *Leçons professées à la Faculté de médecine*, Paris, 1899.

peut-être aussi de l'homme, est plus considérable. La dose mortelle est très rapprochée de la dose convulsive.

Le tableau de Pouchet sur la dose convulsivante de chlorhydrate de cocaïne met bien en relief ce que nous venons de dire ;

Animal.	Poids du cerveau par kil. d'animal	Dose convulsivante en grammes
Lapin	4gr	0gr180
Cochon d'Inde	7	0 070
Pigeon	8	0 060
Chien	9	0 020
Singe	18	0 013
Homme	35	0 002-0,003

Ce tableau montre bien que la dose convulsivante, chez un lapin, dont le cerveau pèse 4 gr., est de 180 mgr. On voit que cette dose devient d'autant plus petite, que le poids du cerveau, par kilogr. d'animal, devient plus grand. Chez l'homme, cette dose varie de 2 à 3 milligr. Si donc on administre, en une fois et sous une forme un peu concentrée, 0 gr. 2, c'est-à-dire 200 milligr. (calculés sur un poids de 100 kilogr.), nous aurons sûrement atteint une dose convulsivante, bien que non directement mortelle. Mais il ne faut pas oublier qu'entre la dose convulsivante et la dose mortelle il n'existe qu'une zone très étroite. Ainsi, chez le chien, la dose convulsivante est de 2 milligr. par kilogr. d'animal, et la dose mortelle est de 3 à 5 milligr.

[Nous avons eu nous-même l'occasion de chercher chez le chien et par *voie rétro-bulbaire* la détermination des divers équivalents de la cocaïne et nous sommes arrivé aux chiffres suivants (1) :

	par kilogramme d'animal
Equivalent inefficace	de 0mg 1
— anesthésique (du train antérieur seulement et sans paralysie)	de 0mg2 à 0mg5
— paralytique avec anesthésie.	de 1mg à 4mg
— toxique mais non mortel.	de 4mg à 7mg
— mortel, même en pratiquant la respiration artificielle	de 8mg

(1) Cathelin, *Archives de médecine expérimentale*, mars 1902, p. 257.

De ce tableau et de l'ensemble de nos expériences nous pouvons formuler les conclusions suivantes :

1o L'injection de cocaïne à dose mortelle au niveau du bulbe est représentée par un équivalent très inférieur à celui de la cocaïne injectée dans le cul-de-sac lombaire, puisque la même quantité, qui dans le premier cas est toxique, ne donne aucun phénomène grave dans le second.

2o Les chiffres ainsi obtenus sont très inférieurs à ceux obtenus par injection sous-cutanée ou veineuse. Ils montrent que la voie sous-arachnoïdienne rétro-bulbaire est *3 fois* plus dangereuse et plus grave que la voie veineuse et *6 fois* plus que la voie sous-cutanée.

3o A dose même toxique, l'injection directe sous-arachnoïdienne rétro-bulbaire de cocaïne donne de l'anesthésie du train antérieur seulement, sans anesthésie du train postérieur.

4o Les zones anesthésiques, de même que pour les zones inférieures, après injection lombaire, ne présentent pas le type métamérique.

5o Les injections répétées au niveau du bulbe, à deux ou trois jours d'intervalle, n'amènent pas la mort de l'animal (à injections successives) : on ne constate qu'un état d'amaigrissement marqué et un tremblement de tout le corps.

6o La méthode de choix pour suspendre passagèrement sans lésions à distance et sans troubles tardifs, l'action des noyaux bulbaires sous-jacents par la cocaïnisation locale est la ponction directe à travers l'espace interatloido-occipital, d'après la technique que nous avons décrite. »]

La dose de 0 gr. 2, injectée, chez l'homme, en une fois ou à de courts intervalles, est donc indubitablement une dose toxique, et son emploi engage à un haut degré la responsabilité du médecin.

La dose totale, pouvant être tolérée par l'organisme, dépend de la *concentration de la solution*. 10 centigrammes, dissous dans 2 ou 3 parties d'eau, sont beaucoup plus dangereux que 10 centigr. ou même 20 centigr. dissous dans 100 parties d'eau. Reclus a vu des doses de 0 gr. 10 à 0 gr. 15, des doses même de 0 gr. 20 pour 100, ne pas produire le moindre accident, tandis qu'il connaît sept cas dans lesquels 0 gr. 10, et même 0 gr. 05, donnèrent lieu à des phénomènes graves d'intoxication, parce qu'ils avaient été injectés en solution trop concentrée.

Dans quelques cas exceptionnels, il a employé 0 gr. 15 à 0 gr. 19, en solution à 1 0/0, sans observer aucune complication fâcheuse ; mais il conseille de s'abstenir d'injecter des quantités si considérables de cocaïne.

Ces injections doivent être *intracutanées*. A une des extrémités de l'incision à faire, on enfonce l'aiguille de la seringue pleine de la solution ; si la piqûre a été trop profonde et a pénétré dans le tissu cellulaire sous-cutané, on retire la pointe de manière à la ramener dans la peau, et on pousse légèrement le piston. Il se produit une petite boursouflure (Quaddel) blanche, et toute douleur cesse au niveau de l'injection. On pousse alors la seringue dans la direction de l'incision, en la vidant, de telle sorte que l'instrument, pénétrant en avant, rencontre des tissus déjà touchés par la cocaïne. On reconnaît que l'on se trouve dans la région intracutanée à la coloration blanche de la peau et à la résistance qu'éprouve la pointe de la seringue. Cette résistance cesse-t-elle tout à coup, c'est qu'on a été trop profondément, et l'on doit retirer un peu la seringue. Si l'aiguille est trop courte pour infiltrer toute l'étendue de l'incision, on la retire, on remplit de nouveau la seringue, après quoi on l'enfonce encore en deçà de la région infiltrée, et on continue à infiltrer jusqu'à l'extrémité de l'incision. Si l'on veut anesthésier non seulement la peau, mais encore, ce qui arrive le plus souvent, des couches plus profondes, on doit alors anesthésier *chaque couche en particulier*. S'agit-il, par exemple, de sectionner les tissus depuis la peau jusqu'à l'os, on devra faire une première infiltration pour la peau et le tissu cellulaire sous-cutané, puis une seconde infiltration pour l'aponévrose, une troisième pour les muscles, une quatrième pour l'os ; cette dernière devra être poussée sous le périoste, entre le périoste et l'os. Autrefois on attendait cinq minutes après l'injection, avant de prendre le couteau ; mais cette règle est considérée aujourd'hui comme superflue, et l'on peut opérer immédiatement après l'injection. On reconnaît très bien la ligne infiltrée, large environ de 1 cm., et, comme la cocaïne se diffuse très peu dans les tissus, son action se limite aux tissus touchés par la solution.

On a prétendu que la cocaïne n'agissait pas sur les *tissus enflammés*. Cela est inexact, ainsi que l'ont démontré Reclus et Braun ; une solution de cocaïne à 1 0/0, à la température des tissus enflammés, agit ici tout à fait bien. On commence à faire l'injection dans le tissu sain, et l'on atteint peu à peu le foyer de l'inflammation ; ici l'aiguille se heurte ordinairement à une assez grande résistance, qui ne peut être surmontée que par de bonnes seringues à traverses. Ici encore on devra considérer l'anesthésie comme obtenue, quand la rougeur des tissus enflammés a fait place à un œdème artificiel de couleur blanche.

Sphère d'emploi de cette méthode. — On peut la mettre en usage partout où l'on se trouve en présence d'opérations typiques et simples. On devrait toujours, d'après Reclus, pratiquer à l'aide de la cocaïne les simples laparotomies, ovariotomies, herniotomies, etc., et si, comme cela se présente de temps à autre, on rencontrait des cas moins simples, rien n'empêcherait alors d'avoir recours à la narcose générale, qui, faite avec le chloroforme, serait alors obtenue plus rapidement que dans les circonstances ordinaires ! Nous retrouvons encore ici l'association de l'anesthésie générale avec la cocaïnisation (1) !

Durée de l'anesthésie. — La durée de l'anesthésie obtenue au moyen de la méthode de Reclus est assez difficile à déterminer. D'après les expériences de Legrand, une solution de cocaïne à 1 0/0 peut produire une anesthésie de 40 *minutes* ; mais il a obtenu, avec la même dose, des anesthésies d'une durée de 50, 55 et même 70 minutes ; cela dépendrait de la qualité des produits. (On sait qu'un grand nombre de produits sont rendus impurs par la présence de l'isatropylcocaïne et autres alcaloïdes accessoires inactifs).

B. *Anesthésie par infiltration, de Schleich* (*Anesthésie directe par infiltration de Braun*).

Mode d'administration. — Quand on injecte dans la peau, au moyen d'une fine aiguille de Pravaz, 3 à 3 centigr. d'un liquide quelconque, on voit se produire ce qu'on a appelé une *boursouflure endermique* (*endermatische Quaddel*). Cette boursouflure est plus ou moins sensible suivant le liquide employé. Schleich a étudié l'influence des solutions plus ou moins concentrées sur la sensibilité d'une telle boursouflure endermique,

[(1) Pour l'emploi des anesthésiques locaux dans la chirurgie urinaire, voir Noguès in *Leçons cliniques sur les maladies des organes génito-urinaires* du professeur Guyon, 4e édition, t. III, p. 582. — Michon et Pasteau, Mémoire inédit déposé à l'Académie de médecine, janvier 1900.]

et ses recherches lui ont permis d'établir, entre autres, les faits importants ci-dessous (1) :

1° La solution chloruro-sodique physiologique a donné naissance, sans douleur, à une boursouflure, dont la sensibilité ne différait pas de celle de la peau non infiltrée.

2° L'eau distillée a donné lieu, avec une vive sensation de brûlure, à une boursouflure qui est devenue, au bout de quelques secondes, complètement insensible.

3° Une solution chloruro-sodique à 0,2 0/0 a occasionné, pendant l'infiltration, une très légère sensation de paresthésie, qui n'a pas tardé à devenir une anesthésie complète dans la zone de la boursouflure.

4° La cocaïne, même en solution étendue de 0,02 sur 100 d'eau distillée a donné naissance à une boursouflure complètement anesthésique, non précédée d'excitation douloureuse.

5° *L'activité de la cocaïne a été encore doublée par sa solution dans un milieu chloruro-sodique à 0,2 0/0, de sorte qu'avec une solution chloruro-sodique de cocaïne à 0,01 0/0 on a encore obtenu une anesthésie complète.*

6° Le chlorhydrate de morphine, en solution à 0,1 0/0 dans un mélange chloruro-sodique à 0,2 0/0, s'est montré un anesthésique local tout à fait net.

Ces faits expérimentaux, constamment confirmés par Schleich et ses élèves, constituent la base de son anesthésie par infiltration. *Ils démontrent clairement que le facteur spécial de l'anesthésie n'est pas nécessairement la cocaïne toxique, mais que le liquide lui-même, la solution chloruro-sodique à 0,2 0/0, participe d'une manière particulièrement intense à la production de l'anesthésie.*

Il suffisait, dans la pratique, d'ajouter à une solution chloruro-sodique à 0, 2 0/0 une quantité égale de cocaïne ou d'un nervin analogue, pour accentuer davantage l'effet pouvant être produit par l'injection dans un foyer pathologique. L'anesthésie locale entrait ainsi d'un coup dans une phase nouvelle ; le cercle de son emploi s'élargissait, car la minime quantité de cocaïne contenue dans les solutions à 0,01 0/0 permettait d'employer plusieurs centaines de grammes de ces solutions, avant que la dose maxima de 0 gr. 05 de cocaïne fût atteinte. Une so-

(1) Schleich, *Ueber lokale Anästhesie. Deutsche Klinik,* 1901.

lution dangereuse était devenue une solution indifférente, et des étendues bien plus vastes devenaient ainsi accessibles à l'intervention opératoire indolore. Ces faits permettaient, en outre, une adaptation individuelle de la solution à l'état d'hyperesthésie des parties. Ainsi furent admises dans la pratique, pour l'anesthésie par infiltration, trois solutions, parfaitement suffisantes pour cette adaptation individuelle. Dans le cours des expériences pratiques faites avec ces solutions, on dut naturellement adopter une technique toute particulière, dont il faut parfaitement se rendre maître, si l'on veut pouvoir agir avec chance de succès. La pratique permit encore de constater que, dans l'emploi de ces solutions, l'absorption suivait d'autres lois que dans celui des anciennes solutions plus fortes de cocaïne, de sorte que nous n'étions plus obligés de nous en tenir à la dose maxima de 0 gr. 05, pour injection directe, parce que l'expérience enseignait que des doses même de 0,1 à 0,3 de cocaïne, en solution si faible, pouvaient être employées sans qu'il se manifestât aucun signe d'intoxication ; car, d'abord, une bonne moitié de la quantité infiltrée s'écoule par la plaie, et, en second lieu, l'absorption de plusieurs centaines de grammes de liquide ne peut jamais se faire avec une rapidité telle, qu'il puisse en résulter une accumulation des effets produits. Là où l'infiltration a été faite le chirurgien ne tarde pas, en effet, à intervenir ; une partie du liquide est ainsi enlevée, et, des douzaines de grammes de liquide ayant été déposés dans une région tout à fait circonscrite, l'absorption finit par s'arrêter, parce que, après la section des parties infiltrées, il s'écoule sur la surface libre plus de liquide qu'il ne peut en être absorbé par le tissu environnant. Plusieurs causes se réunissent donc pour réduire considérablement, dans l'emploi de ces liquides d'infiltration, les chances d'intoxication possibles : 1° la dilution de la solution ; 2° la possibilité d'un écoulement rapide sur la surface de la plaie opératoire ; 3° l'épuisement des moyens d'absorption. Grâce à l'emploi de ces solutions nous sommes donc en état d'obtenir, sans danger d'intoxication, de bien plus vastes étendues d'anesthésie, en vue des interventions opératoires.

Technique de l'anesthésie par infiltration. — Considérant que l'absence de douleur est due à l'*agent dissolvant lui-même, et non à la substance toxique qui y est dissoute*, Schleich a proposé les diverses solutions qui devraient être employées d'après la sensibilité des tissus à infiltrer. Les solutions primitivement recommandées sont les suivantes :

LIQUIDE D'INFILTRATION :

I

FORT

Chlorhydr. de cocaïne . 0,2
Chlorhydr. de morphine. 0,025
Chlorure de sodium . . 0,2
Eau distillée jusqu'à 100,0
Stérilisez; ajoutez :
Acide phénique 5 0/0 2 gouttes.
M. S. A. Pour régions hyperesthésiées.

II

NORMAL

Chlorhydr. de cocaïne 0,1
Chlorhydr. morphine. 0,025
Chlor. sodium . . . 0,2
Eau distillée jusqu'à 100,0
Stérilisez; ajoutez :
Ac. phénique 5 0/0 2 gouttes.
M. S. A. Pour régions de sensibilité normale.

III

FAIBLE

Chlorhydr. de cocaïne. 0,01
Chlorhyd. de morphine 0,005
Chlorure de sodium . 0,2
Eau distillée jusqu'à 100,0
Stérilisez; ajoutez :
Ac. phénique 5 0/0 2 gouttes.

M. S. A. Pour anesthésie dans profondeurs plus insensibles et pour arriver à la dose maxima (0,072 de cocaïne).

Schleich a reconnu ensuite qu'il était plus commode de se servir d'une seule solution, de la solution dite normale (II), que l'on peut, à volonté, renforcer par une addition de *tropacocaïne* (par pincée) ou affaiblir par l'addition d'une solution chloruro-sodique à 0,2 0/0. Cela a l'avantage d'être plus simple et plus commode. On peut aussi sans inconvénient diminuer la dose de morphine, de telle sorte que, durant ces deux dernières années, Schleich s'est contenté de 0,005 de morphine sur 100,0. Troisièmement, on peut se dispenser d'ajouter de l'acide phénique, pourvu qu'on se fasse une loi de n'employer jamais que des solutions fraîches. La solution ne se maintient stérile tout au plus que pendant trois jours, et bien que, comme Schleich l'a constaté de la manière la plus exacte, les germes qui s'y développent ne soient pas de nature pathogène, il n'en répugne pas moins à nos principes de propreté de nous servir de solutions dans lesquelles nagent des filaments champignoneux. Dans le cas d'usage quotidien et assez étendu, on fera bien de tenir toujours prêt un demi-litre de la solution II et d'avoir en réserve de la tropacocaïne et 1 litre d'une solution chloruro-sodique à 0,2 0/0. Schleich verse alors environ 100 gr. du liquide dans une petite tasse stérilisée, il renforce ensuite, suivant le besoin, la solution en y faisant dissoudre une quantité de tropacocaïne pouvant tenir sur la pointe d'un couteau, ou bien il l'atténue en y ajoutant de la solution chloruro-sodique stérilisée dans des proportions pouvant aller jusqu'au décuple. Il est évident que, quand on approche de la limite de l'intoxication, limite qui, d'après ses expériences, peut être fixée entre 0,075 et 0,15 de cocaïne (il a été possible, dans plusieurs cas, de dépasser considérablement cette limite sans provoquer d'accidents toxiques), c'est-à-dire après l'emploi de 50 à 75 grammes environ de liquide, on doit se servir de solutions plus étendues, afin de rester aussi loin que possible de cette limite.

Quant au choix des seringues, nous renvoyons à ce que nous avons déjà dit au début de notre étude sur l'anesthésie par la cocaïne. Schleich regarde l'appareil de Moskowicz (1), de Vienne, comme constituant un progrès d'une réelle importance et permettant d'agir avec toute la perfection désirable dans les cas où les tissus sont mous et rapidement infiltrables, par exemple, dans une extirpation de goitre. La fig. 161 indique de la manière la plus simple en quoi consiste cet appareil. Le flacon, d'une capacité de 300 cm³, est rempli à moitié de la solution de cocaïne. Au moyen de quelques coups de piston d'une seringue ordinaire on provoque dans le flacon une élévation de la pression de l'air, qui a pour effet de chasser le liquide dans le tuyau *b* et l'embout *c*, pourvu d'un robinet à étrier et auquel on adapte l'aiguille à injection.

Le bouchon de caoutchouc, percé de deux ouvertures, est fortement fixé, au moyen d'une anse en fil d'archal, au col du flacon. La pression nécessaire pour l'infiltration a été trouvée empiriquement. Elle est produite par trois coups de piston d'une seringue ordinaire d'une capacité de 100 cm³, le robinet étant naturellement ouvert à chaque coup de piston et fermé pendant qu'on retire à soi le piston de la seringue.

(1) Moskowicz, *Zentralblatt für Chirurgie*, 1901.

Moskowicz a évité à dessein l'emploi d'une pompe à compres-

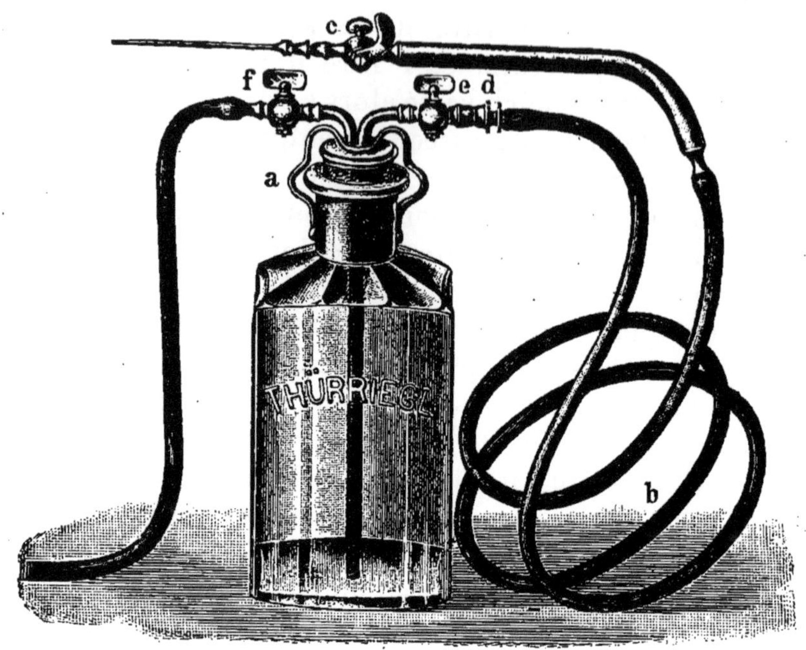

Fig. 161. — Appareil de Moskowicz.

sion avec soupapes, afin de rendre l'appareil aussi simple que possible. La pression ainsi obtenue s'élève environ à 1 atmosphère et demie. Il suffit d'avoir fait plusieurs fois fonctionner l'appareil pour reconnaître aisément, à la résistance que l'on éprouve, le moment où la pression a atteint la hauteur nécessaire. Le jet de l'eau, lancé hors le flacon ainsi rempli, s'élève environ à 2 mètres.

Le tuyau *b* a une longueur de 1 mètre et quart ; l'épaisseur des parois est de 2 millim. ; le diamètre intérieur est de 2 mm. 2/3. La haute pression de l'air ne le fait enfler que très peu ; il agit donc comme un réservoir à air. On a jugé incommode de se servir, à cause de leur peu de mobilité, de tuyaux ayant une épaisseur plus grande de paroi et ne cédant absolument pas à la pression de l'air. Sous l'action d'une pression de 2 atmosphères, le tuyau éclate et agit ainsi comme une soupape de sûreté ; mais il est bien difficile d'arriver à une telle pression au moyen de la seringue ordinaire. Le flacon résiste à une pression de 3 atmosphères.

Le bout *c* est la partie que l'opérateur doit tenir à la main. Il consiste en un tube intérieur étroit, qui, pour être rendu plus maniable, est entouré d'un tube extérieur comme d'un manchon. L'extrémité qui correspond au tuyau de caoutchouc est incurvée, ce qui permet à l'opérateur de tirer plus aisément sur ce tuyau. A l'extrémité opposée, à une distance convenable, est adapté un robinet à étrier, de sorte que, quand on prend à pleine main le bout *c*, le pouce peut aisément entourer l'étrier.

Le robinet peut facilement être enlevé, pour être nettoyé et huilé, ce qui sera de temps à autre nécessaire, cette partie de l'appareil devant être soumise à l'action de l'ébullition. Dans ce but, le tuyau *b* est fixé, en *d*, au tube *e* au moyen d'un écrou, dit de Hollande ; il peut donc, uni au bout *c*, être enlevé et être ensuite revissé hermétiquement. La canule n'a point de pas de vis, mais s'adapte simplement et exactement à l'extrémité du bout, sur lequel on la fixe par un mouvement de rotation.

Voici comment on se sert de cet appareil : avant l'opération, on remplit à moitié le flacon de la solution de Schleich, et au moyen de trois coups de piston d'une seringue ordinaire, on produit la pression nécessaire dans le flacon. On ferme alors le robinet *f*, et on enlève la seringue. On a cependant soumis à l'ébullition la partie *b* avec le bout *c* et les autres instruments.

Quand l'opération doit commencer, on visse le tuyau *b*, en *d*, au flacon, que l'on fera bien de fixer au moyen d'un crochet à la table d'opération, ce qui permettra de chauffer la solution de cocaïne à la température du corps.

On ouvre le robinet *e* ; le tuyau *b* avec le bout a été stérilisé et peut avec les autres instruments rester sur la table d'opération. Dans beaucoup de cas, il sera plus avantageux qu'un aide aseptisé tienne le flacon fixé par le crochet à une boutonnière et présente la poignée *c* à l'opérateur.

Technique. — La technique de l'opération est très simple : on enfonce l'aiguille, on ouvre avec le pouce le robinet *c* ; il se produit aussitôt une boursouflure, si la pression est suffisamment élevée. L'aiguille étant simplement poussée en avant, l'infiltrat s'étend sur un espace correspondant à la longueur de l'aiguille. On ferme alors le robinet, on retire l'aiguille, pour l'enfoncer à nouveau dans la direction voulue. On infiltre ainsi en très peu de temps une grande étendue de la peau. A mesure que l'on injecte le liquide, la pression baisse dans le flacon ; mais elle suffit toujours à vaincre la faible tension des couches de tissus plus profondes, devant être infiltrées dans le cours ultérieur de l'opération, de sorte que le flacon une fois chargé fonctionne jusqu'à complet épuisement du liquide. On peut d'ailleurs, au moyen d'un coup de piston de la seringue, à un moment où une infiltration n'est pas nécessaire, relever la pression dans le flacon.

Le fréquent changement de seringue a toujours été le point faible dans la technique de l'anesthésie par infiltration. Si l'on se sert de petites seringues de 1 gramme, qui sont les plus commodes à manier, on est obligé de les remplir fréquemment, tandis que des seringues plus grandes exigent une pression de la main d'autant plus forte que la seringue est plus grande, et cette pression très prolongée finit par être douloureuse.

Avec cet appareil on infiltre rapidement et facilement ; l'infiltration se fait donc plus à fond et avec d'autant plus de succès. Il faut donc espérer que, grâce à lui, l'anesthésie par infiltration se répandra de plus en plus, et que bien des chirurgiens, défavorablement impressionnés par l'obligation de remplir fréquemment la seringue, se décideront à tenter même de grandes opérations à l'aide de l'anesthésie locale.

[On pourra également se servir de la seringue automatique du Dr Arthur Strauss de Barmen (fig. 162). C'est une seringue munie d'une soupape qui aspire et d'une autre qui repousse. On la met en communication avec un irrigateur en verre, placé au mur ou sur une tablette à l'aide d'un tube en caoutchouc. La bouteille sert en même temps à conserver le liquide stérilisé. La seringue est tout en métal et facilement stérilisable (1). Le Dr Strauss se sert de cette seringue pour les injections épidurales.]

Mode d'administration. — Que l'on pratique l'infiltration avec la seringue ou avec l'appareil de Moskowicz, on devra toujours considérer comme une règle importante de *ne sectionner que là où l'on a œdématisé suffisamment, et de n'œdématiser que là où l'on doit sectionner.* On pratique, en général, trop timidement, d'après Schleich, cet œdème artificiel. « Gonflement de la peau et du tissu sous-cutané, pouvant presque aller jusqu'au volume du poing, telle est l'image que doit se

(1) A. Strauss, *Eine neue automatische Spritze für Infiltrationsanesthesie und andere zwecke. Deutsche medicinische Wochenschrift*, Krefeld, 1903, no 7.

représenter celui qui n'a pas encore vu pratiquer l'anesthésie de Schleich. La région infiltrée doit faire une saillie considé-

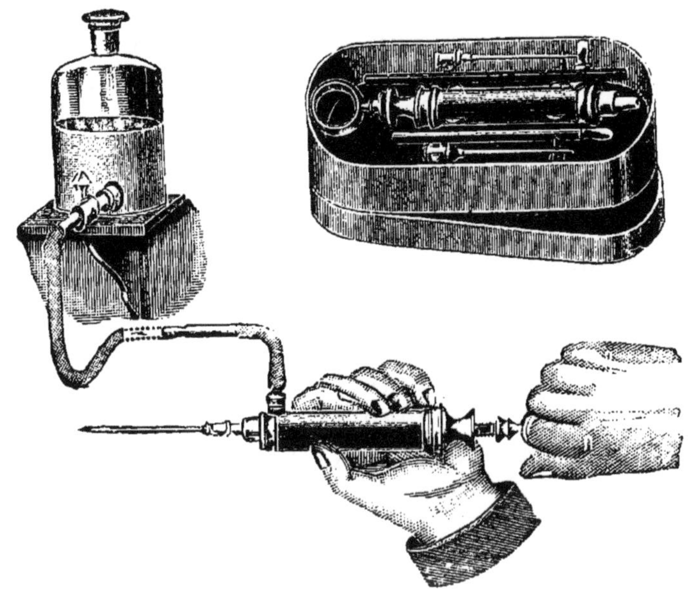

Fig. 162. — Seringue automatique du Dr A. Strauss.

rable au-dessus de la circonférence normale de la peau voisine et représenter une sorte de tumeur œdémateuse à large base. A la section, les tissus doivent apparaître gélatiniformes, filamenteux, laissant suinter du liquide comme un concombre ou un melon trop mûr. Celui qui a présent à l'esprit l'aspect qu'offre la surface de section de la peau sur le cadavre d'une personne morte d'une maladie de Bright extrêmement accentuée — anasarque κατ' ἐξοχήν — peut aisément se faire une idée de toutes ces mailles de tissus gorgées de liquide infiltré. Et l'on n'a nullement à craindre d'accroître ainsi le danger d'intoxication ; plus est grande la quantité de liquide suspendue dans les mailles des tissus, plus il s'en écoule quand on les sectionne, et la nutrition des parties n'en souffre nullement, alors même que leur volume est devenu décuple. Un pénis, une lèvre, un lobe de l'oreille, infiltrés, doivent prendre des formes véritablement éléphantiasiques, et l'infiltration transforme les tumeurs pendantes, telles que les hémorrhoïdes, les fibromes, les sarcomes, en masses souvent dix fois plus grandes, semblables à des concombres d'eau. La peau au-dessus de tels tissus devient mince comme du papier de soie et transparente comme du verre. Mais c'est là justement l'état qui détermine l'insensibilité la plus absolue aux endroits même les plus délicats, tels que la muqueuse anale, la peau du prépuce, le clitoris, les grandes lèvres. C'est sur les muqueuses que cet œdème artificiel atteint les plus grandes proportions. Ainsi les tumeurs urétrales peuvent prendre l'aspect de globes vitreux, la conjonctive et les gencives se soulever en bouffissures gélatiniformes, les lèvres se gonfler en bourrelets épais. La peau élastique, plus épaisse, offre naturellement une plus grande résistance à la production de cette intumescence ; mais ici encore, l'infiltration ayant été bien pratiquée, l'œdème atteint toujours un degré beaucoup plus haut que l'œdème pathologique. »

Pour rendre indolore la première piqûre de l'aiguille, Schleich emploie le *spray de chlorure d'éthyle*, et, faisant un pli à la peau, il pousse très lentement le tranchant de l'aiguille d'abord dans le groupe papillaire de la grosseur d'un pois, devenu blanc comme la neige. Quand le tranchant de la canule a pénétré dans la peau, il se forme, dans l'intérieur du derme la première boursouflure (Quaddel), qui s'élève au-dessus du niveau environnant comme la piqûre circonscrite, exsangue, d'un insecte. Sur les muqueuses on peut rendre indolore la première piqûre en les frottant avec quelques grains de tropacocaïne, suspendus à un tampon d'ouate humecté, enroulé autour d'une petite pince. Au niveau des parties sexuelles, à l'anus, dans le voisinage de l'œil, sur le mamelon; parfois aussi dans le creux axillaire et au cou, on ne doit employer qu'avec circonspection le jet de chlorure d'éthyle. L'éther provoque souvent alors de très fortes brûlures. On devra frictionner préalablement ces parties avec un peu de vaseline, ou bien on cherchera, en faisant coucher le patient sur le côté, dans les opérations du bubon, du phimosis, à éviter autant que possible l'écoulement de l'éther sur la peau, jusqu'à ce que l'on ait provoqué la première boursouflure d'infiltration.

On peut ensuite continuer à infiltrer dans une position quelconque. Mais si l'on veut se mettre à l'abri des syncopes, on devra se faire une loi de ne jamais opérer les malades assis. Une fois la boursouflure formée, on pourra, partant de là, œdématier à volonté le foyer pathologique.

La fig. 163 représente le mieux le processus de l'œdématisation d'après Schleich. En A on enfonce l'aiguille de Pravaz après anesthésie de la peau par le spray de chlorure d'éthyle. Devant la pointe de la canule prend naissance la boursouflure blanche, qui s'accroît à la périphérie. On lui donne, en pressant sur le piston de la seringue, l'étendue d'une pièce de cinquante centimes. On retire alors la pointe, et, dans le voisinage de la périphérie de la boursouflure, à l'intérieur de la région anesthésiée, à peu près en X, on l'enfonce de nouveau, et on ajoute une nouvelle boursouflure à la première. On retire encore la seringue et l'on fait une nouvelle piqûre en X^1, et ainsi de suite, toujours dans l'étendue de l'œdème cutané, dans sa zone périphérique, piqûres et boursouflures ainsi renouvelées suivant la direction et dans toute l'étendue de la section qu'on veut faire à la peau (X-X^7). On modifie la direction de l'infiltration en s'écartant de la ligne médiane (X^4), en faisant varier la direction des piqûres, c'est-à-dire en faisant décrire à la seringue une rotation latérale vers la droite ou vers la gauche. On peut ainsi provoquer successivement la formation de boursouflures suivant toutes les lignes, tous les angles, en ligne droite, à angles droit, obtus, aigu, depuis la longueur de quelques centimètres jusqu'à celle d'un pied. La chaîne des piqûres représente, en quelque sorte, la ligne ponctuée suivant laquelle doit être dirigée l'incision. Toute déviation latérale de cette ligne d'infiltration donne immédiatement lieu à de la douleur. Schleich a donné, pour l'infiltra-

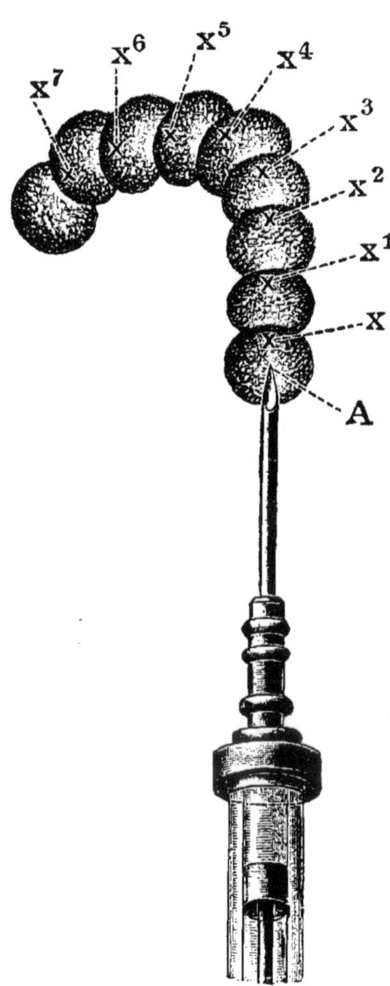

Fig. 163. — Formation de la première boursouflure d'après Schleich. A, endroit de l'anesthésie par le chlorure d'éthyle pour la première piqûre de la seringue de Pravaz.

tion dans les diverses interventions opératoires, des détails techniques, qui nous mèneraient ici trop loin et pour lesquels nous renvoyons le lecteur à l'original (1).

Faisons remarquer encore que les solutions de Schleich, notamment la solution II, employées dans un but d'*analgésie thérapeutique*, ont donné d'excellents résultats dans le traitement des névralgies périphériques avec points douloureux nettement sensibles à la pression. Dans un grand nombre de cas, elles ont été un moyen vraiment idéal de calmer et de supprimer même les névralgies les plus douloureuses. Ces résultats auraient été confirmés par Scharff, Bloch et Wittkowski. On peut encore, grâce à cette infiltration, rendre absolument indolores certaines injections s'accompagnant ordinairement de douleur (injections de gélatine, de paraffine liquide, de sublimé, etc.), ces injections, faites dans un but thérapeutique, n'étant plus ressenties par suite de l'anesthésie préalable du tissu sous-cutané. Schleich conseille enfin à ceux qui pratiquent l'anesthésie par infiltration de ne pas se borner obstinément à l'infiltration à tout prix. Il ne craint pas, en présence des difficultés que l'on rencontre parfois dans son exécution, de placer quelques instants le masque avec ses mélanges devant le visage du patient; dans les cas de panaris, de phlegmons, d'abcès, il suffit souvent, grâce à quelques inhalations, de détourner l'attention du malade, pour pouvoir, pendant ce temps, émousser entièrement la sensibilité exagérée due à la compression du liquide et le faire pénétrer en pleine tranquillité dans toute l'étendue de la région; on peut alors ôter le masque et opérer absolument sans douleur, le malade ayant toute sa connaissance.

Critiques. — Les idées de Schleich sur son anesthésie par infiltration ont été l'objet de nombreuses critiques. Tandis qu'il attribue l'action de ses mélanges surtout à des phénomènes physiques, particulièrement à l'ischémie déterminée par la pression du liquide et à la température de la solution, ne faisant jouer à la cocaïne et à la morphine qu'un rôle secondaire, d'autres observateurs ont émis une opinion entièrement opposée. C'est ainsi que Braun (2) et Heinze (3), par des expériences très approfondies, ont démontré que l'anémie des tissus, liée à l'infil-

(1) Schleich, *Schmerzlose Operationen*, Berlin.
(2) Braun, *Archiv für klinische chirurgie*, 57e vol., fasc. 2.
(3) Heinze, *Virchows Archiv*, vol. 153.

tration, et l'irritation mécanique des terminaisons nerveuses sensibles, ne sont d'aucune importance. Il est un fait qui montre bien que ces facteurs sont tout à fait indifférents ; c'est que l'on peut, avec une solution chloruro-sodique à 0,9 0/0, chauffée à la température du corps, infiltrer fortement de vastes étendues de tissus, *sans qu'il se produise le moindre trouble de la sensibilité*. Pour ces injections, les tissus devant être imbibés de quantités très abondantes de liquide, comme dans l'anémie d'infiltration de Schleich, on ne doit employer que des solutions *osmotiquement indifférentes*. C'est seulement ainsi que l'on évite les troubles résultant du gonflement ou du ratatinement des tissus, déterminés par l'injection du liquide. La tension osmotique d'une solution aqueuse se reconnaît le plus simplement à son *point de congélation*. Toutes les solutions aqueuses, qui ont le même point de congélation, ont aussi la même tension osmotique, sont, par conséquent, *isosmotiques* ou *isotoniques*. Osmotiquement indifférentes à l'égard des tissus humains sont les solutions qui ont le même point de congélation que les liquides normaux de l'organisme, sang et lymphe, transsudats et exsudats du corps humain. Elles ont toutes un point de congélation de 0°,55 environ au-dessous de zéro. Et une solution choruro-sodique à 0,9 0/0, une solution de sucre de canne à 9 0/0 environ, une solution de cocaïne à 5,8 0/0, ont le même point de congélation.

Si donc l'on a à injecter des solutions diluées de cocaïne, on doit, par l'addition d'une quantité convenable d'un sel chimiquement indifférent, tel que le sel marin ou le sucre, faire baisser à — 0°,55 le point de congélation de la solution et exclure ainsi le gonflement. On ne peut, en vue de l'anesthésie locale, qu'utiliser les effets spécifiques de substances pouvant être considérées comme anesthésiques, parce que seules elles sont en état de paralyser les nerfs sensibles, sans les exciter auparavant. *Isoler cette action spécifique, éliminer, et non, comme le pense Schleich, utiliser tous les effets accessoires physiques des solutions, tel est le principe de l'anesthésie par infiltration.* Abstraction faite des différences osmotiques de tension des solutions, il s'agit ici simplement de leur température. Elle n'influence jamais, il est vrai, la paralysie spécifique, ni dans un sens favorable, ni dans un sens défavorable ; mais toutes les fois que la température de ces solutions s'éloigne notablement de la température du corps, il en résulte une irritation des nerfs sensibles ; on doit donc exclure aussi cette irritation en employant des solutions chauffées à peu près à la température du corps. Les mélanges proposés par Schleich ne doivent donc leur utilité pratique qu'à l'addition de la cocaïne.

Une étude systématique de toutes les substances ordinairement employées pour l'anesthésie locale a démontré que le *chlorhydrate d'eucaïne B*, étudié pour la première fois par Vinci, pouvait seul disputer à la cocaïne le premier rang. Braun a donc remplacé, dans la solution de Schleich, la cocaïne par l'eucaïne B (voyez l'étude de cette substance, p. 356).

Ajouter de la morphine aux liquides d'infiltration est chose inutile, parce que la morphine, d'après les résultats des recherches de Braun, *est, en général, dépourvue* de toute action anesthésique locale ; c'est aussi chose irrationnelle, parce que la morphine, même à l'état d'extrême dilution, *occasionne de l'œdème des tissus*. La diminution de la douleur consécutive, attribuée par Schleich à l'addition de morphine, ne peut être due qu'à une action générale de cet alcaloïde. Braun fait précéder d'une injection de morphine toute grande opération pratiquée à l'aide de l'anesthésie par infiltration ; mais il ne fait pas cette injection dans le champ même de l'opération. Une douleur extrêmement vive succède d'ailleurs au gonflement des tissus, car les solutions de Schleich ont pour effet de déterminer un fort gonflement, alors même qu'il a été partiellement réduit par l'addition de sel marin et de morphine.

Legrand (1) s'élève aussi contre la théorie physique de l'action de l'anesthésie par infiltration. Bien qu'il admette que la pression des tissus et l'ischémie qui l'accompagne jouent un certain rôle dans la diminution de la sensibilité, on ne saurait, d'après lui, admettre que ces facteurs puissent faire naître une anesthésie dans le vrai sens du mot. Le meilleur moyen de mettre ce fait en relief serait d'ailleurs fourni par l'application d'un tube d'Esmarch. Il s'est injecté à lui-même, dans un but expérimental, une solution de cocaïne de 0,2 : 100,0, et, d'autre part, la solution forte de Schleich (0,2 de cocaïne, 0,025 de morphine, 0,2 NaCl, 100,0 d'eau). Il a observé, à la suite de ces deux injections, absolument les mêmes phénomènes : œdème localisé, anesthésie

(1) Legrand, *l'Anesthésie locale en chirurgie générale*, Paris, 1900.

immédiate et même durée de l'anesthésie (14 minutes). Après ces expériences, Legrand s'est cru autorisé à assimiler l'action de la solution de Schleich à celle d'une solution ordinaire de cocaïne d'égale concentration et à attribuer la propriété anesthésiante du mélange compliqué *simplement à la cocaïne qui y est contenue.* Legrand a entrepris ensuite une série d'expériences avec des solutions de chlorure de sodium et de morphine, expériences qui lui ont donné la conviction, que des solutions chloruro-sodiques à 0,2 0/0 et des solutions de morphine à 0,2 0/0 n'*irritent* en rien comme des anesthésiques douloureux, c'est-à-dire comme de l'eau ordinaire. Les solutions de Schleich agissent donc purement et simplemeut par la cocaïne qui s'y trouve. Dans un parallèle qu'il fait entre la méthode de Reclus et celle de Schleich, Legrand arrive à cette conclusion, que cette dernière méthode est plus compliquée et fait perdre surtout beaucoup de temps. Cette opinion est aussi partagée par Kocher (1), qui insiste en même temps sur le grand avantage qu'il y a à terminer rapidement une opération. Un autre inconvénient capital de la méthode consiste encore dans l'œdème, qui, d'après Legrand, trouble beaucoup les rapports anatomiques.

Braun (2) considère l'anesthésie par infiltration comme ne convenant nullement dans les cas de processus inflammatoires diffus, notamment de phlegmons diffus à la main et aux doigts, parce qu'on ne peut pas déterminer leur étendue et que l'on court constamment le danger de pénétrer dans les tissus infiltrés de pus et d'infecter ainsi des tissus sains auparavant.

Quelque divergentes que soient, en différents points, les opinions sur le mode d'action et le mode d'emploi de l'anesthésie par infiltration, Schleich n'en a pas moins le mérite d'avoir montré que les solutions de cocaïne peuvent être rationnellement employées même dans des proportions tout à fait voisines de la limite inférieure de l'activité de ce produit. Il a ainsi essentiellement réduit les dangers de la cocaïne.

C. *Anesthésie régionale (Méthode de Corning-Oberst).* — **Historique.** — W. Mayo Robson (3) et Corning (4) ont été les

(1) Kocher, *Operationslehre*, Iena, 1902.
(2) Braun, *loc. cit.*
(3) W. Mayo Robson, *British Medical Journal*, 1886, n° 1349.
(4) Corning, *On the prolongation of the anaesthetic effects of hydro-*

remiers qui ont observé que, quand on injectait une solution e cocaïne dans le pourtour d'un tronc nerveux sensible et u'on empêchait en même temps par une ligature, à l'aide d'un ourniquet, l'arrivée du sang, il se produisait, au bout de uelques minutes, de l'anesthésie dans la région où ces nerfs se épandaient. Cette action de la ligature a été plus tard confirmée ar Kummer (1) à l'aide d'expériences faites sur des animaux et ur l'homme, et, la même année, Pernice a publié la méthode e l'anesthésie régionale perfectionnée par Oberst, de Halle (2).

Mais il faut remarquer que cette méthode avait déjà été emloyée avant Oberst, Schleich s'en étant servi jusqu'en l'année 890 et l'ayant vue mettre en usage par Helferich, Hans Schmid t Kuster.

Des communications de Pernice, il ressort : 1° que des soutions de cocaïne à 1 0/0 suffisent toujours et partout pour prouire une anesthésie régionale ; 2° que cette anesthésie ne se nanifeste d'une manière sûre et complète que là où toutes les nastomoses périphériques des nerfs sensibles peuvent être inerceptées, c'est-à-dire aux doigts et aux orteils ; 3° que l'aneshésie complète se produit dans la région nerveuse intéressée inq minutes environ après l'injection de cocaïne, tandis que 'anesthésie locale par infiltration atteint toute son intensité imnédiatement après l'injection.

Technique. — Pour provoquer l'anesthésie aux doigts ou aux rteils, on fait une ligature autour de leur base avec un morceau le tube à drainage, que l'on noue au niveau de l'articulation e la main ou du pied. Tout autour du tube, la seringue étant lirigée vers la périphérie, on fait, aux quatre endroits où assent les troncs nerveux, une injection sous-cutanée de 1/4 1/2 seringue de Pravaz avec une solution de cocaïne à 1 0/0 en tout, par conséquent, 0 gr. 01 à 0 gr. 02 de chlorhydrate de ocaïne). Ces quatre injections sont nécessaires, alors même u'on ne doit opérer que sur un côté du membre, pour interepter les anastomoses nerveuses périphériques. Au bout de inq minutes, le doigt ou l'orteil sont entièrement anesthésiés,

hlorate of cocaïne, When subcutaneously injected. (*New York Medical ournal*, 1887).

(1) Kummer, *Revue médicale de la Suisse romande*, mai 1890.

(2) Oberst, de Halle, *Deutsche medizinische Wochenschrift*, 1890, ° 14.

et on peut y pratiquer sans douleur les opérations nécessaires, ouverture de panaris, ablation des ongles, désarticulations, amputations, etc., toutes opérations d'une pratique journalière. L'anesthésie persiste naturellement tant que l'afflux du sang reste interrompu.

Cette anesthésie régionale a trouvé en Braun (1) un enthousiaste partisan. Il l'a, depuis 1899, mise en usage dans des milliers de cas. On s'explique par les faibles quantités de cocaïne employée qu'il n'ait jamais observé de cas d'empoisonnement. Cette méthode, par sa simplicité technique, sa sûreté, son innocuité et sa commodité, mérite de se répandre davantage. Elle est, aux doigts et aux orteils, supérieure à l'anesthésie par infiltration, qui, appliquée dans ces régions, s'accompagne souvent de difficultés techniques particulières. L'opération de l'ongle incarné, par exemple, qui, d'après Schleich, est une des plus difficiles à pratiquer avec l'aide de l'anesthésie par infiltration, peut très facilement être exécutée au moyen de l'anesthésie régionale. Braun emploie, pour l'injection, soit une *solution de cocaïne à 1/2 0/0*, soit une *solution de tropacocaïne* à 1/2 0/0, soit encore une *solution d'eucaïne B* à 1 0/0. Honigmann (1) (service chirurgical du Allerheilige-Hospital de Breslau ; médecin en chef : Riegner) a pu confirmer entièrement les résultats favorables obtenus par Oberst et Braun. Dans 124 cas de panaris, ongle incarné, extraction de corps étrangers, etc., on a obtenu une insensibilité parfaite. Un petit inconvénient de cette méthode consisterait dans la douleur des quatre piqûres, notamment de celle sur la face palmaire. On pourrait donc ici recommander particulièrement l'emploi du spray au chlorure d'éthyle.

Il ne faut pas s'étonner, après des résultats si favorables, qu'on ait cherché à étendre davantage la sphère d'action de cette méthode, dont l'emploi avait été jusqu'ici limité à la région des doigts et des orteils. Manz (2) (clinique de Kraske) s'en est servi pour anesthésier la main et le pied, en faisant une ligature au-dessus de l'articulation de la main, ou du pied, et en cocaïnisant les nerfs vers la périphérie (il a employé des solutions à 1 0/0). Le nombre de ses expériences est encore trop petit ; mais

(1) Braun, *Zentrablatt für Chirurgie*, 1887 und *Sammlung klinischer Vorträge*, Neue Serie, 228.
(2) Manz, *Zentralblatt für Chirurgie*, 1898.

on peut cependant en tirer cette conclusion, que cette méthode est susceptible d'être encore perfectionnée dans ce sens. Manz se demande encore s'il ne serait pas possible de gagner du temps en injectant des solutions plus concentrées ou de plus grandes quantités de cocaïne. On pourrait trouver d'exactes indications à ce point de vue dans le beau travail de Kohlhardt (1), qui tend à démontrer que, dans la cocaïnisation des membres, avec emploi de la ligature, on peut être moins timide qu'on n'a été jusqu'ici dans le dosage de la cocaïne. La combinaison de la cocaïne avec l'adrénaline pourrait également ici rendre de bons services.

L'anesthésie régionale suppose une connaissance exacte de la topographie des nerfs qui se répandent dans une partie déterminée du corps. Ainsi que nous l'avons vu, elle est très avantageuse dans les opérations sur les doigts et les orteils. Pour qu'elle se perfectionne, il faudra, d'après Kocher, que, par une étude exacte de la distribution des nerfs, on puisse aussi la rendre applicable à d'autres régions du corps. Cushing l'a déjà, à ce point de vue, étudiée dans les cas d'*opération de la hernie*, et il a donné des indications très précises sur les points où l'on peut le plus sûrement rencontrer, avec une injection, les nerfs de la région intéressée.

Enfin on continue encore à faire mention de Krogius (2), de Helsingfors, comme étant l'inventeur d'une méthode particulière d'anesthésie régionale. Sa méthode, désignée sous le nom d'*anesthésie périphérique*, ne supporte aucune comparaison avec celle de Corning-Oberst ; Krogius se sert d'une solution très concentrée de cocaïne 2 0/0, et il n'attache aucune importance à l'interruption de la circulation par une ligature. Cette méthode ne s'est donc pas généralisée.

Comme dernière modification de l'anesthésie régionale nous mentionnerons encore l'*anesthésie circulaire*.

D. *Anesthésie circulaire* (*Méthode de Hackenbruch*).

Historique. — Cette méthode consiste dans l'emploi de solutions anesthésiantes, injectées sous la peau, tout autour du foyer

(1) Kohlhardt, *Ueber Entgiftung des Cocaïns* (*Zentralblatt für klinische Chirurgie*, 1901).

(2) Krogius, *Zentralblatt für Chirurgie*, 1894.

pathologique. Primitivement Hackenbruch (1) se servait constamment d'une solution de cocaïne à 2 0/0 ; depuis l'introduction de l'eucaïne dans la pratique, il a adopté ce dernier produit, et il a fait préparer des paquets de poudre ou des tablettes, contenant *āā* 0 gr. 05 de cocaïne et d'eucaïne, qu'il fait dissoudre, suivant le cas, dans 5 ou 10 cm³ d'eau distillée préalablement bouillie. Il n'a pu utiliser les solutions d'eucaïne pure, parce qu'elles provoquaient, chez la plupart des malades, pendant l'injection, une sensation de brûlure. Sur la recommandation de Tito Costa, il s'est servi, pour ces injections, de solutions très chaudes (50 à 55° C.). Par ce moyen, l'analgésie se produit, dit-il, plus rapidement et il devient possible d'obtenir une analgésie suffisante à l'aide d'une simple solution à 0,4 ou 0,5 0/0. Braun (2) n'a pu confirmer ces données ; au contraire, la vive douleur consécutive, qu'il a constamment observée dans ses expériences sur lui-même, a prouvé que des *solutions chauffées à ce degré suffisaient pour exercer une action nuisible très marquée sur les tissus.*

Technique. — On rend la première piqûre indolore à l'aide d'un jet de chlorure d'éthyle ; sur les muqueuses, le meilleur moyen de réaliser l'analgésie pour la première piqûre consiste soit à appliquer un petit morceau de gaze imbibé d'une solution plus concentrée de cocaïne ou d'eucaïne (environ 10 0/0), soit à porter sur la muqueuse, au moyen d'une sonde très fine, une goutte d'acide phénique liquide.

S'agit-il d'opérer sur un membre, il est alors très pratique d'utiliser le tube d'Esmarch.

Dans les opérations sur les doigts ou les orteils, Hackenbruch a surtout employé avec grand avantage un tube de caoutchouc un peu plus gros qu'une tige de blé, dont les extrémités étaient fixées au moyen d'une pince à artères ordinaire. Mais jamais, pour des raisons faciles à comprendre, il n'a employé le tube d'Esmarch dans la ligature et la résection de la veine saphène.

Comme moyen adjuvant pour obtenir l'analgésie, on a eu recours au *froid* (jet de chlorure d'éthyle). Par ce moyen, l'incision est immédiatement et sûrement rendue indolore, et l'on n'a

(1) Hackenbruch, *Oertliche Schmerzlosigkeit bei Operationen*, Wiesbaden, 1897.

(2) Braun, *l. c.*

pas besoin de s'assurer par des piqûres d'aiguille si l'analgésie a déjà envahi la peau. Mais si l'on a le temps et que l'on veuille attendre, on peut aussi, sans l'emploi du chlorure d'éthyle,

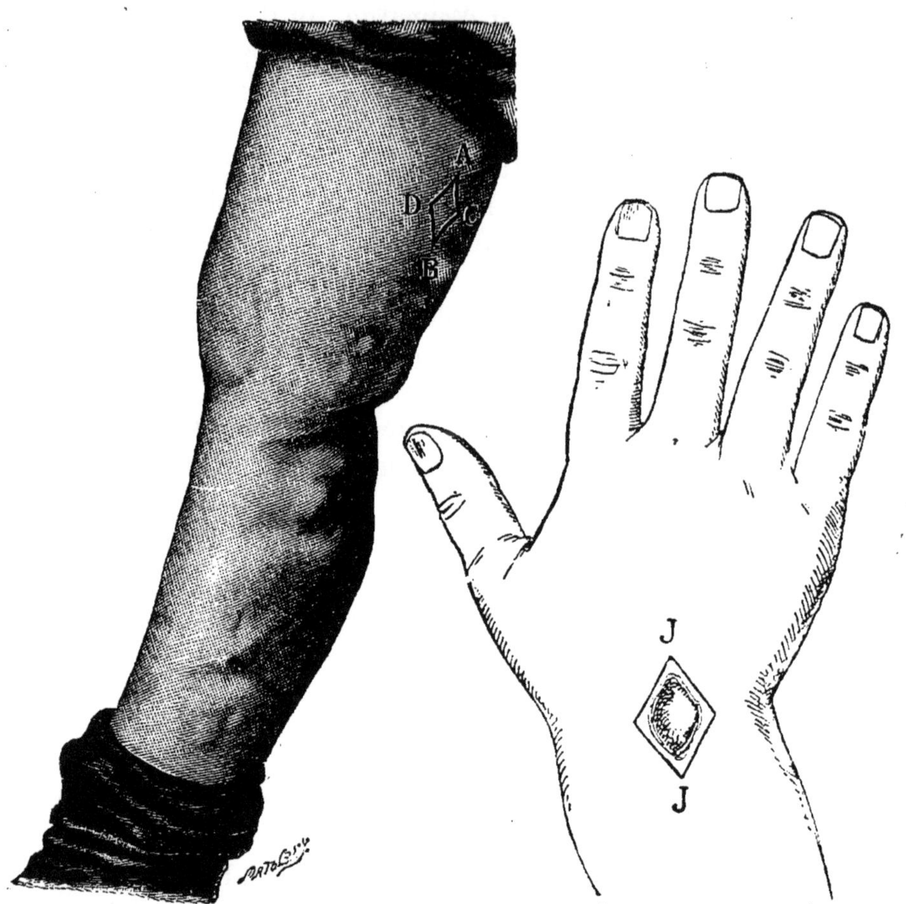

Fig. 164. — Ligature de la saphène. Enormes varices à la jambe droite. A et B sont les points de piqûre pour les injections, les lignes indiquent la direction pour les injections.

Fig. 165. — Opération de l'analgésie en vue de l'extirpation d'un ganglion. J J sont les points où l'on doit enfoncer l'aiguille.

inciser la peau sans provoquer de la douleur. Dans les opérations étendues, Hackenbruch conseille d'employer toujours le jet de chlorure d'éthyle ; il ne l'a jamais vu donner lieu à aucun inconvénient.

Pour représenter plus clairement cette technique, nous empruntons au travail de Hackenbruch divers renseignements, qui donnent une idée très nette de sa méthode. Une opération, dans laquelle Hackenbruch a anesthésié 73 fois d'après cette méthode, est la *ligature de la saphène* (fig. 164). En A, à la suite du spray de chlorure d'éthyle, on enfonce l'aiguille de la seringue à injection, chargée de liquide, et on la dirige, sous la peau, vers D ; puis on la retire et l'on injecte alors vers C. Pour que

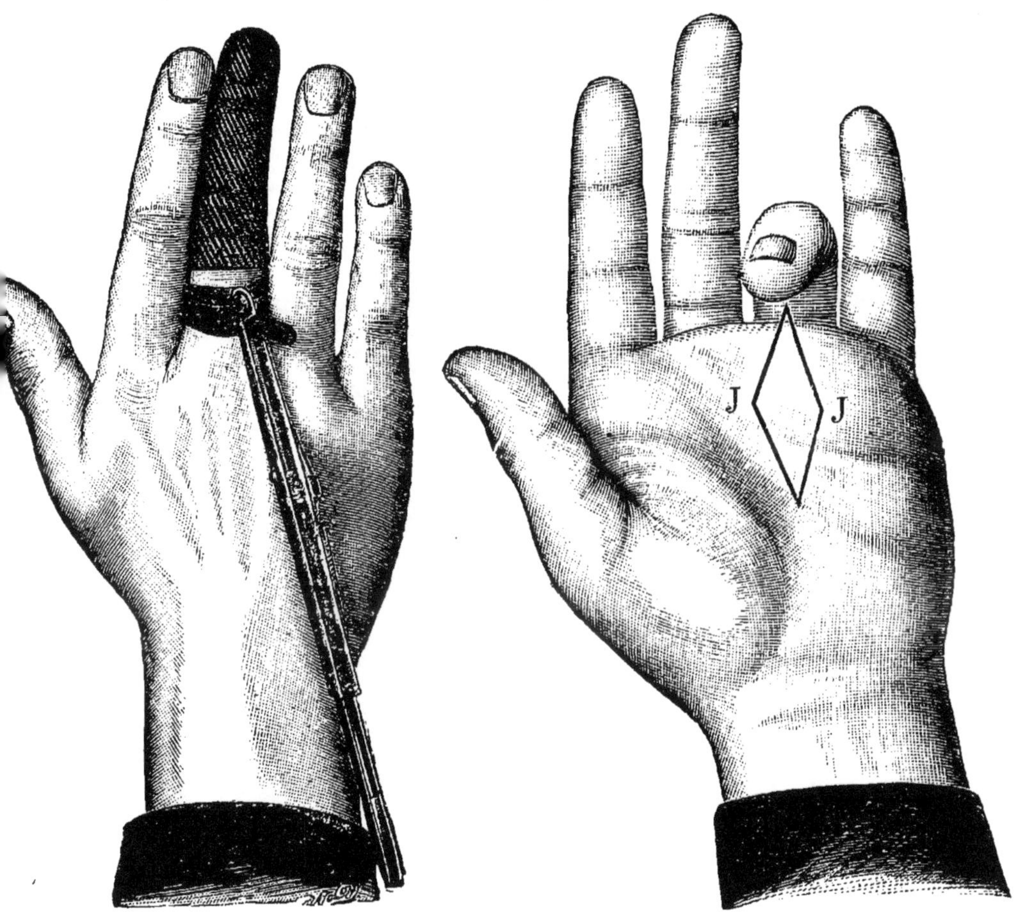

. 166. — La ligne transversale du ıédius représente la place de l'anneau d'injection, les hachures indiquent l'étendue de l'analgésie.

Fig. 167. — Analgésie pour la suppression d'une contracture de Dupuytren ; J J sont les points où l'on enfonce l'aiguille.

le liquide analgésiant arrive jusque dans le voisinage des fascia, il est nécessaire que la pointe de l'aiguille, pendant qu'on la conduit vers les deux points latéraux D et C, soit un peu dirigée vers les parties profondes, ce que l'on fait plus ou moins suivant l'épaisseur du pannicule adipeux. On porte ensuite en haut et en bas le jet de chlorure d'éthyle dans la direction de l'incision que l'on veut faire, et cela non pas jusqu'à ce que les endroits arrosés deviennent blancs, mais seulement jusqu'à ce

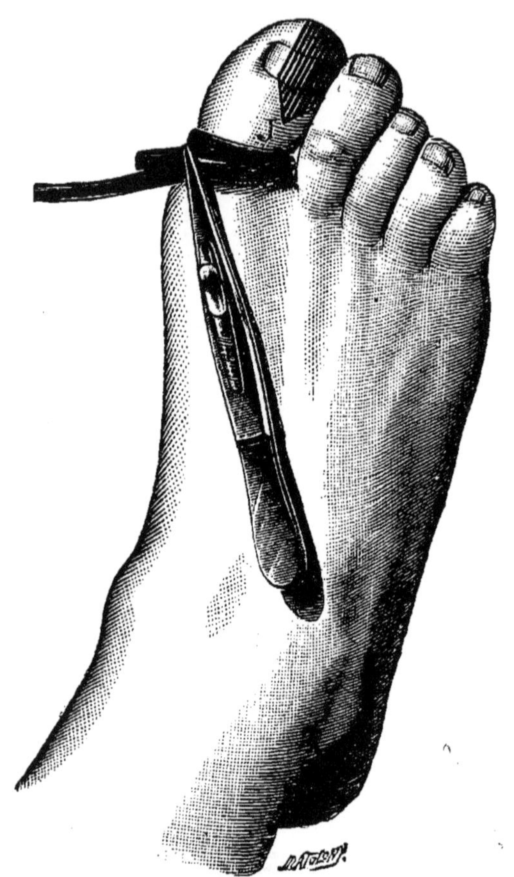

Fig. 168. — J représente le point où se fait la piqûre ; les lignes en V indiquent la direction de l'injection ; les hachures, l'étendue de l'analgésie.

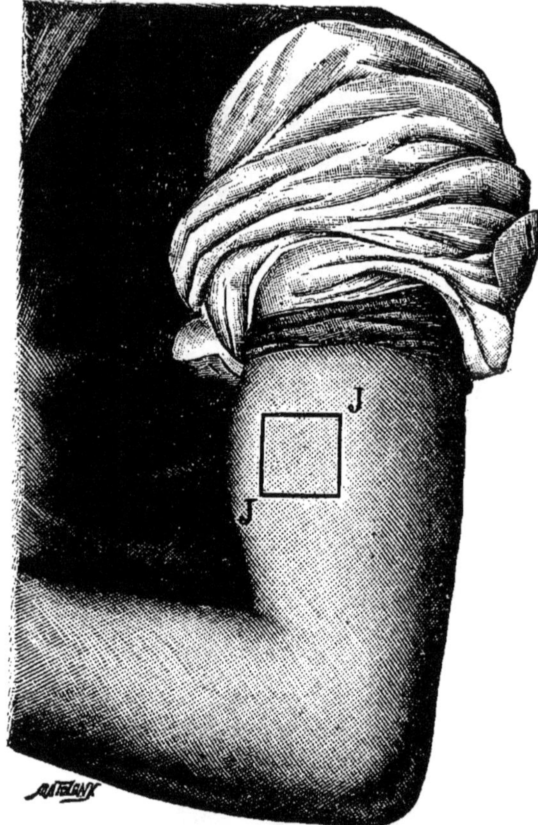

Fig. 169. — J J représentent les points où se fait la piqûre.

qu'on les sente froids. Le malade supportera alors sans éprouver la moindre douleur l'incision cutanée, la mise à nu de la veine, sa double ligature et la résection de la partie intermédiaire. L'extirpation de petites tumeurs (athérome, lipome, fibrome, ganglions) pourra être faite d'une manière analogue (fig. 165).

L'*incision d'un panaris douloureux*, *l'extraction de corps étrangers ayant pénétré dans les doigts*, *l'exécution de sutures immédiates ou secondaires de tendons, l'amputation même ou la désarticulation des doigts*, peuvent être pratiquées, sans douleur, si l'on fait, après application d'un mince tube de caoutchouc, une injection circulaire aussi bien sous la peau que dans le voisinage de l'os. L'analgésie s'étend en s'éloignant de l'anneau d'injection. On peut très bien se contenter d'injecter la

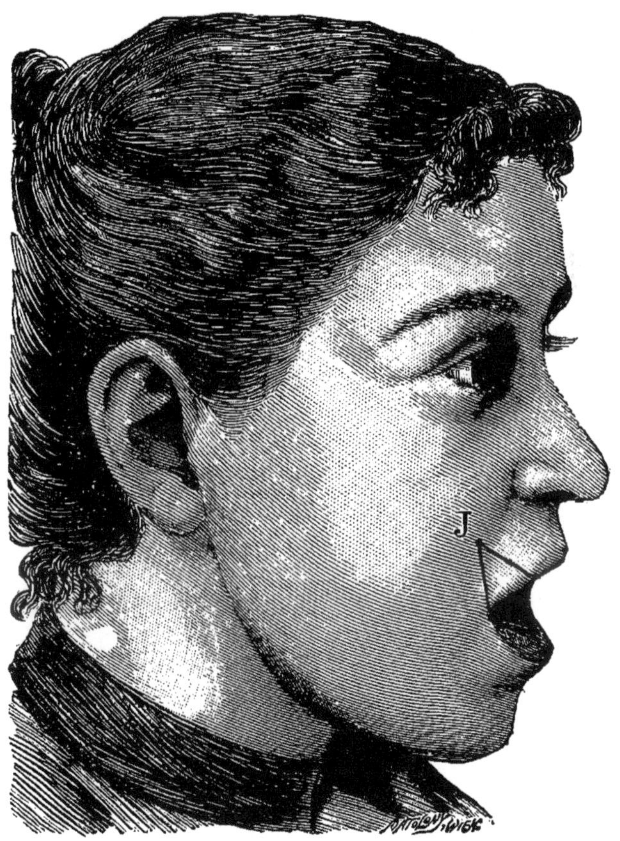

Fig. 170. — J est le point où l'on doit enfoncer l'aiguille : les lignes en V indiquent la direction pour l'injection.

solution tout autour de la phalange à partir de deux points de piqûre, si l'on choisit ces deux points de telle sorte que, en section horizontale, il soient situés à l'opposite l'un de l'autre (fig. 166).

La fig. 167 montre très clairement la manière dont il faut pratiquer l'analgésie locale en vue de la suppression de la contracture de Dupuytren.

Si, dans l'opération de l'*ongle incarné*, on veut, pour se conformer au désir du malade, n'enlever que la moitié de l'ongle, on n'a pas besoin de faire l'injection dans tout le pourtour de la phalange ; il suffira de la faire comme l'indique la figure 168. On enfoncera l'aiguille en J, et l'on injectera la solution vers la gauche et la droite, en poussant l'aiguille jusqu'à l'os. La méthode convient aussi pour enlever de petits lambeaux d'épiderme (Thiersch) en vue de la *transplantation*. La figure 169 indique bien la manière d'opérer. Mais il faut observer qu'ici, pour ne pas nuire à la vitalité du lambeau à détacher, on doit s'abstenir d'employer le spray de chlorure d'éthyle.

Pour l'excision de *tumeurs aux lèvres*, après insensibilisation de l'endroit de la piqûre, on injecte la solution, en dehors de la pointe de la partie des lèvres à enlever, aux deux côtés de la tumeur, jusqu'à la partie rouge des lèvres, après avoir préalablement séché la muqueuse interne et l'avoir rendue insensible par l'application d'un morceau de gaze imbibé d'une solution de cocaïne à 10 0/0. Pendant l'excision cunéiforme dans les parties saines, et pendant la suture de la plaie, l'insensibilité a été aussi complète (fig. 170).

Hackenbruch, dans 258 opérations, a trouvé cette méthode tellement avantageuse, qu'il se croit autorisé à en recommander l'emploi dans les cas appropriés, avec la meilleure confiance dans le succès.

B. Association de la cocaïne avec d'autres agents d'anesthésie locale.

Dans le but d'éliminer son action toxique ou de renforcer sa puissance anesthésique, on a employé la cocaïne concurremment avec d'autres agents.

a) *Association avec l'eucaïne.* — Schlatter (1) (Zurich), après avoir mis en usage divers agents d'anesthésie locale, arrive à cette conclusion, que la meilleure solution pour l'anesthésie locale est le mélange de *cocaïne et d'eucaïne β*. Ce mélange de 0,5 d'eucaïne et 0,5 de cocaïne dans 100,0 d'eau réunit en soi les plus grands avantages, la cocaïne qui produit l'anémie

(1) Schlatter, *Korrespondenzblatt für Schweizer Aerzte*, 1901.

étant neutralisée par l'eucaïne qui provoque l'hyperémie, et d'un autre côté, toutes deux se prêtant un mutuel appui dans leur action anesthésiante. Voici comment il prépare ce qu'il a appelé sa *solution fondamentale :*

Cocaïne.	} *ãa*	1,0
Eucaïne β.		
Alcool		4,0
Eau distillée		16,0

On verse dans un verre à réaction 9 parties d'eau préalablement bouillie, et l'on ajoute 1 partie de la solution ci-dessus. De la solution ainsi préparée on peut sans crainte employer jusqu'à dix seringues. Schlatter a trouvé, dans de nombreux cas, l'emploi de ce mélange très avantageux.

Berger (1) a aussi utilisé dans la *pratique ophtalmologique* ce mélange de cocaïne et d'eucaïne. Il se sert de la solution suivante :

Chlorhydrate de cocaïne .	} *ãa*	0,20
Chlorhydrate d'eucaïne B .		
Eau distillée		20,0

L'antagonisme est ici encore plus favorable. On sait qu'il a été démontré (Mellinger) que l'action vaso-constrictive de la cocaïne retarde la guérison dans les plaies de la cornée et les opérations de la chambre antérieure de l'œil. Cette action défavorable est directement supprimée par l'eucaïne vaso-dilatatrice, et, tandis que l'action anesthésiante des deux préparations s'ajoute, l'action sur la pupille et sur l'accommodation est diminuée de moitié.

Enfin Legrand (2) a utilisé pour l'*extraction des dents* la cocaïne associée à l'eucaïne β. Il a encore ajouté à ces deux agents de la *gélatine*, du *chlorure de sodium* et un peu de *phénol.* Il a, dans un grand nombre de cas, obtenu de très bons résultats de l'emploi de cette solution, qu'il désigne sous le nom de « *solution anesthésique hémostatique* », et il a fait un rapport

(1) Berger, *Revue de thérapeutique médico-chirurgicale de Bouchard*, 1896.
(2) Legrand, *l. c.*

sur ce sujet à la Société de thérapeutique de Paris (1). Elle serait particulièrement indiquée chez les hémophiles. Cette solution, que l'on conserve dans des tubes de verre scellés à la lampe, est composée comme il suit :

Gélatine.	2,0
Chlorure de sodium. . . .	0,70
Phénol	0,10
Eucaïne β	0,70
Cocaïne	0,30
Eau distillée	100,0

Bab (2), de Berlin, a proposé une combinaison analogue. Il associe la cocaïne à l'acoïne, association, à notre avis, moins heureuse que celles dont il a été question jusqu'ici. Voici en quoi consiste sa solution :

Acoïne . . . . } ãã	0.5
Chlorhydrate de cocaïne . }	
Chlorure de sodium. . . .	0,8
Phénol	0,2
Eau distillée jusqu'à . . .	100,0

Avec cette solution, Bab n'a pas obtenu, il est vrai, dans tous les cas, une analgésie absolue ; mais il recommande l'acoïne à cause de son innocuité et de sa stabilité.

b) *Association avec le phénol.* — L'association de la *cocaïne* avec le *phénol* n'est pas, du reste, de date récente.

Le professeur Viau, de Paris, a déjà, en 1887, proposé une méthode qui consistait à employer en injections de la cocaïne avec de l'acide phénique. Il n'était pas satisfait de l'emploi de la cocaïne seule, à petites doses, et il craignait, en l'employant à doses élevées, de la voir produire des accidents fâcheux, dont il avait été d'ailleurs témoin dans plusieurs cas. Viau se servait, au début, d'une solution de phénol à 2 0/0, à laquelle il ajoutait 0,05 de cocaïne. De ce mélange il injectait la moitié de la seringue à la lèvre, l'autre à la langue ; les résultats obtenus furent tout à fait bons. Plus tard il modifia sa méthode, en

(1) Legrand, *Société de Thérapeutique*, février 1899.
(2) Bab, *Excerpta medica*. Jahrgang XII, n° 6.

ne prenant que 0,04 de cocaïne, qu'il ajoutait à la solution de phénol à 2 0/0.

c) *Association avec l'adrénaline.* — Tout récemment on a proposé l'association de la cocaïne avec l'*extrait surrénal* et l'*adrénaline*. Elle pourrait, d'après ce que l'on a écrit à ce sujet, être destinée à un grand avenir.

Fromaget ayant déjà constaté que, dans les opérations sur les yeux, la *cocaïne produisait plus rapidement et plus facilement l'anesthésie*, quand on lui adjoignait de l'extrait surrénal, Battier et de Nevrezé (1) ont fait, dans les extractions de dents, une série de recherches avec cet extrait surrénal. Ils ont employé une solution de cocaïne à 1 0/0 et ils l'ont mélangée avec une solution d'extrait surrénal à 5 0/0. Pour une anesthésie ils prennent 1 cm^3 contenant : 1 partie d'extrait = 0,025 et 3 parties de solution de cocaïne = 0,075. Après l'injection, analgésie *absolue* pendant l'opération. Des observations, qu'ils ont recueillies sur 60 malades, Battier et Nevrezé tirent les conclusions suivantes :

La gencive, après l'injection, devient tout à fait blanche ; il ne s'écoule point de sang par la piqûre, et la solution injectée ne s'épanche pas en dehors. Point d'hémorrhagie, *même chez les hémophiles*. Cet avantage permet d'opérer avec beaucoup de netteté et rend possible la recherche des racines, etc. Le patient est tout étonné de ne cracher presque point de sang après l'extraction. L'anesthésie est complète dans les tissus enflammés ; dans les tissus sains elle dure plus longtemps et elle est plus profonde que lorsqu'on a employé la cocaïne seule. On n'a jamais observé ni collapsus du cœur, ni aucun signe d'anémie cérébrale. La systole cardiaque est, au contraire, beaucoup plus forte, et les battements du cœur sont plus énergiques. Dilatation vasculaire à la périphérie, se traduisant par une légère rougeur de la face et des extrémités. En raison de ces faits, les auteurs considèrent cette méthode comme destinée à jouer un grand rôle dans la pratique de l'art dentaire.

Braun a pu confirmer cet heureux pronostic. Dans un très beau travail sur « l'influence de la vitalité des tissus sur les effets toxiques locaux et généraux des agents anesthésiques et sur l'importance de l'adrénaline pour l'anesthésie locale (2) », il

(1) Battier et Nevrezé, *Archives de Stomatologie*, juillet 1902, Paris.
(2) Braun, *Archiv für klinische chirurgie*, tome LXIX.

étudie, entre autres choses, l'association de la cocaïne avec l'adrénaline. Mais tandis que Battier et de Nevrezé se servaient encore de doses assez élevées de cocaïne mêlées à l'adrénaline, Braun a eu le mérite de démontrer que, pour obtenir une très bonne anesthésie locale, il suffit de solutions très étendues de cocaïne avec addition d'adrénaline.

Voici les faits, démontrés par Braun, qui méritent surtout de fixer notre attention : Quand on injecte des solutions de cocaïne très diluées, qui par elles-mêmes seraient presque sans action, en leur adjoignant une quantité extrêmement petite d'adrénaline ou d'extrait surrénal contenant de l'adrénaline, l'action anesthésique locale de ces solutions est si énormément augmentée, que des solutions diluées de cocaïne agissent aussi énergiquement ou même plus énergiquement que des solutions très concentrées sans cette addition. L'exactitude de cette proposition ressort parfaitement des *expériences suivantes* de Braun :

EXPÉRIENCE I. — A une largeur de trois doigts au-dessus de l'articulation de la main, du côté de l'extension de l'avant-bras, là où passe le tronc du nerf radial superficiel, on a injecté sous la peau, suivant une raie transversale (fig. 171), 1/2 centimètre cube d'une solution de cocaïne à 1/2 0/0, avec addition d'extrait surrénal de Merk à 1 0/0.

Cinq minutes après, une grande partie de la peau innervée par ces nerfs était anesthésiée et l'est restée environ 1 heure et demie. Puis la sensibilité est revenue peu à peu. *1/2 cm³ d'une solution de cocaïne sans addition d'adrénaline,* employé de la même manière, *est resté presque entièrement sans action.*

EXPÉRIENCE II. — A cinq centimètres au-dessus de l'articulation de la main, sur la face de flexion de l'avant-bras, entre le tendon du muscle long palmaire et le muscle extenseur radial, on a injecté *sous le fascia* 1 cm³ d'une solution de cocaïne à 1/2 0/0, avec addition de 0,1 0/0 d'extrait suprarénal de Merck. Dix minutes après, la plus grande partie de la main, innervée par le médian, était anesthésiée, tandis que, au niveau des 2e et 3e doigts, la sensibilité générale n'était pas entièrement perdue, mais très fortement diminuée. Du côté de l'extension, la sensibilité sur la moitié radiale du 4e doigt était entièrement supprimée ; à la phalange terminale des 2e et 3e doigts elle était diminuée (fig. 172). Sans addition d'extrait, et quand le bras n'est pas entouré d'une ligature, cette expérience n'est suivie de succès que si, par hasard, le tronc nerveux ayant été atteint réellement par l'aiguille, la solution a été injectée dans les nerfs ; il se produit aussi, sans autre intervention, une interruption complète presque immédiate du pouvoir conducteur. La durée de l'anesthésie a été, dans cette expérience, de plusieurs heures.

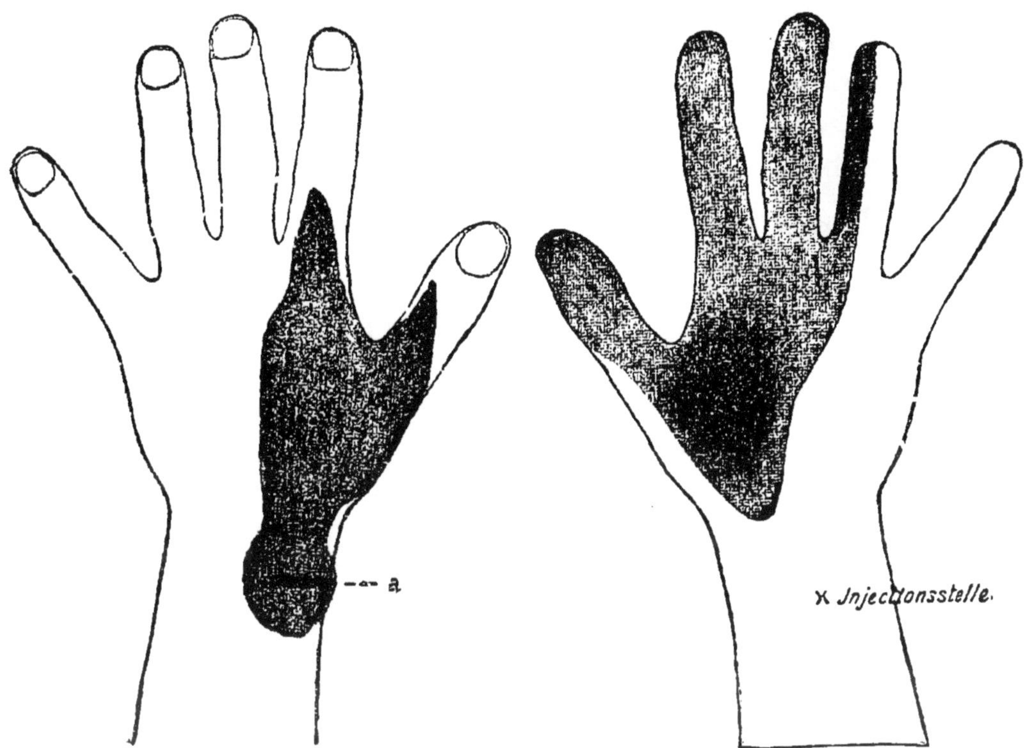

Fig. 171. — Zone d'anesthésie dans le territoire du radial superficielle après injection de cocaïne-adrénaline à la face postérieure de l'articulation du poignet.

Fig. 172. — Zone d'anesthésie dans le territoire du médian après injection de cocaïne-adrénaline à la face antérieure de l'articulation du poignet.

Expérience III. — 11 heures 55 minutes : Injection de 1 cm³ d'une solution de cocaïne à 1/2 0/0, avec 3 gouttes d'adrénaline, à 4 centim. au-dessus de l'articulation de la main, sous le tendon du long palmaire. On enfonce l'aiguille au côté palmaire du tendon à travers la peau et les fascias, et on la pousse, sous le tendon, obliquement dans la profondeur vers le radius. De cette manière on rencontre sûrement le tissu conjonctif lâche qui enveloppe le tronc du médian. 15 minutes après, la sensibilité était, dans toute la sphère du médian, fortement diminuée, en partie supprimée, dans l'étendue marquée sur les fig. 173 et 174.

12 heures 15 minutes : sur la même main on a injecté sous la peau 1 cm³ de la même solution suivant une ligne qui s'étend transversalement de la région de l'artère radiale, sur la face de flexion

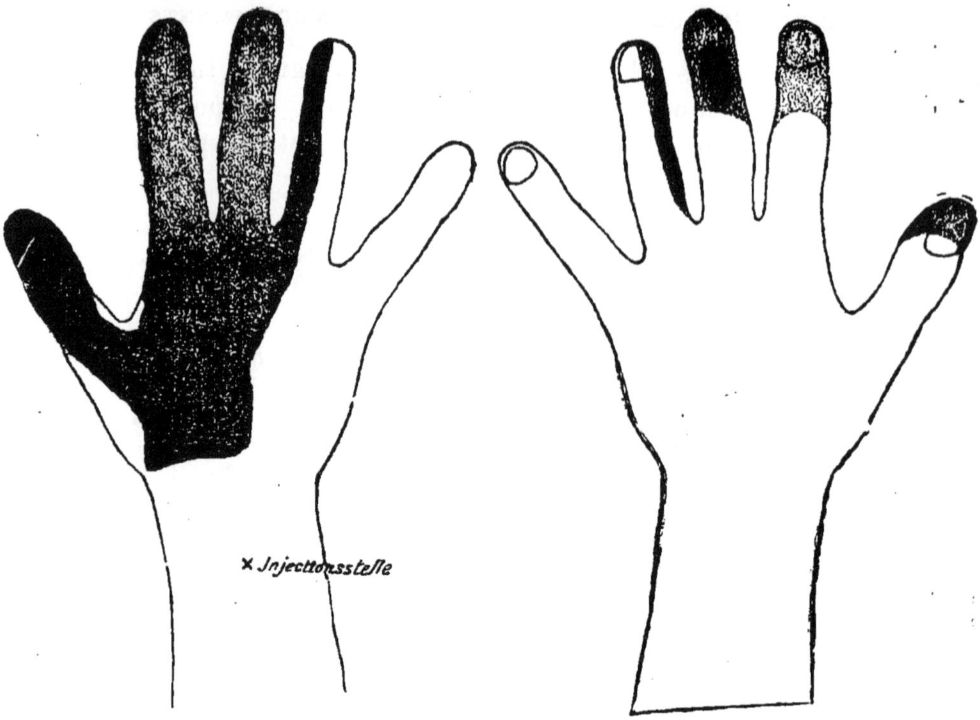

Fig. 173 et 174. — Zones d'anesthésie après injection de cocaïne-adrénaline à 4cm au-dessus de l'articulation du poignet, sous le tendon du grand palmaire.

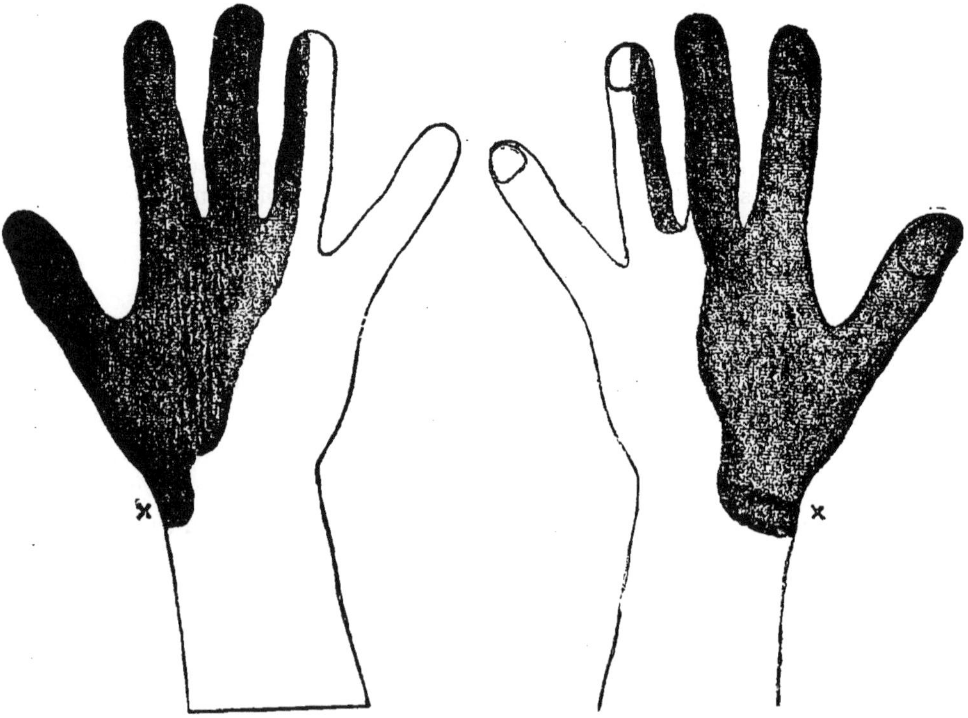

Fig. 175 et 176. — Zones d'anesthésie après injection de cocaïne-adrénaline suivant une ligne x x.

de l'articulation de la main, jusqu'au milieu de la face d'extension. L'aiguille doit être poussée *sous* les veines de la main. Toutes les branches du radial sont ainsi atteintes. Au bout de 15 minutes, la main avait entièrement perdu la sensibilité dans l'étendue indiquée sur les figures 175 et 176. La ligne d'injection est désignée par X. Il est intéressant de voir comment une partie de la sphère du médian ne perd entièrement sa sensibilité qu'après l'exclusion du nerf radial. Vers 2 heures, la sensibilité était revenue dans la sphère du médian, tandis que la sphère du radial resta encore insensible pendant près de deux heures dans l'étendue marquée sur les figures 177 et 178.

On peut considérer cette méthode comme une méthode typique d'anesthésie pour la moitié radiale de la main.

Expérience IV. — 3 cm^3 d'une solution de cocaïne à 1/2 0/0, avec 10 gouttes d'adrénaline, furent injectés, sur une ligne transversale, au-dessus de la malléole externe, du milieu du tendon d'Achille jusqu'à la crête du tibia. On atteignit ainsi le nerf péronier superficiel et le nerf sural. Au bout de 6 minutes, l'anesthésie cutanée présentait l'étendue indiquée par la figure 179 et 180, et elle persista pendant 3 à 4 heures. La sphère du nerf péronier profond, au premier et au second orteil, resta intacte.

Ces expériences montrent que des solutions de cocaïne très diluées avec addition d'adrénaline, injectées dans les tissus, agissent bien au delà de la zone de l'infiltration directe, interrompant le pouvoir conducteur des troncs nerveux, dans le voisinage desquels on les a injectées. La durée de l'anesthésie cocaïnique est, en même temps, *considérablement prolongée. L'anémie des tissus et l'anesthésie s'étendent indépendamment l'une de l'autre*. La première est déterminée par l'adrénaline contenue dans la solution ; la seconde, par la cocaïne.

Braun a étudié ensuite les effets d'autres anesthésiques locaux avec addition d'adrénaline. Il s'est trouvé que des *solutions de tropacocaïne* ne présentaient, après qu'on leur avait ajouté de l'adrénaline, qu'un *accroissement insignifiant* de leur action anesthésiante.

L'*eucaïne β*, au contraire, laisse intacte l'action de l'adrénaline ; l'anesthésie par l'eucaïne est donc, de même que celle par la cocaïne, *accrue par l'addition de l'adrénaline*.

Braun n'a jamais vu l'adrénaline produire des *effets accessoires fâcheux*. On ne pourrait guère s'attendre à voir ces effets se manifester, quand la concentration des solutions n'est pas supé-

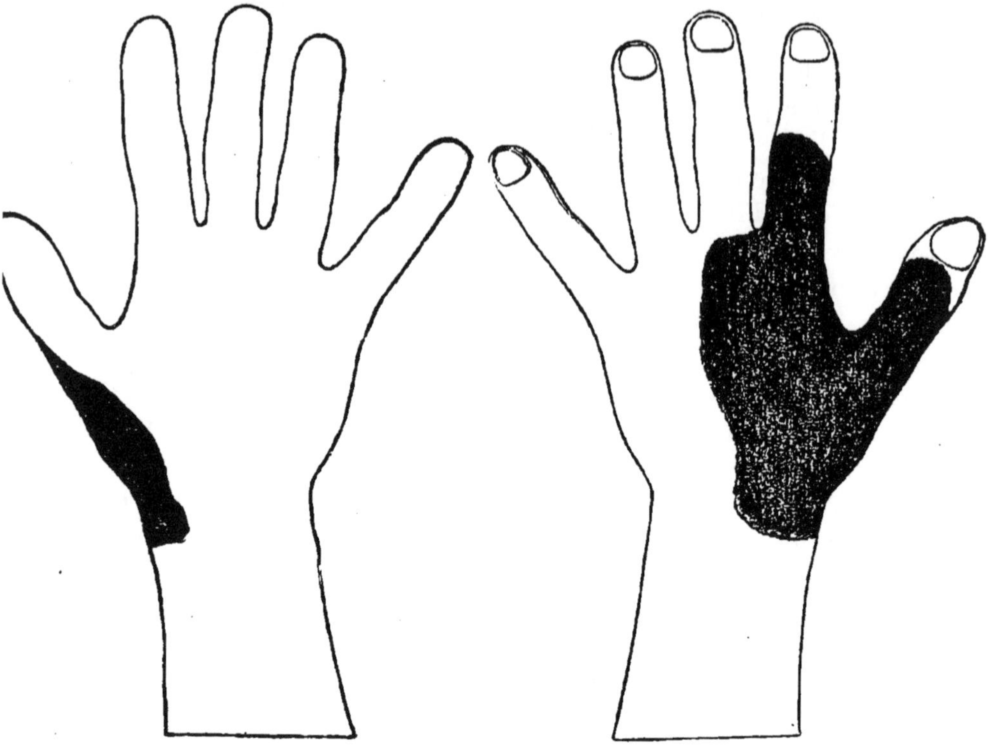

Fig. 177 et 178. — Deux heures après, l'anesthésie avait disparu dans la one du médian et se conserva encore deux heures dans la zone du radial.

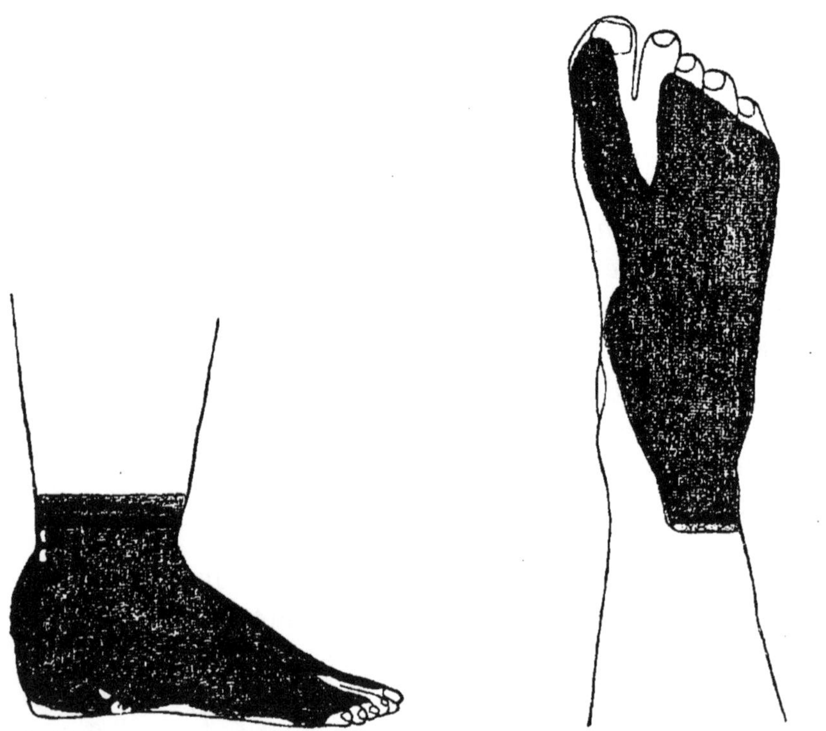

Fig. 179 et 180. — Zones d'anesthésie après injection de cocaïne-adrénaline suivant la ligne noire.

rieure à 1 : 10.000, et que la dose ne dépasse pas 1 milligr., dose qui d'ailleurs n'est qu'exceptionnellement nécessaire.

Le mélange d'adrénaline et cocaïne a été aussi employé pour interrompre, par infiltration du tissu périneural, la peau étant intacte, le pouvoir conducteur de troncs nerveux (voyez *anesthésie régionale*). Il se produit ici une anesthésie transversale d'un doigt au bout de 5 à 10 minutes, lorsqu'on fait une injection sous-cutanée de la manière ordinaire, *mais sans ligature* au niveau de la base du doigt. Cette méthode peut aussi avoir un grand avenir pour les cas, dans lesquels on veut anesthésier directement des troncs nerveux, et dans lesquels on a trouvé jusqu'ici un obstacle important dans la ligature souvent prolongée et douloureuse des extrémités. *Grâce à l'addition d'adrénaline la ligature devient superflue.*

Avantages. — Un autre avantage de cette méthode, c'est que la durée de l'anesthésie cocaïnique *ne joue plus aucun rôle.* Les tissus, une fois rendus insensibles par l'action de la cocaïne, restent ordinairement, grâce à l'influence simultanée de l'adrénaline, insensibles *pendant plusieurs heures.*

Pour les extractions dentaires, ce mélange s'est montré supérieur en efficacité à tous les agents jusqu'ici connus. Braun a pu aussi confirmer l'observation, d'après laquelle il ne s'écoule plus aucune goutte de sang par la plaie résultant de l'extraction. On n'a point observé d'hémorrhagies consécutives. Le nombre des opérations exécutées par Braun à l'aide de ce mélange de cocaïne et d'adrénaline s'élève à 132, parmi lesquelles 47 extractions de dents. Il n'a jamais retiré de cette méthode que des avantages.

Foisy (1) (Paris) a employé avec grand succès cette solution de cocaïne et d'adrénaline. Il se sert d'une solution de cocaïne à 0,5 0/0, à laquelle il ajoute quelques gouttes d'une solution d'adrénaline à 1 0/00. Il a été extrêmement satisfait des résultats qu'il en a obtenus dans les opérations chirurgicales les plus diverses.

Ce mélange de cocaïne et d'adrénaline a été aussi adopté en rhinolaryngologie, où elle a fourni des résultats extrêmement avantageux. Goldschmidt (2) a publié les expériences faites sur ce sujet à la policlinique laryngologique de Schleich. Le résultat relativement à l'accroissement d'intensité de l'anesthésie cocaï-

(1) Foisy, *Semaine médicale*, 23 février 1903.
(2) Goldschmidt, *Monatsschrift für Ohrenheilkunde*, 1902.

nique a été, dans tous les cas, très satisfaisant. Rode (1) se prononce aussi très chaudement en faveur de cette méthode. A la clinique de Chiari, on se sert de la prescription suivante : chlorhydrate de cocaïne 5,0, adrénaline (1 : 1000) 95,0.

[Tout dernièrement, Riballier (2), dans une thèse importante faite sous la direction de Foisy, a étudié « l'anesthésie locale des tissus enflammés par l'injection de cocaïne-adrénaline (rénaline) (3) et a pu formuler les conclusions suivantes :

1° Localement, l'adrénaline en injection sous-cutanée produit une vaso-constriction intense ne s'accompagnant pas de vaso-dilatation consécutive. Les eschares produites au point d'injection ne s'observent qu'avec des solutions trop concentrées. L'adrénaline est dépourvue de toute action anesthésique vraie.

2° L'injection de doses faibles d'adrénaline produit :

Une hypertension artérielle des plus manifestes, mais ordinairement passagère ;

Un ralentissement de la fréquence du pouls ;

Une augmentation de l'énergie du cœur ;

Une diminution du nombre des globules rouges avec une leucocytose très marquée.

3° Les doses toxiques chez les animaux s'accompagnent de dyspepsie, de paralysie du train postérieur et de convulsions. A l'autopsie, on trouve des infarctus dans le poumon et dans le pancréas. La toxicité de l'adrénaline est environ 40 fois moindre en injection sous-cutanée qu'intravasculaire.

4° Les accidents d'intoxication survenus chez l'homme peuvent être dus soit à un défaut dans la préparation de l'adrénaline, soit à une dose trop élevée.

L'emploi de l'adrénaline doit être proscrit chez les angineux, et très réservé chez les malades atteints d'hypertension artérielle, chez les hépatiques et les addisoniens.

5° L'action de doses faibles, mais souvent répétées, produit chez l'animal : l'athérome, une anémie avec mononucléose et une hypertrophie des organes hématopoiétiques.

6° L'injection du mélange cocaïne-rénaline produit une vaso-constriction locale très intense, une anémie remarquable et

(1) Rode, *Wiener klinische Rundschau*, 1902.

(2) Thèse, Paris, 1904.

(3) Les solutions de cocaïne adrénaline (rénaline française) étaient fournies par la Société fédérale des pharmaciens de France.

efficace surtout en tissus enflammés sur lesquels la cocaïne n'a pas de prise.

Elle ne s'accompagne ni d'eschares ni d'hémorragies secondaires.

7° Le mélange cocaïne-rénaline produit une hypertension artérielle avec ralentissement du pouls et ne s'accompagne d'aucun trouble respiratoire, digestif ou nerveux.

8° La toxicité du mélange est 9 à 10 fois moindre que celle de la cocaïne.

9° La solution cocaïne-adrénaline est applicable pour l'anesthésie de presque toutes les collections suppurées.

10° Son emploi est contre-indiqué chez les jeunes enfants, les pusillanimes et les angineux, il doit être modéré chez les individus tarés.

11° Le mélange employé donne une anesthésie bien supérieure à celle fournie par le chlorure d'éthyle et la cocaïne ; il est préférable dans certains cas à la rachicocaïne et à l'anesthésie générale.]

C. **Succédanés de la cocaïne.**

A cause des propriétés toxiques de la cocaïne, on a de bonne heure cherché à la remplacer par d'autres produits moins dangereux. On en a proposé un grand nombre ; nous allons les passer en revue.

a) **Tropacocaïne.**

Propriétés. — C'est un alcaloïde, la *benzol-pseudotropéine*, que l'on retire des feuilles de la coca de Java. Elle a été extraite de la plante par Giesel (1) et préparée synthétiquement par Liebermann (2). On l'emploie pour l'anesthésie locale sous forme de *chlorhydrate de tropacocaïne*. C'est une poudre blanche, cristalline, d'un goût amer. Elle se dissout facilement dans l'eau ; elle fond à 271°.

Elle a été étudiée pour la première fois, au point de vue phy-

(1) Giesel, *Pharmazeutische Zeitung*, 1891.

(2) Liebermann, *Bericht der deutschen chemischen Gesellschaft*, 1891 et 1892.

siologique, par Chadbourne (1), de Boston et Zoltan Vanossy (2), qui ont démontré son action anesthésiante et sa faible toxicité relativement à la cocaïne. Elle n'est ni vasoconstrictive ni mydriatique.

Applications chirurgicales. — En *oculistique*, elle a été employée pour la première fois par Schweigger Silex (3) ainsi que par Hilbert (4). La tropacocaïne, instillée dans le sac conjonctival, produit sur la *conjonctive et la cornée* des effets anesthésiques très intenses, plus intenses peut-être que ceux de la cocaïne. Elle présente sur cette dernière, dans le traitement des maladies des yeux, les avantages suivants : 1° Elle ne provoque, employée même en abondance, absolument aucun trouble sur l'épithélium de la cornée ; 2° elle a une action légèrement antiseptique, elle n'est donc pas exposée à s'altérer, elle n'est même pas décomposable ; elle ne peut pas, pour la même raison, exercer une action infectante sur les lésions et les ulcères de la cornée ; 3° elle ne détermine ni accroissement de la pression ni dilatation de la pupille ; 4° elle est peu toxique et ne provoque, à petites doses, aucun phénomène général d'intoxication.

Se fondant sur ses expériences, faites avec une solution à 5 0/0, Hilbert pense que la tropacocaïne peut parfaitement, au point de vue de son action anesthésiante, remplacer la cocaïne, qu'elle surpasse même par la rapidité de ses effets ; et qu'elle lui est bien supérieure par l'avantage qu'elle a de laisser intacte la cornée, de ne pas provoquer de mydriase, de ne pas faire augmenter la pression intra-oculaire, par son action antiseptique et sa bien moindre toxicité. Il fait remarquer enfin que sa propriété, bien peu marquée d'ailleurs, de faire dilater les vaisseaux et rougir la conjonctive, peut être considérablement réduite et même, dans beaucoup de cas, presque entièrement supprimée, par l'addition d'un peu de sel marin. Il recommande donc, pour la pratique ophtalmologique, la prescription suivante :

Chlorhydrate de tropacocaïne . . .	0,5
Chlorure de sodium	0,1
Eau distillée	10,0

(1) Chadbourne, *British Medical Journal*, 1892.
(2) Zoltan Vanossy, *Therapeutische Wochenschrift*, 1896.
(3) Schweigger Silex, *Therapeutische Monatsschrift*, 1892.
(4) Hilbert, *Ophtalmologische Klinik*, Tübingen, 1899.

Dans la *pratique de l'art dentaire*, ce médicament s'est montré aussi très avantageux. Vinet et Viau (1) ont constaté qu'il donnait lieu à une anesthésie tout à fait équivalente à celle de la cocaïne et que ses effets toxiques étaient les mêmes. Hugenschmidt (2) a employé une solution aqueuse à 4 0/0 (sans chlorure de sodium), et l'injection de 1/2 à 1 cm³ de cette solution lui a donné des résultats excellents. Dorn (3), de Saarlouis, et Albert, professeur à l'Institut dentaire de Marburg, Torger (4), de Dresde, Bauer (5), de Budapest, ont aussi été très satisfaits de l'emploi de ce médicament.

Dans la *pratique laryngologique*, au contraire, Seifert (6) n'a pas été content de la tropacocaïne. Il a été obligé, pour obtenir l'anesthésie complète, d'en employer des doses élevées, et il a observé une irritation locale et une hypérémie assez prononcées, qui ont été accompagnées d'hémorrhagie.

En chirurgie, Custer (7), un des premiers, a essayé l'emploi de ce médicament dans l'anesthésie par infiltration. Il a trouvé que l'analgésie produite par la tropacocaïne ne différait nullement de celle provoquée par une solution de cocaïne d'égale concentration. Le rapport de 5 : 100 d'eau distillée doit aussi être considéré comme représentant la limite la plus inférieure de l'action nettement marquée de la tropacocaïne. Elle serait, par contre, de beaucoup supérieure à la cocaïne par sa moindre toxicité. La *tropacocaïne est presque trois fois moins toxique que la cocaïne.* Custer emploie donc aujourd'hui, pour l'infiltration, exclusivement la tropacocaïne. Braun (8) a aussi essayé la tropacocaïne. Voici quels sont les résultats principaux de ses expériences :

Concentration osmotiquement indifférente : 4 0/0 (point de congélation = 0,54 0/0). Concentration active la plus basse : 0,01 0/0 (cocaïne = 0,005 0/0). La douleur de gonflement fait défaut avec 0,08 0/0. Irritation spécifique, à partir de 2 0/0, essentiellement plus forte qu'avec la cocaïne. Pas d'action nuisible

(1) Vinet et Viau, *L'odontologie*, janvier, 1893.
(2) Hugenschmidt, *Revue internationale d'odontologie*, 1893.
(3) Dorn, *Odontologische Blätter*, Berlin, 1899.
(4) Torger, *Zahnärztliche Rundschau*, Berlin, 1900.
(5) Bauer, *Oesterr.- Ung. Vierteljahrsschrift für Zahnheilkunde*, 1900.
(6) Seifert, *Internat. klinische Rundschau*, 1893.
(7) Custer, *Cocaïn und Infiltrations anästhesie*, Bâle, 1898.
(8) Braun, *Archiv für klinische Chirurgie*, tome LVII, fasc. 2.

sur les tissus. Relativement à ses effets toxiques, elle semble devoir être placée entre la cocaïne et l'eucaïne β. Dans des solutions à 0,1-1.0 0/0, rendues osmotiquement indifférentes par l'addition de 0,6-0,8 0/0 de chlorure de sodium, la tropacocaïne représente un excellent agent anesthésique local, ayant sur la cocaïne l'avantage de la stabilité et de la stérilisation de ses solutions, mais ne présentant à l'égard de l'eucaïne β que des désavantages (moindre puissance anesthésique locale, plus grande toxicité, effets irritants plus intenses). D'après Reclus (1), au contraire, la tropacocaïne n'est pas supérieure à la cocaïne. Dans 16 cas, il n'a pas obtenu, avec la tropacocaïne, une analgésie plus rapide ni plus persistante qu'avec la cocaïne. Dans tous les cas, l'anesthésie a été, avec la cocaïne, plus profonde qu'avec la tropacocaïne.

Un avantage important de la tropacocaïne consiste aussi dans la stabilité de ses solutions. Merck (2), qui la prépare en grand, a vu une solution de ce produit, qui, au bout de *1 an et demi*, ne présentait aucune altération ni dans sa composition chimique, ni dans son action anesthésique. Les solutions de tropacocaïne ne se décomposent pas non plus par l'ébullition.

b) **Eucaïne.**

La « chemische Fabrik auf aktien » (E. Schering, à Berlin) a obtenu, par voie synthétique, un anesthésique, auquel elle a donné le nom de *eucaïne*. Ce nom, court et harmonieux, a remplacé avantageusement celui, quelque peu compliqué, de « éther menthylbenzoyltétraméthyl-γ-oxypipéridinemethylcarbonique » qu'a reçu ce produit en raison de sa constitution chimique.

Propriétés. — L'eucaïne est une base qui se dissout difficilement dans l'eau, facilement dans l'alcool, l'éther, le chloroforme et le benzol, et qui se sépare de la solution éthérée sous forme de gros cristaux brillants. Avec l'acide chlorhydrique elle donne un sel, le *chlorhydrate d'eucaïne*, qui cristallise dans la solution aqueuse ou méthylalcoolique sous forme de lames ou de prismes brillants.

Le *chlorhydrate d'eucaïne* fourni par le commerce représente

(1) Reclus, *La cocaïne en chirurgie*, Paris.
(2) Merck, *Annales de Merck*, 1898.

une poudre granuleuse blanche, d'un goût très amer, se dissolvant lentement dans l'eau froide, rapidement dans l'eau chaude ; ses solutions se conservent pures et limpides et *peuvent, sans se décomposer, être stérilisées à la température de l'ébullition*. Suivant que l'eucaïne provient de la solution aqueuse ou de la solution méthylalcoolique, la fabrique a distingué un produit W et un produit M (aujourd'hui eucaïne α et eucaïne β).

Les premières expériences dont l'eucaïne, sous ses deux formes, a été l'objet, ont été faites par Gaetano Vinci, à l'Institut pharmacologique de Liebrich. Elles démontrèrent les propriétés anesthésiques locales de ce produit, soit qu'il eût été instillé dans le sac conjonctival, soit qu'il eût été appliqué en badigeonnages sur la peau et les muqueuses ou injecté dans le tissu sous-cutané et sous-muqueux. L'action générale se manifeste par une forte excitation, avec paralysie consécutive, du système nerveux central, ayant, à la suite de l'emploi de doses élevées, provoqué la mort des animaux en expérience. La mort par l'eucaïne succède à une paralysie de la respiration, pendant que le cœur continue encore à battre quelque temps après l'arrêt des mouvements respiratoires. Après l'injection sous-cutanée il se produit, par suite de l'excitation centrale du pneumogastrique, un ralentissement très marqué du pouls, et en même temps, par suite de l'excitation du centre vaso-moteur, une élévation de la pression sanguine. La respiration est toujours accélérée.

c) Eucaïne α.

Propriétés. — Elle se présente sous la forme de gros cristaux brillants, qui, à la température ordinaire, se dissolvent dans l'eau dans le rapport de 6 : 100.

Les expériences faites sur l'homme ont eu pour résultat de démontrer que cet agent est, il est vrai, un anesthésique, mais qu'il n'est nullement supérieur à la cocaïne, et que, d'ailleurs, à cause de ses propriétés irritantes, il ne peut être utilisé.

d) Eucaïne β.

Propriétés. — C'est une poudre cristalline blanche, se dissolvant environ dans 3 parties 1/2 d'eau froide. C'est, d'après

Silex (1), le chlorhydrate de la *benzoylrinyldiacétonalcamine*. Elle présente, au point de vue chimique, une grande ressemblance avec la cocaïne et surtout avec la tropacocaïne ; mais elle est notablement moins toxique que ces deux substances. L'eucaïne β présente encore ce grand avantage, que ses solutions peuvent être soumises à l'ébullition, sans courir le risque d'être décomposées. Sur la circulation, elle agit d'une manière beaucoup moins intense que l'eucaïne α ; c'est ainsi que, employée à doses modérées (0,10 — 0,16, en injection sous-cutanée, chez l'adulte), elle ne donne lieu à aucune modification ni dans la fréquence du pouls ni dans la pression sanguine. Quand on l'emploie à petites doses (0,18-0,20), on peut de temps à autre constater un ralentissement du pouls ; Schmitt, de Nancy, et Legrand, de Paris, l'ont pourtant injectée à des doses de 0,24-0,26, sans observer le moindre trouble.

Mode d'administration. — La concentration des solutions employées a beaucoup varié suivant l'opération et suivant les opérateurs. Tandis que Dumont et Legrand se servaient, au début, pour les opérations dentaires, de la solution à 1 0/0, ne faisant l'extraction que 5 minutes après l'injection, et étaient très satisfaits de cette manière d'agir, Silex et Dolbeau (2) ont adopté une solution plus forte, une solution d'environ 2 0/0, Lohmann (3) et Schering sont même allés jusqu'à employer une solution de 10 0/0 ! Avec une solution à 1 0/0 on obtient une analgésie, qui dure 20 minutes environ. Pour les opérations importantes et de longue durée, Legrand, à la suite de nombreuses expériences dans le service de Reclus, *a adopté la solution à 2 0/0*. Cette solution n'offre absolument aucun danger ; on peut sans inconvénient en injecter jusqu'à 30 cm^3 (trente seringues de Pravaz) ; elle produit une anesthésie rapide, qui dure 40 minutes et qui permet d'exécuter de grandes opérations.

Les solutions d'eucaïne β se conservent pendant très longtemps. Ce grand avantage a été confirmé par Legrand, qui, ayant fait des injections avec des solutions vieilles de *4 mois*, a constaté que leur action anesthésique ne différait nullement de celle produite par une solution fraîchement préparée.

(1) Silex, *Deutsche medizinische Wochenschrift*, 1897.
(2) Dolbeau, *Thèse inaugurale*, Paris, 1897.
(3) Lohmann, *Therapeutische Monatsschrift*, 1897.

Sur les muqueuses, l'eucaïne β agit aussi rapidement que la cocaïne, mais l'anesthésie ne dure pas aussi longtemps. L'eucaïne provoque, en outre, une petite brûlure superficielle, comparable à celle d'une solution alcoolique diluée,

Legrand a employé l'eucaïne β dans l'anesthésie par infiltration de Reclus. L'action s'est produite très rapidement; il a pu opérer immédiatement après l'injection de la solution à 2 0/0. Il a trouvé que la surface de la plaie *saignait plus facilement* qu'à la suite de l'emploi de la cocaïne. Dans un tissu enflammé les résultats ont été très incertains. Il a mis en usage cette méthode dans des cas de hernies, de varicocèles, d'amputation des doigts, etc. L'anesthésie a toujours été parfaite ; il a employé, en moyenne, 0,18 à 0,20 de la solution à 2 0/0. Dans la pratique de l'art dentaire, cet agent s'est montré tout particulièrement avantageux, de sorte que Dumont et Legrand ont appelé l'eucaïne β « l'anesthésique de choix en stomatologie ».

Ces observateurs se servaient autrefois d'une solution à 1 0/0, et ils attendaient 5 minutes avant de procéder à l'extraction de la dent ; ils injectent aujourd'hui une solution à 2 0/0 et pratiquent, immédiatement après, l'extraction. Un autre avantage de l'eucaïne β relativement à la cocaïne, c'est que l'on peut opérer le patient *assis* et le congédier immédiatement après l'opération.

Inconvénients. — Malgré tous ces avantages, Legrand considère l'emploi de l'eucaïne β *en chirurgie*, comme moins avantageux, à cause de l'hémorragie et de l'action légèrement irritante qu'elle détermine, que celui de la cocaïne prudemment administrée.

Avantages. — Cette manière de voir est en contradiction avec les résultats des expériences de Braun et Heinze. Ces observateurs admettent que l'action anesthésique des solutions aqueuses d'eucaïne β ressemble parfaitement à celle des solutions de cocaïne de concentration égale. Cette ressemblance ne se borne pas à l'action spécifique des deux substances ; la tension osmotique des solutions d'eucaïne β est aussi, d'après Braun, à peu près équivalente à celle des solutions de cocaïne. Ces solutions, dans le même état de concentration, présentent aussi, en effet, à peu près les mêmes points de congélation, comme le montre le tableau ci-dessous :

	Chlorhydr. de cocaïne	Chlorhydr. d'eucaïne β.
1 0/0.	0°,115	0°,125
2 0/0.	0°,230	0°,245
2 0/0.	0°,305	0°,360
4 0/0.	0°,410	0°,450

L'eucaïne β et la cocaïne exercent une action paralysante sans donner lieu à aucune excitation, ni à aucune altération des tissus ; même à l'état de dilution extrême, elles déterminent une anesthésie suffisamment prolongée pour les besoins de la pratique. La solution pouvant être considérée comme représentant la limite inférieure d'efficacité est celle de 0,005 0/0. L'anesthésie par l'eucaïne β a une intensité et une durée égales à celles de l'anesthésie par la cocaïne. L'eucaïne β est donc tout à fait équivalente à la cocaïne. Ses autres propriétés, notamment sa toxicité beaucoup moins accentuée, la stabilité de ses solutions, qui résistent, sans se décomposer, à l'ébullition, permettent de la considérer, au point de vue de la pratique, comme *bien supérieure à la cocaïne*, à laquelle il *convient donc absolument de la préférer* dans le but de l'anesthésie par infiltration. Braun recommande, en vue de cet usage, la solution suivante :

Eucaïne β.	1,0
Chlorure de sodium . . .	8,0
Eau	100,0

Braun en a, deux fois, employé jusqu'à 300 cm^3, et il ne croit pas que, en restant dans les limites fixées à l'anesthésie locale, on puisse arriver à une dose d'eucaïne β dangereuse pour l'homme.

Schleich a aussi soumis l'eucaïne β à un examen attentif dans des expériences personnelles et dans des opérations, et il trouve que ce produit, dépourvu de toute toxicité apparente, peut *parfaitement être employé à la place de la cocaïne*, dans le but de l'anesthésie par infiltration.

L'eucaïne β a donné aussi de très bons résultats dans la pratique oculistique. Scheigger, Silex, dans les grandes opérations (opération du strabisme), la préfèrent à la cocaïne. Cette dernière ne semblerait pas, dans ces cas, pouvoir soutenir la concurrence. Les heureux résultats, obtenus en petite chirurgie et dans la pratique de l'art dentaire, sont égalemeut très nombreux et tendent à démontrer que nous possédons dans l'eucaïne β un agent, unique jusqu'ici, pouvant remplacer avantageusement la cocaïne.

e) Acoïne.

On désigne sous le nom d'acoïne les alkyloxyphénylguanides découverts par la maison de fabrication de produits chimiques de v. Heyden, à Radebeul, près de Dresde. Le produit appelé acoïne est l'*acoïne par excellence*, l'acoïne C (chlorhydrate de disparaanisylmonoparaphénétylguanidine) (1).

Propriétés. — Elle se présente sous la forme d'une poudre cristalline, blanche, indore, entrant en fusion à 176° C. Elle se dissout, dans le rapport de 6 0/0, dans l'eau à 17° C. Les solutions sont fortement antiseptiques et, dans l'obscurité, se maintiennent, sans se décomposer, pendant plusieurs semaines ; on doit les conserver dans des verres noirs. Il ne convient d'employer que des solutions diluées, particulièrement des solutions à 1/2-1 0/0, que l'on prépare en projetant une quantité déterminée d'acoïne dans une quantité préalablement bien mesurée d'eau froide, récemment distillée. Après avoir agité un certain temps, la dissolution est complète. Les solutions aqueuses d'acoïne peuvent être, sans inconvénient, soumises plusieurs fois à l'ébullition, pourvu que l'opération se fasse dans un verre ne fournissant point d'alcali. On doit, dans la préparation des solutions d'acoïne, éviter l'emploi de l'eau chaude. Il n'est pas non plus rationnel d'étendre une solution chaude par l'addition d'eau froide.

Mode d'administration. — En injection sous-cutanée, *on ne doit pas employer des solutions supérieures à 1 0/0 ;* des solutions à 2 0/0 donnent déjà lieu à des effets caustiques. Les propriétés anesthésiques de l'acoïne ont pour la première fois été étudiées par Trolldenier (2), de l'Institut anatomo-pathologique de l'Ecole vétérinaire de Dresde. Les expériences qu'il a faites sur différents animaux (lapins, chevaux), puis sur quatre malades et enfin sur lui-même, ont eu pour résultat de le convaincre que l'acoïne, en raison de sa non-toxicité et de son action plus

(1) Trolldenier, *Therapeutische Monatshefte*, 1899.
(2) Trolldenier, *l. c.*

prolongée et plus intense, mérite d'être préférée à la cocaïne. Son action ne s'étendrait qu'immédiatement sur le tissu atteint; il n'y aurait point d'action lointaine. Il met expressément en garde contre l'emploi de doses *trop concentrées*, qui pourraient donner lieu à une gangrène locale. Trolldenier prétend, avec la solution à 1 0/0, remplacer la cocaïne dans la solution de Schleich ; il recommande, pour une anesthésie prolongée, la formule suivante :

Acoïne	0,1
Chlorure de sodium. . . .	0,8
Eau distillée	100,0

Pour une anesthésie de courte durée, jusqu'à 30 minutes, il emploie la solution :

Acoïne	0,05
Chlorure de sodium. . . .	0,8
Eau distillée	100,0

Braun (1) met en usage, pour l'anesthésie par infiltration, en vue d'une opération de longue durée, une solution de 0,1 0/0 d'acoïne et 0,1 d'eucaïne β ou de cocaïne. Il prépare une solution alcoolique à 25 0/0 (acoïne 25,0, alcool absolu 100,0). Chaque goutte de cette solution contient 0,01 d'acoïne. Pour obtenir une concentration de 1 0/0, il suffit donc d'ajouter 1 goutte à 1 gr. de liquide. Avant de se servir de cette solution d'acoïne, il en ajoute 10 gouttes à 100 cm³ d'une solution d'eucaïne β ou de cocaïne à 0,1 0/0. Nous n'avons rien trouvé dans la littérature médicale au sujet des résultats obtenus à l'aide de cette solution.

Spindler (2), médecin de l'hôpital provincial de Chortiza (Russie), voit dans l'emploi de l'acoïne un grand progrès pour l'anesthésie locale. Il se sert de la solution à 1 0/00, plus rarement de celle à 2 0/00 dans les laparotomies, les herniotomies, etc. L'acoïne a sur la cocaïne l'avantage de produire une anesthésie d'une durée 3 à 4 fois plus longue, et de ne donner lieu à aucun effet consécutif particulier.

(1) Braun, *Bericht der chemischen Fabrik v. Heyden*, in Radebeul.
(2) Spindler, *Bericht der chemischen Fabrik v. Heyden*, in Radebeul.

Applications chirurgicales. — C'est en *oculistique* que l'acoïne a donné les meilleurs succès. Darier (1), de Paris, entraîné par les résultats des expériences de Trolldenier, a essayé l'emploi de l'acoïne pour pratiquer sans douleur les *injections* dites *sous-conjonctivales*. On sait que ces injections échouaient fréquemment à cause des douleurs qu'elles provoquaient. Darier avait autrefois mis en usage, au lieu du sublimé, précipitable par la cocaïne, le *cyanure de mercure*, qu'il employait avec la cocaïne. Mais il avait observé que, si l'injection était d'abord indolore, l'action irritante du mercure commençait à se faire sentir au bout d'un quart d'heure ou d'une demi-heure et que la douleur persistait souvent pendant des heures entières. Le désir de Darier avait toujours été de posséder un anesthésique à action plus prolongée que celle de la cocaïne, et les recherches ci-dessus mentionnées de Trolldenier semblaient devoir lui offrir un anesthésique de ce genre. Il employa donc l'acoïne dans ces injections sous-conjonctivales, et il en fut extrêmement satisfait. Voici comment il convient de préparer cette solution : 1° Le flacon devra d'abord être nettoyé avec de l'acide azotique, puis avec de l'eau récemment distillée ; 2° on versera dans ce flacon 10 gr. d'une solution chloruro-sodique à 0,8 0/0, et l'on y ajoutera 0,10 d'acoïne, que l'on fera dissoudre, sans chauffer, en agitant le flacon. On obtient ainsi une solution à 1 0/0, que Darier considère comme étant celle qui convient le mieux, car il est contre-indiqué d'en employer une plus forte, et on peut d'ailleurs la diluer facilement à l'aide de la solution physiologique. L'acoïne peut être considérée, relativement à la cocaïne, comme à peu près entièrement dépourvue de toxicité, et l'on peut d'autant plus l'employer sans crainte, que les doses nécessaires peuvent être très petites, tout en donnant lieu à une analgésie suffisante. Le seul inconvénient constaté par Darier a été l'œdème de la conjonctive et le gonflement des paupières ; mais ces accidents n'ont eu aucune conséquence fâcheuse.

Ces résultats favorables obtenus par Darier dans l'emploi de l'acoïne en oculistique ont été confirmés par divers spécialistes, entre autres Brundenell Carter, à Londres, Hirsch, à Halberstadt, Etiévant, à Lyon. Nous renvoyons au rapport, ci-dessus mentionné, de la fabrique de produits chimiques v. Heyden le lecteur

(1) Darier, *La clinique ophthalmologique*, Paris, 1899.

qui voudrait avoir sur ce sujet des détails plus circonstanciés.

Senn, de Zurich, a expérimenté ce médicament dans la pratique de l'*art dentaire ;* il l'emploie en solution à 1-2 0/0 ; cette dernière solution pourrait bien être trop forte. Thiesing (1) a mis en usage la solution à 1 0/0, injectée sous la peau, pour les extractions des dents et l'ablation de la dentine sensible, et il en a obtenu des résultats très satisfaisants. L'injection a été indolore; avec des doses de 0,02, il ne s'est produit aucune sorte de phénomène toxique, ni œdème, ni douleurs consécutives.

On ne peut pas actuellement porter un jugement définitf au sujet de ce médicament, si recommandable d'ailleurs à certains égards.

f) Holocaïne.

L'holocaïne a été obtenue, en 1897, par Täuber au moyen de la combinaison de quantités moléculaires de *phénacétine* et de *phénétidine*.

Propriétés. — L'holocaïne est une base insoluble dans l'eau, et dont le sel le plus souvent employé, le *chlorhydrate d'holocaïne* est aussi très peu soluble dans l'eau (2,5 : 100) et cristallise en aiguilles blanches.

On avait prétendu que les solutions d'holocaïne étaient peu stables et perdaient, au bout de 14 jours, une partie de leur efficacité ; contrairement à cette opinion, Legrand a démontré qu'une solution d'holocaïne, datant d'un an et demi, se comportait tout à fait comme une solution récente.

Applications chirurgicales. — Cet anesthésique, qui est plus toxique que la cocaïne, a été employé notamment en *oculistique* par Guttmann (2), Hirschfeld, Chevallereau, Lagrange, et d'autres observateurs. Ils constatent tous que l'instillation de quelques gouttes de la solution à 1 0/0 donne lieu à une très vive sensation de brûlure, qui ne tarde pas à faire place à une analgésie, qui est aussi intense, mais de plus courte durée, que l'analgésie par la cocaïne. On met en garde contre l'emploi des injections sous-cutanées. Lagrange (Bordeaux) a voulu neutraliser la vive brûlure produite par l'holocaïne en lui adjoignant

(1) Thiesing, *Die Lokalanästhesie und ihre Verwertung*, Leipzig, 1902.
(2) Guttmann, *Deutsche med. Wochenschrift*, 1897.

la cocaïne. Dans les *iridectomies* et dans l'*opération de la cataracte*, il recommande la solution suivante :

Chlorhydrate d'holocaïne	0,05
Chlorhydrate de cocaïne	0,10
Eau distillée	10,00

Dans la pratique de *l'art dentaire*, Gires a recommandé l'emploi de ce médicament. Mais il est plus toxique encore que la cocaïne (0 gr. 01 suffit pour provoquer, chez les lapins, de graves convulsions). Legrand l'a aussi employé dans le même but. Il lui a paru ne présenter aucun avantage sur l'eucaïne β ou la cocaïne. Mais, étant plus toxique que ces derniers produits, il n'a pu prendre dans la pratique une plus grande extension.

g) **Anéson ou Anésine.**

Historique. — Cet anesthésique, introduit dans le commerce par Hoffmann-La Roche et Cie, à Bâle, est la solution aqueuse de l'*acétonchloroforme*, obtenu par Willgerodt.

Le nom d'anéson lui a été donné par Vamossy (1), qui, le premier, l'a étudié, avec Kossa, à l'Institut pharmacologique de Budapest et, se basant sur les résultats obtenus par Grosz, Irsai, Hültl, l'a beaucoup recommandé comme anesthésique local.

Cet acétonchloroforme est souvent employé en Amérique, sous le nom de *chlorétone,* comme agent anesthésique local et hypnotique ; Warenn Hill (2) dit en avoir obtenu de très bons effets.

Propriétés. — L'anéson est la solution aqueuse à 1 0/0 de cet acétonchloroforme. C'est un liquide incolore, limpide, d'une odeur camphrée ; son point de congélation est à — 0°,18.

D'après Braun (3), l'action anesthésique de l'anéson correspond à peu près à celle d'une solution de cocaïne à 0,02-0,05 0/0. L'anesthésie est toujours limitée à la boursouflure ; l'anéson n'est pas en état de provoquer une anesthésie d'infil-

(1) Vamossy, *Deutsche medizin. Wochenschrift*, 1897.
(2) Warren Hill, *New York Medical Journal,* août 1900.
(3) Braun, *Archiv für klinische chirurgie,* vol. LVII.

tration étendue ou une anesthésie régionale, ni, appliqué sur les muqueuses, de produire des effets suffisants. Injecté sous la peau, il laisse, même quand on lui a adjoint du chlorure de sodium, des infiltrats rouges et douloureux.

Relativement à la toxicité de l'anéson, Braun a comparé cet agent avec une solution de cocaïne à 0,05 0/0, laquelle possède la même puissance anesthésique locale, mais sans irriter ni altérer les tissus. Si l'on injecte 100 cm³ d'anéson sous la peau d'un lapin du poids de 2700 gr., on voit l'animal tomber dans un sommeil profond, semblable à la mort, et persistant pendant 24 heures ; le pouls et la respiration sont, pendant plusieurs heures, à peine perceptibles ; puis l'animal se relève peu à peu. Or, 100 cm³ d'une solution de cocaïne à 0,05 0/0, injectés à un animal de même poids, ne provoquent jamais de phénomènes généraux. L'anéson ne pourra donc jamais remplacer la cocaïne.

h) Orthoforme.

On distingue l'*orthoforme basique ancien* et l'*orthoforme nouveau*.

i) Orthoforme basique ancien.

Découvert, en 1898, par Einhorn et Heinz, de Munich (1).

Propriétés. — Il représente une poudre blanche, ténue, inodore et insipide ; il fait partie de la classe des amido-oxy-éthers aromatiques. Il est soluble dans l'eau dans le rapport de 0,2 : 100 ; pour obtenir une solution limpide à 0,5 0/0, il faut se servir d'eau chaude. Par suite d'une difficile solubilité, son absorption se fait plus lentement et son action sera, par conséquent, de plus longue durée.

Mode d'administration. — On ne peut pas l'employer en injections sous-cutanées, parce que des solutions à 0,2 0/0 suffisent pour donner lieu à une douleur brûlante, très vive, au niveau de l'injection ; mais l'anesthésie qui lui succède est complète. Ce produit possède aussi des propriétés antiseptiques assez accentuées ; aussi convient-il de l'appliquer sur les plaies douloureuses ; c'est l'agent de prédilection pour le traitement des plaies par brûlure, des ulcères douloureux, etc. Maygrier et Blondel (2)

(1) Thiesing, *Die Lokal-Anästhesie*, Leipzig, 1902.
(2) Blondel, *Revue de thérapeutique médico-chirurgicale*, 1898.

l'ont recommandé contre les rhagades douloureuses du mamelon ; l'orthoforme peut rendre, dans ces cas, de meilleurs services que la cocaïne, qui n'est nullement indifférente à l'égard de la mère où de l'enfant. Dans la pratique de l'art dentaire, on l'a souvent employé avec succès pour calmer les douleurs consécutives à l'extraction des dents, contre les douleurs pulpaires, dans les cas de sensibilité de la dentine, etc.

Inconvénients. — Malheureusement l'orthoforme a aussi certains côtés désavantageux : il peut provoquer de l'érythème, de l'urticaire, de l'eczéma, des vomissements, même la gangrène, notamment dans les cas d'ulcères de la jambe, etc., de sorte qu'on ne doit s'en servir qu'avec circonspection.

j) Orthoforme nouveau.

Propriétés. — Ses effets ressemblent entièrement à ceux de l'*orthoforme ancien*. Il a l'avantage d'être d'un prix moins élevé ; sa couleur est aussi plus blanche et il se conglomère moins.

Applications chirurgicales. — On l'a employé et recommandé dans les mêmes cas que l'ancien, sans qu'il présente aucun avantage dans son action ; il aurait, au contraire, l'inconvénient d'irriter davantage les tissus.

[Cependant Colleville, de Reims, a pu, sans danger et avec succès, traiter un cas de névralgie sacro-lombaire par injections épidurales de gaïacol orthoformé (1)].

k) Nirvanine.

Propriétés. — La *nirvanine* (éther chlorhydro-diéthylglycocoll-p-amido-o-oxybenzolméthylique) se présente sous la forme de prismes incolores, facilement solubles dans l'eau.

On la prépare dans les usines de Höchst ; Stubenrauch, Rotenberger, Legrand, Luxemburger, en ont recommandé l'emploi dans le but d'obtenir l'anesthésie locale. Elle serait, d'après Einhorn et Heinze, à peu près dix fois moins toxique que la cocaïne. La dose maxima de cette dernière est, pour l'adulte, de

(1) Colleville, *Union médicale du Nord-Est*, 30 mai 1901 et *Gazette des Hôpitaux*, 6 juin 1901.

0 gr. 05, tandis qu'on peut injecter sans inconvénient 0 gr. 5, et plus, de nirvanine. Youanin et Reynier admettent, comme dose mortelle, 0 gr. 7 par kilogr. d'animal.

Mode d'administration. — Pour les opérations chirurgicales il convient de s'adresser de préférence, d'après Luxemburger, à une solution à 2 0/0, dont on injectera, par la voie sous-cutanée, en moyenne 4 centim. cubes. L'anesthésie se manifeste ordinairement au bout de 9 minutes au plus tard. Ce n'est que dans les cas de processus inflammatoires qu'elle se fera attendre plus longtemps (environ 20 minutes). La durée de l'anesthésie est, en général, de 3/4 d'heure à 1 heure. Des solutions à un pour cent, dans de l'eau pure, occasionnent, au moment de l'injection, une assez vive douleur ; elles ne sont donc pas en état de neutraliser l'effet irritant qui résulte du gonflement produit par l'eau. La sensibilité commence à revenir au bout de 15 minutes ; au bout d'une demi-heure, elle est redevenue normale (Thiesing).

Kassel, de Posen, emploie, au lieu de la cocaïne, la nirvanine en solution à 10 0/0, dans le but d'anesthésier le larynx avant le traitement par l'acide lactique, et il a été très satisfait de cet emploi.

Des solutions supérieures à 2 0/0, employées en injections, sont très incertaines au point de vue des dangers auxquels elles peuvent donner lieu. Tandis que Rotenberger, dans des cas d'extraction de dents, a obtenu 156 fois, sur 164 cas, de très bons effets d'une solution à 5 0/0, dont il injectait une demi-seringue aux côtés externe et interne de la gencive, Rud. Dorn (Saarlouis), a vu l'injection de trois quarts de seringue de la même solution donner lieu, chez une patiente, à un collapsus si grave, qu'il a depuis lors définitivement renoncé à continuer ses expériences avec la nirvanine. Dans 40 cas qu'il rapporte, il a observé que les patients, à la suite de l'injection de nirvanine et de l'extraction de la dent, se plaignaient presque toujours de douleurs plus ou moins vives, et que l'hémorrhagie était assez considérable. Il a pu constater aussi, comme conséquence de ces injections, un fort œdème et divers accidents qui retardaient la guérison. Le plus important de ces accidents a été la gangrène de la muqueuse buccale voisine de la plaie ainsi que du bord correspondant du maxillaire. Dumont et Legrand, ayant employé, dans des extractions dentaires, des solutions à 4-5 0/0, en ont obtenu des résultats satisfaisants, mais ils conseillent d'*user de beau-*

coup de prudence dans l'emploi de cet agent en chirurgie générale.

Considérant la faible intensité de l'action anesthésique de la nirvanine et les effets consécutifs fâcheux qui résultent très fréquemment de son emploi, nous n'hésitons pas à conseiller de s'abstenir de l'usage de cet anesthésique.

l) **Anesthésine.**

Cet anesthésique local, découvert par Ritsert et préparé par les Höchster Farbwerke, est l'*éther éthyl-paraamidobenzoïque.*

Propriétés. — C'est une poudre blanche, ténue, entrant en fusion à 89°,5-90°,5 : elle est presque insoluble dans l'eau froide, difficilement soluble dans l'eau chaude, facilement soluble dans l'alcool, l'éther, le benzol et les huiles grasses. Dans l'huile d'amande, le rapport de solubilité peut aller jusqu'à 2 0/0 ; dans l'huile d'olive, jusqu'à 3 0/0; et ces solutions huileuses d'anesthésine peuvent, sans subir de décomposition, être stérilisées et être employées en injection sous-cutanée.

D'après les recherches pharmacologiques de Robert, l'anesthésine est *dépourvue de toxicité* ; elle s'est fait remarquer, dans la clinique de v. Noorden, par ses effets certains, d'une durée prolongée et ne s'accompagnant absolument d'aucune irritation. Cette dernière propriété notamment la placerait au-dessus de l'orthoforme.

Applications médicales et chirurgicales. — Ce médicament a été employé avec avantage, à l'intérieur, dans le traitement de l'*hyperesthésie de l'estomac*, de l'*ulcère gastrique*, des *vomissements de la grossesse*.

Dans la *pratique rhinologique et laryngologique*, on s'en est servi contre toutes sortes de catarrhes, particulièrement dans les cas d'ulcérations tuberculeuses du larynx. On l'emploie, dans ces cas, sous forme d'insufflations, d'inhalations, de badigeonnages.

Contre le *ténesme vésical*, les *urétrites*, les *douleurs hémorrhoïdales*, ce médicament, sous forme de *cylindres* ou de *suppositoires*, s'est aussi montré avantageux.

Le Dr Dunbar (1) a employé pour l'anesthésie par infiltration

(1) Dr Dunbar, *Excerpta medica*, XIe année.

le *chlorhydrate d'anesthésine.* Il s'est servi de la solution suivante :

Chlorhydrate d'anesthésine. . . .	0,25
Chlorure de sodium	0,15
Chlorhydrate de morphine	0,015
Eau distillée	100,0

Il a infiltré d'après la méthode de Schleich. Il n'a jamais vu se produire de phénomènes fâcheux ; on peut sans crainte faire ces injections, ce médicament étant *absolument dépourvu de toxicité.* Immédiatement après l'injection, l'anesthésie se manifeste dans toute l'étendue du tissu infiltré. Ces expériences ont été contrôlées par Rammstedt (1). Il s'est servi de la solution de Dunbar, mais sans addition de morphine ; il a infiltré d'après la méthode de Schleich, ou, suivant les cas, il a mis en usage l'anesthésie régionale. Il a constaté aussi l'insensibilité immédiate du champ opératoire après l'injection, insensibilité se produisant un peu plus tard dans l'anesthésie régionale que dans l'anesthésie par infiltration. Suivant l'étendue de l'incision à faire, on a injecté de 1 à 40 cm^3, et plus, de la solution, sans qu'il ne soit jamais produit aucun accident fâcheux. La plupart des malades séjournaient à l'hôpital et ont pu, par conséquent, être exactement observés. On n'a jamais vu se produire ni céphalalgie, ni vertiges, ni nausées. L'action analgésique a persisté longtemps après l'opération ; ce n'est que 3, 4 et 5 heures plus tard que se manifestait une légère sensation douloureuse ; dans un cas seulement il s'est produit, au bout de 4 heures, une vive douleur ; il s'agissait ici de l'amputation de la seconde phalange d'un doigt, pratiquée à l'aide de l'anesthésie régionale pour une tuberculose avancée de la dernière phalange. Quand l'injection était faite dans les tissus enflammés, l'action était également immédiate et durable ; les expériences de Rammstedt ont porté d'ailleurs en grande partie sur des processus inflammatoires aigus ; ainsi il a opéré, à l'aide de l'analgésie locale par le chlorhydrate d'anesthésine, douze fois, des panaris des doigts, onze fois, des phlegmons de la face palmaire, douze fois, des furoncles et des anthrax des parties les plus diverses du

(1) Rammstedt, *Zentralblatt für Chirurgie,* 1902.

corps. Dans toutes les opérations aseptiques (ablation de petites tumeurs, ponction de grandes articulations, etc.), la guérison s'est faite rapidement par première intention ; on n'a jamais observé aucune irritation des bords de la plaie ou du trajet de la piqûre.

D'après Rammstedt, l'anesthésine présente donc les avantages suivants : tout en étant presque dépourvue de toxicité, elle produit des effets analgésiques très accentués ; sous forme de chlorhydrate, elle se dissout facilement dans l'eau ; on peut la faire bouillir fortement à plusieurs reprises et la conserver longtemps, sans qu'elle perde de son efficacité.

Notre médecin-assistant, Chassot, a entrepris, à notre instigation, une série d'expériences avec l'anesthésine. Mais les résultats n'en sont pas encore assez concluants pour que nous puissions les utiliser ici.

m) **Subcutine**.

[Récemment, M. G. Fontan (de Lyon) a vanté les propriétés anesthésiques d'un dérivé de l'anesthésine de Ritsert, la *subcutine* (1) :

Propriétés physiques et chimiques. — Corps cristallisé en fines aiguilles blanches, fusibles à 195°6, soluble dans l'eau froide (1 0/0), plus soluble à 30° (2,5 0/0). Ces solutions sont presque inaltérables et supportent bien la stérilisation par la chaleur, avantage appréciable sur la cocaïne, dont la solution est altérable par la chaleur et dont l'altération amène la déperdition d'une partie des propriétés analgésiques de cet alcaloïde (2).

Action physiologique. Toxicité. — On lui reconnaît deux actions principales :

1° *Action antiseptique.*

2° *Action anesthésique*, beaucoup plus intéressante, constatée par l'instillation dans l'œil d'un animal d'une solution à 0 gr. 50 par exemple, ou par une injection hypodermique d'un cen-

(1) G. Fontan, *Les dangers de l'injection sous-cutanée de cocaïne et l'innocuité d'un analgésique nouveau : la subcutine,* Thèse, Lyon, janvier 1904.

(2) Carl von Noorden, *Berlin. klin, Woch.*, 1902, n° 17. p. 373 et *Pacific med. Journal* — Spiess, *Munch. med. Woch.*, 1902, p. 611.

timètre cube d'une solution à 1 0/0. La région est complètement insensibilisée et le sujet subcutinisé ne ressent qu'une vague sensation de contact si l'on porte le bistouri sur la région ainsi analgésiée.

M. G. Fontan, qui a étudié les effets anesthésiques de la subcutine (1), a observé que la subcutine provoque une dilatation pupillaire bien moindre que celle qui suit une instillation d'une dose égale de cocaïne, et que les effets anesthésiques de ces deux substances sont à peu près les mêmes.

La toxicité de la subcutine, comme celle de l'anesthésine, est très faible. Ainsi, d'après les expériences de Becker et Carl von Noorden, les premiers phénomènes d'intoxication se montrent lorsqu'on a atteint 1 gr. 6 de subcutine pour un kilogramme d'animal ; on observe une certaine agitation suivie de mouvements convulsifs dans le train postérieur. Mais ces phénomènes sont passagers et, au bout d'une heure et demie ou d'une heure, ces convulsions disparaissent et l'animal redevient gai et alerte comme avant l'expérience. Il n'y a pas non plus de phénomènes d'accumulation. Comparée sous ce rapport à la cocaïne, la subcutine a l'avantage énorme sur la cocaïne d'être cent fois moins toxique, tout en ayant un pouvoir analgésique égal.

M. G. Fontan a fixé à 0 gr. 15 la limite moyenne de la dose maniable de subcutine chez un homme de poids moyen. On ne pourrait atteindre de pareilles doses avec la cocaïne, sans s'exposer à des accidents parfois très inquiétants.

Applications thérapeutiques. — 1° Comme *anesthésique* en *injections hypodermiques*. La technique ne diffère en rien de celle usitée pour les injections de cocaïne. On se sert d'une solution en milieu isotonique à 1/100 (voy. formule plus loin). L'anesthésie survient après quatre ou cinq minutes. M. G. Fontan n'a jamais observé de complications locales ou générales : nausées, vomissements ou céphalée.

Pour les injections hypodermiques, on emploie la solution suivante :

Subcutine	1 gr. ou 0 gr. 70
Chlorure de sodium .	0 gr. 70
Eau distillée	100 gr.

(1) Becker, *Id.*, 1903, n° 20.

n) **Sténocarpine.**

Claiborne (1), médecin oculiste à New-York, a extrait l'anesthésique en question des feuilles de l'*Acacia stenocarpo*, sorte d'acacia dont les caractères botaniques n'ont pas été sûrement fixés.

Propriétés physiologiques. — D'après des expériences faites sur des animaux, la sténocarpine aurait une action anesthésique et serait dépourvue de toxicité. Chez l'homme, 2 à 4 gouttes d'une solution à 2 0/0 instillées dans l'œil, ont donné lieu à une insensibilité complète de la cornée et de la conjonctive pendant 20 minutes environ. Il se produit en même temps une dilatation pupillaire. La sténocarpine anesthésie en même temps la muqueuse nasale. D'après Claiborne, cet agent, à cause de sa propriété mydriatique, semble destiné à un grand avenir. Il ne nous a malheureusement pas été possible de nous procurer sur lui d'autres renseignements.

o) **Nerrocidine.**

Cet alcaloïde, extrait du Gasu-Basu des Indes, a été isolé par Dalma (2). Les propriétés anesthésiques de la plante ont été découvertes par un dentiste hongrois, à Fiume ; il l'a employée, à la place de l'arsenic, dans le traitement de la pulpite douloureuse. Fenyvessy, à l'Institut de Bokay, à Budapest, a ensuite étudié ce corps au point de vue pharmacologique.

Propriétés physiques et chimiques. — La nerrocidine est une poudre amorphe, jaune, hygroscopique. Elle se dissout facilement dans l'alcool et dans l'éther.

Action physiologique. — En solution faible (0,1-0,2 0/0), elle provoque sur la cornée des animaux à sang chaud une anesthésie locale. Deux gouttes d'une solution à 0,2 0/0, portées sur la conjonctive de l'homme, produisent une sensation de brûlure, accompagnée de larmes et, 20 minutes plus tard, une anesthésie complète, qui peut durer 5 minutes. Au bout de 7 heures, la cornée redevient normale.

(1) Claiborne, *Revue et Archives suisses d'odontologie*, 1887.
(2) Dalma, *Journal de l'anesthésie*, Paris, 1902.

Si l'on frictionne la muqueuse des joues avec une solution de nerrocidine à 0,1 0/0, il se manifeste une anesthésie de la muqueuse frottée et de la langue, avec perte du sens du goût. Des solutions ayant une concentration supérieure à 0,5 0/0 déterminent une irritation de la cornée. Des solutions à 2 0/0 donnent lieu, chez les lapins et les chiens, à des kératites ulcéreuses graves, qui peuvent persister de 5 à 10 jours. L'anesthésie de la cornée dure pendant tout le temps de la kératite, la sensibilité ne revient qu'après le retour de la cornée à l'état normal.

Si l'on injecte de la nerrocidine à des animaux, on provoque des troubles, qui entraînent la mort par suite de la paralysie des centres moteurs et des nerfs périphériques. Toutes les expériences faites jusqu'ici démontrent que la nerrocidine est un anesthésique extrêmement puissant, qui présente l'avantage d'exercer une action longtemps persistante. Mais on ne doit l'employer qu'avec beaucoup de circonspection.

Son usage s'est donc borné jusqu'ici à la pratique de l'art dentaire, où il s'est montré particulièrement très avantageux dans le traitement de la pulpite.

p) **Parésine de Lind, Anesthésique de Wilson, Anesthésique de Waite.**

La *parésine* du Dr Lind (Berlin), l'*anesthésique de Wilson*, enfin l'*anesthésique de Waite*, que nous avons entendu beaucoup vanter, à Paris, en 1902, sont des agents anesthésiques locaux, qui ont joui d'une certaine vogue notamment auprès des médecins dentistes. Mais ces produits, dont la composition est tenue secrète, présentent plutôt le caractère de spécialités brevetées.

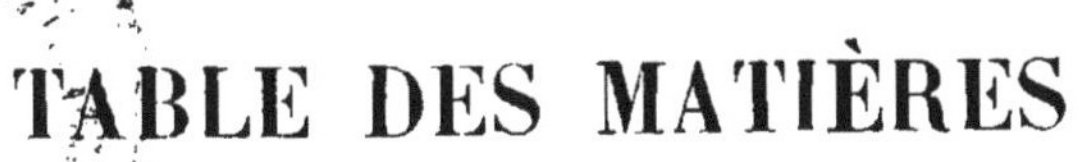

TABLE DES MATIÈRES

Pages.

II. — ANESTHÉSIE MÉDULLAIRE

III. — ANESTHÉSIE LOCALE

DIJON. — IMP. DARANTIERE.

www.ingramcontent.com/pod-product-compliance
Ingram Content Group UK Ltd.
Pitfield, Milton Keynes, MK11 3LW, UK
UKHW020424200726
13857UKWH00002B/272

9 782012 877436